Hefte zur Unfallheilkunde
Beihefte zur Zeitschrift „Der Unfallchirurg"

Herausgegeben von:
J. Rehn, L. Schweiberer und H. Tscherne

207

52. Jahrestagung

der Deutschen Gesellschaft
für Unfallheilkunde e.V.

16.–18. November 1988, Berlin

Kongreßthemen: Das schwere Thoraxtrauma – Verfahrenswahl bei Frakturen des coxalen Femurendes – Posttraumatische Fehlheilungen im Kindesalter – Decubitalulcera – Trauma bei Vorschäden – experimentelle Unfallheilkunde – AIDS in der Unfallchirurgie – Freie Themen – Kurs Sonographie – Filmforum – Wissenschaftliche Ausstellung

Präsident: K.-H. Jungbluth
Redigiert von: A. Pannike

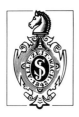

Springer-Verlag
Berlin Heidelberg New York
London Paris Tokyo Hong Kong

Reihenherausgeber

Prof. Dr. Jörg Rehn
Mauracher Straße 15, D-7809 Denzlingen

Prof. Dr. Leonhard Schweiberer
Direktor der Chirurgischen Universitätsklinik München-Innenstadt
Nußbaumstraße 20, D-8000 München 2

Prof. Dr. Harald Tscherne
Medizinische Hochschule, Unfallchirurgische Klinik
Konstanty-Gutschow-Straße 8, D-3000 Hannover 61

Deutsche Gesellschaft für Unfallheilkunde:
Geschäftsführender Vorstand 1988:
Präsident: Prof. Dr. H. K. Jungbluth
1. stellv. Präsident: Prof. Dr. E. H. Kuner
2. stellv. Präsident: Prof. Dr. K.-P. Schmit-Neuerburg
Generalsekretär: Prof. Dr. A. Pannike
Kongreßsekretär: Prof. Dr. R. Rahmanzadeh
Schatzmeister: Dr. G. Dorka

Zusammenstellung des Berichts:
Prof. Dr. Alfred Pannike
Direktor der Unfallchirurgischen Klinik
Klinikum der Johann-Wolfgang-Goethe-Universität
Theodor-Stern-Kai 7, D-6000 Frankfurt/Main

Mit 64 Abbildungen

ISBN 3-540-51644-1 Springer-Verlag Berlin Heidelberg New York
ISBN 0-387-51644-1 Springer-Verlag New York Berlin Heidelberg

CIP-Titelaufnahme der Deutschen Bibliothek. Deutsche Gesellschaft für Unfallheilkunde: ... Jahrestagung der Deutschen Gesellschaft für Unfallheilkunde e.V. – Berlin ; Heidelberg ; New York ; London ; Paris ; Tokyo ; Hong Kong : Springer. Teilw. mit d. Erscheinungsorten Berlin, Heidelberg, New York. – Teilw. mit d. Erscheinungsorten Berlin, Heidelberg, New York, Tokyo. – Teilw. mit d. Erscheinungsorten Berlin, Heidelberg, New York, London, Paris, Tokyo. Früher u. d. T.: Deutsche Gesellschaft für Unfallheilkunde, Versicherungs-, Versorgungs- und Verkehrsmedizin: Jahrestagung der Deutschen Gesellschaft für Unfallheilkunde, Versicherungs-, Versorgungs- und Verkehrsmedizin e.V. – Titeländerung zwischen 38 (1975) u. 40 (1977)
ISSN 0343-2513
52. 16.–18. November 1988, Berlin. – 1989 (Hefte zur Unfallheilkunde ; 207)
ISBN 3-540-51644-1 (Berlin ...)
ISBN 0-387-51644-1 (New York)
NE: GT

Dieses Werk ist urheberrechtlich geschützt. Die dadurch begründeten Rechte, insbesondere die der Übersetzung, des Nachdrucks, des Vortrags, der Entnahme von Abbildungen und Tabellen, der Funksendung, der Mikroverfilmung oder der Vervielfältigung auf anderen Wegen und der Speicherung in Datenverarbeitungsanlagen, bleiben, auch bei nur auszugsweiser Verwendung, vorbehalten. Eine Vervielfältigung dieses Werkes oder von Teilen dieses Werkes ist auch im Einzelfall nur in den Grenzen der gesetzlichen Bestimmungen des Urheberrechtsgesetzes der Bundesrepublik Deutschland vom 9. September 1965 in der Fassung vom 24. Juni 1985 zulässig. Sie ist grundsätzlich vergütungspflichtig. Zuwiderhandlungen unterliegen den Strafbestimmungen des Urheberrechtsgesetzes.

© Springer-Verlag Berlin Heidelberg 1989. Printed in Germany

Die Wiedergabe von Gebrauchsnamen, Handelsnamen, Warenbezeichnungen usw. in diesem Werk berechtigt auch ohne besondere Kennzeichnung nicht zu der Annahme, daß solche Namen im Sinne der Warenzeichen- und Markenschutz-Gesetzgebung als frei zu betrachten wären und daher von jedermann benutzt werden dürften.

Produkthaftung: Für Angaben über Dosierungsanweisungen und Applikationsformen kann vom Verlag keine Gewähr übernommen werden. Derartige Angaben müssen vom jeweiligen Anwender im Einzelfall anhand anderer Literaturstellen auf ihre Richtigkeit überprüft werden.

Druck- und Bindearbeiten: Druckhaus Beltz, Hemsbach/Bergstr.
2124/3140-543210

Inhaltsverzeichnis

Wissenschaftliches Programm 1

Eröffnungssitzung 1

Grußworte 3

Eröffnungsansprache des Präsidenten 13

Ehrungen 19

I. Das schwere Thoraxtrauma 25

Thoraxtrauma – Pathologische Anatomie (K.-M. Müller) 25

Das schwere Thoraxtrauma: Pathophysiologische Gesichtspunkte
(J. Schulte am Esch) 32

Diagnostik und operative Therapie der Thoraxverletzungen (I. Vogt-
Moykopf, C. Männle und D. Branscheid) 40

Bronchoskopische Befunde im Ablauf der Lungenkontusion – Eine tierexperimentelle Studie (W. Buchinger, M. Thurnher, H. Redl und G. Schlag) 48

Frühe alveoläre Reaktionen bei Lungenkontusion (U. Obertacke, Th. Joka,
M. Jochum, St. Assenmacher und K.P. Schmit-Neuerburg) 49

Das frühe alveoläre Lungenödem nach Trauma – Ein differenzierbares
Krankheitsbild? (J.A. Sturm, G. Regel, H. Reilmann und H.P. Friedl) 50

Die Bedeutung des schweren Thoraxtraumas für die Letalität Mehrfachver-
letzter (G. Regel, J.A. Sturm, H.P. Friedl und H. Tscherne) 51

Der Einfluß von Rückhaltesystemen auf Art und Entstehung von Thorax-
Verletzungen bei Fahrzeuginsassen (F. Zeidler und R. Herrmann) 52

Chirurgische Konsequenzen bei Verletzungen und schweren Kontusionen des
Lungenparenchyms (M. Hürtgen, K.H. Muhrer, H. Ecke und K. Schwemmle) 52

Das schwere Thoraxtrauma – Ergebnisse einer retrospektiven Studie
(H.-U. Zieren, K.E. Rehm und H. Pichlmaier) 53

Die Bedeutung des Thoraxtraumas bei Polytraumatisierten: eine Analyse von
388 Patienten (D. Pennig, H. Bünte, W. Klein, H. Haeske-Seeberg und E. Brug) . . . 54

Erfahrungsbericht über 87 perforierende Thoraxverletzungen (R. Jaskulka,
G. Ittner und M. Strickner) 55

Mediastinale Organverletzungen beim schweren Thoraxtrauma (K.H. Muhrer,
M. Hürtgen, H. Ecke und K. Schwemmle) 57

Indikation, Technik und Ergebnisse der Thoraxwandstabilisierung (J. Hanke,
K.P. Schmit-Neuerburg und H.-R. Zerkowski) 58

Aktuelle Indikation zur parietalen Osteosynthese beim Thoraxtrauma
(J. Borrelly, G. Grosdidier und S. Boileau) 59

Die Behandlung der Thoraxwandinstabilität – Indikation und Technik der
Rippenverplattung (W. Buchinger, R. Maier, E. Eschberger, J. Poigenfürst,
E. Trojan und V. Vecsei) 61

Die Behandlung der Thoraxwandinstabilität – Ergebnisse der Rippenverplattung
(R. Maier, W. Buchinger, D. Eschberger, E. Trojan, J. Poigenfürst und V. Vecsei) . . 62

Traumatische Zwerchfellverletzungen – Erfahrungen bei 56 Patienten (H. Seiler,
G. Bock, L.T. Dambe und C. Braun) 63

Freie Vorträge zum Hauptthema I: Das schwere Thoraxtrauma 65

Eilige Diagnostik und Therapie des Thoraxtraumas bei der Hubschrauberrettung
in Nordbayern (J. Weiß, B. Herrmannsdörfer und K. Walcher) 65

Kann die Prognose des Thoraxtraumas durch aggressive Notfalltherapie am
Unfallort verbessert werden? (G. Tolksdorff, G. Gamstätter, F. Schauwecker
und H. Peters) 66

Thoraxverletzungen: Retrospektive Analyse bei 467 Patienten (M. Buntrock,
J. Babin-Ebell, P. Eigel und J. Buchwald) 67

Die Bedeutung des Thoraxtraumas als Prognosefaktor für das Überleben
(B. Bouillon, K.H. Moser, H. Troidl und T. Tiling) 68

Prognostische Faktoren beim Thoraxtrauma (G. Hohlbach, A.J. Jung, H.G. Rau
und F.W. Schildberg) 69

Penetrierende Thorax-Stichverletzungen. Diagnose, Beurteilung und Behandlung (R. Raakow, H.H. Schauwecker und E.S. Bücherl) 70

Rippenserienfrakturen – Therapie und häufigste thorakale und extrathorakale
Begleitverletzungen (B. Osterloh, J. Martell und R. Nustede) 71

Meßdaten, Sensitivität, Spezifität und Aussage-Risiko des Ultraschall beim
schweren Thoraxtrauma (A. Schmid, F. Schmid, H.-J. Peiper und T. Tiling) . . . 72

Ergebnisse mit der digitalen Subtraktionsangiographie (DSA) bei traumatischen
Gefäßläsionen der thorakalen Aorta und supraaortalen Äste (W. Crone-
Münzebrock und N.M. Meenen) 73

Traumatische Rupturen der thorakalen Aorta – Klinik und Therapie (H. Kogel und J.F. Vollmar)	74
Die Bronchoskopie beim schweren Thoraxtrauma (W. Knopp, H. Breitfuß und F. Glaser)	75
Die Herzkontusion beim Thoraxtrauma, eine häufig übersehene Begleitverletzung (C. Schulz, R.A. Ueker und H.H. Schauwecker)	76
Herzverletzungen nach stumpfem Thoraxtrauma (R. Silber, H. Hopp und J. Buchwald)	77
Die Sternumfraktur – Eine leichte und schwere Thoraxverletzung (H. Knaepler, L. Gotzen und R. Schlenzka)	77
Incidenz und Problematik der Zwerchfellverletzungen (F. Bäumer, M. Hörl, M. Imhof und R. Broll)	78
Zwerchfellrupturen beim Polytrauma: Erfahrungen über die Dringlichkeit ihrer Versorgung (H. Stiegler, K.L. Lauterjung, R. Huf und G. Heberer)	79
Differenzierte Therapie des schweren stumpfen Thoraxtraumas (K. Neumann, H. Breitfuß und G. Muhr)	80
Postoperative Analgesie in der Thoraxchirurgie durch Katheter-Intercostalblockaden – Technik, Klinik und Toxikologie (H. Kolvenbach, P.M. Lauven, V. Nutz und B. Schneider)	81
Periduralanaesthesie und Beatmung als Kombinationstherapie beim schweren stumpfen Thoraxtrauma (H. Neveling, H. Breitfuß und G. Muhr)	83
Operative Versorgung schwerer Thoraxwandinstabilitäten durch ein neues funktionsadaptiertes Osteosynthesesystem (R.H. Gahr und G. Kramer)	83
Sekundäre bronchoplastische Eingriffe und Resektionen der Trachea und Bronchien nach schwerem Thoraxtrauma (G. Stamatis, D. Greschuchna und W. Maaßen)	84

II. Verfahrenswahl bei Frakturen des coxalen Femurendes ... 87

Biomechanik und Verfahrenswahl am coxalen Femurende (H.U. Langendorff)	87
Die DHS bei Frakturen im per- und subtrochanteren Bereich – Möglichkeiten und Grenzen ihrer Anwendung (H. Matuschka, G. Michels, F. Russe und W. Buchinger)	94
Ender-Nagelung (H. Rudolph und V. Studtmann)	95
Computergestützte Untersuchung von 396 mit Ender-Nägeln versorgten pertrochanteren Oberschenkelfrakturen (E. Thurner-Petrik, A. Chrysopoulos, G. Ittner, Ch. Rizzi und M. Strickner)	99

VIII

Die DHS-Schraube, ein universelles Prinzip zur Versorgung hüftgelenknaher
Frakturen (H.-G. Kroczek, H. Vielsäcker und U. Pfister) 100

Vergleichende Betrachtung von Komplikationen nach 130°-Platten, Ender-
Nägeln und DHS (H. Schöntag, K.H. Jungbluth und U. Saalfeld) 101

Verfahrenswahl und Komplikationen bei der Versorgung von pertrochanteren
Brüchen. Ein Vergleich der Feldernägel mit der dynamischen Hüftschraube
(J. Buch, W. Blauensteiner, A. Janousek und H.Ch. Korninger) 102

Die dynamische Condylenschraube zur Osteosynthese als alternatives Implantat
zur 95°-Winkelplatte oder DHS bei per- und subtrochanteren Femurfrakturen
(G. Oedekoven, B. Claudi und B. Stübinger) 103

Die Osteosynthese instabiler per- und subtrochanterer Femurfrakturen mit der
130°-Doppel-T-Platte (E. Teubner und Ch. Ulrich) 104

Indikation, Technik, Komplikationen bei valgisierenden Umstellungsosteotomien
bei instabilen Frakturen des coxalen Femurendes (J.M. Rueger, P. Konold,
J. Windolf und A. Pannike) 105

Erfahrungsbericht über 1698 Frakturen des coxalen Femurendes (U. Quint,
H.-G. Wahl und M. Hani) 107

Ist der pertrochantere Oberschenkelbruch des alten Menschen ein Notfall?
Eine Argumentationshilfe für Anaesthesisten (K.H. Müller und
Th. Köhler) 108

Behandlungsprinzipien bei der kindlichen Schenkelhalsfraktur — Früh- und
Spätkomplikationen (W. Schlickewei, E.H. Kuner und G. Siebler) 109

Taktik bei Schenkelhals-Abduktionsfrakturen (P. Regazzoni und M. Famos) . . . 109

Ist die konservative Behandlung einer eingestauchten medialen Schenkelhalsfraktur gerechtfertigt? (A. Imdahl, G. Siebler und E.H. Kuner) 110

Schraubenosteosynthese medialer Schenkelhalsfrakturen — Indikation und
Ergebnisse (W. Knoop, H.U. Langendorff, U. Richter und J.V. Wening) 110

Die Schraubenosteosynthese zur Stabilisierung von Schenkelhalsbrüchen —
Ergebnisse, Indikationen und Aspekte (A. Schultz, M. Leixnering,
U.P. Schreinlechner und J. Poigenfürst) 111

Indikation und Behandlungsergebnisse der Winkelplattenosteosynthese mit
primärer valgisierender Osteotomie bei medialer Schenkelhalsfraktur
(P.M. Hax, T. Schmickal und G. Hierholzer) 112

NMR-Tomographie des Femurkopfes nach Dreifachverschraubung von
Schenkelhalsfrakturen (D. Pennig, D. Baranowski, V. Fiedler und
R. Erlemann) 113

Freie Vorträge zum Hauptthema II: Verfahrenswahl bei Frakturen des coxalen Femurendes 115

Indikation zur Condylenplattenosteosynthese am proximalen Femur
(N.M. Meenen, S. Rahal und M. Berkhoff) 116

Erste Erfahrungen mit dem Gamma-Nagel für per- und subtrochantere Femurfrakturen (J. Stapert, W. Rinsema und T. van Thiel) 116

Ein neuer Y-Nagel mit computeroptimierter Ermüdungsfestigkeit zur Behandlung per- bis subtrochanterer Femurfrakturen (D. Hempel und C. Mattheck) 116

Die belastungsstabile Osteosynthese bei instabilen pertrochanteren Frakturen mit Winkelplatte und zusätzlicher Zuggurtungsplatte (A. Voorhoeve) 117

Pathologische Frakturen des coxalen Femurendes (W. Mutschler, C. Burri und M. Kreibich) 118

Pathologische Schenkelhalsfrakturen bei Dialysepatienten: Pathogenese und diagnostisch-therapeutisches Konzept (G. Scheumann, M.L. Nerlich, H. Reilmann und A. Brandis) 119

Der posttraumatische Spannungshämarthros des Hüftgelenkes ist eine potentielle Ursache für Femurkopfnekrosen (N. Schwarz und M. Leixnering) 120

Traumatische Lösung der Femurkopfnekrose (W. Klein, D. Pennig und E. Brug) ... 121

Therapiekonzept der Femurkopfluxationsfrakturen (A. Weckbach, W. Braun und A. Rüter) 121

Femurkopf-Frakturen (G. Giebel) 122

Die Leistungsfähigkeit unterschiedlicher Osteosynthesetechniken bei Trochanter major-Frakturen (F. Löer, U. Herrboldt und E. Savvidis) 123

Die Verwendung der dynamischen Condylenschraube (DCS) bei Trümmer- und Etagenfrakturen des coxalen Femurendes (K. Kunze und R. Linder) 124

Zugschraubenosteosynthese der medialen Schenkelhalsfraktur – Klinische Spätergebnisse (R. Kreusch-Brinker, A. Eisenschenk und R. Wolff) 124

Die operative Behandlung von Schenkelhalsfrakturen mit Spongiosalochschrauben (W. Roth und A. Wentzensen) 125

DHS- versus Zugschraubenosteosynthese zur Versorgung medialer Schenkelhalsfrakturen (E. Orthner, F. Ortner und W. Scharf) 126

Behandlung von Oberschenkelhalsbrüchen und pertrochanteren Oberschenkelbrüchen mit der Kompressionsgleitlasche nach Seidel (M. Gebauer, W. Styhler und M. Fischmeister) 128

Die dynamische Osteosynthese bei den Frakturen im Trochanterbereich – 25 Jahre klinische Erfahrung mit der Pohlschen Laschenschraube (F. Herrmann, J. Hettfleisch, D. Schröder und H. Schöttle) 129

Frakturen des coxalen Femurendes – Indikation, Komplikationen – Ergebnis
(P. Krueger, M. Oberniedermayr und L. Schweiberer) 130

Femurschaftfraktur mit begleitender ipsilateraler Fraktur des proximalen
Femurendes (C. Krettek, N. Haas und H. Tscherne) 131

Die Versorgung des Oberschenkelschaftbruches beim gleichzeitigen Schenkelhalsbruch mit dem Verriegelungsnagel (R. Schnettler, R. Ziegelmüller und
M. Börner) 132

Taktisches Vorgehen bei Kombinationsfrakturen des Schenkelhalses und des
Femurschaftes (A. Grosse, D. Pennig, G. Taglang und C. Karger) 133

Die mediale Schenkelhalsfraktur beim alten Menschen und der endoprothetische Gelenkersatz (H. Schöntag) 134

Keramik-Teilprothesen bei Schenkelhalsfrakturen (J. Heisel, E. Schmitt
und H. Mittelmeier) 135

Zur Indikation der zementfreien Hüft-Prothese in der Unfallchirurgie
(F. Baumgaertel, P. Rivera und L. Gotzen) 136

Indikation und Ergebnisse zur Implantation einer zementfreien Endoprothese
als Reeingriff nach Frakturen des coxalen Femurendes (T. Tiling, H. Blöchl,
K. Röddecker und B. Stadlmayer) 137

Die Behandlung hüftgelenknaher Femurfrakturen mit intermediären Prothesen –
Indikationen und Ergebnisse (H.-G. Breyer und R. Rahmanzadeh) 137

Die Versorgung von Schenkelhalsfrakturen durch Hemialloarthroplastik
(G. Ittner, R. Jaskulka, R. Schedl und P. Fasol) 138

Die Verwendung der RM-Rekonstruktionsprothese mit lateraler Zuggurtung
zur Wiederherstellung des coxalen Femurendes bei Frakturen mit liegender
Endoprothese (R. Neugebauer und A. Stinner) 139

Vorlesung 141

Amputation und zeitgemäße prothetische Versorgung (E. Marquardt) 141

III. Posttraumatische Fehlheilungen im Kindesalter 143

Funktionelle Aspekte der Kollagenfaserarchitektur in der Epiphysenfuge
(E. Lorke, M. Dallek und M. Meenen) 143

Entstehung und Korrektur posttraumatischer Kyphosen im Kindesalter
(H. Stürz) 144

Häufigkeit der Fehlheilung am distalen Humerus nach kindlichen supra- und
percondylären Frakturen in Abhängigkeit von Verletzungsschwere und
Behandlungsverfahren (C. Voigt, H.-G. Breyer und R. Rahmanzadeh) 145

Ursachen von Fehlheilungen nach kindlichen Ellbogenverletzungen
(F. Genelin, J. Obrist und A. Kröpfl) 146

Fehlstellung und mögliche Spontankorrektur bei Unterarmbrüchen im
Kindesalter (M. Schmidt, D. Havemann und A. Peters) 147

Posttraumatische Fehlheilungen nach kindlichen Unterarmschaftfrakturen
(V. Hendrich, E.H. Kuner und M. Belser) 148

Hyperextension bei konservativer Therapie des Oberschenkelschaftbruches.
Eine Methode zur Prävention der stimulativen Wachstumsstörung
(H. Breitfuß und G. Muhr) 148

Fehlwachstum nach Verletzungen der distalen Femurepiphyse (H. Keller,
S. Kuner und E.H. Kuner) 149

Ursache und Häufigkeit von Fehlheilungen nach distalen Tibiaepiphysen-
frakturen (L. von Laer) 150

Fehlstellung nach Unterschenkelfrakturen bei Kindern und Jugendlichen
(St. König, W. Scharf und H. Hertz) 150

Korrektur posttraumatischer Beinlängendifferenzen (R. Schlenzka
und L. Gotzen) 151

Indikation und Technik metaphysärer Osteotomien nach Fehlheilungen bei
Kindern und Jugendlichen (G. Zeiler) 152

Zum Zeitpunkt der Korrekturosteotomie bei vorzeitigem posttraumatischen
Epiphysenschluß der distalen Femurepiphyse (M. Wiedemann, A. Rüter
und W. Braun) 153

**Freie Vorträge zum Hauptthema III: Posttraumatische Fehlheilungen im
Kindesalter** 155

Korrektur posttraumatischer Fehlheilungen der unteren Extremitäten im
Kindesalter (E. Schmitt und J. Heisel) 155

Die kindliche Pseudarthrose – retrospektive Untersuchung zur Pathogenese
(Ch. Braun, H. Seiler, N. Marecek und V. Bühren) 156

Ergebnisse der operativen Behandlung schwerer Volkmannscher Kontrakturen
(L. Zichner) 157

Fehlhaltung der Wirbelsäule nach konservativer Frakturenbehandlung
im Kindesalter und ihre therapeutischen Konsequenzen (J. Harms und
D. Stoltze) 158

Rotationsfehlstellungen bei supracondylären Humerusfrakturen –
Nachuntersuchungsergebnisse aus den Jahren 1965–1985 (J. Lange,
U. Schröter und U. Hofmann) 159

Die posttraumatische Fehlheilung nach Humerusfrakturen des Condylus
ulnaris oder radialis im Kindesalter (R. Nissen, L. Borkert, W. Zenker und
D. Havemann) 159

Ergebnisse der operativen Korrektur bei posttraumatischer Fehlheilung
nach kindlicher Luxation am körpernahen Ende des Unterarmes
(A. Ahmadi, A. Kefenbaum und M. Sparmann) 160

Posttraumatische Ellenbogenkontrakturen bei Kindern (F. Vrec, B. Koritnik
und F. Srakar) 161

Analyse der Fehlheilungen nach Läsionen des proximalen Radiusendes im
Kindesalter (P. Stankovic, H. Burchhardt, W. Lange und R. Schlemminger) 166

Die übersehene kindliche Monteggia-Verletzung. Rekonstruktion am Radiusköpfchen oder an der Ulna? (P. Hertel, E. Lais und Y. Moazami Goudarzi) 167

Grenzen tolerierbarer Fehlstellungen bei Unterarmschaftfrakturen im
Kindesalter (H.-G. Breyer, R. Meier und R. Rahmanzadeh) 168

Auswertung posttraumatischer Oberschenkelschaftfrakturen im Kindesalter
(A. Bettermann, V. van Ackeren, K. Kunze und M. Grohs) 169

Veränderungen des Femoropatellargelenks nach Epiphysenfugenverletzungen
des distalen Femur (H.-J. Schepp und J. Brudet) 169

Posttraumatische Fehlheilungen nach Kompartment-Syndrom an der unteren
Extremität bei Kindern (E. Scola, H. Zwipp und H. Tscherne) 170

Die Indikation zur Korrekturosteotomie fehlverheilter Femurfrakturen im
Kindesalter (H.G. Dietz, P. Illing und B. Claudi) 171

Welche Achsendeformitäten korrigieren sich am kindlichen Ober- und
Unterschenkelschaft spontan? (J. Szita, H. Breitfuss und G. Muhr) 171

Indikation, Technik und Langzeitergebnisse von Korrekturosteotomien
posttraumatischer Fehlstellungen am kindlichen Skelett (L.C. Olivier,
R. Letsch, G. Schmidt und K.P. Schmit-Neuerburg) 172

Spätergebnisse nach mikrochirurgischer Naht von kindlichen Nervenver-
letzungen (G. Ingianni und E. Biemer) 173

IV. Decubitalulcera 175

Standardverfahren zur Behandlung von Druckgeschwüren (F.-W. Meinecke
und G. Exner) 175

Decubitusincidenz bei frischer Querschnittlähmung (N.J. Lüscher, G.A. Zäch
und A. Urwyler) 184

Prävention und Therapie des Decubitalulcus des Querschnittgelähmten
(S. Rösler) 185

Die plastische Deckung von Decubitalulcera bei querschnittgelähmten
Patienten — Vorbereitung, operative Strategie, Nachbehandlung, Ergebnisse
(V. Ewerbeck und B. Spahn) 186

Zur Lokalisation der Hautinsel auf dem Muskel bei vasculär gestielten
musculocutanen Lappenplastiken (W. Klaes, St. Assenmacher und
K.P. Schmit-Neuerburg) 187

77 myocutane Lappen zur Deckung komplizierter Druckgeschwüre —
Indikation und Ergebnisse (O. Russe und U. Bötel) 188

Ergebnisse des primären Verschlusses chronischer Decubitalulcera durch
myocutane Lappen (V. Sakoman, O. Abri, E. Löhde und E. Kraas) 189

Möglichkeiten und Grenzen von myocutanen Lappen bei Decubitalulcera
(M. Greulich, H. Reichert und W. Gubisch) 190

Defektdeckung beim präsacralen Druckulcus — Fasciocutane versus myocutane
Lappenplastiken (K. Hrynyschyn und H. Gams) 191

Neue Gesichtspunkte in der Behandlung neuroplegischer Ulcera (E. Vaubel,
G.N. Zöllner und M. Alam) 192

Moderne Möglichkeiten zum Verschluß von Decubitalulcera (P.J. Flory,
A. Berger und E. Schaller) 192

Das Verhalten von Haut und Hautmuskellappen unter mechanischer und
bakteriologischer Belastung (J.C. Brück, R. Büttemeyer und A. Grabosch) 193

Zur Haftung bei mangelhafter Decubitusprophylaxe (W. Eisenmenger und
H. Bratzke) 194

Decubitalulcera — Ein anspruchsvolles chirurgisches Krankengut des
Kommunalkrankenhauses (F. Hahn, K. Schulz und H. Zehender) 194

Freie Vorträge zum Hauptthema IV: Decubitalulcera 197

Anatomisch orientierte Operationstaktik bei der Behandlung von Decubitalulcera (R. Winkel, G.M. Lösch und M. Schrader) 197

Präoperatives Behandlungskonzept vor der Durchführung einer Schwenklappenplastik (R. Bremer und W.H. Boltze) 198

Cutane und fasciocutane Schwenklappen bei typischen Decubitalulcera
(M. Wolters, K. Exner und G. Lemperle) 198

Unsere Erfahrungen mit dem myocutanen Lappen zur Behandlung von
Decubitalulcera (A.K. Martini) 199

Postoperatives Management nach Deckung von Decubitalulcera mit
myocutanen Lappen (A. Grabosch, R. Büttemeyer und J.C. Brück) 200

Decubitalulcera über dem Os coccygis: Diagnostik und Therapie
(N.J. Lüscher, M. Rometsch und G.A. Zäch) 201

Zweizeitige Versorgung von ausgedehnten Decubitalulcera (R. Ketterl,
A.M. Feller, H.U. Steinau und H.W. Hörl) 202

Versorgungsmöglichkeiten von Liegegeschwüren – konservativ – operativ
(G.D. Giebel, K. Jaeger und V. Nutz) 203

Der Biceps-femoris-Muskelschwenklappen zur Behandlung rezidivierender
Sitzbeinulcera (J.R. Rether, J. Müller, A. Frunder und H. Bilow) 204

Der myocutane Rectus-femoris-Lappen zur Deckung ausgedehnter
praetrochanterer Gewebsdefekte (A. Lehmköster, E. Leerkotte,
J. Maurczak und Ch. Zimmermann) 205

Die Behandlung außergewöhnlich großer oder krebsig entarteter Druckgeschwüre mit multiplen musculo-cutanen Lappenplastiken (U. Bötel) ... 206

Decubitalulcera am Olecranon – Ursachen und Behandlung (R. Babayan) .. 207

Podiumsdiskussion zum Hauptthema IV: Decubitalulcera 209

Decubitalulcera (J. Probst) 209

Vorlesung 211

Verletzungen des Gesichts (R. Schmelzle) 211

V. Trauma bei Vorschäden 219

Frakturproblerme beim chronischen Alkoholiker (H. Kuderna, J. Eschberger
und F. Russe) 219

Die Fraktur im osteoporotischen Knochen (R. Szyszkowitz und W. Seggl) .. 228

Häufigkeit sowie operative Behandlung knöcherner Verletzungen bei
Stoffwechselerkrankungen des Skeletts (H.J. Hesselschwerdt und
J. Heisel) 230

Die Ermüdungsfraktur als Ergebnis vasculärer beziehungsweise metabolischer
Vorschäden (E. Orthner, F. Ortner, K. Moser, M. Wagner und R. Plenk) .. 231

Die pathologische Fraktur (L. Hovy, H.-H. Langendorff, G. Goll und
G. Leineweber) 232

Der Einfluß von Durchblutungsstörungen auf die chronische posttraumatische
Osteomyelitis (E. Wernet und M. Kayser) 233

Der Ermüdungsbruch – Komplikationen nach infizierten Frakturen
(M. Kayser, A. Lies und C. Josten) 234

Das "HWS-Schleudertrauma" – über die Rolle degenerativer Vorschäden
(N.M. Meenen, M. Stein, S. Held und K.H. Jungbluth) 235

Halswirbelsäulentrauma bei erworbenen und angeborenen Vorschäden
(P. Knöringer) 236

Wirbelsäulenfrakturen bei der Spondylitis ankylosans (M. Bechterew)
(I. Michiels und R. Apel) 237

Langzeitverlauf nach Tibiakopffraktur am arthrosegeschädigten Knie
(P. Lobehoffer und H. Tscherne) 238

Vorschaden/Trauma – Konsequenzen für die Begutachtung in der gesetzlichen Unfallversicherung (E. Ludolph und G. Hierholzer) 239

Freie Vorträge zum Hauptthema V: Trauma bei Vorschäden 241

Operative Therapie der Osteogenesis imperfecta – Erfahrungen aus 105 Korrekturen (O. Wörsdörfer, R. Brenner und U. Vetter) 241

Erfahrungen mit Knochenbrüchen bei Morbus Paget (E. Sim, J. Dremsek und H. Matuschka) 242

Erfahrungen mit der Bündelnagelung bei pathologischen Humerusfrakturen (Th. Sennerich, W. Kurock und G. Ritter) 244

Morbus Bechterew und HWS-Frakturen (Ch. Josten, M. Kayser und G. Muhr) 244

Der traumatische Bandscheibenvorfall bei degenerativ vorgeschädigter Bandscheibe (R. Steffen, H.R. Wittenberg, U. Oppel und U. Bötel) 246

Die Schulterprellung bei degenerativen Vorschäden der Rotatorenmanschette (F.W. Thielemann und U. Holz) 247

Die Rekonstruktion der Rotatorenmanschette beim Vorschaden
(P. Habermeyer, P. Krueger und L. Schweiberer) 248

Op-Indikation nach Zweittrauma bei vorbestehender stummer Scaphoid-Pseudarthrose (J. Schaff, K. Werber und B. Claudi) 248

Die Rolle des Traumas bei Vorschaden im Handgelenk insbesondere bei unerkannten Kahnbeinpseudarthrosen (P. Reill und S. Kruft) 249

Der Einfluß des Vorschadens auf die Verfahrenswahl bei Fraktur des coxalen Femurendes (P.-M. Hax und E. Ludolph) 249

Probleme der Therapie distaler Femurfrakturen bei Vorschäden (H.-G. Breyer und R. Rahmanzadeh) 250

Arthroskopische Befunde bei erneutem Knietrauma und alter vorderer
Kreuzbandruptur (T. Tilling, K. Röddecker, J. Klein und M. Edelmann) 250

Behandlungsprobleme der Tibiakopffraktur beim alten Menschen (L. Gotzen,
M. Sangmeister und H.O. Breithaupt) 251

Vorschaden und Trauma – Ihre Wertigkeit bei der Begutachtung der
Patellaluxation bei Kindern und Jugendlichen (E. Ludolph und P.M. Hax) 252

Der gesetzlich versicherte Krankenhausunfall bei unabhängigen Vorschäden –
Eine Abgrenzung der gesetzlichen Haftung und gutachterliche Aspekte
(K.H. Müller) 252

VI. Experimentelle Unfallheilkunde 255

Periostschädigung oder Stress-protection als Ursache der Porose im
Plattenlager? Ein tierexperimenteller Rechts-Links-Versuch (K.M. Stürmer
und H.J. Scholten) 255

Überbrückung größerer Knochendefekte mit verschiedenen Implantatmaterialien
(H.-J. Wilke, L. Claes und A. Meschenmoser) 256

Tierexperimentelle Untersuchungen zur Knochenmarkembolie (K. Wenda,
G. Ritter, J. Ahlers und J. Rudigier) 257

Mit allogenem Knochen armiertes myocutanes "composite graft" zum mikro-
chirurgischen Transfer. Tiermodell und Studie am Leichenpräparat
(C. Braun, L.T. Dambe, H. Seiler und V. Bühren) 258

Eine histologische Studie zur vascularisierten Kniegelenktransplantation im
isogenen Rattenmodell (H. Rewitzer, G. Regel, F. Siemers und H. Tscherne) 259

Experimentelle Erfahrungen mit einem bovinen, anorganischen Knochenersatzmaterial (W. Schlickewei, E.H. Kuner, Ch. Pauli und R. Schenk) 260

Poröse Kunststoffe als potentielle Knochenersatzmaterialien (T. Otterbach,
H. Richter, W. Küpper und Ch. Mittermayer) 261

Eignet sich Autoklavierung zur Sterilisation von Bankknochen? Experimentelle
Untersuchungen (E. Lenz, R. Ascherl, H. Knaepler, B. Claudi und G. Blümel) 262

Zur Einheilung von allogener Corticalis unter Immunsuppression mit
Cyclosporin A (R. Ascherl, R. Hipp, P. Gerl, K. Geißendörfer, M.L. Schmeller,
B. Claudi und G. Blümel) 263

Osteoinduktive Eigenschaften HIV-inaktivierter allogener Spongiosa
(H.K. Mandelkow, H. Stützle, K.H. Hallfeldt und S. Kessler) 264

Abhängigkeit der osteoinduktiven und osteostimulativen Kapazität allogener
Knochengelatine von der Serum Ca-, P-, Calcitonin- und Parathormon-
Konzentration (J.M. Rueger, P. Konold, J. Windolf und A. Pannike) 265

Die Bedeutung der cellulären Abwehr bei Knochentransplantaten
(F.W. Thielemann, U. Holz, G. Schwaiger und G. Herr) 267

Die Reaktion des Knochenlagers auf methotrexathaltigen Knochenzement —
Tierexperimentelle Untersuchungen (J. Rudigier, J. Degreif, L. Rudig und
H. Wahlig) 258

Plastische Versorgung großer Hautdefekte durch kultivierte autologe
Keratinocyten (O. Abri, P. Pleyer, V. Sakoman und E. Kraas) 269

Allogene Keratinocytenkulturen zur Wunddeckung — Methode und erste
klinische Ergebnisse (B. Strittmatter, B.U. von Specht, N. Böhm und
E.H. Farthmann) 270

Freie Vorträge zum Hauptthema VI: Experimentelle Unfallheilkunde 271

Die Bedeutung der Revascularisierung eines freien Patellarsehnentransplantates
(PST) für die Nachbehandlung beim hinteren Kreuzbandersatz (U. Bosch,
W. Kasperczyk, H.-J. Oestern und H. Tscherne) 271

Patellarsehnentransplantation mit PDS-Augmentation zur Rekonstruktion
des vorderen Kreuzbandes (W. Holzmüller, K.E. Rehm, S.M. Perren
und A. Wentzensen) 272

Bedeutung des Versorgungszeitpunktes nach Bandverletzungen (A. Lies,
H. Jablonski, H.-F. Bär und G. Muhr) 273

PDS (Polydioxanon)-Augmentation der vorderen Kreuzbandrekonstruktion —
Eine experimentelle Stabilitätsuntersuchung (R. Hoffmann, P. Lobenhoffer,
C. Krettek und H. Tscherne) 274

Experimentelle Stabilitätsmessung von Kreuzbandersätzen und Augmentationen
(R. Schabus, M. Fuchs und O. Kwasny) 275

Isolierte vordere Kreuzbandruptur — Argumente zur operativen Versorgung
(W. Holzmüller, S.M. Perren, K.E. Rehm und K.H. Schultheis) 277

Schwächt die Jones-Plastik die Patellarsehne? (W. Holzmüller, K.E. Rehm,
S.M. Perren und H. Ecke) 278

Beschleunigter Heilungsverlauf durch Hoffa-Ummantelung bei Kreuzband-
operationen — eine mikroangiographische und histologische Studie am
Kaninchen (J.V. Wening, M.W. Hoffmann, R. Apel und K.H. Jungbluth) 279

Neue Wege im alloplastischen Bandersatz mit der Kardanprothese
(C. von Hasselbach und U. Witzel) 280

Die Patellarsehne nach Transplantatentnahme zur Kreuzbandrekonstruktion —
Eine tierexperimentelle, biomechanische Studie (W. Kasperczyk, U. Bosch,
S. Rosocha und H.J. Oestern) 287

Der kombinierte Ersatz des antero-medialen Kniebandapparates mit 4
verschiedenen Bandersatzmaterialien (L. Claes, H. Kiefer und L. Dürselen) 289

Untersuchungen zur primären Stabilität vorderer autoplastischer Kreuzband-
plastiken — Ergebnisse einer modifizierten Technik mit dem mittleren
Patellarsehnendrittel und frühfunktioneller gipsfreier Nachbehandlung (E. Lais,
T. Hasselbeck, M. Bernard und P. Hertel) 289

Untersuchungen zur Oberflächenaktivität von Kunststoffen im lebenden
Organismus mit Hilfe hämostasiologischer Parameter (W. Kramer, W. Heller,
D. Veihelmann und A. El-Mouaaouy) 294

Synoviaabtragung am Kaninchen-Kniegelenk mit dem gepulsten Argon-
Laser (P. Richter, V. Lange, G. Baretton und K.O. Möller) 295

Der Einfluß der Oberflächenrauhigkeit zylindrischer Implantate aus Titan
und Ti6A14V auf die Verankerung im trabeculären Knochen der distalen
Femurepiphyse von Kaninchen (W. Knarse, Ch. Voigt, J. Fritz, Ch. Müller-
Mai, U. Gross und G. Fuhrmann) 296

Technische Modifikation der Verschiebecorticotomie nach Ilizarov
(K. Klingler, K. Käch, X. Zhang, H. Eberle und G. Uhlschmid) 297

Nichtinvasive Messung der Mineralisation des Frakturcallus mittels hochauf-
lösender Single-Photon Absorptiometry (SPA) (H. Aro, B. Wippermann,
S. Hodgson, H. Wahner, D. Lewallen und E. Chao) 299

Maximal- und Explosivkraftverhalten immobilisierter Muskulatur unter
Elektrostimulation (P. Münst und A. Kible) 299

Das Kompartment-Syndrom der Planta Pedis nach intraartriculärer
Calcaneusfraktur (Th. Mittelmeier, G. Lob, G. Mächler und W. Mutschler) 300

Nervennähte, vasculär gestielte und freie Nerventransplantate; mikroangiographische und histologische Befunde (M. Greulich, W. Henrich, P. Röll,
E. Klensz, G. Kriegel und W. Gubisch) 302

Die Wirkung von Somatomedin-C, epidermalem und Fibroblasten-Wachstumsfaktor auf die Matrixsynthese des verletzten Gelenkknorpels (J.J. Neidel) 302

Freie Vorträge zum Hauptthema VI: OP-Methodik 304

Biomechanische Voraussetzungen für Kompressionsosteosynthesen mit dem
neuen AO-Universal-Marknagel (G. Ritter) 304

Biomechanische Untersuchungen über die interfragmentären Kompressionskräfte mit einem neuen kombinierten Kompressions-Verriegelungsnagel
(H. Mittelmeier, M. Trennheuser und W. Mittelmeier) 305

Beziehungen der Marknageleinschlagkraft zur Unterschenkelmarkraumform
(K.-D. v. Issendorff, J. Ahlers, K. Wenda und W. Kurock) 305

Analyse des Versagensverhaltens verschiedener Verriegelungsnägel mittels
Finite-Elemente-Methode (M. Börner) 306

Lochschrauben-Osteosynthese der Dens-Fraktur – Experimentelle Stabilitätsmessungen (H. Schöttle, G. Schönecker und K.H. Jungbluth) 307

Einsatz der Arthroskopie und des intraoperativen Ultraschalls bei der
Therapie der posttraumatisch rezidivierenden Schulterluxation (A. Schmid,
F. Schmid, M. Fuchs und Th. Tiling) 311

Experimentelle Untersuchungen zur Stabilität von PDS-Montagen bei
Schultereckgelenkluxationen (G. Hohlbach, R. Meyer und F.W. Schildberg) ... 312

Untersuchungen zur Überprüfung von Operationsverfahren bei der
Behandlung der Schultereckgelenksprengung (G. Herold, D. Hofmann,
Ch. Maus und H. Ecke) 313

Biomechanische Untersuchung zur Stabilisierung medialer Schenkelhalsfrakturen mittels DHS und Zugschraube bzw. alleiniger Zugschraubenosteosynthese (E. Orthner, R. Maier, F. Ortner und H. Hertz) 314

Dynamische Condylenschraube (DCS) und Condylenplatte bei Frakturen
des distalen Femurendes – Eine experimentelle Studie (C. Krettek,
R. Hofmann und N. Haas) 315

Eine neue Knochenplatte mit hoher Ermüdungsfestigkeit (M. Börner
und C. Mattheck) 317

Sperrwirkung der Fibula als Funktion der Defektform an der Tibia
(H.F. Bär, K. Neumann und H. Breitfuß) 317

Laserholographische Analyse der mechanischen Reaktionen bei axialer
Belastung und monolateraler Fixateurstabilisierung der Tibia (D. Pennig,
H. Podbielska, W. Klein und H. Kasprzak) 319

Resorbierbares Rohr zur Einsparung von Knochentransplantatvolumen bei
Röhrenknochendefekten (L. Claes, C. Burri und H. Kiefer) 319

Knochenheilung unter dem Einfluß von Cyclosporin – Experimentelle
Untersuchungen am Modell des Fixateur externe (W. Siebels, R. Ascherl,
H. Brehme, H. Albersdörfer und G. Blümel) 320

Klinische und histologische Untersuchungen zur Regenerationsfähigkeit des
Beckenkammes nach Spongiosaentnahme (M. Roesgen und G. Hierholzer) 321

Die dreidimensionale Rekonstruktion der Geometrie des Tibiamarkraumes –
Möglichkeiten der anatomischen intramedullären Osteosynthese
(Th. Mittelmeier, K.A. Milachowski, K.-H. Englmeier und A. Wieber) 322

Stress Protection unter Plattenosteosynthese (F. Eitel, L. Brunnberg,
U. Matis, R. Seibold und L. Schweiberer) 324

Knochen als Werkstoff für Schrauben – Experimentelle Untersuchungen
(R. Ascherl, W. Siebels, T. Lorenz, K. Geißendörfer, B. Claudi und G. Blümel) 326

Torsionskräfte am proximalen Femur nach Implantation verschiedener
Prothesenschäfte in Abhängigkeit von der räumlichen Stellung (A. Bettermann,
T. Martin, H. Ecke und M. Nietert) 327

Mikroradiographische Untersuchungen zur Wirkung der Kräfteeinleitung
über Schraubdübel am spongiösen Knochen (W. Kramer, A. Fischer,
D. Veihelmann und U. Kuhn) 327

Operationstechnik und Ergebnisse bei der Stabilisierung von Knöchelfrakturen
mit dem resorbierbaren Material Biofix C (M. Leixnering, W. Hintringer
und J. Poigenfürst) 329

Ni-Ti-Memory-Rippenklammern im Test (K.-H. Merling, G. Bensmann und
R. Labitzke) 330

Ist bei operativ versorgten Bandverletzungen mit anschließender funktioneller
Therapie die Augmentation sinnvoll? (A. Lies, H. Jablonski, F.-H. Bär und
G. Muhr) 330

Warum bricht der Talus so häufig am Hals? — Eine experimentelle Studie
(H.L. Lindenmaier und K. Reinbold) 331

Erste Ergebnisse einer prospektiven klinischen Studie mit unterschiedlichen
Materialien zur temporären Wunddeckung bei Frakturen mit Weichteilschaden (K. Weise, G. Döring, Ch. Kleesen und B. Grosse) 332

Untersuchungen zur Dynamik der Niere beim Kollisionstrauma (R.A. Zink,
P.M. Müsseler, F. Schüler, M. Weber und M. Weis) 332

Experimentelle Prüfung eines neuen Metallimplantats zur operativen
Versorgung der Schultereckgelenksprengung; erste klinische Erfahrungen
(F. Hahn, M. Mittag-Bonsch und T. Möhrke) 334

Nebenthema: AIDS in der Unfallchirurgie 335

Virologische Aspekte (L. Gürtler) 335

Der Hygieniker (H.-P. Werner) 337

Der Kliniker (H. Rudolph) 341

HIV-Epidemiologie im Hinblick auf Bluttransfusionen (P. Kühnl,
W. Sibrowski, B.O. Böhm und S. Seidl) 347

AIDS in der Unfallchirurgie (G.E. Hirsch) 365

Freie Themen zum Nebenthema: AIDS in der Unfallchirurgie 371

Die operative Behandlung HIV-infizierter Patienten in der Unfallchirurgie
(K. Frederking, M. Cebulla, Sch. Staszewski, P. Konold und A. Pannike) 371

Blutexposition im unfallchirurgischen Operationssaal (U.A. Wagner,
R. Schlenzka und L. Gotzen) 372

Die AIDS-Gefährdung durch allogene Knochentransplantation
(St. Assenmacher, W. Klaes und K.P. Schmit-Neuerburg) 373

Die Gefahr der AIDS-Übertragung bei der Knochentransplantation
(H. Knaepler, R. Ascherl, H. Bugany und L. Gotzen) 374

Organisation einer Knochenbank unter dem Aspekt zunehmender Incidenz
an HIV-Infektionen (A. Emmermann, N.M. Meenen und J.V. Wening) 375

Neue Anforderungen an eine Knochenbank unter Berücksichtigung der
HIV-Infektion (D. Höntzsch und S. Weller) 375

Erfahrungen mit der Eigenbluttransfusion (V. Studtmann, H. Rudolph,
F. Schefe und H. Foitzik) 376

Chirurgische Aspekte der Bluteinsparung unter dem Aspekt von AIDS
(A. Schafmeyer) 379

Möglichkeiten der Fremdbluteinsparung durch autologe Transfusion bei
elektiven Eingriffen am Stütz- und Bewegungsapparat (H. Witzigmann) ... 380

Freie Themen 383

Immunsuppressiver Faktor nach schwerem Trauma: Ursache des posttraumatischen Immundefekts? (M. Maghsudi, M.L. Nerlich, J. Sturm und J. Seidel) 383

Posttraumatische und postoperative Veränderungen der Arachidonsäurederivate
PGE_2, PGF_{2a}, T_xB_2 und 6-keto-PGF_{1a}: Korrelation zurum klinischen Verlauf
(P. Kessler, G. Klein, T. Alexandritis, U. Schwulera und R. Lissner) 384

Seltene Komplikationen nach Hüfttotalendoprothesenwechsel (R. Beck,
J. Jenkner und O. Thies) 385

Die stoffschlüssige Verbindung zwischen Schaft und Femur unter physiologischer Belastung – Ergebnisse humanhistologischer Auswertung
Hydroxylapatitkeramik-beschichteter Titanendoprothesen (J.F. Osborn) 386

Schenkelhalsnagel zur Druck- und Gleitosteosynthese (C. Kahl) 387

Hat die dorsale Platte an der Tibia noch ihre Bedeutung? (D.-J. Schielke
und U. Morlang) 387

Kombinierte interne und externe Fixation von proximalen intra- und
extraarticulären Tibiatrümmerfrakturen (G. Oedekoven, B. Claudi und
B. Stübinger) 388

Die extraligamentäre, valgisierende, additive (EVA) Tibiakopfosteotomie –
Indikation, Technik, Komplikationen, Fehler (H. Winker und S. Weller) 389

Die Osteosynthese der Clavicula – Indikation, Operationstechnik, Ergebnis
(H.L. Lindenmaier, E.H. Kuner und B. Becker) 390

Funktionelle Ergebnisse und Komplikationen nach Radiusköpfchenresektion
(T. Schmickal, U. Reinecke und G. Hierholzer) 391

Die Ultraschalluntersuchung des Meniscus, eine kontrollierte klinische Studie
(H. Steffens, J. Klein, K. Röddecker und T. Tiling) 392

Die konventionelle Röntgendiagnostik des Schädels nach Bagatellverletzungen
(J. Windolf, E. Wernicke, J. Kollath und A. Pannike) 392

Die Leukocytenszintigraphie in der Osteomyelitisdiagnostik (F. Möller,
W. Rüther und A. Hotze) 393

Sonographie langer Röhrenknochen – Klinische Ergebnisse im Verlauf der
Frakturheilung und nach Spongiostransplantation (H.B. Reith, W. Böddeker
und W. Kozuschek) 393

Therapeutische Strategien bei frischen und veralteten Luxationen am Sternoclaviculargelenk (M. Kahle, R.D. Filler und L. Forster) 394

Rekonstruktion mit freiem Sehnentransplantat für Verletzungen des
ligamentären Apparates des Daumengrundgelenkes (T.P.H. van Thiel,
J.C. Breek, A.M. Tan und C.R.E. Daantje) 395

Die Anwendung des Polytratrafluoräthylen Soft Tissue Patch im Bereich des
Bewegungsapparates (H. Bartsch und H. Özger) 395

Ergebnisse nach operativ versorgter vorderer Kreuzbandruptur unter besonderer
Berücksichtigung der musculären Gelenkstabilisation (A. Güßbacher,
F.U. Niethard und R. Matysik) 396

Temporäre unilaterale Transfixation des Kniegelenkes bei schweren kombinierten
Bandverletzungen des Kniegelenkes (H. Gerngroß und R. Steinmann) 397

Operation- versus konservativ-funktionelle Behandlung der Achillessehnenruptur (H. Thermann, H. Zwipp, N. Südkamp und H. Tscherne) 398

Myoplastische Deckung an der distalen Fibula (K. Dresing und M. Eysel) 399

Der A. radialis gestielte Insellappen zur Defektdeckung an der Hand –
Anatomische Grundlagen (R. Weinstabl und H. Piza-Katzer) 400

Elektrophysiologische Funktionsanalyse zur Beurteilung der Protektions-
verfahren "Trockene Kühlung" und "Perfusion mit kardiologischer Lösung
HTK" bei hypothermer Extremitätenischämie (J.D. Roder, F. Lehmann-Horn,
C. Blättchen, W. Erhardt und M. Hölscher) 401

HIV-Antikörpertest in der Unfallchirurgie – Obligat für Patient und Operateur?
(R. Penning, H. Bratzke und W. Spann) 402

HIV-Infektion bei gerichtlichen Leichenöffnungen – Konsequenzen für den
Notarzt (R. Penning, H. Bratzke und W. Spann) 403

Operationstaktik und Ergebnisse bei schweren Kniegelenktraumen mit
Gefäßbeteiligung (W. Mutschler, H. Hamann und G. Bauer) 404

Ein neues Meßgerät zur quantitativen Bestimmung der Knochenheilung bei
Fixateur externe Osteosynthesen (L. Claes, H. Gerngroß und U. Becker) 405

Histologische Untersuchungen nach Implantation des Polytretrafluoräthylen
Soft Tissue Patch (H. Bartsch und H. Özger) 405

Die dynamische Behandlung handgelenknaher und gelenkbeteiligender
Speichenbrüche mit einem neuen Bewegungsfixateur (G. Asche) 407

Kurs Sonographie 409

Stellenwert der Sonographie in der Traumatologie (J.V. Wening) 409

Grundlagen der Sonographie: Technik – Geräte (T. Tiling) 410

Topographische Anatomie der Schulter (D. Steiner, B. Herrmann und
W. Lierse) 410

Sonographie der Schulter: Normal- und pathologische Befunde (J.V. Wening) 411

Abdominal- und Thoraxtrauma: Sonographische Technik, Management und
Befunde (W. Wippermann und R. Hoffmann) 413

Ultraschall beim Bauchtrauma: 10-Jahresergebnisse (B. Bouillon und T. Tiling) . . . 414

Kniegelenksonographie – Technik und Befunde (H. Gerngroß und W. Kahle) 415

Sonographie des Meniscus: Normale und krankhafte Befunde (G. Bauer) 416

Sonographie des Ellenbogengelenkes (H.-G. Breyer und D. Busch) 417

Meniscussonographie versus Arthroskopie (H. Steffens) 418

Fehlermöglichkeiten der Meniscussonographie (A. Kefenbaum, H. Mellerowicz
und C. Schulze) 418

Sonographie in der Diagnostik der Außenbandruptur am oberen Sprunggelenk
(R. Ernst, A. Weber und M. Kemen) 418

Sonographie der Achillessehnenruptur (N.M. Meenen und J.V. Wening) 431

Sonographische Befunde bei Gelenkinstabilitäten (A. Schmid) 432

Ultraschall bei kindlichen Frakturen (C. Deindl) 432

Sonographie bei Sportverletzungen und Sportschäden (H. Mellerowicz) 432

Postoperative Hämatome (W. Knopp und K. Neumann) 433

Wert der Ultraschalldiagnostik bei Gefäßverletzungen (K.L. Lauterjung) 433

Filmforum 435

Die Lokalbehandlung der Osteomyelitis mit Gentamycin-Kollagen (R. Ascherl,
A. Stemberger, M.A. Scherer, F. Lechner und G. Blümel) 435

Unfallforschung bei Daimler-Benz (Ein Film aus dem Entwicklungsbereich)
(F. Zeidler und W. Vetter) 436

Osteosynthese der Densfraktur mit Doppelgewindeschrauben (P. Knöringer) 437

Mikrochirurgie mit dem Noedym-Yag-Laser (H. Rudolph) 438

Arthroskopische vordere Kreuzbandersatzplastik (H. Schöttle) 438

Die Sicherung der vorderen Kreuzbandnaht durch PDS-Kordel (H. Schöttle,
R. Apel und O. Kilgus) 439

Wissenschaftliche Ausstellung 441

Fehlheilungen nach knienahen Epiphysenlösungen (L. von Laer) 441

Osteochondrale Frakturen am Kniegelenk — Refixation mit Polydioxanon
(W. Link, R. Carbon und H. Beck) 441

Einbauverhalten von Hydroxylapatitkeramik — Polarisationsoptische Untersuchung (N.M. Meenen, K.H. Jungbluth, K. Donath und J.F. Osborn) 444

Die Dokumentation von Arthroskopiebefunden mit dem Thermodrucker
(R. Merkel, F. Sabir und D. Spier) 445

Mikromorphologische Beeinflussung der Wundheilung durch TCDO
(Oxoferin) (A. Pachucki, S. Halm, S. Hafner und K. Geißdörfer) 445

Der allogene Knochenblock — Anwendungsprinzip und Behandlungsresultate
(M. Sangmeister, H. Knaepler, M. Ennis und F. Kleinsorge) 447

Indikationen zur patello-tibialen Transfixation (R. Schlenzka) 448

Posttraumatische Pneumato- und Hämatocelen der Lunge (R. Wölfel,
P. Körfgen, B. Husemann und R. Meister) 450

Kaskadenruptur der Kreuzbänder (A. Zabel und U. Rehder) 451

Elektronische Chirurgie am Beispiel Hüftkopf-Acetabulum (J.V. Wening,
K.H. Jungbluth, U. Thiede, T. Knepper und W. Kuster) 456

Kompartmentdruckmessung mit einer Mikrotip-Sonde (H.P. Becker,
P.M. Esch und H. Gerngroß) 457

Rückhaltesysteme für Fahrzeuginsassen — Gurtstraffer und Airbag
(L. Brambilla) 458

Histomorphologie der Condylus radialis Fraktur im Kindesalter (M. Dallek
und K.H. Jungbluth) 459

Fluorescenzmikroskopische Befunde nach CO_2-Laserosteotomie an der
Schaftibia (F. Dinkelaker, C. Scholz, M. Grothues-Sprok, R. Rahmanzadeh
und G. Müller) 459

Ratinger Lagerungsschiene zur rotationssicheren Lagerung des Beines
(J. Grifka) 461

Ein neuer Y-Nagel mit computeroptimierter Ermüdungsfestigkeit zur
Behandlung per- bis subtrochanterer Femurfrakturen (D. Hempel und
C. Mattheck) 462

Zur Problematik der Schulterluxation beim alten Menschen (K. Kette,
M. Sangmeister, M. Ennis und L. Gotzen) 463

Entwicklung einer neuen Knochentransporttechnik zur Durchführung der
Ilizarov-Methode (K. Kärch, K. Klinger, W. Schnell, H. Eberle und
G. Uhlschmid) 464

Zur Indikation der Computertomographie beim schweren Thoraxtrauma
(F. Kleinsorge, C. Sangmeister, M. Sangmeister und E. Walters) 465

**Bericht über die Mitgliederversammlung der Deutschen Gesellschaft für
Unfallheilkunde e.V. am 18.11.1988 in Berlin** 467

Sachverzeichnis 473

Referentenverzeichnis

Abri, O., Chirurg. Abteilung, Krankenhaus Moabit, Turmstraße 21, D-1000 Berlin 21

Ahlers, J., Dr.; Klinik und Poliklinik für Unfallchirurgie, Univ.-Klinikum Mainz, Langenbeckstraße 1, D-6500 Mainz

Ahmadi, A., Dr.; Orthopäd. Klinik und Poliklinik, FU Berlin, Oskar-Helene-Heim, Clayallee 229, D-1000 Berlin 33

Alam, M., Dr.; Städtisches Behringkrankenhaus Zehlendorf, Gimpelsteig 3–5, D-1000 Berlin 37

Albersdörfer, H., Dr.; Institut für Experimentelle Chirurgie, TU München, Ismaninger Straße 22, D-8000 München 80

Alexandritis, T., Dr.; Klinikum der Johann-Wolfgang-Goethe-Universität, Institut für klinische Pharmakologie, Theodor-Stern-Kai 7, D-6000 Frankfurt/Main 70

Apel, R., Dr.; Krankenhaus Nordwest, Abt. für Unfallchirurgie, Chirurg. Klinik, Steinbacher Hohl 2–26, D-6000 Frankfurt/Main 90

Apel, R., Dr.; Orthopäd. Univ.-Klinik, Johannes-Gutenberg-Universität, Langenbeckstraße 1, D-6500 Mainz

Aro, H., Dr.; Unfallchirurg. Klinik, Med. Hochschule Hannover, Konstanty-Gutschow-Straße 8, D-3000 Hannover 61

Asche, G., Dr.; Kreiskrankenhaus, Chirurg. Abteilung, Karl-von-Hahn-Straße 120, D-7290 Freudenstadt

Ascherl, R., Dr.; Institut für Exp. Chirurgie, TU München, Ismaninger Straße 22, D-8000 München 80

Assenmacher, S., Dr.; Univ.-Klinikum, Abt. für Unfallchirurgie, GHS Essen, Hufelandstraße 55, D-4300 Essen

Babayan, R., Priv.-Doz. Dr.; Diakonissen- und Jerusalem-Krankenhaus, Moorkamp 2, D-2000 Hamburg 6

Babin-Ebell, J., Dr.; Chirurg. Univ.-Klinik,. Abt. für Thorax-, Herz- und Thorakale Gefäßchirurgie, Josef-Schneider-Straße 6, D-8700 Würzburg

Bär, H.-F., Dr.; Chirurg. Univ.-Klinik, BG-Krankenanstalten "Bergmannsheil", Hunscheidtstraße 1, D-4630 Bochum

Bäumer, F., Priv.-Doz. Dr.; Chirurg. Univ.-Klinik, Josef-Schneider-Straße 2, D-8700 Würzburg

Baranowski, Dr., Dr.; Klinik und Poliklinik für Unfall- und Handchirurgie, Westfälische Wilhelms-Universität, Jungeblodtplatz 1, D-4400 Münster

Baretton, G., Dr.; Institut für Pathologie, Med. Universität, Ratzeburger Allee 160, D-2400 Lübeck

Bartsch, HH., Dr.; Paracelsusklinik, Abt. für Orthopädie, Lipper Weg 11, D-4370 Marl

Bauer, G., Dr.; Chirurg. Univ.-Klinik, Abt. für Thorax- und Gefäßchirurgie, Steinhövelstraße 9, D-7900 Ulm

Baumgärtel, F., Dr.; Klinik für Unfallchirurgie, Philipps-Universität, Baldingerstraße, D-3550 Marburg/Lahn

Beck, R., Dr.; Kreiskrankenhaus, Chirurg. Abteilung, Schlößlweg 10, D-7200 Tuttlingen

Beck, H., Prof. Dr.; Chirurg. Univ.-Klinik, Unfallchirurg. Abteilung, Maximiliansplatz 2, D-8520 Erlangen

Becker, B., Dr.; Chirurg. Univ.-Klinik, Abt. für Unfallchirurgie, Hugstetter Straß5 55, D-7800 Freiburg

Becker, H.P., Dr.; Bundeswehrkrankenhaus, Abt. für Chirurgie, Oberer Eselsberg 40, D-7900 Ulm

Becker, U., Dr.; Klinik für Unfallchirurgie, Hand-, Plastische und Wiederherstellungschirurgie, Sektion für Unfallchirurgische Forschung und Biomechanik, Oberer Eselsberg 9, D-7900 Ulm

Belser, M., Dr.; Chirurg. Univ.-Klinik, Abt. Unfallchirurgie, Hugstetterstraße 55, D-7800 Freiburg i.Br.

Bensmann, G., Dr.; Chirurg. Klinik, Evang. Krankenhaus, Universität Witten/Herdecke, Postfach 1120, D-5840 Schwerte 1

Berger, A., Prof. Dr.; Klinik für Plastische, Hand- und Wiederherstellungchirurgie, Med. Hochschule Hannover, Podbielskistraße 380, D-3000 Hannover 51

Berkhoff, M., Dr.; Univ.-Krankenhaus Eppendorf, Abt. für Unfallchirurgie, Martinistraße 52, D-2000 Hamburg 20

Bernard, M., Dr.; Univ.-Klinikum Rudolf Virchow, Abt. für Unfallchirurgie, Augustenburger Platz 1, D-1000 Berlin 65

Bettermann, A., Dr.; Unfallchirurg. Klinik und Poliklinik, Justus-Liebig-Universität, Klinikstraße 29, D-6300 Gießen

Biemer, E., Prof. Dr.; Chirurgische Klinik und Poliklinik rechts der Isar, TU München, Ismaningerstraße 22, D-8000 München 80

Bilow, H., Dr.; BG-Unfallklinik, Schnarrenbergstraße 95, D-7400 Tübingen

Blättchen, C., Dr.; Institut für exp. Chirurgie, Klinikum rechts der Isar, TU München, Ismaninger Straße 22, D-8000 München 80

Blaunsteiner, W., Dr.; Unfallkrankenhaus Lorenz Böhler, Donaueschingenstraße 13, A-1200 Wien

Block, G., Dr.; Chirurg. Univ.-Klinik, Abt. Unfallchirurgie, D-6650 Homburg/Saar

Blöchl, H., Dr.; Chirurg. Univ.-Klinik, Ostmerheimer Straße 200, D-5000 Köln 91

Blümel, G., Prof. Dr.; Chirurgische Klinik und Poliklinik rechts der Isar, TU München, Ismaninger Straße 22, D-8000 München 80

Böddeker, W., Dr.; Chirurg. Univ.-Klinik, Knappschaftskrankenhaus, In der Schornau 23, D-4630 Bochum 1

Böhm, B.O., Dr.; Zentrum der Inneren Medizin, Abt. für Endokrinologie, Klinikum der Johann-Wolfgang-Goethe-Universität, Theodor-Stern-Kai 7, D-6000 Frankfurt/Main

Böhm, N., Dr.; Chirurg. Univ.-Klinik, Abt. für Allgemeinchirurgie, Hugstetter Straße 55, D-7800 Freiburg

Börner, M., Dr.; BG-Unfallklinik, Friedberger Landstraße 430, D-6000 Frankfurt/Main

Bötel, U., Dr.; Chirurg. Univ.-Klinik, Abt. für Rückenmarkverletzte, BG-Krankenanstalten "Bergmannsheil". Hunscheidtstraße 1, D-4630 Bochum

Boileau, S., Dr.; Centre Hospitalier Regional et Universitaire, 29, Ave. Marechal-de-Lattre-Tas, F-54037 Nancy

Boltze, W.H., Dr.; BG-Unfallklinik, Abt. für Querschnittverletzte, Ludwig-Guttmann-Straße 13, D-6700 Ludwigshafen

Borkert, L., Dr.; Chirurg. Univ.-Klinik, Abt. für Unfallchirurgie, Arnold-Heller-Straße 7, D-2300 Kiel

Borrelly, J., Prof. Dr.; Centre Hospitalier Regional et Universitaire, 29. Ave. Marechal-de-Lattre-Tas, F-54037 Nancy

Bosch, U., Dr.; Unfallchirurg. Klinik, Med. Hochschule Hannover, Konstanty-Gutschow-Straße 8, D-3000 Hannover 61

Bouillon, B., Dr.; Chirurg. Univ.-Klinik, Abt. für Unfallchirurgie, Ostmerheimerstraße 200, D-5000 Köln 91

Brambilla, L., Dr.; Daimler-Benz, Abt. EP/AVRH, Postfach 226, D-7032 Sindelfingen

Brandis, A., Dr.; Städt. Krankenhaus Nordstadt, Patholog. Institut, Haltenhoffstraße 41, D-3000 Hannover 1

Branscheid, D., Dr.; LVA Baden, Thoraxchirurgische Klinik, Amalienstraße 5, D-6900 Heidelberg

Bratzke, H., Prof. Dr.; Institut für Rechtsmedizin, Universität München, Frauenlobstraße 7a, D-8000 München 2

Braun, Ch., Dr.; Chirurg. Univ.-Klinik, Abt. Unfallchirurgie, D-6650 Homburg/Saar

Braun, W., Dr.; Zentralklinikum, Klinik für Unfall- und Wiederherstellungschirurgie, Stenglinstraße, D-900 Augsburg

Breek, J.C., Dr.; University Hospital, P.O. Box 1918, NL-BX 6201 Maastricht

Brehme, H., Dr.; Institut für Exp. Chirurgie, TU München, Ismaninger Straße 22, D-8000 München 80

Breitfuß, H., Dr.; Chirurg. Univ.-Klinik und Poliklinik, BG-Krankenanstalten "Bergmannsheil", Hunscheidtstraße 1, D-4630 Bochum

Breithaupt, H.O., Dr.; Klinik für Unfallchirurgie, Philipps-Universität, Baldingerstraße, D-3550 Marburg/Lahn

Bremer, R., Dr.; BG-Unfallklinik, Abt. für Querschnittverletzte, Ludwig-Guttmann-Straße 13, D-6700 Ludwigshafen

Brenner, R., Dr.; Klinik für Unfallchirurgie, Plastische und Wiederherstellungschirurgie, Universität Ulm, Steinhövelstraße 9, D-7900 Ulm

Breyer, H.-G., Prof. Dr.; Klinikum Steglitz, FU Berlin, Abt. für Unfall- und Wiederherstellungschirurgie, Hindenburgdamm 30, D-1000 Berlin 45

Broll, R., Dr.; Chirurg. Univ.-klinik, Josef-Schneider-Straße 2, D-8700 Würzburg

Brudet, J., Dr.; Orthopäd. Klinik und Poliklinik, FU Berlin, Oskar-Helene-Heim, Clayallee 229, D-1000 Berlin 33

Brück, J.C., Dr.; Krankenhaus am Urban, Zentrum für Brandverletzte, Abt. für Plastische Chirurgie, Dieffenbachstraße 1, D-1000 Berlin 61

Brug, E., Prof. Dr.; Klinik und Poliklinik für Allgem. Chirurgie, Westf. Wilhelms-Universität, Jungeblodtplatz 1, D-4400 Münster

Brunnberg, L., Dr.; Chirurg. Univ.-Tierklinik, Universität München, D-8000 München

Buch, J., Dr.; Unfallkrankenhaus Lorenz Böhler, Donaueschingenstraße 13, A-1200 Wien

Buchinger, W., Dr.; Unfallkrankenhaus Meidling, Kundratstraße 37, A-1120 Wien

Buchwald, J., Dr.; Chirurg. Univ.-Klinik, Abt. für Thorax-, Herz- und Thorakale Gefäßchirurgie, Josef-Schneider-Straße 6, D-8700 Würzburg

Bücherl, E.S., Prof. Dr., Chirurg. Klinik und Poliklinik, Klinikum Charlottenburg, Spandauer Damm 130, D-1000 Berlin 19

Bühren, V., Dr.; Chirurg. Univ.-Klinik, Abt. Unfallchirurgie, D-6650 Homburg/Saar
Bünte, H., Prof. Dr.; Klinik und Poliklinik für Allgem. Chirurgie, Westfäl. Wilhelms-Universität, Jungeblodtplatz 1, D-4400 Münster
Büttemeyer, R., Dr.; Krankenhaus am Urban, Zentrum für Brandverletzte, Abt. für Plastische Chirurgie, Dieffenbachstraße 1, D-1000 Berlin 61
Bugany, H., Dr.; Institut für Virologie, Philipps-Universität, Baldinger Straße, D-3550 Marburg/Lahn
Buntrock, M., Dr.; Chirurg. Univ.-Klinik, Abt. für Thorax-, Herz- und Thorakale Gefäßchirurgie, Joseph-Schneider-Straße 6, D-8700 Würzburg
Burchardt, H., Dr.; Klinik und Poliklinik für Allgemeinchirurgie, Universität Göttingen, Robert-Koch-Straße 40, D-3400 Göttingen
Burri, C., Prof. Dr.; Klinik für Unfallchirurgie, Plastische und Wiederherstellungschirurgie, Universität Ulm, Steinhövelstraße 9, D-7900 Ulm
Busch, D., Dr.; Klinikum Steglitz, Abt. für Röntgendiagnostik, FU Berlin, Hindenburgdamm 30, D-1000 Berlin 45
Carbon, R., Dr.; Chirurg. Univ.-Klinik, Unfallchirurg. Abteilung, Maximiliansplatz 2, D-8520 Erlangen
Cebulla, M., Dr.; Unfallchirurg. Klinik, Abt. für Unfallchirurgie, Johann-Wolfgang-Goethe-Universität, Theodor-Stern-Kai 7, D-6000 Frankfurt/Main 70
Chao, E., Dr.; Mayo-Clinic, Rochester, Minnesota 55905, USA
Chrysopoulos, A., Dr.; II. Univ.-Klinik für Unfallchirurgie, Spitalgasse 23, A-1090 Wien
Claes, L., Prof. Dr.; Labor für Exp. Traumatologie, Abt. Unfallchirurgie, Oberer Eselsberg 7, D-7900 Ulm
Claudi, B., Prof. Dr.; Chirurgische Klinik und Poliklinik rechts der Isar, TU München, Ismaninger Straße 22, D-8000 München 80
Contzen, H., Prof. Dr.; BG-Unfallklinik, Friedeberger Landstraße 430, D-6000 Frankfurt/Main 60
Crone-Münzebrock, W., Dr.; Abt. Röntgendiagnostik, Univ.-Krankenhaus Eppendorf, Martinistraße 52, D-2000 Hamburg 20
Daantje, C.R.E., Dr.; University Hospital, P.O. Box 1918, NL-BX 6201 Maastricht
Daimler-Benz, Forschungsabteilung, Mercedesstraße 60, D-7000 Stuttgart
Dallek, M., Dr.; Univ.-Krankenhaus Eppendorf, Abt. für Unfallchirurgie, Martinistraße 52, D-2000 Hamburg 20
Dambe, L.T., Dr.; Chirurg. Univ.-Klinik, Abt. Unfallchirurgie, D-6650 Homburg/Saar
Decker, S., Prof. Dr.; Unfallchirurg. Abteilung, Friederiken-Stift, Humboldstraße 5, D-3000 Hannover 1
Degreif, J., Dr.; Med. Forschung der Fa. Merck, Postfach 4119, D-6100 Darmstadt
Deindl, D., Dr.; Kinderchirurg. Klinik, Dr. von Hauner'sches Kinderspital, Universität München, Lindwurmstraße 4, D-8000 München 2
Dietz, H.G., Dr.; Kinderchirurg. Klinik, Dr. von Hauner'sches Kinderspital, Universität München, Lindwurmstraße 4, D-8000 München 2
Dinkelaker, F., Dr.; Klinikum Steglitz, Abt. für Unfall- und Wiederherstellungschirurgie, FU Berlin, Hindenburgdamm 30, D-1000 Berlin 45
Döring, G., Dr.; Hygiene-Institut, Universität Tübingen, D-7400 Tübingen
Dremsek, J., Dr.; Unfallkrankenhaus Meidling, Kundratstraße 37, A-1120 Wien
Dresing, K., Dr.; Marienhospital, Chirurg. Klinik, Rochusstraße 2, D-4000 Düsseldorf 30

Dürr, W., Prof. Dr.; Unfallchirurg. Abteilung und BG-Sonderstation für Schwerunfallverletzte, Krankenhaus St. Martin, Joh.-Müller-Straße 7, D-5400 Koblenz

Dürselen, L., Dr.; Labor für Exp. Traumatologie, Abt. Chirurgie III, Universität Ulm, Oberer Eselsberg 7, D-7900 Ulm

Eberle, H., Prof. Dr.; Univ.-Spital Zürich, Dept. Chirurgie, Forschungsabteilung und Klinik für Unfallchirurgie, Rämistraße 100, CH-8091 Zürich

Ecke, H., Prof. Dr.; Chirurg. Univ.-Klinik, Abt. für Unfallchirurgie, Klinikstraße 29, D-6300 Gießen

Edelmann, M., Dr.; II. Chirurg. Univ.-Klinik, Abt. Unfallchirurgie, Klinikum Köln-Merheim, Ostmerheimer Straße 200, D-5000 Köln 91

Eigel, P., Dr.; Chirurg. Univ.-Klinik, Abt. für Thorax-, Herz- und Thorakale Gefäßchirurgie, Josef-Schneider-Straße 6, D-8700 Würzburg

Eisenmenger, W., Prof. Dr.; Institut gür Rechtsmedizin, Universität München, Frauenlobstraße 7a, D-8000 München 2

Eisenschenk, A., Dr.; Orthopäd. Univ.-Klinik, Oskar-Helene-Heim, Clayallee 229, D-1000 Berlin 33

Eitel, F., Priv.-Doz. Dr.; Chirurg. Klinik Innenstadt und Chirurg. Poliklinik, Universität München, Nußbaumstraße 20, D-8000 München 2

El-Mouaaouy, A., Dr.; Chirurg. Univ.-Klinik, Abt. Allgem. Chirurgie mit Poliklinik, Calwer Straße 7, D-7400 Tübingen

Emmermann, A., Abt. für Unfallchirurgie, Univ.-Krankenhaus Eppendorf, Martinistraße 52, D-2000 Hamburg 20

Englmeier, K.-H., Dr.; medis-gsf, Ingolstädter Landstraße 1, D-8042 Neuherberg

Ennis, M., Dr.; Klinik für Theoretische Chirurgie, Philipps-Universität, Baldingerstraße, D-3550 Marburg/Lahn

Erhardt, W., Dr.; Institut für Exp. Chirurgie, Klinikum rechts der Isar, TU München, Ismaninger Straße 22, D-8000 München 80

Erlemann, R., Dr.; Institut für klinische Radiologie, Westf. Wilhelms-Universität, Jungeblodtplatz 1, D-4400 Münster

Ernst, R., Dr.; Chirurg. Klinik, St.-Josef-Hospital, Ruhr-Universität, Gudrunstraße 56, D-4630 Bochum

Esch, P.M., Dr.; Bundeswehrkrankenhaus, Abt. für Chirurgie, Oberer Eselsberg 40, D-7900 Ulm

Eschberger, J., Dr.; Unfallkrankenhaus Meidling, Kundratstraße 37, A-1120 Wien

Ewerbeck, V., Dr.; Orthopäd. Univ.-Klinik, Schlierbacher Landstraße 200a, D-6900 Heidelberg

Exner, G., Dr.; BG-Unfallkrankenhaus, Querschnittgelähmten-Zentrum, Bergedorfer Straße 10, D-2000 Hamburg 80

Exner, K., Dr.; Klinik für Plastische und Wiederherstellungschirurgie, Wilhelm-Epstein-Straße 2, D-6000 Frankfurt/Main 50

Eyssel, M., Dr.; Marienhospital, Chirurg. Klinik, Rochusstraße 2, D-4000 Düsseldorf 30

Famos, M., Dr.; Department Chirurgie, Kantonsspital Basel, Spitalgasse 23, CH-4031 Basel

Farthmann, E.H., Prof. Dr.; Chirurg. Univ.-Klinik, Abt. für Allgemeinchirurgie, Hugstetter Straße 55, D-7800 Freiburg

Fasol, P., Prof. Dr.; II. Univ.-Klinik für Unfallchirurgie, Spitalgasse 23, A-1097 Wien

Feller, A.M., Dr.; Chirurg. Klinik und Poliklinik rechts der Isar, Abt. für Plastische und Plastische und Wiederherstellungschirurgie, TU München, Ismaninger Straße 22, D-8000 München 80

Fiedler, V., Dr.; Institut für klinische Radiologie, Westf. Wilhelms-Universität, Jungeblodtplatz 1, D-4400 Münster

Filler, R.D., Prof. Dr.; Städt. Krankenhaus, Chirurg. Abteilung, Robert-Koch-Straße 1, D-8300 Landshut

Fischer, A., Dr.; Chirurg. Univ.-Klinik, Abt. Allgem. Chirurgie, Hoppe-Seyler-Straße 3, D-7400 Tübingen

Fischmeister, M., Dr.; Unfallkrankenhaus, Blumauerplatz 1, A-4020 Linz

Flory, P.J., Dr.; Klinik für Plastische, Hand- und Wiederherstellungschirurgie, Med. Hochschule Hannover, Podbielskistraße 380, D-3000 Hannover 51

Foitzik, H., Dr.; II. Chirurg. Klinik für Unfall-, Wiederherstellungs-, Gefäß- und Plastische Chirurgie, Diakoniekrankenhaus, Elise-Averdieck-Straße 17, D-2720 Rotenburg/Wümme

Forster, L., Dr.; Städt. Krankenhaus, Chirurg. Abteilung, Robert-Koch-Straße 1, D-8300 Landshut

Frederking, K., Dr.; Unfallchirurgische Klinik, Abt. für Unfallchirurgie, Johann-Wolfgang-Goethe-Universität, Theodor-Stern-Kai 7, D-6000 Frankfurt/Main 70

Friedebold, G., Prof. Dr.; Joachimstaler Straße 21, D-1000 Berlin 15

Friedl, H.P., Dr.; Unfallchirurg. Klinik, Med. Hochschule Hannover, Konstanty-Gutschow-Straße 8, D-3000 Hannover 61

Fritz, J., Dr.; Klinikum Steglitz, Institut für Pathologie, FU Berlin, Hindenburgdamm 30, D-1000 Berlin 45

Frunder, A., Dr.; BG-Unfallklinik, Schnarrenbergstraße 95, D-7400 Tübingen

Fuchs, M., Dr.; Allgemeinchirurg. Klinik, Robert-Koch-Straße 40, D-3400 Göttingen

Fuchs, M., Dr.; I. Univ.-Klinik für Unfallchirurgie, Alser Straße 4, A-1097 Wien

Fuhrmann, G., Dr.; Bundesanstalt für Materialprüfung, Unter den Eichen 87, D-1000 Berlin 45

Gahr, R.H., Dr.; Unfall- und Chirurg. Klinik, Städt. Kliniken, Münsterstraße 238–240, D-4600 Dortmund

Gams, H., Dr.; Städtisches Krankenhaus, Abteilung für Hand- und Plastische Chirurgie, Rekkenberger Straße 19, D-4820 Gütersloh

Gamstätter, G., Priv.-Doz. Dr.; Klinikum der Stadt Wiesbaden, Chirurg. Klinik, Ludwig-Erhard-Straße 100, D-6200 Wiesbaden

Gebauer, M., Dr.; Unfallkrankenhaus, Blumauerplatz 1, A-4020 Linz

Geißdörfer, K., Dr.; Institut für Experimentelle Chirurgie, TU München, Ismaninger Straße 22, D-8000 München 80

Genelin, F., Dr.; Unfallkrankenhaus Salzburg, Dr.-Franz-Rehrl-Platz 1, A-5020 Salzburg

Gerl, P., Dr.; Kreiskrankenhaus, Chirurg. Abteilung, Auenstraße 6, D-8100 Garmisch-Partenkirchen

Gerngroß, H., Priv.-Doz. Dr.; Bundeswehrkrankenhaus, Abt. Chirurgie, Oberer Eselsberg 40, D-7900 Ulm

Giebel, G., Priv.-Doz. Dr.; Unfallchirurg. Klinik, Med. Hochschule Hannover, Konstanty-Gutschow-Straße 8, D-3000 Hannover 61

Giebel, G.D., Dr.; Chirurg. Univ.-Klinik, Sigmund-Freud-Straße, D-5300 Bonn

Glaser, F., Dr.; Chirurg. Univ.-Klinik, BG-Krankenanstalten "Bergmannsheil", Hunscheidtstraße 1, D-4630 Bochum

Goll, G., Dr.; Univ.-Krankenhaus Eppendorf, Abt. für Unfallchirurgie, Martinistraße 52, D-2000 Hamburg 20

Gotzen, L., Prof. Dr.; Klinik für Unfallchirurgie, Philipps-Universität, Baldingerstraße, D-3550 Marburg/Lahn

Grabosch, A., Dr.; Krankenhaus am Urban, Zentrum für Brandverletzte, Abt. für Plastische Chirurgie, Dieffenbachstraße 1, D-1000 Berlin 61

Greschuchna, D., Dr.; Ruhrlandklinik, Tüscherweg 40, D-4300 Essen 16

Greulich, M., Priv.-Doz. Dr.; Marienhospital, Klinik für Plastische und Wiederherstellungschirurgie, Böheimstraße 37, D-7000 Stuttgart 1

Grifka, J., Dr.; Orthopäd. Univ.-Klinik, St. Josef-Hospital, Gudrunstraße 56, D-4630 Bochum

Grohs, M., Dr.; Unfallchirurg. Klinik und Poliklinik, Justus-Liebig-Universität, Klinikstraße 29, D-6300 Gießen

Gross, U., Dr.; Klinikum Steglitz, Institut für Pathologie, FU Berlin, Hindenburgdamm 30, D-1000 Berlin 45

Grossdidier, G., Dr.; Centre Hospitalier Regional et Universitaire, 29, Ave. Marechal-de-Lattre-Tas, F-54037 Nancy

Grosse, A., Dr.; Centre de Traumatologie et d'Orthopedie de la C.R.A.M.A.M. de Strasbourg, 10, Avenue Baumann, F-67400 Illkirch/Graffenstaden

Grosse, B., Dr.; BG-Unfallklinik, Rosenauer Weg 95, D-7400 Tübingen

Grossner, D., Priv. Doz. Dr.; Chirurg. Klinik, Abt. für Unfallchirurgie, Univ.-Krankenhaus Eppendorf, Martinistraße 52, D-2000 Hamburg 20

Grothues-Spork, M., Dr.; Klinikum Steglitz, Abt. Unfall- und Wiederherstellungschirurgie, FU Berlin, Hindenburgdamm 30, D-1000 Berlin 45

Gubisch, W., Dr.; Marienhospital, Klinik für Plastische Chirurgie, Böheimstraße 37, D-7000 Stuttgart

Gürtler, L., Prof. Dr.; Max-von-Pettenkofer-Institut, Universität München, Pettenkoferstraße 99, D-8000 München 2

Güßbacher, A., Dr.; Orthopädische Univ.-Klinik, Schlierbacher Landstraße 200a, D-6900 Heidelberg

Haas, N., Priv.-Doz. Dr.; Unfallchirurg. Klinik, Med. Hochschule Hannover, Konstanty-Gutschow-Straße 8, D-3000 Hannover 61

Habermeyer, P., Dr.; Chirurg. Klinik Innenstadt und Chirurg. Poliklinik, Ludwig-Maximilians-Universit, Nußbaumstraße 20, D-8000 München 2

Haeske-Seeberg, H., Dr.; Klinik und Poliklinik für Handchirurgie, Westfälische Wilhelms-Universität, Jungeblodtplatz 1, D-4400 Münster

Hafner, S., Priv.-Doz. Dr.; Institut für Exp. Chirurgie, TU München, Ismaninger Straße 22, D-8000 München 80

Hahn, F., Prof. Dr.; Kreiskrankenhaus, Abt. für Unfall- und Wiederherstellungschirurgie, D-7080 Aalen

Hallfeldt, K.H., Dr.; Chirurg. Klinik Innenstadt, Universität München, Nußbaumstraße 20, D-8000 München 2

Halm, S., Dr.; Institut für Exp. Chirurgie, TU München, Ismaninger Straße 22, D-8000 München 80

Hamann, H., Dr.; Chirurg. Univ.-Klinik, Abt. für Thorax- und Gefäßchirurgie, Steinhövelstraße 9, D-7900 Ulm

Hanke, J., Dr.; Univ.-Klinikum Essen, Abt. für Unfallchirurgie, Hufelandstraße 55, D-4300 Essen

Harms, J., Prof. Dr.; Orthopädie und Traumatologie, Südwestdeutsches Reha-Krankenhaus, Gutmannstraße, D-7516 Karlsbad

Hasselbach von, C., Dr.; Kath. Krankenhaus Philippusstift, Chirurg. und Unfallchirurg. Abteilung, Hülsmannstraße 17, D-4300 Essen

Hasselbeck, T., Dr.; Univ.-Klinikum Rudolf Virchow, Abt. für Unfallchirurgie, Augustenburger Platz 1, D-1000 Berlin

Havemann, D., Prof. Dr.; Klinikum der Universität Kiel, Abt. Chirurgie, Arnold-Heller-Straße 7, D-2300 Kiel 1

Hax, P.-M., Dr.; BG-Unfallklinik, Großenbaumer Allee 250, D-4100 Duisburg 28

Heberer, G., Prof. Dr.; Chirurg. Univ.-Klinik, Klinikum Großhadern, Marchioninistraße 15, D-8000 München 70

Heim, U., Priv.-Doz. Dr.; AO International, Thunstraße 1–6, CH-3074 Muri-Bern

Heisel, J., Priv.-Doz. Dr.; Orthopäd. Univ.-Klinik und Poliklinik, D-6650 Homburg/Saar

Held, S., Dr.; Univ.-Krankenhaus Eppendorf, Abt. für Unfallchirurgie, Martinistraße 22, D-2000 Hamburg 20

Heller, W., Dr.; Chirurg. Univ.-Klinik, Abt. Allgem. Chirurgie mit Poliklinik, Calwer Straße 7, D-7400 Tübingen

Hempel, D., Dr.; Allgem. Krankenhaus Barmbeck, II. Chirurgie, Rübenkamp 148, D-2000 Hamburg 60

Hendrich, V., Priv.-Doz. Dr.; Chirurg. Univ.-Klinik, Abt. für Unfallchirurgie, Hugstetter Straße 55, D-7800 Freiburg i.Br.

Hermann, B., Dr.; Orthopäd. Univ.-Klinik und Poliklinik, Univ.-Krankenhaus Eppendorf, Martinistraße 52, D-2000 Hamburg 20

Herold, G., Dr.; Unfallchirurg. Klinik und Poliklinik, Zentrum für Chirurgie, Justus-Liebig-Universität, Klinikstraße 29, D-6300 Gießen

Herr, G., Dr.; Katharinenhospital, Abt. für Unfallchirurgie, Kriegsbergstraße 60, D-7000 Stuttgart 1

Herrboldt, U., Dr.; Orthopäd. Klinik, RWTH Aachen, Pauwelstraße 1, D-5100 Aachen

Herrmann, F., Dr.; Chirurg. Klinik, Krankenhaus Nordwest, Abt. Unfallchirurgie, Steinbacher Hohl 2–26, D-6000 Frankfurt/Main 90

Herrmann, R.; Daimler-Benz AG, EP/ADUS, Postfach 226, D-7032 Sindelfingen

Herrmannsdörfer, B., Dr.; Klinik für Unfall- und Wiederherstellungschirurgie, Klinikum Bayreuth, Preuschwitzer Straße 101, D-8580 Bayreuth

Hertel, P., Prof. Dr.; Univ.-Klinikum Rudolf Virchow, Abt. für Unfallchirurgie, Augustenburger Platz 1, D-1000 Berlin 65

Hertz, H., Doz. Dr.; I. Univ.-Klinik für Unfallchirurgie, Alser Straße 4, A-1097 Wien

Hesselschwerdt, H.J., Dr.; Orthopäd. Univ.-Klinik und Poliklinik, D-6650 Homburg/Saar

Hette, K., Dr.; Klinik für Unfallchirurgie, Philipps-Universität, Baldingerstraße, D-3550 Marburg/Lahn

Hettfleisch, J., Dr.; Chirurg. Klinik, Krankenhaus Nordwest, Abt. Unfallchirurgie, Steinbacher Hohl 2–26, D-6000 Frankfurt/Main 90

Hierholzer, G., Prof. Dr.; BG-Unfallklinik, Großenbaumer Allee 250, D-4100 Duisburg 28

Hintringer, W., Dr.; Unfallkrankenhaus Lorenz Böhler, Donaueschingenstraße 13, A-1200 Wien

Hipp, R., Dr.; Institut für Exp. Chirurgie, TU München, Ismaninger Straße 22, D-8000 München 80

Hirsch, H.E., Dr. jur., Ministerialrat; Generalsekretär der Deutschen Gesellschaft für Medizinisches Recht, Willibald-Popp-Straße 3, D-8900 Augsburg 21

Hodgson, S., Dr.; Mayo-Clinic, Rochester, Minnesota 55905, USA

Höscher, M., Dr.; Chirurg. Klinik und Poliklinik, Klinikum rechts der Isar, TU München, Ismaninger Straße 22, D-8000 München 80

Höntzsch, D., Dr.; BG-Unfallklinik, Schnarrenbergstraße 95, D-7400 Tübingen

Hörl, H.W., Dr.; Chirurg. Klinik und Poliklinik rechts der Isar, Abt. für Plastische und Wiederherstellungschirurgie, TU München, Ismaninger Straße 22, D-8000 München 80

Hörl, M., Dr.; Chirurg. Univ.-Klinik, Josef-Schneider-Straße 2, D-8700 Würzburg

Hoffmann, M.W., Priv.-Doz. Dr., Univ.-Krankenhaus Eppendorf, Abt. für Unfallchirurgie, Martinistraße 52, D-2000 Hamburg 20

Hofmann, D., Priv.-Doz. Dr.; Unfallchirurg. Klinik und Poliklinik, Zentrum für Chirurgie, Justus-Liebig-Universität, Klinikstraße 29, D-6300 Gießen

Hofmann, R., Dr.; Unfallchirurg. Klinik, Med. Hochschule Hannover, Konstanty-Gutschow-Straße 8, D-3000 Hannover 61

Hofmann, U., Dr.; Kinderkrankenhaus auf der Bult, Abt. für Kinderchirurgie, Janusz-Korczak-Allee 12, D-3000 Hannover 1

Hohlbach, G., Prof. Dr.; Klinik für Chirurgie, Med. Universität, Ratzeburger Allee 160, D-2400 Lübeck

Holz, U., Prof. Dr.; Katharinenhospital, Abt. für Unfallchirurgie, Kriegsbergstraße 60, D-7000 Stuttgart

Holzmüller, W., Dr.; Chirurg. Univ.-Klinik, Abt. für Unfallchirurgie, Josef-Stelzmann-Straße 9, D-5000 Köln 41

Hotze, A., Dr.; Abt. für klinische und experimentelle Nuklearmedizin, Universität Bonn, Sigmund-Freud-Straße 25, D-5300 Bonn 1

Hovy, L., Dr.; Orthopäd. Univ.-Klinik und Poliklinik "Friedrichsheim", Marienburgstraße 2, D-6000 Frankfurt/Main 71

Hrynyschyn, K., Dr.; Städt. Krankenhaus, Abt. für Hand- und Plastische Chirurgie, Reckenberger Straße 19, D-4830 Gütersloh

Hürtgen, M., Dr.; Zentrum für Chirurgie, Justus-Liebig-Universität, Unfallchirurg. Klinik und Poliklinik, Klinikstraße 29, D-6300 Gießen

Hug, R., Dr.; Chirurg. Univ.-Klinik, Klinikum Großhadern, Marchioninistraße 15, D-8000 München 70

Husemann, B., Dr.; Chirurg. Univ.-Klinik, Maximiliansplatz 1, D-8520 Erlangen

Illing, P., Dr.; Kinderchirurg. Klinik, Dr. von Hauer'sches Kinderspital, Universität München, Lindwurmstraße 4, D-8000 München 2

Imdahl, A., Dr.; Chirurg. Univ.-Klinik, Abt. für Unfallchirurgie, Hugstetterstraße 55, D-7800 Freiburg i.Br.

Imhof, M., Dr.; Chirurg. Univ.-Klinik, Josef-Schneider-Straße 2, D-8700 Würzburg

Ingianni, G., Dr.; Chirurg. Klinik und Poliklinik rechts der Isar, TU München, Abt. für Plastische und Wiederherstellungschirurgie, Ismaningerstraße 22, D-8000 München 80

Issendorf, W.-D. von, Dr.; Klinik und Poliklinik für Unfallchirurgie, Univ.-Klinikum Mainz, Langenbeckstraße 1, D-6500 Mainz

Ittner, G., Dr.; II. Univ.-Klinik für Unfallchirurgie, Spitalgasse 23, A-1090 Wien

Jablonski, H., Dr.; Chirurg. Univ.-Klinik, BG-Krankenanstalten "Bergmannsheil", Hunscheidtstraße 1, D-4630 Bochum

Jäger, K., Prof. Dr.; Chirurg. Univ.-Klinik, Sigmund-Freud-Straße, D-5300 Bonn

Janousek, A., Dr.; Unfallkrankenhaus Lorenz Böhler, Donaueschingenstraße 13, A-1200 Wien

Jaskulka, R., Dr.; II. Univ.-Klinik für Unfallchirurgie, Spitalgasse 23, A-1090 Wien

Jenkner, J., Dr.; Kreiskrankenhaus, Chirurg. Abteilung, Schlößleweg 10, D-7200 Tuttlingen

Jochum, M., Dr.; Chirurg. Klinik Innenstadt, Abt. für klinische Chirurgie und Biomechanik, Universität München, Nußbaumstraße 20, D-8000 München 2

Joka, Th., Dr.; Univ.-Klinikum Essen, Abt. für Unfallchirurgie, Hufelandstraße 55, D-4300 Essen

Josten, Ch., Dr.; Chirurg. Univ.-Klinik, BG-Krankenanstalten "Bergmannsheil". Hunscheidtstraße 1, D-4630 Bochum

Jung, A.J., Dr. Klinik für Chirurgie, Medizinische Universität, Ratzeburger Allee 160, D-5000 Köln 91

Jungbluth, K.H., Prof. Dr.; Abt. für Unfallchirurgie, Univ.-Krankenhaus Eppendorf, Martinistraße 52, D-2000 Hamburg 20

Käch, K., Dr.; Universitätsspital, Klinik für Unfallchirurgie und Forschungsabteilung, Rämistraße 100, CH-8091 Zürich

Kahl, C., Dr.; St. Rochus-Krankenhaus, Chirurg. Abteilung, D-4939 Steinheim/W.

Kahle, M., Priv.-Doz. Dr.; Städt. Krankenhaus, Chirurgische Abteilung, Robert-Koch-Straße 1, D-8300 Landshut

Kahle, W., Dr.; Bundeswehrkrankenhaus, Abt. Chirurgie, Oberer Eselsberg 40, D-7900 Ulm

Karger, C., Dr.; Centre de Traumatologie et d'Orthopedie de la C.R.A.M.A.M. de Strasbourg, 10, Avenue Baumann, F-67400 Illkirch/Graffenstadten

Kasperczyk, W., Dr.; Unfallchirurgische Klinik, Med. Hochschule Hannover, Konstanty-Gutschow-Straße 8, D-3000 Hannover 61

Kasprzak, H., Institute of Physics, Technical University, Wroczlaw/Polen

Kayser, M., Dr.; Chirurg. Univ.-Klinik, BG-Krankenanstalten "Bergmannsheil", Hunscheidtstraße 1, D-4630 Bochum

Kefenbaum, A., Dr.; Orthopäd. Univ.-Klinik und Poliklinik, FU Berlin, Oskar-Helene-Heim, Clayallee 229, D-1000 Berlin 33

Keller, H., Dr.; Chirurg. Univ.-Klinik, Abt. Unfallchirurgie, Hugstetterstraße 55, D-7800 Freiburg i.Br.

Kemen, R., Dr.; Chirurg. Klinik, St. Josef-Hospital, Ruhr-Universität, Gudrunstraße 56, D-4630 Bochum

Kessler, P., Dr.; Klinikum der Johann-Wolfgang-Goethe-Universität, Zentrum für Anästhesiologie und Wiederbelebung, Theodor-Stern-Kai 7, D-6000 Frankfurt/Main 70

Kessler, S., Dr.; Chirurg. Klinik Innenstadt, Universität München, Nußbaumstraße 20, D-8000 München 2

Ketterl, R., Dr.; Chirurg. Klinik und Poliklinik rechts der Isar, TU München, Ismaninger Straße 22, D-8000 München 80

Kible, A., Dr.; Institut für Sportmedizin, Universität Freiburg, D-7800 Freiburg

Kiefer, H., Dr.; Labor für Exp. Traumatologie, Abt. Chirurgie III, Universität Ulm, Oberer Eselsberg 7, D-7900 Ulm

Kilgus, O., Dr.; Univ-Krankenhaus Eppendorf, Abt. für Unfallchirurgie, Martinistraße 52, D-2000 Hamburg 20

Klaes, W., Dr.; Univ.-Klinikum, Abt. für Unfallchirurgie, GHS Essen, Hufelandstraße 55, D-4300 Essen

Klein, G., Priv.-Doz. Dr.; Klinikum der Johann-Wolfgang-Goethe-Universität, Zentrum für Anästhesiologie und Wiederbelebung, Theodor-Stern-Kai 7, D-6000 Frankfurt/Main 70

Klein, J., Dr.; II. Chirurg. Univ.-Klinik, Abt. Unfallchirurgie, Klinikum Köln-Merheim, Ostmerheimer Straße 200, D-5000 Köln 91

Klein, W., Dr.; Klinik für Unfall- und Handchirurgie, Westfäl. Wilhelms-Universität, Jungeblodtplatz 1, D-4400 Münster

Kleinsorge, F., Dr.; Abteilung für Strahlendiagnostik, Philipps-Universität, Baldingerstraße, D-3550 Mrburg/Lahn

Klessen, Ch., Dr.; Anatomisches Institut, Universität Tübingen, Osterbergstraße 3, D-7400 Tübingen

Klingler, K., Dr.; Universitätsspital, Klinik für Unfallchirurgie und Forschungsabteilung, Rämistraße 100, CH-8091 Zürich

Knaepler, H., Dr.; Univ.-Klinikum, Unfallchirurg. Abteilung, Postfach 2360, D-3550 Marburg/Lahn

Knarse, W., Dr.; Klinikum Steglitz, Abt. für Unfall- und Wiederherstellungschirurgie, FU Berlin, Hindenburgdamm 30, D-1000 Berlin 45

Knepper, T., Dr.; Univ.-Krankenhaus Eppendorf, Abt. für Radiologie, Martinistraße 52, D-2000 Hamburg 20

Knöringer, P., Dr.; Bezirkskrankenhaus, Neurochirurg. Abteilung, Universität Ulm, Ludwig-Heilmeyer-Straße 2, D-8870 Günzburg

Knoop, W., Dr.; Chirurg. Univ.-Klinik und Poliklinik, BG-Krankenanstalten "Bergmannsheil", Hunscheidtstraße 12, D-4630 Bochum

Knopp, W., Dr.; Univ.-Krankenhaus Eppendorf, Abt. für Unfallchirurgie, Martinistraße 52, D-2000 Hamburg 20

Köhler, Th., Dr.; Klinikum Barmen, Klinik für Unfall- und Wiederherstellungschirurgie, Heusnerstraße 40, D-5600 Wuppertal

König, S., Dr.; I. Univ.-Klinik für Unfallchirurgie, Alserstraße 4, D-1097 Wien

Körfgen, P., Dr.; Chirurg. Univ.-Klinik, Maximiliansplatz 1, D-8520 Erlangen

Kogel, H., Dr.; Abt. Thorax- und Herz-, Gefäßchirurgie, Universität Ulm, Steinhövelstraße 9, D-7900 Ulm

Kollath, J., Prof. Dr.; Zentrum der Radiologie, Klinikum der Johann-Wolfgang-Goethe-Universität, Theodor-Stern-Kai 7, D-6000 Frankfurt/Main 70

Kolvenbach, H., Dr.; Chirurg. Univ.-Klinik, Sigmund-Freud-Straße 25, D-5300 Bonn

Konold, P., Priv.-Doz. Dr.; Unfallchirurg. Klinik, Klinikum der Johann-Wolfgang-Goethe-Universität, Theodor-Stern-Kai 7, D-6000 Frankfurt/Main 70

Koritnik, B., Dr.; Orthopäd. Univ.-Klinik, Zaloska c. 9, YU-61000 Ljubljana

Korninger, H.C., Dr.; Unfallkrankenhaus Lorenz Böhler, Donaueschingenstraße 13, A-1200 Wien

Kozuschek, W., Prof. Dr.; Chirurgische Univ.-Klinik, Knappschaftskrankenhaus, In der Schornau 23, D-4630 Bochum 7

Kraas, E., Dr.; Krankenhaus Moabit, I. Chirurgische Abteilung, Turmstraße 29, D-1000 Berlin 21

Kramer, G., Dr.; Unfall- und Chirurg. Klinik, Städt. Kliniken, Münsterstraße 238–240, D-4600 Dortmund

Kramer, W., Dr.; Chirurg. Univ.-Klinik, Abt. Allgem. Chirurgie mit Poliklinik, Calwer Straße 7, D-7400 Tübingen

Kreibich, M., Dr.; Klinik für Unfallchirurgie, Hand-, Plastische und Wiederherstellungschirurgie, Steinhövelstraße 9, D-7900 Ulm

Krettek, C., Dr.; Unfallchirurg. Klinik, Med. Hochschule Hannover, Konstanty-Gutschow-Straße 8, D-3000 Hannover 61

Kreusch-Brinker, R., Dr.; Orthopäd. Univ.-Klinik, Oskar-Helene-Heim, Clayallee 229, D-1000 Berlin 33

Kroczek, H.G., Dr.; Städt. Klinikum, Chirurg. Klinik, Abt. für Unfallchirurgie, Moltkestraße 14, D-7500 Karlsruhe

Kröpfl, A., Dr.; Unfallkrankenhaus Salzburg, Dr.-Franz-Rehrl-Platz 1, A-5020 Salzburg

Krüger, P., Prof. Dr.; Chirurg. Klinik Innenstadt und Chirurg. Poliklinik, Ludwig-Maximilians-Universität, Nußbaumstraße 20, D-8000 München 2

Kuderna, H., Univ.-Doz. Dr.; Unfallkrankenhaus Meidling, Kundratstraße 37, A-1120 Wien

Kühnel, P., Prof. Dr.; Abt. für Transfusionsmedizin, Univ.-Krankenhaus Eppendorf, Martinistraße 52, D-2000 Hamburg 20

Küpper, W., Prof. Dr.; Abt. für Versuchstierkunde, Klinikum der RWTH, Pauwelstraße, D-5100 Aachen

Kuhn, U., Dr.; Chirurg. Univ.-Klinik, Abt. Allgemeine Chirurgie, Hoppe-Seyler-Straße 3, D-7400 Tübingen

Kuner, E.H., Prof. Dr.; Abt. Unfallchirurgie, Chirurg. Univ.-Klinik, Hugstetter Straße 55, D-7800 Freiburg i.Br.

Kuner, S., Dr.; Chirurg. Univ.-Klinik, Abt. Unfallchirurgie, Hugstetterstraße 55, D-7800 Freiburg i.Br.

Kunze, K., Priv.-Doz. Dr.; Klinik für Unfallchirurgie, Zentrum für Chirurgie, Justus-Liebig-Universität, Klinikstraße 29, D-6300 Gießen

Kurock, W., Priv.-Doz. Dr.; Klinik und Poliklinik für Unfallchirurgie, Unfallchirurgische Abteilung, Langenbeckstraße 1, D-6500 Mainz

Kuster, W., Dr.; Univ.-Krankenhaus Eppendorf, Abt. Datenverarbeitung, Martinistraße 52, D-2000 Hamburg 20

Kwasny, O., Dr.; I. Univ.-Klinik für Unfallchirurgie, Alser Straße 4, A-1097 Wien

Labitzke, R., Prof. Dr.; Chirurg. Klinik, Evangelisches Krankenhaus, Universität Witten/Herdecke, Postfach 1120, D-5840 Schwerte 1

Laer, L. von, Priv.-Doz. Dr.; Baseler Kinderspital, Traumatologische Abteilung, Römerstraße 8, CH-4005 Basel

Lais, E., Dr.; Univ.-Klinikum Rudolf Virchow, Abteilung für Unfallchirurgie, FU Berlin, Augustenburger Platz 1, D-1000 Berlin 65

Lange, J., Dr.; Kinderkrankenhaus auf der Bult, Abt. für Kinderchirurgie, Janusz-Korczak-Allee 12, D-3000 Hannover 1

Lange, V., Dr.; Klinik für Chirurgie, Med. Universität, Ratzeburger Allee 160, D-2400 Lübeck

Lange, W., Dr.; Klinik und Poliklinik für Allgemeinchirurgie, Universität Göttingen, Robert-Koch-Straße 40, D-3400 Göttingen

Langendorff, U., Prof. Dr.; Univ.-Klinik Eppendorf, Unfallchirurg. Abteilung, Martinistraße 52, D-2000 Hamburg 52

Lauterjung, K.L., Prof. Dr.; Chirurgische Univ.-Klinik, Klinikum Großhadern, Universität München, Marchioninistraße 15, D-8000 München 70

Lauven, P.M., Dr.; Chirurg. Univ.-Klinik, Institut für Anästhesiologie, Sigmund-Freud-Straße 25, D-5300 Bonn

Lechner, F., Prof. Dr.; Kreiskrankenhaus, Chirurgische Abteilung, Auenstraße 6, D-8100 Garmisch-Partenkirchen

Leerkotte, E., Dr.; St.-Agnes-Hospital, Abt. für Unfallchirurgie, Basloer Weg 125, D-4290 Bocholt

Lehmann-Horn, F., Dr.; Neurologische Klinik, Klinikum rechts der Isar, TU München, Ismaninger Straße 22, D-8000 München 80

Lehmköster, A., Dr.; St.-Marien-Hospital, Chirurg. Abteilung, An 4 Lindeken 10, D-4426 Vreden

Leineweber, G., Dr.; Univ.-Krankenhaus Eppendorf, Abt. für Unfallchirurgie, Martinistraße 52, D-2000 Hamburg 20

Leixnering, M., Dr.; Unfallkrankenhaus Lorenz Böhler, Donaueschingenstraße 13, A-1200 Wien

Lemperle, G., Prof. Dr.; St. Markus Krankenhaus, Klinik für Plastische und Wiederherstellungschirurgie, Wilhelm-Epstein-Straße 2, D-6000 Frankfurt/Main 50

Lenz, E., Dr.; Kreiskrankenhaus, Chirurg. Abteilung, Auenstraße 6, D-8100 Garmisch-Partenkirchen

Letsch, R., Dr.; Univ.-Klinikum Essen, Abt. für Unfallchirurgie, Hufelandstraße 55, D-4300 Essen

Lewallen, D., Dr.; Mayo-Clinic, Rochester, Minnesota 55905, USA

Lierse, W., Prof. Dr.; Anatomisches Institut, Univ.-Krankenhaus Eppendorf, Martinistraße 52, D-2000 Hamburg 20

Lies, A., Dr.; Chirurg. Univ.-Klinik, BG-Krankenanstalten "Bergmannsheils", Hunscheidtstraße 1, D-4630 Bochum

Lindenmaier, H.L., Prof. Dr.; Chirurg. Univ.-Klinik, Abt. für Unfallchirurgie, Hugstetter Straße 55, D-7800 Freiburg

Linder, R., Dr.; Unfallchirurg. Klinik, Justus-Liebig-Universität, Klinikstraße 29, D-6300 Gießen

Link, W., Dr.; Chirurgische Univ.-Klinik, Unfallchirurgische Abteilung, Maximiliansplatz 2, D-852- Erlangen

Lissner, R., Dr.; Fa. Biotest-Pharma, Flughafenstraße 4, D-6000 Frankfurt/Main 70

Lob, G., Prof. Dr.; Chirurgische Klinik und Poliklinik, Abt. für Unfallchirurgie, Klinikum Großhadern, Marchioninistraße 15, D-8000 München 70

Lobenhoffer, P., Dr.; Unfallchirurgische Klinik, Med. Hochschule Hannover, Konstanty-Gutschow-Straße 8, D-3000 Hannover 61

Löer, F., Prof. Dr.; Orthopäd. Klinik, RWTH Aachen, Pauwelstraße 1, D-5100 Aachen

Löhde, E., Dr.; Krankenhaus Moabit, I. Chirurgische Abteilung, Turmstraße 21, D-1000 Berlin 21

Lösch, G.M., Prof. Dr.; Klinik für Plastische und Wiederherstellungschirurgie, Med. Hochschule, Ratzeburger Allee 160, D-2400 Lübeck

Lorenz, T., Dr.; Institut für Exp. Chirurgie, TU München, Ismaninger Straße 22, D-8000 München 80

Lorke, D.E., Dr.; Anatomisches Institut, Univ.-Krankenhaus Eppendorf, Martinistraße 52, D-2000 Hamburg 20

Ludolph, E., Dr.; BG-Unfallklinik, Großenbaumer Allee 250, D-4100 Duisburg 28

Lüscher, N.J., Dr.; Department für Chirurgie, Universität Basel, Abt. für Plastische Chirurgie, Kantonsspital, Spitalstraße 21, CH-4031 Basel

Maaßen, W., Prof. Dr.; Ruhrlandklinik, Tüscherweg 40, D-4300 Essen 16

Mächler, R., Dr.; Chirurgische Klinik und Poliklinik, Abt. für Unfallchirurgie, Klinikum Großhadern, Marchioninistraße 5, D-8000 München 70

Männle, C., Dr.; LVA Baden, Thoraxchirurgische Klinik, Amalienstraße 5, D-6900 Heidelberg

Maghsudi, M., Dr.; Unfallchirurg. Klinik, Med. Hochschule Hannover, Konstanty-Gutschow-Straße 8, D-3000 Hannover 61

Maier, R., Dr.; I. Univ.-Klinik für Unfallchirurgie, Alser Straße 4, A-1097 Wien

Mandelkow, H.K., Dr.; Chirurg. Klinik Innenstadt, Universität München, Nußbaumstraße 20, D-8000 München 2

Marecek, N., Dr.; Chirurgische Univ.-Klinik, Abt. Unfallchirurgie, D-6650 Homburg/Saar

Marquardt, E., Prof. Dr.; Orthopädische Univ.-Klinik, Abt. Dysmelie und technische Orthopädie, Schlierbacher Landstraße 200a, D-6900 Heidelberg

Martell, J., Dr.; Klinik und Poliklinik für Allgemeinchirurgie, Universität Göttingen, Robert-Koch-Straße 40, D-3400 Göttingen

Martin, T., Dr.; Unfallchirurgische Klinik und Poliklinik, Justus-Liebig-Universität, Klinikstraße 29, D-6300 Gießen

Martini, A.K., Dr.; Orthopädische Univ.-Klinik, Schlierbacher Landstraße 200a, D-6900 Heidelberg

Masurczak, J., Dr.; St.-Agnes-Hospital, Abt. für Unfallchirurgie, Basloer Weg 125, D-4290 Bocholt

Matis, U., Prof. Dr.; Chirurg. Univ.-Tierklinik, Universität München, D-8000 München

Mattheck, C., Dr.; Kernforschungszentrum Karlsruhe, Institut für Material- und Festkörperforschung IV; Arbeitsgruppe Bruchmechanik und Strukturanalyse, D-7500 Karlsruhe

Matuschka, H., Dr.; Unfallkrankenhaus Meidling, Kundratstraße 37, A-1120 Wien

Matysik, R., Dr.; Orthopädische Univ.-Klinik, Schlierbacher Landstraße 200a, D-6900 Heidelberg

Maus, H., Dr.; Unfallchirurg. Klinik und Poliklinik, Zentrum für Chirurgie, Justus-Liebig-Universität, Klinikstraße 29, D-6300 Gießen

Meenen, N.M., Dr.; Univ.-Krankenhaus Eppendorf, Abt. für Unfallchirurgie, Martinistraße 52, D-2000 Hamburg 20

Meier, R., Dr.; Klinikum Steglitz, Abt. für Unfall- und Wiederherstellungschirurgie, FU Berlin, Hindenburgdamm 30, D-1000 Berlin 45

Meinecke, F.-W., Dr.; BG-Unfallkrankenhaus, Querschnittgelähmten-Zentrum, Bergedorfer Straße 10, D-2000 Hamburg 80

Meister, R., Dr.; Chirurgische Univ.-Klinik, Maximiliansplatz 1, D-8520 Erlangen

Mellerovicz, H., Dr.; Orthopädische Univ.-Klinik und Poliklinik, FU Berlin, Oskar-Helene-Heim, Clayallee 229, D-1000 Berlin 33

Merkel, R., Dr.; Kreiskrankenhaus, Unfallchirurgische Abteilung, D-6950 Mosbach

Merling, K.-H., Dr.; Chirurgische Klinik, Evangelisches Krankenhaus, Universität Witten/Herdecke, Postfach 1120, D-5840 Schwerte 1

Meschenmoser, A., Dr.; Labor für Exp. Traumatologie, Abt. Unfallchirurgie, Oberer Eselsberg 7, D-7900 Ulm

Meyer, R., Dr.; Klinik für Chirurgie, Med. Universität, Ratzeburger Allee 160, D-2400 Lübeck

Michels, G., Dr.; Unfallkrankenhaus Meidling, Kundratstraße 37, A-1120 Wien

Michiels, I., Dr.; Orthopädische Univ.-Klinik, Johannes-Gutenberg-Universität, Langenbeckstraße 1, D-6500 Mainz

Milachowski, K.A., Priv.-Doz. Dr.; Orthopädische Klinik und Poliklinik, Klinikum Großhadern, Universität München, Marchioninistraße 15, D-8000 München 70

Mittag-Bonsch, M., Dr.; Kreiskrankenhaus, Abt. für Unfall- und Wiederherstellungschirurgie, D-7080 Aalen

Mittelmayer, Ch., Prof. Dr.; Abt. für Pathologie, Klinikum der RWTH, Pauwelstraße, D-5100 Aachen

Mittelmeier, H., Prof. Dr.; Orthopädische Univ.-Klinik, D-6650 Homburg/Saar

Mittelmeier, Th., Dr.; Chirurgische Klinik und Poliklinik, Abt. für Unfallchirurgie, Klinikum Großhadern, Marchioninistraße 15, D-8000 München 70

Mittelmeier, W., Dr.; Orthopädische Univ.-Klinik, D-6650 Homburg/Saar

Moazami Goudarzi, Y., Dr.; Univ.-Klinik Rudolf Virchow, Abteilung für Unfallchirurgie, Augustenburger Platz 1, D-1000 Berlin 65

Möhrke, T., Dr.; Kreiskrankenhaus, Abt. für Unfall- und Wiederherstellungschirurgie, D-7080 Aalen

Möller, F., Dr.; Orthopädische Univ.-Klinik, Sigmund-Freud-Straße 25, D-5300 Bonn 1

Möller, K.O., Dr.; Klinik für Chirurgie, Med. Universität, Ratzeburger Allee 160, D-2400 Lübeck

Morlang, U., Dr.; Chirurgische Klinik II, Städt. Kliniken, Grafenstraße 9, D-6100 Darmstadt

Moser, K., Dr.; Laboratorium für Biomaterialien und Stützgewebsforschung, Institut für Histologie und Embryologie, Universität Wien, Schwarzspaurerstraße 17, A-1097 Wien

Moser, H.K., Dr.; Chirurg. Univ.-Klinik, Klinikum Köln-Merheim, Ostmerheimerstraße 200, D-5000 Köln 91

Müller, G., Dr.; Klinikum Steglitz, Fachbereich Biomed. Technik/Schwerpunkt Lasermedizin, FU Berlin, Hindenburgdamm 30, D-1000 Berlin 45

Müller, J., Dr.; BG-Unfallklinik, Schnarrenbergstraße 95, D-7400 Tübingen

Müller, K.-H., Prof. Dr.; Klinik für Unfall- und Wiederherstellungschirurgie, Klinikum Barmen, Heusnerstraße 40, D-5600 Wuppertal 2

Müller-Mai, Ch., Dr.; Klinikum Steglitz, Institut für Pathologie, FU Berlin, Hindenburgdamm 30, D-1000 Berlin 45

Münst, P., Dr.; Chirurgische Univ.-Klinik, Abt. für Unfallchirurgie, Hugstetter Straße 55, D-7800 Freiburg i.Br.

Müsseler, P.M., Dr.; Urologische Klinik, Universität Würzburg, Josef-Schneider-Straße 2, D-8700 Würzburg

Muhr, G., Prof. Dr.; Chirurgische Univ.-Klinik, BG-Krankenanstalten "Bergmannsheil", Hunscheidtstraße 1, D-4630 Bochum

Muhrer, K.H., Prof. Dr.; Zentrum für Chirurgie, Justus-Liebig-Universität, Unfallchirurg. Klinik und Poliklinik, Klinikstraße 29, D-6300 Gießen

Mutschler, W., Priv.-Doz. Dr.; Klinik für Unfallchirurgie, Hand-, Plstische und Wiederherstellungschirurgie, Universität Ulm, Steinhövelstraße 9, D-7900 Ulm

Neidel, J.J., Dr.; Orthopädische Univ.-Klinik, Josef-Stelzmann-Straße 9, D-5000 Köln 41

Nerlich, M.R., Dr.; Unfallchirurgische Klinik, Med. Hochschule Hannover, Konstanty-Gutschow-Straße 8, D-3000 Hannover 61

Neugebauer, R., Priv.-Doz. Dr.; Klinik für Unfallchirurgie, Hand-, Plastische und Wiederherstellungschirurgie, Universität Ulm, Steinhövelstraße 9, D-7900 Ulm

Neumann, K., Dr.; Chirurgische Univ.-Klinik und Poliklinik, BG-Krankenanstalten "Bergmannsheil", Hunscheidtstraße 1, D-4630 Bochum

Neveling, D., Dr.; Chirurgische Univ.-Klinik, BG-Krankenanstalten "Bergmannsheil", Hunscheidtstraße 1, D-4630 Bochum

Nietert, M., Dr.; Unfallchirurgische Klinik und Polikklinik, Justus-Liebig-Universität, Klinikstraße 29, D-6300 Gießen

Niethard, F.U., Prof. Dr.; Orthopädische Univ.-Klinik, Schlierbacher Landstraße 200a, D-6900 Heidelberg

Nissen, R., Dr.; Chirurgische Univ.-Klinik, Abt. für Unfallchirurgie, Arnold-Heller-Straße 7, D-2300 Kiel

Nustede, R., Dr.; Klinik und Poliklinik für Allgemeinchirurgie, Universität Göttingen, Robert-Koch-Straße 40, D-3400 Göttingen

Nutz, V., Dr.; Chirurgische Univ.-Klinik, Sigmund-Freud-Straße 25, D-5300 Bonn

Oberniedermayr, M., Dr.; Chirurgische Klinik Innenstadt, Universität München, Nußbaumstraße 20, D-8000 München 2

Obertacke, U., Dr.; Univ.-Klinikum Essen, Abt. für Unfallchirurgie, Hufelandstraße 55, D-4300 Essen

Obrist, J., Dr.; Unfallkrankenhaus Salzburg, Dr.-Franz-Rehrl-Platz 1, A-5020 Salzburg

Oedekoven, G., Dr.; Chirurgische Klinik und Poliklinik rechts der Isar, TU München, Ismaninger Straße 22, D-8000 München 80

Oestern, H.-J., Prof. Dr.; Allgemeines Krankenhaus, Abt. für Unfallchirurgie, Siemensplatz 4, D-3100 Celle

Özger, H., Dr.; Paracelsusklinik, Abt. für Orthopädie, Lipper Weg 11, D-4370 Marl

Olivier, L.C., Dr.; Univ.-Klinikum Essen, Abt. für Unfallchirurgie, Hufelandstraße 55, D-4300 Essen

Oppel, U., Dr.; St. Josef-Hospital, Orthopädische Univ.-Klinik, Gudrunstraße 56, D-4630 Bochum

Orthner, E., Dr.; I. Univ.-Klinik für Unfallchirurgie, Alser Straße 4, D-1097 Wien

Ortner, F., Dr.; I. Univ.-Klinik für Unfallchirurgie, Alser Straße 4, A-1097 Wien

Osborn, J.F., Prof. Dr.; Univ.-Klinikum Bonn, Abt. für Mund- und Kiefer-Gesichtschirurgie, Sigmund-Freud-Straße 25, D-5300 Bonn

Osterloh, B., Dr.; Klinik und Poliklinik für Allgemeinchirurgie, Universität Göttingen, Robert-Koch-Straße 40, D-3400 Göttingen

Otterbach, T., Dr.; Abteilung für Pathologie, Klinikum der RWTH, Pauwelstraße, D-5100 Aachen

Pachucki, A., Dr.; Unfallkrankenhaus Meidling, Kundratstraße 37, A-1120 Wien

Pannike, A., Prof. Dr.; Unfallchirurgische Klinik, Univ.-Klinikum der Johann-Wolfgang-Goethe-Universität, Theodor-Stern-Kai 7, D-6000 Frankfurt/Main 70

Paul, Ch., Dr.; Abt. Unfallchirurgie, Chirurg. Univ.-Klinik, Hugstetter Straße 55, D-7800 Freiburg i.Br.

Peiper, H.-J., Prof. Dr.; Klinik und Poliklinik für Allgemeinchirurgie, Universität Göttingen, Robert-Koch-Straße 40, D-3400 Göttingen

Pennig, D., Dr.; Klinik für Unfall- und Handchirurgie, Westfälische Wilhelms-Universität, Jungeblodtplatz 1, D-4400 Münster

Penning, R., Dr.; Institut für Rechtsmedizin, Universität München, Frauenlobstraße 7a, D-8000 München 2

Perren, S.M., Prof. Dr.; Schweizerisches Forschungsinstitut, Labor für Experimentelle Chirurgie, CH-7270 Davos

Peters, A., Dr.; Klinikum der Universität Kiel, Abt. Chirurgie, Arnold-Heller-Straße 7, D-2300 Kiel 1

Peters, H., Prof. Dr.; Klinikum der Stadt Wiesbaden, Chirurgische Klinik, Ludwig-Erhard-Straße 100, D-6200 Wiesbaden

Pfister, U., Prof. Dr.; Städtisches Klinikum, Chirurgische Klinik, Abt. für Unfallchirurgie, D-7500 Karlsruhe

Pichlmaier, H., Prof. Dr.; Chirurgische Univ.-Klinik, Josef-Stelzmann-Straße 9, D-5000 Köln 41

Piza-Katzer, H., Dr.; I. Chirurgische Univ.-Klinik, Abt. für plastische und rekonstruktive Chirurgie, Alser Straße 4, A-1097 Wien

Plenk, R., Prof. Dr.; Laboratorium für Biomaterialien und Stützgewebsforschung, Institut für Histologie und Embryologie, Universität Wien, Schwarzspaurerstraße 17, A-1097 Wien

Pleyer, P., Dr.; I. Chirurgische Abteilung, Krankenhaus Moabit, Turmstraße 21, D-1000 Berlin

Podbielska, H., Dr.; Institute of Physics, Technical University, Wroczlaw/Polen

Poigenfürst, J., Prof. Dr.; Unfallkrankenhaus Lorenz Böhler, Donaueschingenstraße 13, A-1200 Wien

Probst, J., Prof. Dr.; BG-Unfallklinik, Prof.-Küntscher-Straße 8, D-8110 Murnau/Staffelsee

Quint, U., Dr.; Städt. Krankenanstalten, Chirurgische Klinik, Abt. für Unfallchirurgie, Lutherstraße 40, D-4150 Krefeld

Raakow, R., Dr.; Chirurgische Klinik und Poliklinik, Klinikum Charlottenburg, Spandauer Weg 130, D-1000 Berlin 19

Rahal, S., Dr.; Univ.-Krankenhaus Eppendorf, Abt. für Unfallchirurgie, Martinistraße 52, D-2000 Hamburg 20

Rahmanzadeh, R., Prof. Dr.; Klinikum Steglitz, FU Berlin, Abt. für Unfall- und Wiederherstellungschirurgie, Hindenburgdamm 30, D-1000 Berlin 45

Rau, H.G., Dr.; Klinik für Chirurgie, Med. Hochschule, Ratzeburger Allee 160, D-2400 Lübeck

Redl, H., Dozent Dipl.-Ing.; Unfallkrankenhaus Meidling, Kundratstraße 37, A-1120 Wien

Regazzoni, P., Priv.-Doz. Dr.; Department Chirurgie, Kantonsspital Basel, Spitalgasse 22, CH-4031 Basel

Regel, G., Dr.; Unfallchirurgische Klinik, Med. Hochschule Hannover, Konstanty-Gutschow-Straße 8, D-3000 Hannover 61

Rehder, U., Dr.; Univ.-Krankenhaus Eppendorf, Abt. für Unfallchirurgie, Martinistraße 52, D-2000 Hamburg 20

Rehm, K.E., Prof. Dr.; Chirurgische Univ.-Klinik, Abt. für Unfallchirurgie, Joseph-Stelzmann-Straße 9, D-5000 Köln 41

Reichert, H., Prof. Dr.; Marienhospital, Klinik für Plastische Chirurgie, Böheimstraße 37, D-7000 Stuttgart

Reill, P., Dr.; Handchirurgische Abteilung, BG-Unfallklinik, Nordringstraße 95, D-7400 Tübingen

Reilmann, H., Dr.; Unfallchirurgische Klinik, Med. Hochschule Hannover, Konstanty-Gutschow-Straße 8, D-3000 Hannover 61

Reinbold, K., Dr.; Chirurgische Univ.-Klinik, Abt. für Unfallchirurgie, Hugstetter Straße 55, D-7800 Freiburg

Reinecke, U., Dr.; BG-Unfallklinik, Großenbaumer Allee 250, D-4100 Duisburg 28

Reith, H.B., Dr.; Chirurgische Univ.-Klinik, Knappschaftskrankenhaus, In der Schornau 23, D-4630 Bochum 7

Rether, J.R., Dr.; BG-Unfallklinik, Schnarrenbergstraße 95, D-7400 Tübingen

Rewitzer, H., Dr.; Unfallchirurgische Klinik, Med. Hochschule Hannover, Konstanty-Gutschow-Straße 8, D-3000 Hannover 61

Richter, H., Dr.; Abt. für Pathologie, Klinikum der RWTH, Pauwelstraße, D-5100 Aachen

Richter, P., Dr.; Klinik für Chirurgie, Med. Universität, Ratzeburger Allee 160, D-2400 Lübeck

Richter, U., Dr.; Univ.-Krankenhaus Eppendorf, Abt. für Unfallchirurgie, Martinistraße 52, D-2000 Hamburg 20

Rinsema, W., Dr.; Section Traumatologie, Abt. für Chirurgie, Universitätskrankenhaus, Postbus 1918, NL-BX 6201 Maastricht

Ritter, G., Prof. Dr.; Klinik und Poliklinik für Unfallchirurgie, Unfallchirurgische Abteilung, Langenbeckstraße 1, D-6500 Mainz

Rivera, P., Dr.; Klinik für Unfallchirurgie, Philipps-Universität, Baldingerstraße, D-3550 Marburg/Lahn

Rizzi, Ch., Dr.; II. Univ.-Klinik für Unfallchirurgie, Spitalgasse 23, A-1090 Wien

Roder, J.D., Dr.; Chirurgische Klinik und Poliklinik, Klinikum rechts der Isar, TU München, Ismaninger Straße 22, D-8000 München 80

Röddecker, K., Dr.; II. Chirurgische Univ.-Klinik, Abt. Unfallchirurgie, Klinikum Köln-Merheim, Ostmerheimer Straße 200, D-5000 Köln 91

Roesgen, M., Dr.; BG-Unfallklinik, Großenbaumer Allee 250, D-4100 Duisburg 28

Rösler, S., Dr.; BG-Unfallklinik, Prof.-Küntscher-Straße 8, D-8110 Murnau/Staffelsee

Rometsch, M., Dr.; Dept. für Chirurgie, Universität Basel, Abt. für Plastische Chirurgie, Kantonsspital, Spitalgasse 21, CH-4031 Basel

Rosocha, S., Dr.; Unfallchirurgische Klinik, Med. Hochschule Hannover, Konstanty-Gutschow-Straße 8, D-3000 Hannover 61

Roth. W., Dr.; BG-Unfallklinik, Ludwig-Guttmann-Straße 13, D-6700 Ludwigshafen

Rudig, L., Dr.; Med. Forschung der Fa. Merck, Postfach 4119, D-6100 Darmstadt

Rudigier, J., Prof. Dr.; Klinik und Poliklinik für Unfallchirurgie, Univ.-Klinikum Mainz, Langenbeckstraße 1, D-6500 Mainz

Rudolph, H., Dr.; II. Chirurgische Abteilung, Diakoniekrankenhaus, Elise-Averdieck-Straße 17, D-2720 Rotenburg/Wümme

Rueger, J.M., Dr.; Unfallchirurgische Klinik, Univ.-Klinikum der Johann-Wolfgang-Goethe-Universität, Theodor-Stern-Kai 7, D-6000 Frankfurt/Main 70

Rüter, A., Prof. Dr.; Zentralklinikum, Klinik für Unfall- und Wiederherstellungschirurgie, Stenglinstraße, D-8900 Augsburg

Rüther, W., Dr.; Orthopädische Univ.-Klinik, Sigmund-Freud-Straße 25, D-5300 Bonn 1

Russe, F., Dr.; Unfallkrankenhaus Meidling, Kundratstraße 37, A-1120 Wien

Russe, O., Dr.; Chirurgische Univ.-Klinik, BG-Krankenanstalten "Bergmannsheil", Hunscheidtstraße 1, D-4630 Bochum

Saalfeld, U., Dr.; Israelitisches Krankenhaus, Chirurgische Abteilung, Orchideenstieg 16, D-2000 Hamburg 60

Sabir, F., Dr.; Kreiskrankenhaus, Unfallchirurgische Abteilung, D-6950 Mosbach

Sakoman, V., Dr. I. Chirurgische Abteilung, Krankenhaus Moabit, Turmstraße 21, D-1000 Berlin 21

Sangmeister, C., Dr.; Med. Zentrum für Radiologie, Philipps-Universität, Baldingerstraße, D-3550 Marburg/Lahn

Sangmeister, M., Dr.; Klinik für Unfallchirurgie, Philipps-Universität, Baldingerstraße, D-3550 Marburg/Lahn

Savvidis, E., Dr.; Orthopädische Klinik, RWTH Aachen, Pauwelstraße 1, D-5100 Aachen

Schabus, R., Dr.; I. Univ.-Klinik für Unfallchirurgie, Alser Straße 4, D-1097 Wien

Schaff, J., Dr.; Klinikum rechts der Isar, TU München, Chirurgische Klinik, Ismaninger Straße 22, D-8000 München 80

Schafmeyer, A., Prof. Dr.; Klinik und Poliklinik für Allgemeinchirurgie, Univ. Göttingen, Robert-Koch-Straße 40, D-3400 Göttingen

Schaller, E., Dr.; Klinik für Plastische, Hand- und Wiederherstellungschirurgie, Med. Hochschule Hannover, Podbielskistraße 380, D-3000 Hannover 51

Scharf, W., Doz. Dr.; I. Univ.-Klinik für Unfallchirurgie, Alser Straße 4, A-1097 Wien

Schauwecker, F., Prof. Dr.; Klinikum der Stadt Wiesbaden, Unfallchirurgische Klinik, Ludwig-Erhard-Straße 100, D-6200 Wiesbaden

Schauwecker, H.H., Dr.; Chirurgische Klinik und Poliklinik, Klinikum Charlottenburg, Spandauer Damm 130, D-1000 Berlin 19

Schedl, R., Dr.; II. Univ.-Klinik für Unfallchirurgie, Spitalgasse 23, A-1097 Wien

Schefe, F., Dr.; II. Chirurgische Klinik für Unfall-, Wiederherstellungs-, Gefäß- und Plastische Chirurgie, Diakoniekrankenhaus, Elise-Averdieck-Straße 17, D-2720 Rotenburg/Wümme

Schenk, R., Prof. Dr.; Anatomisches Institut, Universität Bern, Abt. für Systemat. Anatomie, CH-3009 Bern

Schepp, H.-J., Dr.; Orthopädische Klinik und Poliklinik, FU Berlin, Oskar-Helene-Heim, Clayallee 229, D-1000 Berlin 33

Scherer, M.A., Dr.; Institut für Exp. Chirurgie, TU München, Ismaninger Straße 22, D-8000 München 80

Scheumann, G., Dr.; Unfallchirurgische Klinik, Med. Hochschule Hannover, Konstanty-Gutschow-Straße 8, D-3000 Hannover 61

Schielke, D.-J., Dr.; Chirurg. Klinik II, Städt. Kliniken, Grafenstraße 9, D-6100 Darmstadt

Schildberg, F.W., Prof. Dr.; Klinik für Chirurgie, Med. Hochschule, Ratzeburger Allee 160, D-2400 Lübeck

Schlag, G., Prof. Dr.; Unfallkrankenhaus Meidling, Kundratstraße 37, A-1120 Wien

Schlemminger, R., Dr.; Klinik und Poliklinik für Allgemeinchirurgie, Universität Göttingen, Robert-Koch-Straße 40, D-3400 Göttingen

Schlenzka, R., Dr.; Klinik für Unfallchirurgie, Philipps-Universität, Baldingerstraße, D-3550 Marburg/Lahn

Schlickewei, W., Dr.; Abt. Unfallchirurgie, Chirurgische Univ.-Klinik, Hugstetter Straße 55, D-7800 Freiburg

Schmeller, M.L., Dr.; Chirurgische Klinik und Poliklinik rechts der Isar, TU München, Ismaninger Straße 22, D-8000 München 80

Schmelzle, R., Prof. Dr. Dr.; Univ.-Krankenhaus Eppendorf, Nordwestdeutsche Kieferklinik, Abt. Mund-, Kiefer-, Gesichtschirurgie, Martinistraße 52, D-2000 Hamburg 20

Schmickal, T., Dr.; BG-Unfallklinik, Großenbaumer Allee 250, D-4100 Duisburg 28

Schmid, A., Dr.; Allgemeinchirurgische Klinik, Robert-Koch-Straße 40, D-3400 Göttingen

Schmid, F., Dr.; Allgemeinchirurgische Klinik, Robert-Koch-Straße 40, D-3400 Göttingen

Schmidt, G., Dr.; Univ.-Klinikum Essen, Abt. für Unfallchirurgie, Hufelandstraße 55, D-3400 Essen

Schmidt, M., Dr.; Klinikum der Universität Kiel, Abt. Chirurgie, Arnold-Hellerstraße 7, D-2300 Kiel 1

Schmit-Neuerburg, K.P. Prof. Dr.; Univ.-Klinikum, Abt. für Unfallchirurgie, GHS Essen, Hufelandstraße 55, D-4300 Essen

Schmitt, E., Priv.-Doz. Dr.; Orthopädische Univ.-Klinik und Poliklinik, D-6650 Homburg/Saar

Schneider, B., Dr.; Chirurgische Univ.-Klinik, Sigmund-Freud-Straße 25, D-5300 Bonn

Schnell, W., Dr.; Univ.-Spital Zürich, Dept. Chirurgie, Forschungsabteilung und Klinik für Unfallchirurgie, Rämistraße 100, CH-8091 Zürich

Schnettler, R., Dr.; BG-Unfallklinik, Friedberger Landstraße 430, D-6000 Frankfurt/Main 60

Schönecker, G., Dr.; Krankenhaus Nordwest, Abt. für Unfallchirurgie, Steinbacher Hohl 2–26, D-6000 Frankfurt/Main 90

Schöntag, H., Dr.; Abt. für Unfallchirurgie, Univ.-Kkrankenhaus Eppendorf, Martinistraße 52, D-2000 Hamburg 20

Schöttle, H., Prof. Dr.; Krankenhaus Nordwest, Abt. für Unfallchirurgie, Steinbacher Hohl 2–26, D-6000 Frankfurt/Main 90

Scholten, H.J., Dr.; Abt. Unfallchirurgie, Klinikum GHS Essen, Hufelandstraße 55, D-4300 Essen

Scholz, C., Dr.; Klinikum Steglitz, Fachbereich Biomed. Technik/Schwerpunkt Lasermedizin, FU Berlin, Hindenburgdamm 30, D-1000 Berlin 45

Schrader, M., Dr.; Klinik für Plastische- und Wiederherstellungschirurgie, Med. Hochschule, Ratzeburger Allee 160, D-2400 Lübeck

Schreinlechner, U.P., Dr.; Unfallkrankenhaus Lorenz Böhler, Donaueschingenstraße 13, A-1200 Wien

Schröder, D., Dr.; Chirurgische Klinik, Krankenhaus Nordwest, Abt. Unfallchirurgie, Steinbacher Hohl 2–26, D-6000 Frankfurt/Main 90

Schröter, U., Dr.; Kinderkrankenhaus auf der Bult, Abt. für Kinderchirurgie, Janusz-Korczak-Allee 12, D-3000 Hannover 1

Schüler, F., Dr.; Institut für Rechtsmedizin, Universität Würzburg, Josef-Schneider-Straße 2, D-8700 Würzburg

Schulte am Esch, J., Prof. Dr.; Abt. für Anästhesiologie, Univ.-Krankenhaus Eppendorf, Martinistraße 52, D-2000 Hamburg 20

Schultheis, K.H., Priv.-Doz. Dr.; Chirurgische Klinik, Klinikum Nürnberg, Flurstraße 17, D-8500 Nürnberg

Schultz, A., Dr.; Unfallkrankenhaus Lorenz Böhler, Donaueschingenstraße 13, A-1200 Wien

Schulz, K., Dr.; Kreiskrankenhaus, Abt. für Unfall- und Wiederherstellungschirurgie, D-7090 Aalen

Schulze, C., Dr.; Orthopädische Univ.-Klinik und Poliklinik, FU Berlin, Oskar-Helene-Heim, Clayallee 229, D-1000 Berlin 33

Schwaiger, G., Dr.; Katharinenhospital, Abt. für Unfallchirurgie, Kriegsbergstraße 60, D-7000 Stuttgart 1

Schwarz, N., Dr.; Unfallkrankenhaus Meidling, Kundratstraße 37, D-1120 Wien

Schweiberer, L., Prof. Dr.; Chirurgische Klinik Innenstadt und Chirurgische Poliklinik, Ludwig-Maximilians-Universität, Nußbaumstraße 20, D-8000 München 2

Schwemmle, K., Prof. Dr.; Zentrum für Chirurgie, Justus-Liebig-Universität, Klinik für Allgemein- und Abdominalchirurgie, Klinikstraße 29, D-6300 Gießen

Schwulera, U., Dr.; Fa. Biotest-Pharma, Flughafenstraße 4, D-6000 Frankfurt/Main 70

Scola, E., Dr.; Unfallchirurgische Klinik, Med. Hochschule Hannover, Konstanty-Gutschow-Straße 8, D-3000 Hannover 61

Seggl, W., Dr.; Chirurgische Univ.-Klinik, Dept. für Unfallchirurgie, Auenbruggerplatz 5, A-8036 Graz

Seibold, R., Dr.; Chirurgische Klinik Innenstadt und Chirurgische Poliklinik, Universität München, Nußbaumstraße 20, D-8000 München 2

Seidel, J., Dr.; Abt. Immunologie und Immunhämatologie, Med. Hochschule Hannover, Konstanty-Gutschow-Straße 8, D-3000 Hannover 61

Seidl, S., Prof. Dr.; Blutspendedienst Hessen, Deutsches Rotes Kreuz, Sandhofstraße 1, D-6000 Frankfurt/Main

Seiler, H., Priv.-Doz. Dr.; Chirurgische Univ.-Klinik, Abteilung Unfallchirurgie, D-6650 Homburg/Saar

Sennerich, T., Dr.; Klinik und Poliklinik für Unfallchirurgie, Unfallchirurgische Abteilung, Langenbeckstraße 1, D-6500 Mainz

Sibrowski, W., Dr.; Abt. für Transfusionsmedizin, Univ.-Krankenhaus Eppendorf, Martinistraße 52, D-2000 Hamburg 20

Siebels, W., Dr.; Institut für Exp. Chirurgie, TU München, Ismaninger Straße 22, D-8000 München 80

Siebler, G., Dr.; Chirurgische Univ.-Klinik, Abt. für Unfallchirurgie, Hugstetterstraße 55, D-7800 Freiburg

Siemers, F., Dr.; Unfallchirurg. Klinik, Med. Hochschule Hannover, Konstanty-Gutschow-Straße 8, D-3000 Hannover 61

Silber, R., Dr.; Chirurgische Univ.-Klinik, Abt. für Thorax-, Herz- und thorakale Gefäßchirurgie, Josef-Schneider-Straße 6, D-8700 Würzburg

Sim, E., Dr.; Unfallkrankenhaus Meidling, Kundratstraße 37, A-1120 Wien

Sonntag, H.G., Prof. Dr.; Institut für Hygiene, Universität Heidelberg, Im Neuenheimer Feld 324, D-6900 Heidelberg

Spahn, B., Dr.; Orthopädische Univ.-Klinik, Schlierbacher Landstraße 200a, D-6900 Heidelberg

Spann, W., Prof. Dr.; Institut für Rechtsmedizin, Universität München, Frauenlobstraße 7a, D-8000 München 2

Sparmann, M., Dr.; Orthopädische Klinik und Poliklinik, FU Berlin, Oskar-Helene-Heim, Clayallee 229, D-1000 Berlin 33

Specht, B.U. von, Dr.; Chirurgische Univ.-Klinik, Abt. für Allgemeinchirurgie, Hugstetter Straße 55, D-7800 Freiburg

Spier, D., Dr.; Kreiskrankenhaus, Unfallchirurgische Abteilung, D-6950 Mosbach

Srakar, F., Dr.; Orthopädische Univ.-Klinik, Zaloska c. 9, YU-61000 Ljubljana

Stadlmeyer, B., Dr.; Chirurgische Univ.-Klinik, Ostmerheimer Straße 200, D-5000 Köln 91

Stamatis, G., Dr.; Ruhrlandklinik, Tüscherweg 40, D-4300 Essen 16

Stankovic, P., Prof. Dr.; Klinik und Poliklinik für Allgemeinchirurgie, Universität Göttingen, Robert-Koch-Straße 40, D-3400 Göttingen

Stapert, J., Dr.; Section Traumatologie, Abt. für Chirurgie, Universitätskrankenhaus, Postbus 1918, NL-BX 6201 Maastricht

Staszewski, S., Dr.; Unfallchirurgische Klinik, Abt. für Infektiologie, Johann-Wolfgang-Goethe-Universität, Theodor-Stern-Kai 7, D-6000 Frankfurt/Main 70

Steffen, R., Dr.; St. Josef-Hospital, Orthopädische Univ.-Klinik, Gudrunstraße 56, D-4630 Bochum

Steffens, H., Dr.; II. Chirurg. Lehrstuhl, Klinikum Merheim, Ostmerheimer Straße 200, D-5000 Köln 91

Stein, M., Dr.; Univ.-Krankenhaus Eppendorf, Abt. für Unfallchirurgie, Martinistraße 52, D-2000 Hamburg 20

Steinau, H.U., Priv.-Doz. Dr.; Chirurgische Klinik und Poliklinik rechts der Isar, Abt. für Plastische- und Wiederherstellungschirurgie, TU München, Ismaninger Straße 22, D-8000 München 80

Steiner, D., Priv.-Doz. Dr.; Orthopädische Univ.-Klinik und Poliklinik, Univ.-Krankenhaus Eppendorf, Martinistraße 52, D-2000 Hamburg 20

Steinmann, R., Dr.; Bundeswehrkrankenhaus, Abt. Chirurgie, Oberer Eselsberg 9, D-7900 Ulm

Stemberger, A., Dr.; Institut für Exp. Chirurgie, TU München, Ismaninger Straße 22, D-8000 München 80

Stiegler, H., Dr.; Chirurgische Univ.-Klinik, Klinikum Großhadern, Marchioninistraße 15, D-8000 München 70

Stinner, A., Dr.; Klinik für Unfallchirurgie, Hand-, Plastische- und Wiederherstellungschirurgie, Universität Ulm, Steinhövelstraße 9, D-7900 Ulm

Stoltze, D., Dr.; Südwestdeutsches Rehabilitationskrankenhaus, Abt. für Orthopädie, Traumatologie, Guttmannstraße, D-7516 Karlsbad-Langensteinbach

Strickner, M., Dr.; II. Univ.-Klinik für Unfallchirurgie, Spitalgasse 23, A-1090 Wien

Strittmatter, B., Dr.; Chirurgische Univ.-Klinik, Abt. für Allgemeinchirurgie, Hugstetter Straße 55, D-7800 Freiburg

Studtmann, V., Dr.; II. Chirurgische Klinik für Unfall-, Wiederherstellungs-, Gefäß- und Plastische Chirurgie, Diakoniekrankenhaus, Elise-Averdieck-Straße 17, D-2720 Rotenburg/Wümme

Stübinger, B., Dr.; Chirurg. Klinik und Poliklinik rechts der Isar, TU München, Ismaninger Straße 22, D-8000 München 80

Stürmer, K.M., Priv.-Doz. Dr.; Abt. Unfallchirurgie, Klinikum GHS Essen, Hufelandstraße 55, D-4300 Essen

Stürz, H., Prof. Dr.; Orthopäd. Klinik, Med. Hochschule Hannover, Klinik III im Annastift, Heimchenstraße 1–7, D-3000 Hannover 61

Stützle, H., Dr.; Chirurgische Klinik Innenstadt, Universität München, Nußbaumstraße 20, D-8000 München 2

Sturm, J.A., Dr.; Unfallchirurg. Klinik, Med. Hochschule Hannover, Konstanty-Gutschow-Straße 8, D-3000 Hannover 61

Styhler, W., Dr.; Unfallkrankenhaus, Blumauerplatz 1, A-4020 Linz

Südkamp, N., Dr.; Unfallchirurg. Klinik, Med. Hochschule Hannover, Konstanty-Gutschow-Straße 8, D-3000 Hannover 61

Szita, J., Dr.; Chirurgische Univ.-Klinik und Poliklinik, BG-Krankenanstalten "Bergmannsheil", Hunscheidtstraße 1, D-4630 Bochum

Szyszkowitz, R., Prof. Dr.; Chirurg. Univ.-Klinik, Dept. für Unfallchirurgie, Auenbruggerplatz 5, A-8036 Graz

Taglang, G., Dr.; Centre de Traumatologie et d'Orthopedie de la C.R.A.M.A.M. de Strasbourg, 10, Avenue Baumann, F-67400 Illkirch/Graffenstaden

Tan, A.M., Dr.; University Hospital, P.O. Box 1918, NL-BX 6201 Maastricht

Teubner, E., Prof. Dr.; Klinik am Eichert, Unfallchirurgische Klinik, D-7320 Göppingen

Thermann, H., Dr.; Unfallchirurgische Klinik, Med. Hochschule Hannover, Konstanty-Gutschow-Straße 8, D-3000 Hannover 61

Thiede, U., Dr.; Univ.-Krankenhaus Eppendorf, Abt. Datenverarbeitung, Martinistraße 52, D-2000 Hamburg 20

Thiel, P.H. van, Dr.; University Hospital, P.O. Box 1918, NL-BX 6201 Maastricht

Thielemann, F.W., Privz.-Doz. Dr.; Katharinenhospital, Abt. für Unfallchirurgie, Kriegsbergstraße 60, D-7000 Stuttgart

Thies, O., Dr.; Kreiskrankenhaus, Chirurg. Abteilung, Schlößleweg 10, D-7200 Tuttlingen

Thurner-Petrik, E., Dr.; II. Univ.-Klinik für Unfallchirurgie, Spitalgasse 23, A-1090 Wien

Thurnher, M., Dr.; Unfallkrankenhaus Meidling, Kundratstraße 37, A-1120 Wien

Tiling, T., Prof. Dr.; II. Chirurgische Univ.-Klinik, Abt. Unfallchirurgie, Klinikum Köln-Merheim, Ostmerheimer Straße 200, D-5000 Köln 91

Tolksdorff, G., Dr.; Klinikum der Stadt Wiesbaden, Chirurg. Klinik, Ludwig-Erhard-Straße 100, D-6200 Wiesbaden

Trennheuser, M., Dr.; Orthopäd. Univ.-Klinik, D-6650 Homburg/Saar

Troidl, H., Prof. Dr.; Chirurg. Univ.-Klinik, Klinikum Köln-Merheim, Ostmerheimerstraße 200, D-5000 Köln 91

Trojan, E., Prof. Dr.; I. Univ.-Klinik für Unfallchirurgie, Alserstraße 4, A-1097 Wien

Tscherne, H., Prof. Dr.; Unfallchirurg. Klinik, Med. Hochschule Hannover, Konstanty-Gutschow-Straße 8, D-3000 Hannover 61

Ueker, R.A., Dr.; Chirurgische Univ.-Klinik und Poliklinik, Klinikum Charlottenburg, Spandauer Damm 130, D-1000 Berlin 19

Uhlschmid, G., Dr.; Univ.-Spital Zürich, Dept. Chirurgie, Forschungsabteilung und Klinik für Unfallchirurgie, Rämistraße 100, D-8091 Zürich

Ulrich, C., Dr.; Klinik am Eichert, Unfallchirurg. Klinik, D-7320 Göppingen

Urwyler, A., Dr.; Schweizer. Paraplegikerzentrum, Im Burgfelderhof 40, CH-4055 Basel

van Ackeren, V., Dr.; Unfallchirurg. Klinik und Poliklinik, Justus-Liebig-Universität, Klinikstraße 29, D-6300 Gießen

Vaubel, E., Prof. Dr.; Städt. Behringkrankenhaus Zehlendorf, Gimpelsteig 3–5, D-1000 Berlin 37

Vecsei, V., Prof. Dr.; I. Chirurg. Abt. mit Unfallabteilung, Wilhelminenspital, Montleartstraße 37, A-1171 Wien

Veihelmann, D., Prof. Dr.; Städt. Krankenhaus, Chirurg. Klinik, Abt. für Unfallchirurgie, Virchowstraße 10, D-7700 Singen

Vetter, U., Dr.; Klinik für Unfallchirurgie, Plastische und Wiederherstellungschirurgie, Universität Ulm, Steinhövelstraße 9, D-7900 Ulm

Vetter, W., Dr.; Daimler-Benz AG, Postfach 226, D-7032 Sindelfingen

Vielsacker, H., Dr.; Städt. Klinikum, Chirurg. Klinik, Abt. für Unfallchirurgie, D-7500 Karlsruhe

Vogt-Moykopf, I., Prof. Dr.; LVA Baden, Thoraxchirurgische Klinik, Amalienstraße 5, D-6900 Heidelberg

Voigt, C., Dr.; Klinikum Steglitz, Abt. für Unfall- und Wiederherstellungschirurgie, FU Berlin, Hindenburgdamm 30, D-1000 Berlin 45

Vollmar, J.F., Prof. Dr.; Abt. Thorax- und Herz-, Gefäßchirurgie, Universität Ulm, Steinhövelstraße 9, D-7900 Ulm

Voorhöve, A., Dr.; Chirurg. Klinik am St. Vincenz-Krankenhaus, Unfallchirurg. Abteilung, Auf dem Schafsberg, D-2650 Limburg

Vrevč, F., Dr.; Orthopädische Univ.-Klinik, Zaloska c. 9, YU-61000 Ljubljana

Wagner, M., Prof. Dr.; Landeskrankenanstalten, Abt. für Unfallchirurgie, Müllner Hauptstraße, A-5020 Salzburg

Wagner, U.A., Dr.; Klinik für Unfallchirurgie, Philipps-Universität, Baldingerstraße, D-3550 Marburg/Lahn

Wahl, H.-G., Dr.; Städt. Krankenanstalten, Chirurg. Klinik, Abt. für Unfallchirurgie, Lutherstraße 40, D-4150 Krefeld

Wahlig, H., Dr.; Med. Forschung der Fa. Merck, Postfach 4119, D-6100 Darmstadt

Wahner, H., Dr.; Unfallchirurg. Klinik, Med. Hochschule, Konstanty-Gutschow-Straße 8, D-3000 Hannover 61

Walcher, K., Prof. Dr.; Klinik für Unfall- und Wiederherstellungschirurgie, Klinikum Bayreuth, Preuschwitzer Straße 101, D-8580 Bayreuth

Walthers, E., Dr.; Zentrum für Radiologie, Abt. für Strahlendiagnostik, Philipps-Universität, Baldingerstraße, D-3550 Marburg/Lahn

Weber, A., Dr.; Radiologische Klinik, St.-Josef-Hospital, Ruhr-Universität, Gudrunstraße 56, D-4630 Bochum

Weber, M., Dr.; Institut für Rechtsmedizin, Universität Würzburg, Josef-Schneider-Straße 2, D-8700 Würzburg

Weckbach, A., Dr.; Chirurg. Univ.-Klinik, Josef-Schneider-Straße 2, D-8700 Würzburg

Weinstabl, A., Dr.; I. Univ.-Klinik für Unfallchirurgie, Alser Straße 4, A-1097 Wien

Weis, M., Dr.; Institut für Pathologie, Universität Würzburg, Josef-Schneider-Straße 2, D-8700 Würzburg

Weise, K., Dr.; BG-Unfallklinik, Rosenauer Weg 95, D-7400 Tübingen

Weiss, J., Dr.; Klinik für Unfall- und Wiederherstellungschirurgie, Klinikum Bayreuth, Preuschwitzer Straße 101, D-8580 Bayreuth

Weller, S., Prof. Dr.; BG-Unfallklinik, Schnarrenbergstraße 95, D-7400 Tübingen

Wenda, K., Dr.; Klinik und Poliklinik für Unfallchirurgie, Univ.-Klinikum Mainz, Langenbeckstraße 1, D-6500 Mainz

Wening, J.V., Dr.; Univ.-Krankenhaus Eppendorf, Abt. für Unfallchirurgie, Martinistraße 52, D-2000 Hamburg 20

Wentzensen, A., Priv.-Doz. Dr.; BG-Unfallklinik, Ludwig-Guttmann-Straße 13, D-6700 Ludwigshafen

Werner, H.P., Prof. Dr.; Institut für Hygiene, Johannes-Gutenberg-Universität, Hochhaus am Augustenplatz, D-6500 Mainz

Wernet, E., Dr.; Chirurg. Univ.-Klinik und Poliklinik, BG-Krankenanstalten "Bergmannsheil", Hunscheidtstraße 1, D-4630 Bochum

Wernicke, E., Dr.; Unfallchirurg. Klinik, Zentrum für Chirurgie, Klinikum der Johann-Wolfgang-Goethe-Universität, Theodor-Stern-Kai 7, D-6000 Frankfurt/Main 70

Wieber, A., Dr.; medis-gsf, Ingolstädter Landstraße 1, D-8042 Neuherberg

Wiedemann, M., Dr.; Zentralklinikum, III. Chirurgische Klinik, Stenglinstraße 1, D-8900 Augsburg

Wilke, H.-J., Dr.; Sektion für Unfallchirurg. Grundlagenforschung und Biomechanik, Abt. Unfallchirurgie, Oberer Eselsberg 7, D-7900 Ulm

Windolf, J., Dr.; Unfallchirurg. Klinik, Univ.-Klinikum der Johann-Wolfgang-Goethe-Universität, Theodor-Stern-Kai 7, D-6000 Frankfurt/Main 70

Winkel, R., Dr.; Klinik für Plastische und Wiederherstellungschirurgie, Med. Hochschule, Ratzeburger Allee 160, D-2400 Lübeck

Winker, H., Dr.; BG-Unfallklinik, Schnarrenbergstraße 95, D-7400 Tübingen

Wippermann, B., Dr.; Unfallchirurgische Klinik, Med. Hochschule Hannover, Konstanty-Gutschow-Straße 8, D-3000 Hannover 61

Wittenberg, H.R., Dr.; St. Josef-Hospital, Orthopädische Univ.-Klinik, Gudrunstraße 56, D-4630 Bochum

Witzel, U., Dr.; Forschungsgruppe Biomechanik im Institut für Konstruktionstechnik, Ruhr-Universität, D-4630 Bochum

Witzigmann, H., Dr.; II. Chirurgische Klinik, Zentralklinikum, Stenglinstraße 2, D-8900 Augsburg

Wölfel, R., Dr.; Chirurgische Univ.-Klinik, Maximiliansplatz 1, D-8520 Erlangen

Wörsdörfer, O., Priv.-Doz. Dr.; Klinik für Unfallchirurgie, Plastische und Wiederherstellungschirurgie, Universität Ulm, Steinhövelstraße 9, D-7900 Ulm

Wolff, R., Priv.-Doz. Dr.; Orthopädische Univ.-Klinik, Oskar-Helene-Heim, Clayallee 229, D-1000 Berlin 33

Wolter, D., Prof. Dr.; Allgemeines Krankenhaus St. Georg, Abt. für Unfall- und Wiederherstellungschirurgie, Lohmühlenstraße 5, D-2000 Hamburg

Wolters, M., Dr. St. Markus Krankenhaus, Klinik für Plastische und Wiederherstellungschirurgie, Wilhelm-Epstein-Straße 2, D-6000 Frankfurt/Main 50

Zabel, A., Dr.; Univ.-Krankenhaus Eppendorf, Abt. für Unfallchirurgie, Martinistraße 52, D-2000 Hamburg 20

Zäch, G.A., Dr.; Schweizer. Paraplegikerzentrum, Im Burgfelderhof 40, CH-4055 Basel

Zehender, H., Dr.; Kreiskrankenhaus, Abt. für Unfall- und Wiederherstellungschirurgie, D-7090 Aalen

Zeidler, F., Dr.; Daimler-Benz AG, Postfach 226, D-7032 Sindelfingen

Zeiler, G., Priv.-Doz. Dr.; Orthopädische Klinik II Wichernhaus, Krankenhaus Rummelsberg, D-8501 Schwarzenbruck

Zenker, W., Dr.; Chirurg. Univ.-Klinik, Abt. für Unfallchirurgie, Arnold-Heller-Straße 7, D-2300 Kiel

Zerkowski, H.-R., Dr.; Univ.-Klinik, Abt. für Unfallchirurgie, Hufelandstraße 55, D-4300 Essen

Zhang, X., Dr.; Universitätsspital, Klinik für Unfallchirurgie und Forschungsabteilung, Rämistraße 100, CH-8091 Zürich

Zichner, L., Prof. Dr.; Orthopäd. Klinik, Städt. Krankenhaus, Gotenstraße 6–8, D-6000 Frankfurt/Main 80

Ziegelmüller, R., Dr.; BG-Unfallklinik, Friedberger Landstraße 430, D-6000 Frankfurt/Main 60

Zieren, H.-U., Dr.; Chirurg. Univ.-Klinik, Josef-Stelzmann-Straße 9, D-5000 Köln 41

Zimmermann, Ch., Dr.; St.-Agnes-Hospital, Abt. für Unfallchirurgie, Basloer Weg 125, D-4290 Bocholt

Zink, R.A., Dr.; Urolog. Klinik, Universität Würzburg, Josef-Schneider-Straße 2, D-8700 Würzburg

Zöllner, G.N., Dr.; Städt. Behringkrankenhaus Zehlendorf, Gimpelsteig 3–5, D-1000 Berlin 37

Zwipp, H., Prof. Dr.; Unfallchirurgische Klinik, Med. Hochschule Hannover, Konstanty-Gutschow-Straße 8, D-3000 Hannover 61

Wissenschaftliches Programm

Eröffnungssitzung

Präsident K.H. Jungbluth

Im Ausklang der Ouvertüre zur Feuerwerksmusik von Georg Friedrich Händel eröffne ich die 52. Jahrestagung der Deutschen Gesellschaft für Unfallheilkunde.

Hochverehrte Gäste, liebe Kollegen aus dem In- und Ausland, meine sehr verehrten Damen, meine sehr geehrten Herren!
Im Namen der Gesellschaft begrüße ich Sie herzlich in Berlin.
Es ist uns eine Ehre auch in diesem Jahr wieder zahlreiche Persönlichkeiten aus dem öffentlichen Leben, aus Wissenschaft und Politik bei uns zu haben.
   Gruß und Dank gelten zunächst dem regierenden Bürgermeister der Stadt, der auch in diesem Jahr die Schirmherrschaft über unsere Tagung übernommen hat. Leider lassen die Dienstgeschäfte es erneut nicht zu, daß Herr Diepgen selbst unsere Eröffnungsveranstaltung eröffnen kann. In Vertretung des regierenden Bürgermeisters dürfen wir deshalb den Senator für Gesundheit und Soziales, Herrn Ulf Fink, recht herzlich hier begrüßen.
   Herr Fink, Sie sind uns über die Grenzen Berlins hinaus als engagierter Arbeiter in der Sozialpolitik wohl bekannt, wir freuen uns, Sie bei uns zu haben.
   Willkommensgrüße richte ich auch an den Vertreter der Freien Universität, ihren Vizepräsidenten, Herrn Kollegen Prof. Brückner. Die Deutsche Ärzteschaft ist repräsentiert durch den Präsidenten des Deutschen Ärztetages und der Bundesärztekammer, Herrn Dr. Vilmar. Es ist bekannt, in welcher zeitlichen Bedrängnis Sie, Herr Vilmar stehen durch die Beratungen des Reformgesetzes in Bonn. Wir danken Ihnen deshalb um so mehr, daß Sie heute zu uns gekommen sind. Unter den Berliner Kollegen gilt mein Gruß dem Präsidenten des Bundesgesundheitsamtes, Herrn Prof. Dr. Großklaus, dem Präsidenten des Landesverbandes Berlin, des Deutschen Roten Kreuzes, Herrn Medizinaldirektor Dr. Schmidt.
   Ich begrüße die Vorsitzende der Akademie für Ärztliche Fortbildung, Frau Professor Alexander, den Vorsitzenden des Berliner Verbandes leitender Krankenhausärzte, Herrn Prof. Schlungbaum, den Vorsitzenden der Kassenärztlichen Vereinigung Berlin, Herrn Dr. Raudsus, den Direktor des Landesinstitutes für Arbeitsmedizin, Herrn Dr. Bauer und den Präsidenten der Apothekerkammer Berlin, Herrn Sturzbächer.

Die große Zahl der Ehrengäste, aber auch die vielen Teilnehmer aus dem Ausland lassen erkennen, daß unsere interdisziplinäre Fachgesellschaft national wie international Beachtung findet. Über die engen fachlichen Grenzen hinaus bietet unsere Jahrestagung Gelegenheit zum kollegialen Gespräch zwischen allen medizinischen Disziplinen, die sich mit der Behandlung Unfallverletzter befaßt haben.

So freue ich mich, den Präsidenten der Deutschen Gesellschaft für Chirurgie, Herrn Prof. Hamelmann, den Präsidenten der Deutschen Gesellschaft für Orthopädie und Traumatologie, Herrn Prof. Rossak, den Präsidenten der Deutschen Gesellschaft für Katastrophenmedizin, Herrn Prof. Ungeheuer, herzlich begrüßen zu dürfen. Ich begrüße weiterhin den Präsidenten der Deutschen Gesellschaft für Plastische und Wiederherstellungschirurgie, Herrn Prof. Mittelmeier.

In nachbarlicher Verbundenheit heiße ich auch Herrn Prof. Kuderna, den Präsidenten der Österreichischen Gesellschaft für Unfallchirurgie, herzlich willkommen.

Mein Gruß gilt weiterhin dem Berufsverband der Deutschen Chirurgen und dem Berufsverband der Fachärzte für Orthopädie, vertreten durch die beiden Präsidenten, Herrn Dr. Hempel und Herrn Dr. Holfelder.

Besondere Freude bereitet es mir, daß mein Amtskollege Prof. Schreiber unter uns weilt. Ihm an dieser Stelle für bislang 15 Jahre vertrauensvoller und harmonischer Zusammenarbeit zum Wohle der Chirurgischen Klinik in Eppendorf herzlich zu danken ist mir ein wichtiges Anliegen.

Die Arbeit in der Unfallheilkunde wird getragen von einer engen Zusammenarbeit mit der gesetzlichen Unfallversicherung, als ihren Repräsentanten begrüße ich den stellvertretenden Hauptgeschäftsführer des Hauptverbandes der gewerblichen Berufsgenossenschaften, Herrn Dr. Greiner.

Wie alle Präsidenten unserer Gesellschaft möchte auch ich meine Verbundenheit mit den Kollegen im anderen Teil Deutschlands zum Ausdruck bringen und in die Grüße ganz besonders meine Geburtsstadt Erfurt einbeziehen.

Erwähnenswert ist, daß mein erster chirurgischer Lehrer, Dr. Karl Hammerschlag, heute anwesend ist. Er war Chefarzt in Recklinghausen. Seine Begeisterung für die Chirurgie hat auch meinen Lebensweg sehr stark beeinflußt.

Unser diesjähriger Kongreß ist wiederum begleitet von einer ausgedehnten pharmazeutisch technischen und wissenschaftlichen Ausstellung. Sie umfaßt über 1 100 m^2 und vermittelt auf engstem Raum einen Überblick über die technischen Fortschritte und Erneuerungen unserer Tage.

Ich danke den Ausstellern und allen Teilnehmern für ihren Besuch unserer Veranstaltung und darf Sie, meine Damen und Herren, recht herzlich bitten, diese Ausstellung zu besuchen.

Schließlich begrüße ich die Vertreter der Presse und der Medien. Neben der direkten Auswirkung unserer Tätigkeit am Verletzten prägen Sie, meine Damen und Herren, in starkem Maße das Bild der Traumatologie in der Öffentlichkeit. Wir bitten Sie deshalb, unsere Bemühungen um Wissenschaft und Praxis durch Ihre Berichterstattung ausführlich und ausdrücklich zu unterstützen.

Meine Damen und Herren, ich darf Sie nochmals alle recht herzlich begrüßen und nun Herrn Senator Fink um sein Grußwort bitten.

Grußworte

Senator Fink

Herr Vorsitzender, meine sehr verehrten Damen, sehr geehrte Herren!
Ich darf Sie im Namen des Senats von Berlin sehr herzlich zu Ihrer 52. Jahrestagung begrüßen.

Der regierende Bürgermeister von Berlin, Eberhard Diepgen, entbietet Ihnen ebenfalls sein herzliches Willkommen und die besten Wünsche für einen erfolgreichen Verlauf des Kongresses.

Sie versammeln sich ja nicht zum erstenmal hier in Berlin und es ist für mich auch nicht das erstemal, daß ich zu Ihnen sprechen darf. Bei den vorausgegangenen Anlässen habe ich jedesmal die Gelegenheit beim Schopfe ergriffen, um Sie mit einigen Aspekten der Gesundheitspolitik der Stadt zu konfrontieren, die sich ja mit dem Krankenhausplan aus dem Jahre 1986 verstärkt um eine Verbesserung der Versorgung Unfallverletzter bemüht.

Ich habe Sie bei dieser Gelegenheit über die Beschlüsse im Krankenhausplan informiert, die zur Einrichtung neuer unfallchirurgischer Abteilungen an großen Schwerpunktkrankenhäusern geführt haben. Ich habe Ihnen vom Ausbau unseres Notarztwagensystems und der Einführung des Rettungshubschraubers berichtet und ich war damals sehr froh, Ihnen auch mitteilen zu können, daß wir ein Ambulanzflugzeug anschaffen konnten.

Dies alles ist inzwischen Teil der Realität der medizinischen Versorgung hier in Berlin geworden. Manches, was bei seiner Einführung noch heftig umstritten war, ist mittlerweile zu einem selbstverständlichen, nicht mehr wegzudenkenden Bestandteil geworden. Nicht nur das, vor wenigen Wochen haben wir im Senat beschlossen, dem ersten Ambulanzflugzeug ein zweites an die Seite zu stellen, da das Erste bereits häufig an die Grenzen seiner Auslastung gestoßen war, was nicht zuletzt eine wesentliche Verbesserung für die Berliner, die im Ausland oder im übrigen Bundesgebiet verunglücken und zurückgeflogen werden müssen, beinhaltet, sondern es ist auch eine Stärkung der medizinischen Dienstleistungen, die in dieser Stadt auf, wie ich meine, hohem qualitativen Niveau erbracht werden, z.B. in der Transplantationsmedizin, mittlerweile werden sämtliche bedeutenden Transplantationen auch hier in Berlin durchgeführt. Es ist ein Zeichen dafür, daß wir uns alle gemeinsam in der Bewältigung der alltäglichen Probleme erhebliche Mühe geben, um die Bindung von Berlin zum übrigen Bundesgebiet zu stärken.

Bei Gelegenheiten wie dieser, der Eröffnung Ihres Kongresses hier, der sich konzentriert auch mit Fragen der experimentellen Unfallchirurgie beschäftigt, ist ein Redner verführt, sich mit den immensen und imponierenden Möglichkeiten zu beschäftigen, die Entwicklung der medizinischen Technik und Wissenschaft eröffnen.

Erlauben Sie mir dennoch, daß ich dieser Versuchung widerstehe und auf ein anderes Anliegen zu sprechen komme, von dem ich befürchte, daß es häufig zu kurz kommt.

Ich meine die Rehabilitation älterer und häufig mehrfach erkrankter Patienten, die mit einer Verletzung ins Krankenhaus kommen und nach Beendigung der akuten Krankenhausbehandlung oft nicht entlassen werden können.

Hier hat sich ein gesundheitspolitisch relevantes Problem entwickelt, das in Zukunft angesichts der demographischen Entwicklung und angesichts der Tatsache, daß immer mehr Menschen ein hohes Lebensalter erreichen und auch angesichts der Tatsache, daß diese Menschen oft allein in einem Einpersonenhaushalt leben, immer weiter an Bedeutung zunehmen wird. Ich denke hier z.B. an den typischen Lehrbuchfall des älteren Patienten, vielleicht bettlägerig, vielleicht etwas desorientiert, der nicht mehr sicher auf den Beinen ist und im Bad ausrutscht, stürzt und sich einen Schenkelhalsbruch zuzieht. Durch die modernen Techniken der Osteosynthese, durch die rapiden Fortschritte im Gelenkersatz, kann diesem Patienten rasch und wirkungsvoll geholfen werden. Der geschickte Unfallchirurg wird die Funktionsfähigkeit des Gelenkes in kurzer Zeit wieder herstellen.

Aber damit ist nur ein Teil des medizinischen Problems bewältigt. Das für den Patienten dann viel entscheidendere sozialmedizinische Problem bleibt oft ungelöst. In viel zu vielen Fällen ist die Verletzung mit anschließender Akutkrankenhausbehandlung der Beginn fortdauernder Pflegebedürftigkeit, der Beginn eines Daseins im Heim, das Ende einer selbständigen Lebensführung. Was bisher in der eigenen Wohnung mit Unterstützung sozialer Dienste und vielleicht der Angehörigen, vielleicht der Nachbarn gut kompensiert war, stellt sich nun plötzlich als ein erhebliches Defizit heraus. Die bisher noch tolerierbare Desorientierung entwickelt sich im Krankenhaus oft zur völligen Verwirrung, was unter den vertrauten Bedingungen der alten Umgebung noch weiter möglich war, ist in der fremden Situation plötzlich nicht mehr allein zu bewältigen. Wie oft wird hier die Entscheidung in die falsche Richtung gefällt. Wie oft wird hier ein Antrag auf Aufnahme in ein Heim, auf Verlegung in ein Krankenhaus für chronisch Kranke gestellt. Dies ist keineswegs fehlendes Interesse des Akutmediziners oder Unwissenheit über die Möglichkeiten wie jener rehabilitiert werden könnte. Es ist in der Mehrzahl der Fälle Folge des objektiven Mangels an institutionellen Möglichkeiten für eine solche geriatrische Rehabilitation. Ich weiß, daß es selbst bei gutem Willen und erheblicher Anstrengung häufig nicht gelingt, einen Platz zu finden, an dem ein älterer mehrfach erkrankter Patient nach einer akuten Krankenhausbehandlung zur Wiedereingliederung in seine eigene häusliche Umgebung mobilisiert und rehabilitiert werden kann.

Rehabilitation ist aber nicht nur ein Anspruch, den ein Erwerbstätiger stellen darf. Rehabilitation heißt nicht nur Wiederherstellung der Fähigkeit, seinem Beruf nachgehen zu können. Es gibt auch einen Anspruch auf Rehabilitation für den alten Menschen. Hier heißt Rehabilitation Wiederherstellung einer möglichst selbständigen Lebensführung, Erwerb der Fähigkeiten, die zur Bewältigung der unmittelbaren persönlichen Angelegenheit des alltäglichen Lebens nötig sind. Die Ziele mögen klein gesetzt werden, im Einzelfall bedeuten sie für den Patienten viel. Ob er sich allein waschen und ob er sich die Zähne putzen kann oder nicht. Oder ob er selbst zur Toilette findet und sich selbst richtig anziehen kann, dieses entscheidet oft existentiell darüber, ob ein Patient sich später in seiner eigenen Wohnung oder in einem Seniorenheim wiederfindet, oder ob er auf Dauer in einem Krankenheim bleiben muß.

Ich bin sehr froh darüber, daß die gesundheitspolitische Diskussion im Zusammenhang mit dem Gesundheitsstrukturreformgesetz der Rehabilitation einen hohen Stellenwert beimißt. Ich betrachte sie als eine Aufgabe, die zur Krankenhausbehandlung gehört. So wichtig es ist, die Akutmedizin gut zu organisieren, wichtige Großgeräte und teure apparative Ausstattungen zu konzentrieren und gut auszulasten, so wichtig ist es auf der anderen Seite, daß unser Blick nicht hier hängenbleibt, sondern auch die Wiederherstellung der persönlichen Fähigkeiten des Patienten gehört.

Aus diesen Überlegungen heraus haben wir im Senat im Mai d.J. einen Beschluß über die Rehabilitationsmöglichkeiten für ältere Patienten nach akuter Krankenhausbehandlung gefaßt. Auf der Grundlage dieses Beschlusses wollen wir hier in Berlin die Reform der geriatrischen Versorgung in Angriff nehmen. Seit einigen Monaten wird über diese Frage öffentlich und fachöffentlich diskutiert. Unsere Vorschläge haben zum Teil Zustimmung, in einzelnen Fragen auch Kritik geerntet. Unumstritten ist, daß in den Schwerpunktkrankenhäusern eigenständige Bereiche für die geriatrische Rehabilitation geschaffen werden müssen. Es muß Abteilungen geben, in denen die therapeutische Ausrichtung, die Einstellung des Personals, eben die gesamte Aufmerksamkeit der Beschäftigen auf die Aufgabe ausgerichtet ist, den älteren und mehrfach erkrankten Patienten für eine Entlassung in die eigene häusliche Umgebung zu rehabilitieren. Im Frühjahr werden wir den Krankenhausplan fortschreiben. Nachdem wir 1986 einen gewaltigen Schritt in der Reform der Akutversorgung getan haben und die überbordende Maximalversorgung drastisch gekappt haben und dabei gleichzeitig einen wichtigen Schritt dazu getan haben, die Universitätsmedizin auf ein hohes Niveau zu heben, wird sich der neue Krankenhausplan auf die Reform der geriatrischen Versorgung konzentrieren.

Ich habe mit dem, was ich Ihnen hier gesagt habe, versucht deutlich zu machen, daß ich die Reform der geriatrischen Versorgung, die Rehabilitation älterer Patienten nicht als die alleinige Aufgabe der Geriater betrachte. Ich betrachte sie als eine Verpflichtung, die gerade auch den operativ tätigen Ärzten auferlegt ist. Wenn wir wirklich erreichen wollen, daß die fatale Tendenz zur Pflegebedürftigkeit und zur Einweisung in Heime an der entscheidenden Schnittstelle, nämlich am Ende der akuten Krankenhausbehandlung, gestoppt wird und in einer möglichst großen Zahl von Fällen das Ziel einer Rehabilitation auch tatsächlich erreicht wird, dann brauchen wir die Unterstützung von jedem Mediziner im Akutkrankenhaus. Damit hier Hand in Hand gearbeitet werden kann, damit der Übergang von der akuten Behandlung in die weitere Rehabilitation zielgerichtet und nahtlos geschieht, dazu brauchen wir gerade Ihr Interesse.

Ich hoffe, daß es mir gelungen ist, etwas zur Förderung dieses Interesses zu sagen. Ich hoffe, daß auch in den Disziplinen, in denen die Technik, das Experiment, das hochwertige Material, die persönliche Geschicklichkeit und das hochentwickelte Fachwissen im Vordergrund stehen, daß auch hier die Bereitschaft zur Mitwirkung vorhanden ist, der größten gesundheitspolitischen Herausforderung des nächsten Jahrzehnts zu begegnen, nämlich unsere Gesellschaft in die Lage zu versetzen, das Problem der Pflegebedürftigkeit menschlich und fachlich gut zu lösen.

Ich danke Ihnen dafür, daß Sie mir die Gelegenheit gegeben haben, etwas von dem loszuwerden, was mir wirklich auf dem Herzen liegt.

Ich wünsche Ihnen, daß Sie hier die Gelegenheit finden, bei den vielen anregenden Themen Ihres Kongresses, Ihren Wissensdurst zu löschen und Ihren kollegialen Erfahrungsaustausch zu pflegen.

Ich wünsche dem Kongreß einen guten Verlauf.

Der Präsident

Herr Senator Fink, ich danke Ihnen sehr für Ihre Ausführungen. Sie sprechen damit Probleme an, die seit Jahren unbewältigt vor uns liegen.

Patienten, gerade alte Patienten, die aus der Krankenhausbehandlung entlassen werden, wo werden sie untergebracht, werden sie in weiterversorgende Institutionen verlegt, oder können sie nach Hause entlassen werden? Ich glaube schon, daß auf unsere Gesellschaft hier ein großes Problem zukommt. Ich glaube auch, daß in der Bevölkerung ein gewisses Umdenken über den Wert der Pflege alter Menschen wieder von Nöten ist.

Ich danke Ihnen sehr für diese Ausführungen.

Ich darf nun Herrn Dr. Greiner vom Hauptverband der gewerblichen Berufsgenossenschaften bitten, sein Grußwort zu sprechen.

Dr. Greiner, St. Augustin

Her Präsident, meine sehr verehrten Damen, sehr geehrte Herren!

Es ist mir eine ganz besondere Freude für den Hauptverband der gewerblichen Berufsgenossenschaften der Deutschen Gesellschaft für Unfallheilkunde zu ihrer 52. Jahrestagung die besten Wünsche zu überbringen.

Seit ihrer Gründung vor mehr als 100 Jahren ist die gesetzliche Unfallversicherung mit der Unfallheilkunde auf vielfache Weise verwoben. Wir können auf die gemeinsame Bewältigung zahlreicher Problemstellungen in der Akutversorgung und Rehabilitation nach Arbeitsunfällen zurückblicken und feststellen, daß die in gemeinsamen Anstrengungen gefundenen Lösungen nachhaltig auch in andere Bereiche hineinwirken. Im Zuge zunehmender Spezialisierung haben wir in den letzten Jahrzehnten großartige Leistungen im Bereich der Unfallheilkunde erleben können.

Fortschritt und Weiterentwicklung der Behandlungsmethoden und die Einführung zusätzlicher technischer Möglichkeiten waren hierfür die Voraussetzung.

Die Freude über den großen Erfolg sollte uns aber immer gegenwärtig sein lassen, daß in einer Reihe von Fällen auf die zu behandelnden Patienten große seelische Belastungen zukommen, denen wir uns widmen müssen und hier kann ich nahtlos an die von Ihnen, Herr Senator Fink, eben angesprochene Problematik anschließen.

Wir leben heute, Gottlob, in Zeiten, in denen die Gesellschaft eher als früher bereit ist, die nach einem Akutunfall eintretenden, eben genannten Belastungen ernster zu nehmen und sich ihnen zu widmen.

Wir bewältigen seelische Unfallfolgen in unserem Gesundheitssystem heute bereits in vielfältiger Weise. Beratenden und begleitenden Fachdiensten wird nach meiner Einschätzung auch in Zukunft über den rein medizinischen Bereich stärkere Bedeutung zukommen.

Es werden sich uns weitere Aufgaben stellen, die gemeinsam zu lösen sind. Wenn wir den Patienten als Person im Felde unserer Bemühungen sehen und uns zum Fortschreiten der Spezialisierung bekennen, ergibt sich als logische Konsequenz daraus ein natürlicher Appell zu verstärkter interdisziplinärer Zusammenarbeit und hierzu kann ich Sie nur ermutigen.

Aus aktuellem Anlaß möchte ich aber auch unsere Sorge zum Ausdruck bringen, daß uns hier der Gesetzgeber, möglicherweise ungewollt, Steine in den Weg legen wird.

Wie Sie wissen, bemühen wir uns als Träger der gesetzlichen Unfallversicherung die von mir eben angesprochenen Sachprobleme mit Nachbehandlungsabteilungen in unseren berufsgenossenschaftlichen Unfallkliniken modellhaft zu lösen und die Ergebnisse anderen Bereichen zur Verfügung zu stellen. Wir tun dies in eigener Trägerschaft und eigener Finanzierung. Die für die Krankenhausplanung zuständigen Bundesländer haben diesem Prinzip bisher auch Rechnung getragen. Nach unserem Eindruck scheint das Gesundheitsreformgesetz diesem wohlbegründeten Sachverhalt nicht in dem bisherigen Umfang entsprechen zu wollen und ich möchte Sie an dieser Stelle um Unterstützung bitten, mit uns gemeinsam zur Sicherung des hohen Standards der Unfallheilkunde in der Bundesrepublik für die Erhaltung und Verbesserung unserer Handlungsmöglichkeiten auch im institutionellen Bereich einzutreten.

In diesem Sinne der Verbundenheit spreche ich Ihnen nochmals unsere besten Wünsche zu Ihrer, traditionsgemäß hier in Berlin stattfindenden 52. Jahrestagung aus und wünsche dem Kongreß einen erfolgreichen Verlauf.

Der Präsident

Ich danke Herrn Greiner recht herzlich für seine Worte und bittet jetzt den Präsidenten der Bundesärztekammer, Herrn Kollegen Vilmar.

Herrn Dr. Vilmar, Präsident der Bundesärztekammer

Herr Präsident, Herr Senator Fink, meine sehr verehrten Damen, meine Herren,
liebe Kolleginnen und Kollegen!

Allen Teilnehmern dieser 52. Jahrestagung der Deutschen Gesellschaft für Unfallheilkunde in Berlin überbringe ich die Grüße der Bundesärztekammer und wünsche Ihnen erkenntnisreiche Tage.

Das Programm ist wiederum so gefächert, daß es, glaube ich, in überzeugender Weise die großen Fortschritte in der Medizin, speziell in der Unfallmedizin darstellt, neue medizinische wissenschaftliche Erkenntnisse und technische Möglichkeiten werden geschildert. Diese vielen neuen Möglichkeiten tragen zweifellos dazu bei, eine Reihe der Probleme mitzulösen, die Sie, Herr Senator Fink, angesprochen haben, denn es geht vielfach um die Versorgung alter Menschen, wenngleich man auch erkennen muß, und das tun wir, daß damit nicht alle Probleme gelöst sind.

Wegen der vielfältigen technischen Möglichkeiten sei aber auch immer wieder unterstrichen, daß noch so perfekte Technik an sich niemals selbstwirksam wird, sondern immer des handelnden, des engagierten Arztes, des Chirurgen bedarf, um segensreich werden zu können. Das wird manchmal vergessen und es wird verkannt, daß sich die Medizin gerade wegen dieser technischen Etnwicklung nicht nur quantitativ, sondern vor allem qualitativ in den letzten Jahren und Jahrzehnten erheblich verändert hat und mit dazu beigetragen hat, daß die Lebenserwartung weiter gestiegen ist und auch noch weiterhin steigt, mit der Folge, daß wir eine erhebliche Zunahme der Zahl älterer Menschen haben bei gleichzeitigem erheblichen Geburtenrückgang und all den daraus folgenden Konsequenzen. Zusammen mit dem gesellschaftlichen Wertewandel der Selbstverwirklichung vieler, der daraus resultierenden Vereinsamung und Vereinzelung werden wir dann vor die Probleme gestellt, die Sie Herr Senator Fink angesprochen haben und um deren Lösung wir uns gemeinsam bemühen müssen. Darin liegen aber auch zu einem großen Teil die Ausgabensteigerungen der gesetzlichen Krankenversicherung begründet. Unsere Sorge ist jetzt, daß durch die neuen gesetzlichen Maßnahmen gerade diese Probleme nicht gesetzlich gelöst werden, weil die Ursachen dieser Entwicklung in den einzelnen Bestimmungen nicht berücksichtigt werden und man bei dem "Gesundheitsreformgesetz", ein fragwürdiger Begriff, eben nur feststellen kann, daß wesentlich mehr Bürokratie, wesentlich mehr Dirigismus eingeplant wird, daß ein erheblicher Datenaustausch die ärztliche Schweigepflicht tangieren kann. Man rechnet zunächst mit einem Einsparpotential von 14,2 Mrd., um dann wieder neue Anspruchsvoraussetzungen zu schaffen, die sicher berechtigt sein mögen; das sei unterstrichen. Wir müssen das Problem des Risikos der Pflegebedürftigkeit lösen. Es fragt sich aber, ob dies alles zu Lasten der Solidargemeinschaft der in der gesetzlichen Krankenversicherung Versicherten geschehen muß. Nun kann man zweifellos sagen, wie es der Bundesarbeitsminister in einem Gespräch getan hat, wenn über 90% der Menschen in unserem Staat in der gesetzlichen Krankenversicherung erfaßt seien, dann müsse eben die Solidargemeinschaft sowohl mit den Folgen der Entwicklung der Medizin als auch mit den demographischen Verschiebungen alleine fertig werden. Das kann man als politisches Postulat aufstellen und man kann dies auch politisch beschließen. Dann allerdings paßt nicht dazu, wenn im gleichen Atemzuge politisch eine Beitragsstabilität verordnet wird oder sogar eine Beitragssenkung gefordert wird, die nun wiederum mit der internationalen Konkurrenzfähigkeit der deutschen Wirtschaft begründet wird und mit der Notwendigkeit, die Lohnnebenkosten zu senken. Diese Reformmaßnahmen ergeben rein rechnerisch nur eine Senkung der Lohnnebenkosten um 40 Pfennig pro 100 DM Lohn. Es führt nämlich zu einer Senkung der Lohnnebenkosten von 83,10 DM auf 82,70 DM.

Ich weiß nicht, ob man ernsthaft behaupten kann, daß durch eine so geringfügige Senkung die Konkurrenzmöglichkeit in der Wirtschaft, im internationalen Bereich verbessert wird. Es wird auch übersehen, daß das Gesundheitswesen ein expandierender Bereich unseres gesamten Wirtschaftsgefüges ist. Allein im Gesundheitswesen und all dem, was dort zuliefert, sind 2,5 Mio. Arbeitnehmer tätig und im Gesundheitswesen sind mehr Arbeitsplätze neu geschaffen worden als im Bauhauptgewerbe im letzten Jahr verloren gegangen sind.

Wenn man nun aber mit der Beitragssatzstabilität einen Deckel auf die Ausgaben der gesetzlichen Krankenversicherung bringt, dann kann alles weitere nur noch in Allokutionsentscheidungen bestehen und die Konsequenzen daraus sind, daß eigentlich die Beitragssatzstabilität nur gesichert werden kann, wenn wir gleichzeitig zu einer Lebenserwartungsstabilität kommen, was sicher niemand will, denn alle wollen älter werden. Wenn man Verlagerungen macht von der Kuration in andere Bereiche, denn auch durch die verbesserte Prävention, durch all das, was in der Pflege geschehen soll, wird ja kein heute Behandlungsbedürftiger deshalb weniger behandlungsbedürftig. Hierfür finden sich im GRG aber keine Ansätze.

Es wird vielmehr versucht mit bürokratischen Maßnahmen etwas zu erreichen, selbst da, wo eigentlich wesentliche und wichtige Dinge mehr im Vordergrund stehen. Ich nenne die Qualitätssicherung.

Die Sicherung nicht nur technischer Qualität, sondern die Sicherung der Qualität ärztlichen Handelns, die hier aber nur im Zusammenhang gesehen wird mit Wirtschaftlichkeitsüberlegungen, die in direkten Bezug gesetzt werden sollen zu Wirtschaftlichkeit, zur Ökonomie. Qualitätssicherung hat aber nicht primär schon etwas mit Wirtschaftlichkeit zu tun, Sicherung guter Qualität kann sogar ggf. teurer werden, sie hat dann aber vielleicht bessere Ergebnisse und ist gesamtwirtschaftlich dann wieder günstiger. Viele andere Faktoren, die ich hier aufzähle, werden im GRG nicht gelöst und es ist bedauerlich, daß trotz vieler Bemühungen eine Sachdiskussion über diese Fragen sehr erschwert wurde und die Ärzteschaft jetzt durch die Bestimmungen praktisch immer mehr in Rechtfertigungszwänge kommt, der Arzt soll begründen wenn bestimmte Festbeträge überschritten werden usw., usf., ich muß Ihnen das nicht im einzelnen erläutern. Dies steht in einem gewissen Widerspruch zu den Bestrebungen, eine hochstehende Versorgung, eine individuelle Versorgung sämtlicher Bevölkerungsteile zu sichern. Dies ist der Versuch der Quadratur des Kreises und dies kann im Ende keine langfristige Lösung bringen. Es ist auch erstaunlich, warum der Staat, der so sehr auf Einsparungen drängt, sich nicht selbst an diesen Sparmaßnahmen beteiligt. Der Staat hingegen kassiert weiterhin 3,8 Mio. DM an Mehrwertsteuer wegen des vollen Mehrwertsteuersatzes für Arzneimittel, Verband-, Heil- und Hilfsmittel und er denkt gar nicht daran, hier etwas zu tun, er kassiert ebenso die völlig freiwillig geleisteten 20 Mrd. DM von den Rauchern und denjenigen, die Alkohol trinken, ohne daß er daran denkt, daß hier diese Mittel vielleicht für das Gesundheitswesen nutzbar gemacht werden könnten.

Es wird dann vielfach verlangt, daß man als Arzt die Notwendigkeiten des einzelnen in Relation setzen solle zu den Erfordernissen der Gesamtheit. Der Arzt dient ja auch der Gesundheit des einzelnen und der gesamten Bevölkerung. Dennoch muß ich davor warnen etwa Gedanken nachzuhängen wie sie bei der WHO schon entwickelt wurden, es solle eine neue Sozialethik die überholte, dem Individuum verpflichtete ärztliche Ethik ablösen, man solle mehr das Gemeinwohl im Auge haben. Auf ähnliches läuft auch eine Entschließung des Europäischen Parlamentes hinaus, das Ethikkommissionen gründen will, in denen alle Gruppierungen der Bevölkerung beteiligt sein sollen und gerade auch vielleicht noch ein Arzt Platz hat, um dann über diese Dinge zu entscheiden. Es wird in diesen Tagen an vielen Stellen der schrecklichen Ereignisse vor 50 Jahren gedacht. Ich kann in diesem Zusammenhang nur wiederholt sagen, daß auch diese Ereignisse ihre Wurzeln in solchen Überlegungen hatten, daß man sagte: "Du bist nichts, dein Volk, die Gemeinschaft ist alles" und es endete dann damit, daß jemand feststellen wollte, welches Leben lebenswert und welches Leben lebensunwert sei.

Wir Ärzte werden immer Anwalt des Patienten sein wollen und wir werden niemals Staatsanwälte. Und das ist das, was uns jetzt in diesem Gesetz eben im wesentlichen zugedacht wird, daß wir pausenlos an die Kosten denken sollen. Ich predige nicht absoluter Unwirtschaftlichkeit das Wort, selbstverständlich müssen derartige Dinge mitbedacht werden, aber sie dürfen nicht so im Vordergrund stehen, wie das jetzt ist.

Wir haben in unserer Gesellschaft einen Wertewandel zu verzeichnen.

Noch vor wenigen Jahren war man bereit für das Gesundheitswesen sehr viel zu bezahlen. Wenn es um Leben und Gesundheit ging, war nichts zu teuer. Die Wissenschaft und der Fortschritt wurden oft allzu kritiklos hochgelobt. Jetzt ist dieses einer zunehmenden

Skepsis gewichen. Ich meine aber, daß die Ärzteschaft hier entgegenwirken muß, denn der gesamte Fortschritt, die steigende Lebenserwartung ist nur durch medizinisch wissenschaftlichen Fortschritt und verbesserte Lebensbedingungen zustande gekommen, die ihrerseits wieder auf Fortschritt beruhen. Wir haben diese angenehmen äußeren Lebensbedingungen nicht allen möglichen alternativen Richtungen zu verdanken, sondern ausschließlich begründeter Forschung.

Die Forschung, auch in der Medizin, ist immer darauf ausgerichtet bessere Lebensverhältnisse zu haben, darum sollte man auch nicht von vorneherein die ethische Grundhaltung der Forscher infrage stellen und versuchen, durch allzu enge gesetzliche Bestimmungen die Forschung regeln zu wollen, wie dies in manchen Bereichen jetzt versucht wird. Zweifellos sind Entwicklungen, die in der Gentechnologie mit der In-vitro-Fertilisation, aber auch am Ende des Lebens heute möglich geworden sind, für viele beängstigend. Dennoch sind sie kein Grund nun eine absolut stringente Regelung im Sinne eines Verbotes zu machen. Die Forschung ist weiterhin notwendig, wir werden sie brauchen, wenn wir unseren Standard halten wollen. Wenn wir nicht mehr forschen, werden uns andere überholen.

Ich warne auch vor einer sehr populistischen Gesetzgebung, die jeweils den Tagesströmungen nachgibt und glaubt dann damit eine Befriedigung oder die Sicherung der nächsten Wahlen zu erreichen. Es geht darum, daß in der Medizin zunächst eine exakte Analyse erfolgen muß, die allein Grundlage für wirksame Diagnostik und Therapie sein kann. Es geht darum, daß wir auch ordnungspolitische wichtige Entscheidungen treffen, die für die Zukunft tragfähig sind.

Auch die Politik sollte sich nicht eines Tages den Vorwurf machen lassen müssen, sie habe Kunstfehler begangen. Wir als Ärzte sollten uns aber auch umgekehrt nicht den Vorwurf machen lassen, wir hätten uns um derartige Dinge nicht gekümmert. Alle, die im Gesundheitswesen tätig sind, sind, glaube ich, verpflichtet, ihren Sachverstand auch in die öffentliche Diskussion miteinzubringen. Medizin ist keine apolitische Wissenschaft, sie ist vor allen Dingen viel zu ernst, um sie allein den Politikern zu überlassen. Wir brauchen den sachbezogenen Dialog, der sich nicht auf einen Austausch von Schlagworten beschränken sollte, sondern der wirklich versucht, die vielfältigen Ursachen dieser Entwicklung zu berücksichtigen und dann zu Lösungen zu kommen.

Dies sind wir allen Menschen schuldig, die von der Medizin, von Ärzten, auch in Zukunft wirksame Hilfe erwarten. Wir Ärzte fühlen uns zu diesem Dialog mit der Politik auch aus unserer ethischen Grundhaltung der Ehrfurcht vor dem Leben verpflichtet und ich hoffe und wünsche, daß auch diese Jahrestagung der Deutschen Gesellschaft für Unfallheilkunde hier in Berlin dazu einen Beitrag leistet. Ich wünsche einen guten Verlauf.

Der Präsident

Meine sehr verehrten Damen, sehr geehrte Herren!
Ich danke Herrn Vilmar sehr für seine kritischen Worte. Wir verstehen uns in der Tat ja nicht in erster Linie als eine Anbieterlobby, sondern, ich würde sagen, unsere Sorge und unsere Fürsorge für das Gesundheitswesen ist in unseren Beruf doch wesensmäßig eingeschlossen und unser Interesse daran geht wesentlich weiter.

Meine Damen und Herren, zu den ehrenvollsten Aufgaben des Präsidenten zählt es der Toten zu gedenken.

Im vergangen Jahr verstarb eine große Zahl angesehener Kollegen, die teils in bescheidener Zurückhaltung und Zurückgezogenheit, teils mit großer Öffentlichkeitswirkung zum Wohle der Kranken und Verletzten gewirkt haben. Ihre aufopfernde Berufsarbeit hat zum Ansehen der Unfallheilkunde ebenso beigetragen wie ihr Streben nach Wissenschaft und nach persönlicher menschlicher Vollendung. Wir danken an dieser Stelle allen Verstorbenen und gedenken ihnen mit Hochachtung.

Meine Damen und Herren, ich darf Sie bitten sich zu Ehren unserer verstorbenen Kollegen von Ihren Plätzen zu erheben. Ich danke Ihnen sehr.

Todesfälle

Heinz Bleckmann	Wilfried Penitschka
Hans H. Fischer	Hans Symanski
Hermann Gisbertz	Milton Schillings
Vilmos Hönig	Friedrich Georg Schmieder
Marc Iselin	Paul-Gerhard Westphal
Walter Krauland	Fritz Wolf
Hans Oberdalhoff	Max Zumtobel

Eröffnungsansprache des Präsidenten der Deutschen Gesellschaft für Unfallheilkunde 1988

Präsident K.H. Jungbluth

Mit Befriedigung können wir feststellen, daß der Unfallheilkunde des deutschsprachigen Raumes heute weltweit eine führende Bedeutung zukommt. Dies beschränkt sich nicht auf die Entwicklung von Osteosynthesetechniken, sondern erstreckt sich auch auf Bereiche der Notfallrettung, Intensivmedizin, Systematisierung von Verletzungen, Verbesserung konservativer und operativer Maßnahmen und auf die Rehabilitation.

Für immer mehr Schwer- und Vielfachverletzte besteht damit die Chance des Überlebens und der Wiederherstellung.

Unterstützt wurde die Unfallheilkunde durch eine vertrauensvolle, von gegenseitigem Respekt bestimmte Zusammenarbeit mit den Trägern der gesetzlichen Unfallversicherung. Der Zielsetzung einer Wiederherstellung der Verletzten "mit allen geeigneten Mitteln", wie sie von den Gewerblichen Berufsgenossenschaften formuliert worden war, konnten sich die traumatologisch tätigen Ärzte vorbehaltlos anschließen.

Parallel zur klinisch-praktischen Versorgung der Verletzten machte auch die grundlegende Forschung in der Unfallchirurgie beachtliche Fortschritte. Zahllose Beobachtungen zur Morphologie und Biomechanik der gesunden und verletzten Gewebestrukturen fanden international Beachtung und trugen dazu bei, die Unfallbehandlung besser und sicherer zu machen.

Notwendigerweise ging die fachliche Differenzierung der Traumatologie einher mit der Bildung eines eigenen Teilgebietes innerhalb der Chirurgie mit speziellen Anforderungen an die ärztliche Weiterbildung. Der hohe Anteil der Verletzten am gesamten Krankengut wie auch die fachlichen und organisatorischen Besonderheiten in der Behandlung haben zur Einrichtung selbständiger Abteilungen und Kliniken nicht nur an den Universitäten, sondern — bemerkenswerterweise — vor allem auch an den großen kommunalen Krankenhäusern geführt. Eine Landesregierung, wie etwa die bayerische, ist falsch beraten, wenn sie diesem Entwicklungsprozeß bei der Strukturierung ihrer Universitätskliniken nicht Rechnung trägt. Größere klinisch-wissenschaftliche Einrichtungen bedürfen einer eigenständigen organisatorischen Struktur und einer Leitung, die neben der persönlichen Führungsqualität impulsgebende fachliche Kompetenz im gesamten Spektrum des Arbeitsgebietes hat. Zugleich ist dies eine Voraussetzung für den heute unerläßlichen kollegialen Verbund in der Leitung großer Kliniken.

Eine zentrale Sorge, die uns derzeit bewegt, geht weit über das Gebiet der Unfallheilkunde hinaus. Sie richtet sich auf den von der Bundesregierung vorbereiteten Gesetzentwurf zur Reform des Gesundheitswesens. Deutlich beeinflußt ist der Entwurf durch die These einer mangelnden Effizienz der Medizin für den Gesundheitszustand der Bevölkerung. Eine These, die von manchen Soziologen und Volkswirtschaftlern immer wieder vertreten wird. In der Tat kann es wohl kaum gelingen, für eine Kostennutzenanalyse eine plausible Werteskala der medizinischen Leistungen zu erbringen, an der sich eine sinnvolle Bewertung orientieren ließe.

Unumstritten sind – des ungeachtet – die umwälzenden Veränderungen und Erleichterungen, welche die Medizin auf dem Fundament der Naturwissenschaft und Technik für die körperliche Existenz der Menschheit gebracht hat. Das Spektrum ist kaum zu erfassen. Die Lebenserwartung der Deutschen hat sich in den letzten 110 Jahren verdoppelt. Sie beträgt im Bundesgebiet derzeit 78,3 Jahre für Frauen und 71,8 Jahre für Männer. Seit 1930 – also innerhalb eines Lebensalters – ist der Anteil der Infektionen an den Todesfällen von 58% auf heute etwa 1% zurückgegangen. Volksseuchen, wie die Kinderlähmung, sind praktisch verschwunden. Die Säuglingssterblichkeit hat sich in allen Ländern drastisch verringert. In der Bundesrepublik beträgt die Zahl der über 80jährigen Mitbürger inzwischen 2,5 Mio.

Dennoch ist das Verhältnis unserer heutigen Gesellschaft zur Medizin ähnlich zwiespältig, wie dies auch gegenüber der Naturwissenschaft und Technik zu beobachten ist.

Einerseits bewundern wir Wissenschaft und Fortschritt und gründen auf sie grenzenlose Hoffnung, andererseits erfüllen uns Sorge und Furcht wegen des immer schnelleren Fortschreitens und der kaum noch absehbaren Folgen der Entwicklung.

Große Teile unserer Bevölkerung stehen derzeit unter dem Einfluß einer apokalyptischen Endzeitstimmung. Dies ist im Prinzip nicht Neues. Seit Menschengedenken hat das Bewußtsein der Endlichkeit unserer Erde und ihrer belebten Materie kulturelle Epochen nachhaltig beeinflußt.

Die Ängste und Sorgen unserer Tage werden genährt durch die Tatsache, daß mit der Freisetzung atomarer Kräfte eine Selbstvernichtung der Menschheit möglich geworden ist. Sie werden aber auch genährt durch Prognosen, wonach sich die Rohstoffe mit ähnlicher Konsequenz erschöpfen, wie sich die Abfallprodukte anhäufen.

Der amerikanische "Report to the President" rechnet damit, daß die Weltbevölkerung von derzeit 4,6 Milliarden im Jahre 2000 auf 6,35 Milliaren und im Jahre 2100 sogar gegen 30 Milliarden ansteigen wird. Schreibt man die gegenwärtige Entwicklung fort, so ist zu erkennen, daß die Wachstumsrate der Wirtschaft bis zum Jahre 2000 auf 1% sinken wird, daß hingegen die Preise für Nahrungsmittel um 100%, für Energie gar um 150% steigen werden. Es ist damit zu rechnen, daß die Süßwasservorräte auf 65%, die Holzbestände auf 53%, die Rohölressourcen auf 50% des derzeitigen Weltbestandes absinken werden.

Auch wenn die Veränderungen unserer Lebenswelt weniger dramatisch fortschreiten sollten, so kann nach Meinung der Berichterstatter die Wissenschaft zur Zeit keine verläßlichen Lösungen anbieten, diese aufzuhalten. Wir sind vielmehr gezwungen, in der Hoffnung auf künftige Entwicklungen mit diesem Risiko zu leben.

Die sogenannte *Krise der Medizin,* von der so viel gesprochen wird, ist eng verbunden mit den Ursachen eines sich abzeichnenden ökologischen Dilemmas, bestimmt durch

– das rasante Anwachsen der Weltbevölkerung,
– das weiterhin exponentielle Wachstum in Wirtschaft und Industrie,
– den sich stetig steigernden Güterwechsel,
– die hemmungslos wachsenden Ansprüche einer Konsumhaltung.

Ins Krisenbewußtsein des modernen Menschen wurde die Medizin vor allem durch volkswirtschaftliche Überlegungen einbezogen.

Übereinstimmend beklagen die Industrieländer eine sogenannte Kostenexplosion im Gesundheitswesen.

Hierzulande stieg der Anteil der Gesundheitskosten in den Jahren von 1965 bis 1975 zwar von 6 auf 10% des Bruttosozialproduktes an, blieb aber seit 1975 mit rund 10% unverändert.

Im Gegensatz zu den Gesamtkosten am Bruttosozialprodukt ist ein permanenter Anstieg der Ausgaben und Beiträge bei den Gesetzlichen Krankenversicherungen erkennbar. Als Ursachen hierfür werden angesehen:

1. Die Veränderung der Bevölkerungsstruktur mit einem Anstieg des Anteils älterer Menschen, bedingt durch den drastischen Geburtenrückgang und die steigende Lebenserwartung in der Bundesrepublik.
2. Die Frühberentung und Invalidität. Darüber hinaus auch steigende Zahlen alleinstehender Personen, die in Krankheit und Alter keine familiäre Unterstützung erfahren.
3. Ein Wandel des Krankheitsspektrums mit starkem Anstieg der Multimorbidität, der chronischen Leiden und vor allem der altersspezifischen Verschleißerkrankungen und Verletzungen.
4. Die erweiterten Möglichkeiten der Diagnostik und Therapie. Sie sind zum Teil extrem kostenaufwendig wie beispielsweise die Computertomographie, die Kernspintomographie oder die Positronenemissions-Szintigraphie.
5. Die Perfektionierung von Sicherheitsvorkehrungen für den Patienten mit Hilfe von Verordnungen und Gesetzen.
6. Die Tatsache, daß immer mehr versicherungsfremde Ausgaben in den Leistungskatalog der Krankenkassen eingebracht werden. Hierunter fallen die geplanten Ausgaben für die häusliche Altenpflege ebenso wie der personelle Mehrbedarf der Krankenkassen und Kliniken für die Erstellung und Auswertung umfangreicher Datensammlungen im Interesse einer gezielten Gesundheitsplanung.

Wie aus den Gesetzesentwürfen hervorgeht, sieht sich die Bundesregierung in erster Linie durch die Kostenentwicklung zu einer Strukturreform im Gesundheitswesen veranlaßt. Herausragend ist deshalb die Zielvorgabe, nach der Voraussetzungen geschaffen werden sollen, die seit Jahren ansteigenden Beitragssätze in der gesetzlichen Krankenversicherung zu senken und – so die Absicht – dauerhaft zu stabilisieren.

Als wichtigstes Instrument hierfür ist die Begrenzung der Leistungen der gesetzlichen Krankenkassen auf das – wie es heißt – "medizinisch Notwendige" vorgesehen. Und hier liegt die Unschärfe. Wo beginnt, wo endet, was Not wendet? Endet es bei der alleinstehenden alten Dame, die sich wegen einer distalen Radiusfraktur nun nicht mehr selbst versorgen kann, der aber nach Art der Verletzung keine Krankenhausbehandlung zusteht?

Der Auftrag der Bundesregierung geht aber über die Leistungsbegrenzung hinaus. Nicht mehr die Behandlung oder Linderung von Krankheiten soll das primäre Ziel der Politik sein, sondern die Erhaltung und Verbesserung der Gesundheit und ein möglichst optimales Gesundsein in einer menschengerechten Lebenswelt, – ein hoher Anspruch –!

Die Ärzteschaft wird sich den Herausforderungen durch Staat und Gesellschaft nicht entziehen können. Ihre Aufgabe wird in erster Linie darin bestehen, sparsam zu wirtschaften und überflüssige kostenträchtige Maßnahmen zu vermeiden.

Im Interesse einer verbesserten Gesundheitsplanung wird sie auch ihren Beitrag leisten müssen, geeignete Daten für die Bedarfsplanung zu erstellen. Darüber hinaus muß die Ärzteschaft Kriterien erarbeiten, die eine Effizienzbeurteilung der geplanten Präventionsmaßnahmen überhaupt erst möglich machen. – Was also Breitensport, Vorsorgeuntersuchungen, Ernährungsumstellung für die Gesunderhaltung bewirken –.

Von jeher stand der Arzt in einem Spannungsfeld zwischen dem Patienten und seinen Bedürfnissen einerseits und der Gesellschaft mit ihren politischen Zielen und Machtmitteln andererseits.

Es ist absehbar, daß die vorgesehene Überwachung der medizinischen Leistungen durch Institutionen der gesetzlichen Krankenkasse und die dirigistische Lenkung der Krankenhäuser mit Hilfe von Pflegesatzverhandlungen neue Konflikte in das diffizile Spannungsfeld tragen werden.

Die Priorität des ärztlichen Denkens und Handelns muß hierbei eindeutig auf das Individuum, auf den Patienten, gerichtet bleiben. Von ihm, dem Erkrankten oder Verletzten, bezog der Arzt von jeher seinen Auftrag, ihm ist er daher vorrangig verpflichtet.

In dieser unmittelbaren Hilfeleistung am Notleidenden ist der Ursprung aller Heilkunde zu sehen. Sie gehört zu den elementaren kulturellen Leistungen der Menschheit und ist zugleich ein Ausdruck der Menschenwürde.

Der Auftrag zum Handeln und Eingreifen ist gegründet auf gegenseitiges Einverständnis und Vertrauen. Diese Grundlagen im Abkommen zwischen Arzt und Patienten erlangen insofern besondere Bedeutung, als der Arzt lediglich seine Dienstleistung anbieten kann, den gewünschten Erfolg indes nicht zu garantieren vermag. Jeder Arzt, vor allem aber der Chirurg ist gezwungen, bei seiner invasiven Tätigkeit, persönliche Verantwortung für den Patienten zu übernehmen. Er muß für Fehlleistungen und deren Folgen haften. Dies muß er auch dann, wenn er gezwungen ist, unter äußerstem Zeitdruck Entscheidungen zu treffen und Risiken zu übernehmen. Eine Situation, die uns Unfallchirurgen besonders geläufig ist.

Diese unerläßliche Bereitschaft zur Übernahme von Verantwortung steht in krassem Gegensatz zum Trend unserer Zeit. Der Trend geht im Zeitalter der Massenzivilisation eher dahin, Entscheidungen in Ausschüsse, Gremien und Räte zu verlagern. Persönliche Verantwortung und Haftung werden hierdurch umgangen, Entscheidungen nach Möglichkeit unter hoheitlichem Schutz gefällt.

Im Interesse der Kosteneinsparung und einer gelenkten Krankenhausbedarfsplanung sind von den Trägern der gesetzlichen Krankenversicherungen sogenannte Ärztliche Dienste eingerichtet worden. In diesen Dienststellen sind Beamte oder Angestellte mit ärztlicher Approbation tätig, denen es obliegt, Behandlungsdaten zu sammeln und diese im Vergleich mit anderen Krankenhäusern für die Pflegesatzverhaltungen aufzubereiten. Da die Kollegen dieser Institutionen nicht an der Patientenbehandlung teilnehmen, sind sie auch nicht in die ärztliche Verantwortung und Haftung einbezogen. Über Einflußnahme auf den Krankenhausträger sind sie aber sehr wohl in der Lage, ihren Vorstellungen über Zweckmäßigkeit und Wirtschaftlichkeit von Behandlungsmaßnahmen Geltung zu verschaffen, um somit indirekt auf die Patientenbehandlung einzuwirken. Einengung der Behandlungsfreiheit ist auf diesem verwaltungstechnischen Wege vorgezeichnet.

Der erhebliche administrative Mehraufwand, der den behandelnden Ärzten zur Durchführung dieses Verfahrens in Zukunft abverlangt wird, muß die verfügbare Zeit für Kontakte und Gespräche mit dem Patienten weiterhin einengen.

Die Tatsache, daß ärztliche Bemühungen um die bestmögliche Behandlung gegen betriebswirtschaftliche Vorgaben abgewogen werden müssen, kann dem Patienten nicht verborgen bleiben. Sie wird es den Kranken und Verletzten erschweren, das erforderliche Vertrauensverhältnis zu Arzt und Pflegepersonal aufzubauen.

Probleme zeichnen sich für die Zukunft ab, auch im Hinblick auf die ärztliche Schweigepflicht. Die Verpflichtung des Arztes, Geheimnisse zu wahren, die ihm bei der Ausübung seines Berufes vom Patienten anvertraut wurden, geht zurück auf den hippokratischen Eid. Sie ist seit langem sowohl in den Ärzteordnungen wie im Strafgesetzbuch verankert.

Im Zeitalter der elektronischen Datenverarbeitung kommt dem Persönlichkeitsschutz eine besondere Bedeutung zu. Daß die Sicherheit von Datenbanken derzeit nicht gewährleistet werden kann, ist durch das Eindringen von "Hackern" in militärische Hochsicherheitsbereiche spektakulär deutlich geworden. Wir Ärzte müssen uns selbst und anderen wieder klarmachen, daß Krankenakten und Patientendaten der ärztlichen Schweigepflicht unterliegen. Die Weitergabe von Behandlungsdaten an Behörden, Sozialinstitutionen und selbst an Ärzte, die nicht in die Behandlung einbezogen sind, bedarf somit der Zustimmung des Patienten. Bei Pflichtversicherten in einer gesetzlichen Krankenkasse kann nicht davon ausgegangen werden, daß sie durch ihre Mitgliedschaft zugleich schon eine pauschale Einwilligung zur Weiterleitung schutzwürdiger Daten erteilt hätten.

Im Entwurf der Arbeitsgemeinschaft Gesetzlicher Krankenversicherungen, Essen, ist für deren Ärztliche Dienste vorgesehen, Einblicke in interessierende Krankengeschichten zu nehmen, Auszüge anzufertigen und diese in die Pflegesatzverhandlungen einzubringen.

Solche Vorhaben stehen meines Erachtens in krassem Widerspruch zum Gebot des Datenschutzes und zur ärztlichen Schweigepflicht. Es ist daher eine strenge Trennung zu fordern zwischen Personaldaten einerseits und anonymisierten Daten über Krankheit und Krankheitsverläufe andererseits. Allein die Absicht der genannten Arbeitsgemeinschaft mit Hilfe ihrer Ärztlichen Dienste "Sucht-Karrieren" aufzudecken zeigt, wie leicht sich solche Entwicklungen der Totalüberwachung im Sinne des "gläsernen Menschen" nähern können.

Lassen Sie mich abschließend auf das Problem weiterer Ausgestaltung der ärztlichen Ethik hinweisen. Die im hippokratischen Eid so vollendet formulierten Grundsätze ärztlicher Ethik haben der Medizin über Jahrhunderte als verbindliche Grundsätze gedient. Große Bereiche der spezialisierten medizinischen Forschung haben aber inzwischen mehr und mehr den Bezug zum Krankenbett, damit die Rückkoppelung an ärztlich-ethische Prinzipien verloren. Einige Forschungsgebiete sind ganz, andere teilweise an die Biologie gefallen oder gehen, wie die Gentechnologie, direkt in wirtschaftlich-industrielle Nutzung über.

Viele Fragen, wie die der experimentellen Verfügbarkeit der menschlichen Eizelle oder die der Genmanipulation sind mit unseren bisherigen ethisch-moralischen Vorstellungen kaum faßbar. Mit dem Verfall des christlich-abendländischen Wertesystems ist darüber hinaus ein ethisches Vakuum entstanden, das die moderne Massenzivilisation mit ihrem Agnostizismus und mythischen Pluralismus nicht zu füllen vermag. Um so lauter wird der Ruf nach Ethikkommissionen. Im Europäischen Parlament ist in diesem Zusammenhang am 12. September dieses Jahres eine Entschließung zu medizinischen Ethikfragen angenommen worden. Sie sieht unter anderem vor, daß in den Mitgliedstaaten auf nationaler und internationaler Ebene aus Männern und Frauen paritätisch zusammengestellte Ethikkommissionen gegründet werden sollen, in denen alle betroffenen Parteien des Gesundheitswesens einschließlich der Patienten hinreichend vertreten sind, ohne daß eine dieser Gruppen dominiert. Eine ihrer Aufgaben soll es sein, an der Entstehung ethischer Grundsätze mitzuwirken. Darüber hinaus sollen derartige Kommissionen aber auch ärztliche Verhaltensnormen und — man merke auf — deontologische Codices für alle ärztlichen Standesorganisationen der Europäischen Gemeinschaft verbindlich festlegen. — Ist Ethik wirklich zu einer mehrheitsfähigen Abstimmungsfrage geworden? —

Angesichts der monströsen Verordnungsentwürfe der Europäischen Gemeinschaft und der skandalösen Auswirkungen ihrer Agrarpolitik muß die Vorstellung Horrorvisionen wachrufen, daß die subtile, von Gewissensentscheidung geprägte Führung eines Kranken oder Verletzten durch EG-Normen ersetzt werden soll.

Hoffentlich hat das Parlament nicht vergessen, auch dem eigenen Politikerstand derartige Ethikkommissionen zuzuordnen. Als ethische Maxime könnte die Wahrhaftigkeit dienen.

Im Interesse der Heilkunde wie auch der Forschung ist der Gesetzgeber gefordert, sich bei der Gestaltung von Gesetzen und Verordnungen auf das Wesentliche zu beschränken, ausreichend fachlichen Rat einzuholen und sich nicht in der Perfektionierung des Details zu verlieren. Denn jedweder Dirigismus, selbst wenn er demokratisch legitimiert ist, bedeutet Lähmung, — so vor allem auch im Gesundheitswesen —.

Ehrungen

Präsident K.H. Jungbluth

Meine Damen und Herren, ein besonderes Privileg des Präsidenten ist es, im Namen der Gesellschaft Preise zu verleihen und Ehrungen vorzunehmen.

Ich darf zunächst die Herren Berentey und Povacz zu mir auf die Bühne bitten.

Wissenschaftliche Gesellschaften bedürfen des Gedankenaustausches und des Dialoges mit hervorragenden Kollegen. Durch die Verleihung der korrespondierenden Mitgliedschaft ehren Sie die Tätigkeit und das Werk derartiger Persönlichkeiten.

Zu korrespondierenden Mitgliedern ernennt die Gesellschaft in diesem Jahr die Herren Prof. Dr. Georg Berentey aus Budapest und Dr. Fritz Povacz aus Wels.

Ich darf Ihnen zunächst Herrn Prof. Berentey vorstellen. Als Sohn einer Ärztefamilie wurde er 1925 in Szeged/Ungarn geboren. Er studierte an der Universität Budapest Medizin und promovierte im Jahre 1949. Es schloß sich eine chirurgische Ausbildung an der Universitätsklinik in Budapest unter Prof. Jedri an. Bereits im Jahre 1954 wurde Herr Berentey habilitiert, er leitete danach verschiedene unfallchirurgische Abteilungen und wurde 1972 Chefarzt im Städtischen Krankenhaus in Budapest. Im Jahre 1984 wurde er auf den Lehrstuhl für Unfallchirurgie an der Semmelweis-Universität berufen; den ersten traumatologischen Lehrstuhl, der in Ungarn gegründet wurde.

Das wissenschaftliche Werk von Herrn Berentey umfaßt mehr als 80 wissenschaftliche Publikationen. Die von ihm entwickelte Krallenplattenosteosynthese stellte eine Innovation in der Osteosynthesetechnik dar. Über die Grenzen Ungarns hinaus ist Herr Berentey durch seine Vortragstätigkeit in ganz Europa bekannt geworden.

Lieber Herr Berentey, ich freue mich, Sie mit dieser Auszeichnung versehen zu dürfen und darf Ihnen die Urkunde überreichen.

Die Urkunde lautet:

Die Deutsche Gesellschaft für Unfallheilkunde ernennt
Herrn Prof. Dr. med. Georg Berentey
Direktor der Universitätsklinik für Traumatologie, Budapest/Ungarn in Anerkennung seiner Verdienste um die Unfallheilkunde zu ihrem korrespondierenden Mitglied

Frankfurt, d. 1. Juli 1988

Der Generalsekretär   Der Präsident

Prof. Berentey, Budapest

Hochverehrter Herr Präsident, lieber Herr Jungbluth, meine verehrten Damen und Herren! Die Ernennung zum korrespondierenden Mitglied der Gesellschaft für Unfallheilkunde ist mir eine besondere Ehre, ich bin dafür sehr dankbar.

Es ist für mich klar, daß durch diese Ernennung auch die Bemühungen der ungarischen Chirurgen um die Weiterentwicklung unseres Faches durch Sie anerkannt wurden. Sie wissen, daß wir in unserem Lande manchmal Schwierigkeiten hatten, dem neuesten Stand der operativen Technik zu folgen. Die bewährten Prinzipien der Versorgung von Verletzten, die Methoden der Ausbildung sind aber dennoch auch bei uns stets gültig und aktuell gewesen und geblieben. Darum bin ich für diese Anerkennung im Namen aller ungarischen Kollegen, meine hochverehrten deutschen Kollegen, liebe Freunde, in dieser Stunde sehr dankbar. Möge meine Ernennung zum korrespondierenden Mitglied der Gesellschaft für Unfallheilkunde unsere Bestrebungen in der Entwicklung der Unfallheilkunde weiter stärken. Dazu wünsche ich Ihnen und uns viel Erfolg. Danke.

Der Präsident

Ich stelle Ihnen nun Herrn Dr. Fritz Povacz vor. Er wurde 1930 in Gaspelshoven in Oberösterreich geboren. Nach mit Auszeichnung bestandener Matura studierte er in Wien Medizin und promovierte dort 1956. Bis 1959 war er daraufhin zunächst als praktischer Arzt tätig bis ihn Prof. Jörg Böhler ans Unfallkrankenhaus in Linz holte.

Nach neunjähriger Oberarzttätigkeit in diesem Hause unter Böhler und Strehli wurde er 1975 als Leiter der Unfallchirurgischen Abteilung am Allgemeinen Krankenhaus in Wels berufen. Damals hatte diese Abteilung bereits 160 Betten und war die größte Unfallabteilung Österreichs.

Sein wissenschaftliches Werk umfaßt 60 Publikationen mit breitgefächerter Thematik aus der Unfallchirurgie und annähernd 70 Vorträge im In- und Ausland.

Im Amte des Präsidenten der Österreichischen Gesellschaft für Unfallchirurgie, das er von 1986–1988 innehatte, haben wir ihn im vergangenen Jahr so eindrucksvoll auf unserer 5. Internationalen Jahrestagung hier in Berlin erlebt.

Lieber Herr Povacz, ich freue mich, Ihnen die Urkunde übereichen zu dürfen.

Ich darf verlesen:

Die Deutsche Gesellschaft für Unfallheilkunde ernennt
Herrn Primarius Dr. med. Fritz Povacz
Chefarzt der Unfallabteilung am Krankenhaus Wels in Österreich in Anerkennung seiner Verdienste um die Unfallheilkunde zu ihrem korrespondierenden Mitglied

Frankfurt, d. 1. Juli 1988

Der Generalsekretär   Der Präsident

Prim. Povacz, Wels

Sehr geehrter Herr Präsident, meine Damen und Herren!
Diese Ehrung ist für mich sozusagen die Krönung meiner dreijährigen Tätigkeit als Präsident der Österreichischen Unfallchirurgie. Mit ihren 24 Jahren ist unsere Gesellschaft die jüngste unter den drei deutschsprachigen traumatologischen Gesellschaften.

Es ist daher möglich, daß ein Endfünfziger, so wie ich, die Entwicklung der gesamten Gesellschaft von den ersten Tagen an miterleben und zum Teil auch mitgestalten konnte. Ich habe vom ersten Tage an an allen Kongressen teilgenommen und schon nach wenigen Jahren als aktiver Teilnehmer. Ich habe alle Präsidenten erlebt. Diese Reihe hat begonnen mit Lorenz Böhler und es war mir eine ganz besondere Ehre, daß ich als Achter in dieser Reihe zum Präsidenten gewählt wurde. Von Anfang an hatten wir ganz intensive Beziehungen zu Ihrer Gesellschaft und es sind unsere Kongresse ohne Ihre Mitarbeit nicht denkbar bzw. sie würden völlig anders verlaufen. Auch ich habe mich bemüht, diesen Gedankenaustausch, der glaube ich, in dieser Form zwischen zwei Fachgesellschaften relativ einmalig ist, zu festigen und zu pflegen. Die letzten Kongresse, der hier in Berlin und dann der in Gmunden, scheinen das auch vielen Leuten bewußt gemacht zu haben, denn ich habe diesbezüglich sehr viele persönliche Äußerungen von Kollegen erfahren und eine ganze Reihe sehr netter Briefe von verschiedensten Kollegen erhalten.

Diese Ehrung scheint mir auch eine offizielle Bestätigung dieser Bemühungen. Mit der Auszeichnung ist es so eine Sache. Wenn ich hier in die Runde sehe, da gibt es eine ganze Reihe von Leuten, die eine derartige Auszeichnung verdienen würden. Würden sie alle verliehen, so wäre es dann keine Auszeichnung mehr. Aber das ist der Charakter der Auszeichnung, daß sie immer nur einigen verliehen wird. Es gehört also noch etwas dazu, damit man ausgezeichnet wird. Und das ist das Wohlwollen derjenigen, die die Auszeichnung verleihen. Und somit kann ich ruhigen Gewissens sagen, daß mir der Herr Präsident und auch die Mitglieder des Vorstandes wohlgesonnen sind und das bereitet mir eine ganz besondere Freude. Denn es gibt nichts Schöneres auf der Welt als von Menschen gemocht zu werden. Und in dieser doppelten Freude, einmal über die Auszeichnung und zum anderen über dieses Wohlwollen, möchte ich mich bei Ihnen Herr Präsident, aber auch bei den Mitgliedern des Vorstandes sehr herzlich bedanken.

Erlauben Sie mir noch ein Wort an meine hier anwesende Frau. Es wäre nicht möglich gewesen, die Präsidentschaft zu übernehmen, ich wurde einige Monate vorher informiert und hatte Bedenkzeit. Es steht mir nämlich keine Sekretärin zur Verfügung, der ich die notwendige Büroarbeit übertragen kann, sondern es war von Anfang an klar, zu der übrigen Arbeit muß das meine Frau auch noch tun, sie hat sich bereit erklärt und hat das sehr gut gemacht.

Nicht nur das, wir hatten darüber hinaus die Freude eine ganze Reihe von Gästen aus diesem Anlaß in unserem Haus zu empfangen und nachdem sie eine Kochkünstlerin ist und ein sehr nettes Wesen hat, haben sich alle diese Gäste bei uns, wie ich hoffe, sehr wohl gefühlt.

Ich danke Dir vielmals.

Der Präsident

Lieber Herr Povacz, ich glaube, die Mitglieder der Gesellschaft sind einer Meinung wenn wir in diese Ehrung Ihre Gattin natürlich mit einbeziehen.

Ich darf nun die Herren Zwipp aus Hannover und Hansis aus Tübingen zu mir auf die Bühne bitten.

Die Deutsche Gesellschaft für Unfallheilkunde hat in ihrer Präsidiumssitzung am 1. Juli 1988 den Hans-Liniger-Preis an Herrn Priv. Doz. Dr. Hans Zwipp verliehen für seine klinischen und experimentellen Untersuchungen zur Bandheilung und zur gelenkstabilisierenden Funktion des Bandapparates am oberen Sprunggelenk. Herr Zwipp verwandte dabei neue Methoden, mit denen er Aussagen über die Laxität, Reißfestigkeit und Steifigkeit der Bänder am oberen Sprunggelenk treffen konnte.

Ich darf Ihnen, Herr Zwipp, recht herzlich gratulieren.

Ich verlese die Urkunde:

Die Deutsche Gesellschaft für Unfallheilkunde verleiht auf einstimmigen Beschluß des Präsidiums den Hans-Liniger-Preis 1988 an
Herrn Privat-Dozenten Dr. med. Hans Zwipp
Unfallchirurgische Klinik der Medizinischen Hochschule Hannover für seine Arbeit "Die anterolaterale Rotationsinstabilität des Oberen Sprunggelenkes"

Berlin, d. 15. Nov. 1988

Der Generalsekretär   Der Präsident

Priv.-Doz. Dr. Zwipp, Hannover

Sehr geehrter Herr Präsident, sehr geehrte Damen und Herren!
Ich bin gerührt und freue mich zugleich. Es ist sicher ein großes Erlebnis für jeden Forscher, der sich mit wissenschaftlichen Problemen auseinandersetzt, wenn er in dieser Form geehrt wird. Aus diesem Grunde möchte ich dem Gremium, das diese Entscheidung getroffen hat, recht herzlich danken und Ihnen allen auch.

Vielen Dank.

Der Präsident

Wir kommen nun zur Verleihung des Herbert-Lauterbach-Preises für das Jahr 1988, der von der Vereinigung der gewerblichen Berufsgenossenschaften und deren Kliniken vergeben wird.

Er fällt in diesem Jahr an Herrn Privat-Dozent Dr. Hansis aus der Berufsgenossenschaftlichen Unfallklinik in Tübingen.

Der Preis dient der Förderung der Wissenschaftlichen Arbeiten auf dem Gebiet der Unfallmedizin und Rehabilitation. Der 1985 gestiftete Preis trägt den Namen des früheren

Hauptgeschäftsführers des Hauptverbandes der gewerblichen Berufsgenossenschaften, Dr. Herbert Lauterbach, der zu den Ehrenmitgliedern unserer Gesellschaft zählte.

Herr Böhmer (Vorstandsvorsitzender des Vereins für berufsgenossenschaftliche Heilbehandlung) wird die Preisverleihung vornehmen.

Herr Böhmer

Herr Präsident, meine Damen und Herren!
Im Namen der Vereinigung der Berufsgenossenschaftlichen Kliniken verleihe ich den diesjährigen Herbert-Lauterbach-Preis an Herrn Privat-Dozent Dr. Hansis, Oberarzt der Berufsgenossenschaftlichen Unfallklinik Tübingen, für seine Arbeit: "Die Bakteriologie in der Unfallchirurgie, eine umfassende Analyse mikrobiologischer Vorgänge in einer unfallchirurgischen Klinik".

In der Arbeit von Herrn Dr. Hansis wird ein wichtiges und aktuelles klinisches Problem praxisbezogen und methodisch exakt abgehandelt. Die Arbeit von Dr. Hansis ist ein Beitrag zum Verständnis der Wundheilung mit großer klinischer Bedeutung. Sie ist darüberhinaus eine sehr gründliche wissenschaftliche Leistung auf dem Gebiet der Unfallchirurgie, die als wichtiger Schritt auf dem Wege in eine zukunftweisende Entwicklung zu werten ist.

Herr Dr. Hansis, ich darf Ihnen zu diesem Preis gratulieren und Ihnen die Urkunde überreichen.

Ich möchte den Text verlesen:

Die Vereinigung der Berufsgenossenschaftlichen Kliniken verleiht an
Herrn Privat-Dozent Dr. Hansis
den Preis der Vereinigung Berufsgenossenschaftlicher Kliniken 1988
Herbert-Lauterbach-Preis.
Die Arbeit von Herrn Dr. Hansis: "Die Bakteriologie in der Unfallchirurgie. Eine umfassende Analyse mikrobiologischer Vorgänge in einer unfallchirurgischen Klinik".
Eine besondere wissenschaftliche Leistung auf dem Gebiet der Unfallmedizin. Sie wird als wichtiger Schritt auf dem Wege einer zukunftweisenden Entwicklung gesehen.
Berlin, d. 16. Nov. 1988

Der Geschäftsführer	Der Vorsitzende
Heinz Werner Lauer	Franz Böhmer

Der Präsident

Herr Hansis, ich darf Ihnen auch im Namen der Deutschen Gesellschaft für Unfallheilkunde recht herzlich gratulieren.

Meine Damen und Herren, wir haben die Veranstaltung mit der Overtüre zur Feuerwerksmusik unseres Kollegensohnes Georg Friedrich Händel eröffnet, wir wollen sie mit weiteren Sätzen aus dieser Musik schließen.

Ich danke Ihnen.

I. Das schwere Thoraxtrauma

Vorsitz: S. Weller, Tübingen, H. Dittrich, Münster

Thoraxtrauma – Pathologische Anatomie

K.-M. Müller

Berufsgenossenschaftliche Krankenanstalten Bergmannsheil, Universitätsklinik, Institut für Pathologie (Direktor: Prof. Dr. K.M. Müller), Gilsingstraße 14, D-4630 Bochum 1

Die Letalität bei Unfallpatienten mit stumpfem Thoraxtrauma liegt auch bei Ausschöpfung aller intensiv-medizinischen Maßnahmen immer noch bei 30% (Spilker u. Dick 1981). Der komplexe Krankheitsbegriff der *Lungenkontusion* läßt sich dabei nach den vorwiegenden Befunden in drei Phasen gliedern:

1. Akute Traumatisierung des Lungengewebes,
2. lokale Lungenkomplikationen als Verletzungsfolge,
3. systemische (Schock-bedingte) Lungenkomplikationen.

Klinisch meßbare Funktionsstörungen der komplexen Lungenfunktion sind abhängig von Topographie und Ausmaß kontusionsbedingter Zerstörungen der Lungenstruktur.

1. Morphologie der akuten Lungentraumatisierung

Pneumothorax und Hämatothorax sind Folge pleuraler Defekte. Häufigste Ursache sind Rißwunden von Pleura und Lunge nach Anspießung durch Frakturenden bei Impressions- oder Biegungsfrakturen im Rahmen von Rippenfrakturen. Bei Sprung- und Sturzverletzungen sind perihiläre Pleuraergüsse Ursache von Pneumothorax und/oder Hämatothorax. Schließlich müssen bei stumpfen Thoraxtraumen älterer Patienten auch Rupturen vorbestehender subpleuraler Emphysemblasen und interpleurale Verwachsungsstränge als Ursache eines geschlossenen Pneumothorax berücksichtigt werden (Schönleben 1981).

Die differentialdiagnostische Bewertung der pathogenetisch unterschiedlichen Pneumothoraxursachen nach stumpfen Thoraxtraumen ohne klinisch faßbare Rippenfrakturen kann gelegentlich für die gutachterliche Bewertung von Verletzungsfolgen von besonderer Bedeutung sein.

Verletzungen des *Lungengewebes* entstehen durch direkte Gewalteinwirkung bei transthorakalen, perforierenden Thoraxwanddefekten. Daneben sind Traumatisierungen des Lungenparenchyms bei Anspießung durch Rippenfragmente und komprimierende Quetschung möglich. Bei Zerstörung capillärer Gefäße im Alveolarbereich resultiert röntgenologisch eine mehr homogene, infarktähnliche Lungenverdichtung als Folge wechselnd ausgeprägter Pulmorrhagien (Abb. 1).

Die akute Ruptur eines größeren intrapulmonalen Gefäßastes ist Voraussetzung für die Ausbildung eines intrapulmonalen Hämatoms, das sich röntgenologisch als relativ scharf begrenzter Rundherd darstellt. Kleinere intrapulmonale Hämatome können wie hämorrhagische Lungeninfarkte weitgehend resorbiert werden und mit einer umschriebenen Lungennarbe ausheilen. Intrapulmonale Hämatome von Apfelgröße werden abgekapselt. Die stets vorhandene deutliche Speicherung von Hämosiderinpigment in der Kapsel des Hämatoms läßt noch nach größeren Zeitintervallen zwischen Thoraxtrauma und z.B. operativen Entfernung zwischen Thoraxtrauma und z.B. operativen Entfernung eines "Rundherdes" versicherungsmedizinisch relativ klare Zusammenhänge ableiten (Abb. 2).

Bronchus – Gefäßabriß

Zu den besonders schwerwiegenden Folgen der Lungentraumatisierung gehören Ein- und Abrisse großkalibriger Bronchien und Gefäße der Wurzel- und Kernregion der Lunge. Die Bronchusruptur führt zur klassischen Trias von Mediastinalemphysem, Pneumothorax

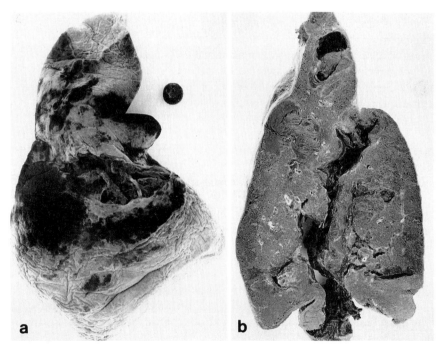

Abb. 1a, b. Operationspräparate mit ausgeprägten posttraumatischen Lungenläsionen. **a** Zustand nach Schußverletzung mit parahilärem klaffendem Parenchymdefekt und ausgedehnten subpleuralen Blutungen als Folge der Blutaspiration bei bronchopulmonaler Fistel, **b** Fixierte Lungenschnittfläche mit multiplen Einrissen und intrapulmonalen Blutungen nach schwerem Thoraxtrauma als Radfahrer

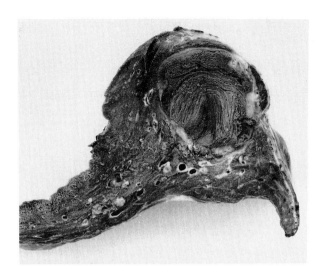

Abb. 2. Schnittfläche eines Operationspräparates mit geschichtetem intrapulmonalem Hämatom im 10. Segment der rechten Lunge. Zustand 6 Monate nach Autounfall als angeschnallter Fahrer. Präoperative Verdachtsdiagnose Lungentumor

und Atelektase. Der Abriß eines größeren parahilären Lungengefäßes wird nur selten überlebt (Abb. 1).

2. Lokale Lungenkomplikationen als Verletzungsfolgen

Der geschlossene-, offene- oder Spontanpneumothorax führt zur Lungenatelektase. Ausgedehntere Zerstörungen des Lungengewebes werden zur Ursache des Hämatothorax. Hier kann eine Ursache für einen erheblichen Volumenmangel liegen.

Jede Zerstörung der alveolo-capillären Strombahn oder der präcapillären Gefäßabschnitte führt zum Übertritt von Blut in den Alveolarraum. Rezidivierende "innere" Aspirationen werden möglich, wenn frisch eingeblutete Alveolarbezirke Anschluß an das Bronchialsystem erlangen oder intrabronchiale Blutungen z.B. nach inkompletten Bronchusrupturen abgelaufen sind. Schweregrad, Ausdehnung und resultierende Funktionsstörungen der sog. Kontusionspneumonie können durch die fortlaufende Aspiration von Blut in primär nicht geschädigte Lungenpartien gesteigert werden. Die Aspirationsherde sind die Basis pneumonischer Komplikationen bis hin zur Ursache einer Sepsis (Lit. s. Burkhardt u. Gebbers 1983) (Abb. 3).

3. Systemische Lungenkomplikationen / posttraumatisches Lungenversagen

Auch ohne direkte traumatische Lungenschädigungen spielen Funktionsstörungen dieses Organs unter dem Bild einer sog. posttraumatischen Lungenversagens eine besondere Rolle. Ein primäres Thoraxtrauma oder eine Lungenkontusion sind für diese Komplika-

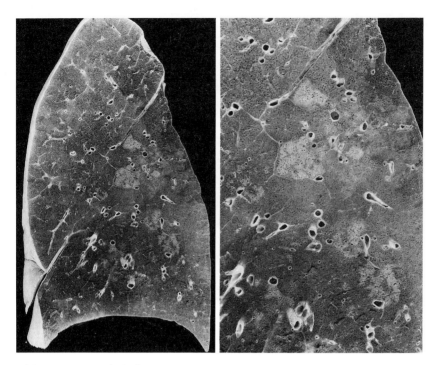

Abb. 3. Lungenschnittflächen einer komplizierten sog. Kontusionspneumonie. Fleckförmige Reste von Parenchymblutungen und frische, graue pneumonische Aspirationsherde

tionen keine Voraussetzung. Im Rahmen einer schweren allgemeinen Schocksymptomatik ist der Begriff der sog. Schocklunge als Umschreibung des komplexen Krankheitsbildes eines Adult respiratory distress syndrome (ARDS) zutreffend. Im Vordergrund dieses durch komplexe Funktionsstörungen ausgezeichneten Krankheitsbildes steht die Zirkulationsstörung der terminalen Lungenstrombahn. Das Krankheitsbild war in den letzten Jahren Gegenstand sehr umfangreicher klinischer und pathologisch-anatomischer Studien. In vereinfachter Form kann bei Korrelation röntgenologischer und morphologischer Befunde der Krankheitsverlauf in drei Phasen gegliedert werden.

Die wesentlichen morphologisch faßbaren Befunde bestehen:

1. In einer Zirkulationsstörung der capillären Strombahn mit reduzierter Perfusion bis hin zur Stase, Mikrothrombosierung mit Thrombocytenaggregation, Leukocytose und Freisetzung von Mediatoren
2. in einem zunächst reversiblen, dann manifesten Defekt der alveolo-capillären Membran mit interstitieller und alveolärer Flüssigkeitsanreicherung
3. in reaktiv-proliferativen Lungenveränderungen im Interstitium und Alveolarbereich bis hin zur akuten Lungenfibrose unter intensivmedizinischen Maßnahmen.

Der Krankheitsverlauf des ARDS kann durch rezidivierende bronchopulmonale Infekte, iatrogene Pneumothoraces und septische Zustände in jeder Phase erheblich kompliziert werden (Übers. s. Müller u. Galanski 1981; Müller u. Scherer 1988).

4. Herzverletzungen

Herzverletzungen entstehen im Rahmen von Thoraxverletzungen durch traumatische Mechanismen der Impression (z.B. Steuerradanprall im Auto), Kompression (Einklemmungstrauma), Deceleration (Sturz aus großen Höhen) und plötzliche intrathorakale Drucksteigerungen. Perforierende Läsionen des Herzens resultieren aus Schuß-, Stich- und Pfählungsverletzungen u.a. durch Einspießung frakturierter Fragmente von Sternum und Rippen, gelegentlich auch im Rahmen diagnostischer und therapeutischer Maßnahmen (z.B. Herzkatheter, zentraler Venenkatheter etc.).

Berichte über makroskopisch faßbare traumatisch bedingte Läsionen am Herzen sind in meist kasuistischen Mitteilungen des rechtsmedizinischen Schrifttums vielfach mitgeteilt worden (Übersichten s. Pedal 1981, de Vivie et al. 1981; Gerlach 1984/1987; Doerr 1987; Lambertz et al. 1989). Durch mechanische, kinetische und hydraulische Gewalteinwirkungen werden isoliert oder in Kombination gefunden:

Herzbeutelblutungen bis zur Tamponade (Abb. 4).
Rupturen von musculärer Herzwand, Kammerseptum und Pericard.
Ein- und Abrisse von Herzklappen, Papillarmuskel und Sehnenfäden sowie
Einrisse der Vorhöfe bevorzugt im Bereich der Einmündungen der großen Venen.

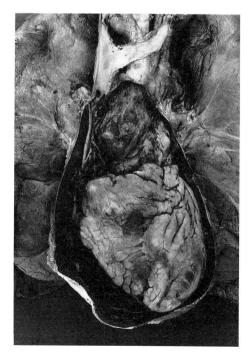

Abb. 4. Herzbeuteltamponade nach Herzkontusion mit Einriß der proximalen Aorta. Fleckförmige epikardiale Blutungen

Die Bewertung von Verletzungen, Thrombosen und Spasmen im Bereich der Herzkranzgefäße erlangt bei der Abgrenzung von vorbestehenden arteriosklerotischen Veränderungen unter versicherungsmedizinischem Aspekt besondere Bedeutung (Lit. s. Satter 1981; Haarhoff 1984).

Morphologische Befunde einer Contusio cordis lassen sich in der Regel nur mikroskopisch verifizieren. Klinisch faßbare EKG-Befunde sind – sofern sie in der Frühphase zur morphologischen Diagnostik gelangen – mit umschriebenen Fasernekrosen und fleckförmigen myokardialen Einblutungen korrelierbar. In Spätphasen ist die sichere Abgrenzung posttraumatischer Myokardnarben zu ischämisch bedingten narbigen Defekten schwierig, im Einzelfall nicht mehr sicher möglich.

Das Verletzungsmaß wird auch vom Füllungszustand der Herzkammer mit dem Spannungszustand der Herzmuskulatur mitbestimmt. In der Diastole mit gedehnten Muskelfasern und gefüllten Herzen ist die Gefahr der Herzverletzung größer als in der Systole.

Die Diagnostik der Herzkontusion beruht in erster Linie auf klinisch-internistischen Untersuchungsbefunden Untersuchungsbefunden mit mehr oder weniger chrakteristischen EKG-Veränderungen, Herzrhythmusstörungen und Zeichen der myokardialen Insuffizienz. Zu Spätfolgen gehören Residuen einer abgelaufenen Epiperikarditis, vorwiegend in der myokardialen Außenschicht gelegene Myokardnarben und Defektheilungen nach traumatischen Gefäßläsionen z.B. in oberflächlichen epikardialen Fettgewebsschichten liegenden größeren Coronararterienästen. Besonders problematisch kann die Abgrenzung primärer posttraumatischer Herzverletzungen von Herzläsionen nach forcierter Reanimation sein. Besonders Verletzungen im Bereich der dorsalen Vorhofregion als Folge eines massiven Anschlags des Herzens gegen die Wirbelsäule macht hier die sichere Unterscheidung primärer und sekundärer Läsionen schwierig.

Verletzungen der großen Gefäße
Verletzungen der großen Gefäße sind nach Einwirkungen stumpfer und perforierender Gewalt möglich. Nach verschiedenen Zeitintervallen und Verletzungsmuster können

1. die akute komplette Ruptur meist mit akutem Blutungstod in die Brusthöhle,
2. die gedeckte inkomplette Ruptur mit langsamer Entwicklung eines mediastinalen oder intrapleuralen Hämatoms und verzögerter Ruptur nach Stunden oder Tagen und
3. die gedeckte Ruptur mit Entwicklung eines falschen Aneurysma nach Wochen oder Monaten (Abb. 5)

unterschieden werden.

Pathologisch-anatomisch reicht das Bild in der Aorta von nur diskreten, meist quer verlaufenden fetzigen Einrissen der Intima über sektorförmige Rißdefekte bis hin zur seltenen vollständigen Kontinuitätstrennung des Gefäßes. Besonders gefährdet sind die Aorten älterer Menschen, bei denen die Elastizität der dehnbaren Brustaorta durch vorbestehende arteriosklerotische Degenerationen wesentlich reduziert ist. Die häufigste Lokalisation der stumpfen traumatischen Aortenruptur findet sich distal der linken Arteria subclavia im Bereich der Region der aorto-pulmonalen Narbenzone des ehemaligen Ductus arteriosus Botalli (Abb. 5).

Verletzungen der großen Venen treten bevorzugt im Bereich der fixierten Abgangs- und Einmündungsstellen an Herz und Lungen auf und bilden die Ursache ausgedehnter Häma-

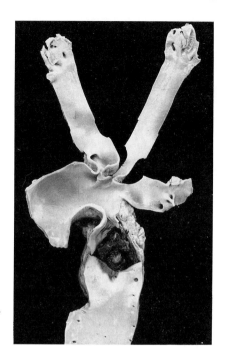

Abb. 5. 17 Tage alte, klinisch stumme, posttraumatische Aortenruptur bei Zustand nach Verkehrsunfall als Beifahrer

tome in den mediastinalen Weichteilen. Das klinisch-röntgenologische Zeichen der zunehmenden Medistinalverbreiterung ist ein wesentlicher Hinweis auf traumatisch bedingte transmurale Läsionen von Aorten und großen Gefäßen.

Die pathologisch-anatomischen Befunde nach Thoraxtrauma sind organbezogen nach Verletzungsmustern der Lungen, des Herzens und an den großen Gefäßen dargestellt. Bei schweren Thoraxtraumen resultieren nicht selten kombinierte Verletzungsmuster, die eine stufenweise Diagnostik und Therapie erfordern. Pathologisch-anatomische Befunde der Verletzungen und Verletzungsfolgen der Thoraxwand und thorakalen Wirbelsäule wurden im Rahmen des Hauptthemas "Das schwere Thoraxtrauma" nur am Rande berücksichtigt.

Literatur

Burkhardt A, Gebbers J-O (1983) Kontusionslunge. In: Doerr, Seifert, Uhlinger (Hrsg) Pathogenetisch komplexe Lungenerkrankungen, 13. Kap. Spezielle pathologische Anatomie, Bd 16/II, Pathologie der Lunge II. Springer, Berlin Heidelberg New York, S 881–882

Doerr W (1987) Thoracic Aortic Aneurysms. Thorac Cardiovasc Surgeon 35:111–121

Gerlach D, Wemhöner S-R, Ogbuihi S (1984) Über zwei Fälle von Herzbeuteltamponade infolge Migration von Spickdrähten aus dem Sternoclaviculargelenk. Z Rechtsmed 93: 53–60

Gerlach D (1987) Traumatische Herzschädigung im Sport. In: Rost R, Webering F (Hrsg) Kardiologie im Sport. Deutscher Ärzte-Verlag, Köln, S 176–188

Haarhoff K (1984) Histopathologische Befunde bei frischen Myocardtraumen. Ein Beitrag zur vitalen Reaktion. Z Rechtsmed 86:137–143

Lambertz H, Rustige J, Sechtem U, Essen R v (1984) Herzschäden infolge stumpfer Gewalt. DMW 109, Nr 6:218–221

Müller K-M, Scherer R (1989) Pathologisch-anatomische Befunde und pathophysiologische Aspekte beim akuten Lungenversagen. In: Lawin P (Hrsg) Praxis der Intensivbehandlung. Thieme, Stuttgart New York, 28.1.–28.14

Müller K-M, Galanski M (1981) Die Progredienz des akuten Lungenversagens beim Erwachsenen (ARDS). In: Lawin P, Wendt M (Hrsg) Das Thoraxtrauma. Bibliomed Med Verlagsges mbH. Melsunger Medizinische Mitteilungen, Bd 53, S 157–169

Pedal I (1981) Zur Unterscheidung zwischen traumatischen und spontanen Rupturen arteriosklerotischer Aneurysmen der Bauchaorta. Lebensversicherungsmedizin 6:133–135

Satter P (1981) Verletzungen des Herzens und der großen Gefäße. In: Lawin P, Wendt M (Hrsg) Das Thoraxtrauma. Bibliomed Med Verlagsges mbH. Melsunger Medizinische Mitteilungen, Bd 53, S 63–80

Schönleben K (1981) Thoraxtrauma – Verletzungsarten. In: Lawin P, Wendt M (Hrsg) Das Thoraxtrauma. Bibliomed Med Verlagsges mbH. Melsunger Medizinische Mitteilungen, Bd 53, S 17–26

Spilker D, Dick W (1981) Sofortmaßnahmen beim Thoraxtrauma. In: Lawin P, Wendt M (Hrsg) Das Thoraxtrauma. Bibliomed Med Verlagsges mbH. Melsunger Medizinische Mitteilungen, Bd 53, S 27–35

de Vivie ER, Köveker G, Koncz J (1981) Das thorakale und abdominale Aortenaneurysma. Lebensversicherungsmed 6:127–132

Das schwere Thoraxtrauma: Pathophysiologische Gesichtspunkte

J. Schulte am Esch

Abt. für Anaesthesiologie (Direktor: Prof. Dr. J. Schulte am Esch), Universitätskrankenhaus Eppendorf, Martinistraße 52, D-2000 Hamburg 20

Die Abb. 1 gibt das a.p.-Röntgenbild eines schweren Thoraxtraumas wieder, das deutlich sichtbar den knöchernen Thorax, die Pleuren, die Lungen und auch das Mediastinum und die Mediastinalorgane betroffen hat bzw. haben kann.

Beim Thoraxtrauma ist der Grad der Verletzungen, z.B. durch einen Unfall oder ein anderes Ereignis abhängig von der gesamten auf den Thorax ausgeübten Energie, von der Geschwindigkeit, mit der diese Energie auf den Thorax einwirkt und der Gegend, auf welche sie auftrifft. Plötzliche Verzögerung, z.B. eines Kraftfahrzeugs, das auf einen Baum mit einer Geschwindigkeit von 60 km/h prallt, oder ein Sturz von einem 5stöckigen Gebäude mag ca. 10 g ausmachen [5].

Dies erklärt die zum Teil extremen anatomischen Veränderungen in allen Thoraxkompartmenten. Individuelle Faktoren des traumatisierten Organismus können die Verletzungsmuster modifizieren bzw. intensivieren. Junge Patienten mit elastischer Brustwand haben einen größeren Energietransfer auf die Thoraxorgane und somit häufiger ausgeprägte Verletzungen intrathorakal bei geringgradigerem Thoraxwandtrauma. Bei älteren Patienten

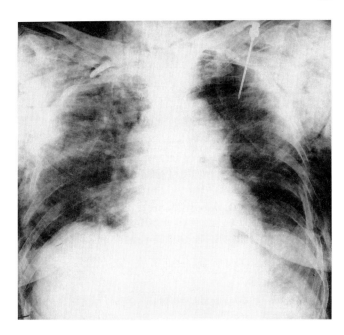

Abb. 1. A.p.-Thoraxröntgenaufnahme einer Patientin mit schwerem Thoraxtrauma

wird im Gegensatz hierzu mehr Energie von dem weniger elastischen Thorax aufgenommen. Es gibt schwerere Thoraxwand- und Sternumverletzungen bei etwas geringerer Beteiligung der Thoraxorgane. Jedoch hat die weniger elastische Aorta z.B. eine größere Rupturneigung.

Durch die verschiedenen Verletzungsmuster (Abb. 2) können nun die folgenden Thoraxkomponenten betroffen sein: der *knöcherne Thorax* als Begrenzung für die Thoraxorgane mit der Wirbelsäule und nach unten dem Zwerchfell, die *Pleura* mit ihren verschiedenen Verletzungsarten, die *Lunge* und das *Mediastinum* mit den Mediastinalorganen. Alle Verletzungen einzeln oder in Kombination können Kreislauf- und Ateminsuffizienz hervorrufen, fast immer begleitet von unterschiedlich ausgeprägtem Schmerz, der die Ausbildung von Hypoxie und Ischämie moduliert. Diese Veränderungen lösen eine Schocksymptomatik aus, die in Abhängigkeit von ihrer Ausprägung im weiteren Verlauf zum Multiorganversagen, vor allem auch zur Schocklunge und dem ARDS führen können.

Betrachtet man zunächst den *knöchernen Thorax* und die *Wirbelsäule* einschließlich des *Zwerchfells*, so liegt die Gefahr nicht allein in den Frakturen selbst, sondern in den Komplikationen von Pleura, Lunge, Mediastinum oder Bauchorganen. Frakturen der ersten zwei bis drei Rippen, die schwerer frakturierbar sind als die anderen, lassen immer an Verletzungen der Mediastinalorgane, z.B. im Bereich der Aorta und des Tracheobronchialraums denken. Eine dislocierte Fraktur der 1. Rippe nach stumpfem Thoraxtrauma läßt bei ca. 60% der Patienten eine Gefäßverletzung erwarten. Mittlere Rippen sind am häufigsten von Frakturen betroffen. Frakturen der unteren drei Rippen sollten immer an Verletzungen von Nieren, Milz oder Leber denken lassen (Abb. 3). Ein instabiler Thorax wird hervorgerufen durch multiple Rippenfrakturen. Im Rahmen von z.B. Steuerradverletzungen kommt es häufig zur Rippenserienfraktur beiderseits des Sternums oder aber auch zur Sternum-

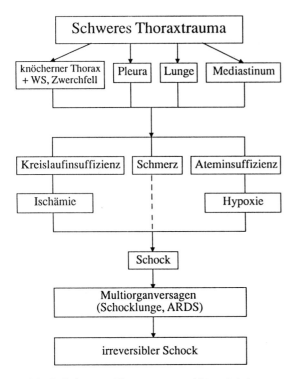

Abb. 2. Schweres Thoraxtrauma (Übersicht)

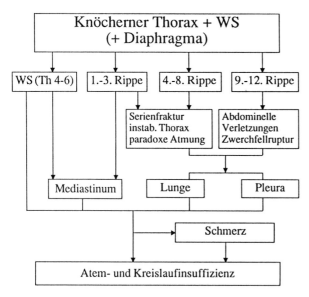

Abb. 3. Knöcherner Thorax

fraktur. Dieser Unfallmechanismus muß dann auch sofort an Verletzungen des Mediastinums, insbesondere des Herzens als stumpfes Herztrauma denken lassen [1].

Die Abb. 4a zeigt den Mechanismus bei instabilem Thorax. Während die intakten Rippen in der Inspiration sich heben und nach außen expandieren, wird das instabile Segment durch den negativen Pleuraldruck eingesogen. Möglicherweise kommt es zur endobronchialen intrapulmonalen Pendelluft. Bei Wirbelsäulenverletzungen kommt es – vor allem im Bereich von Th 4–6 – zu Einblutungen aus der Spongiosa der Wirbelkörper bzw. aus dem benachbarten Venengeflecht mit der Folge von radiologisch objektivierbaren Mediastinalverbreiterungen und zu Einflußstauungen. Entsprechende Verletzungen von Lunge und Pleura sowie die Kombination mit Veränderungen im Mediastinum, verstärkt durch schmerzbe-

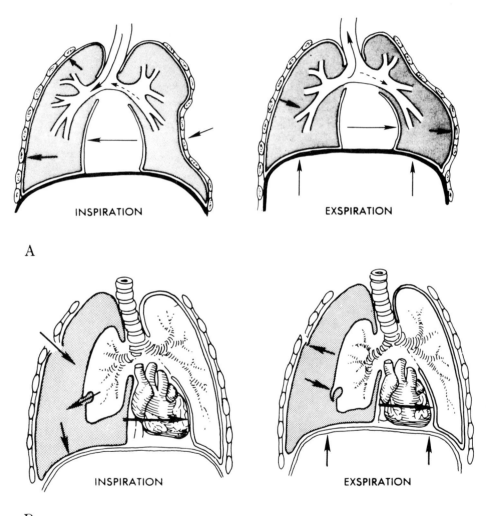

Abb. 4. *A* Instabiler Thorax, *B* Spannungspneumothorax

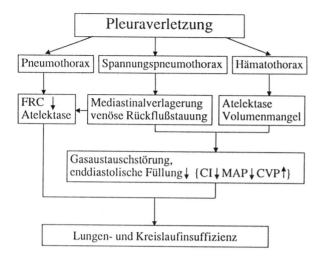

Abb. 5. Pleuraverletzungen

dingte Einschränkung det Atmung, führen zu Atem- und Kreislaufinsuffizienzen, die im Rahmen des Schockgeschehens evtl. ARDS und Multiorganversagen zur Folge haben können.

Die Pleuraverletzungen (Abb. 5) als Teilkomponente im Rahmen eines schweren Thoraxtraumas können als wesentlichste Veränderung den *Pneumothorax,* den *Spannungspneumothorax* und den *Hämatothorax* einzeln oder in Kombination zur Folge haben.

Ein traumatischer Pneumothorax bildet sich aus, wenn nach Eröffnung der parietalen oder visceralen Pleura während der Inspiration unter verstärktem, negativem intrathorakalem Druck Luft in den Pleuraspalt einfließt. Mit zunehmender Luftmenge im Pleuralspalt steigt der Pleuradruck, d.h. er wird weniger negativ. Der inspiratorische Lufteinstrom vermindert sich und von einem bestimmten Pleuraldruck an kommt es zu einer funktionellen Stabilität, zu einem Äquilibrium; es handelt sich hier um einen einfachen Pneumothorax. Die physiologischen Konsequenzen des einfachen Pneumothorax sind eine Abnahme des Volumens und der Funktion der ipsilateralen Lunge bei einem milden Abfall der funktionellen Residualkapazität und einer Neigung zur Atelektase. Es kommt zu einer Reduktion der Sauerstoffspannung aufgrund des vorübergehenden Rechts-Links-Shunts im Bereich der kollabierten Lunge; nach einigen Stunden jedoch vermindert sich aufgrund einer hypoxischen Vasoconstriction in der kollabierten Lunge die Shuntfraktion [2, 4].

Bleibt die Pleuraöffnung während der Inspiration durch unidirektionalen bzw. Ventilmechanismus geöffnet, setzt sich der inspiratorische Lufteinstrom in den Pleuraraum fort und es bildet sich der Spannungspneumothorax aus (Abb. 4b). Hierbei steigt während der Exspiration der Pleuradruck deutlich an. Er kann Größenordnungen von 20–30 cm Wassersäule erreichen. Mediastinalverlagerungen sowie venöse Rückflußstauung bewirken einen Cardiac-Output-Abfall erst in einem ausgeprägten Stadium des Spannungspneumothorax. Führend bleibt die restriktive Ventilationsstörung, die zu einer zunehmenden Muskelerschöpfung und zur Gasaustauschstörung führt. Die Kreislaufdepression geht eng mit der respiratorischen Insuffizienz einher [2].

Ein Hämatothorax macht sich ebenfalls durch eine Einschränkung der Lungenventilation sowie durch Volumenmangel bemerkbar und führt auf diesem Wege zur Gasaustauschstörung und Kreislaufinsuffizienz.

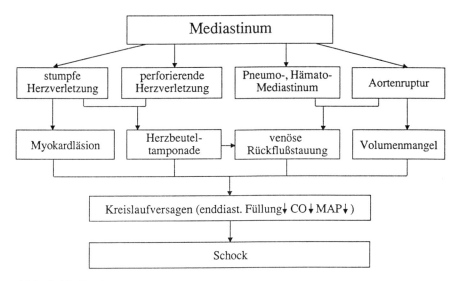

Abb. 6. Mediastinum

Die Abb. 6 beschäftigt sich mit dem Mediastinum und der stumpfen Herzverletzung, dem Pneumo-Hämatomediastinum sowie der Aortenruptur. Bei den Herzverletzungen kann es zu Moykardläsionen kommen, dies besonders ausgeprägt bei den stumpfen Herzverletzungen, z.B. nach Steuerradtrauma. Nach der stumpfen Herzverletzung kann es ebenso wie bei der perforierenden Herzverletzung zur Herzbeuteltamponade mit den noch zu besprechenden Konsequenzen kommen. Die Folgen der myokardialen Kontusion schlagen sich nicht selten im EKG nieder, z.B. in einem R-Verlust in V1–3 sowie einer ST-Streckenhebung als Ausdruck eines Infarkt-EKGs oder als Folge einer Myokardläsion in einer plötzlichen Kammertachykardie.

Ebenso wie durch die Herzverletzungen kommt es durch Pneumo- und Hämatomediastinum zur venösen Rückflußstauung. Pneumo- und Hämatomediastinum können zum einen durch die schon genannten BWS-Verletzungen in der Höhe Th 4–6 auftreten [6], aber viel konsequenzenreicher durch bestimmte Unfallmechanismen bei stumpfen Thoraxverletzungen, dem Perthes-Syndrom, wobei es durch plötzliche starke Thoraxkompression mit reflektorischem Glottisverschluß zu einer massiven Erhöhung des intrathorakalen Druckes kommt mit erheblicher venöser Rückstauung und venösem Rückfluß in die klappenlosen Venen der oberen Körperhälfte. Es kann durch Bronchialruptur zum Pneumomediastinum oder durch Ruptur von pleuralen Alveolen zu einem Pneumothorax kommen.

Werden am Thorax starke Scherkräfte wirksam, werden Gewebe unterschiedlicher Dichte oder Elastizität massiven Decelerationsbelastungen ausgesetzt, kann es zu schwersten Verletzungen der Thoraxorgane, z.B. Aortenruptur kommen, die typischerweise im Bereich des Aortenisthmus distal des Abgangs der linken A. subclavia am Ligamentum arteriosum auftreten, weil dies wie ein Fixationspunkt wirkt, an dem sich die Schwerkräfte focussieren. Aus Tierversuchen ist bekannt, daß die Aorta Drucken von 2.000 mmHg widerstehen kann, so daß die wahrscheinlichsten Mechanismen extreme Flexion oder Deflexion der Aorta am Isthmus im Rahmen einer anteriolaren oder posterioren oder vertikalen Krafteinwirkung auf das Herz zu suchen sind [1, 5].

Eine Aortenruptur stellt sich im a.p.-Röntgenbild mit einem breiten Mediastinum durch entsprechende Einblutungen und in der DSA mit Verdacht auf Einriß an typischer Stelle dar. Die transösophageale Echokardiographie kann auffällig das distal der Ruptur enge Aortenlumen zeigen. Durch Myokardläsionen, venöse Rückflußstauungen bzw. Volumenmangel kommt es zu Kreislaufversagen durch Füllungsdefizite, Cardiac-Output- und Blutdruckabfälle und hierdurch evtl. zum protrahierten Schock.

Der letzte Teilbereich *Schweres Thoraxtrauma* betrifft die *Lunge* selbst. Zunächst sind der Bronchuseinriß bzw. die Bronchusruptur zu behandeln, die sich in typischen — bei Pleuramediastinalverletzungen besprochenen — pathophysiologischen Veränderungen äußern. Als Beispiel soll die Bronchusruptur erwähnt werden: Trotz suffizienter Drainage der ipsilateralen Pleurahöhle kommt es nicht zur Expansion der Lunge. Es bildet sich auch kein Spannungspneumothorax aus. Das alveoläre Leck ist erheblich. Da durch Retraktion der kontralateralen Lunge der Pneumothoraxbefund zunimmt und die Mediastinalstrukturen nach kontralateral verlagert werden, lassen sich die Verdachtsdiagnose und Indikation zur Operation stellen.

Ebenso sind die Folgen des schweren alveolären Lecks bei Verletzungen des Lungenparenchyms mit Eröffnung der Pleura visceralis im Rahmen von Pleuramediastinalverletzungen abgehandelt worden. Es kann hierbei zu schwer therapierbarem Pneumothorax mit Spannungssymptomatik kommen.

Bei der Besprechung von Lungenverletzungen sollen die Lungenkontusion mit endobronchialer Einblutung, die auch im Rahmen von Stichverletzungen entsteht, sowie die tracheobronchiale Aspiration von Blut aus dem Tracheobronchialbaum hervorgehoben werden, die im Rahmen der stumpfen Verletzungen und der Schocksymptomatik, verbunden mit Fettembolie zum ARDS führen können.

Low flow, Hypoperfusion und *Fettembolie* führen zur Leukocytenansammlung und zur Stase im pulmonalen Gefäßbett. Durch Schädigung von Capillar- und Alveolarepithelien kommt es zur Freisetzung von Enzymen, vasoaktiven Substanzen und freien Sauerstoffradikalen, die einerseits zur Erhöhung der capillaren Permeabilität und zum anderen zur Erhöhung des pulmonal-capillären Widerstands im hämodynamischen Bereich führen. Beide Mechanismen — ergänzt durch das durch sie auch mitausgelöste interstitielle Ödem — führen zum ausgeprägten ARDS. Die genannten Etappen des Lungen-Parenchym-Versagens werden durch die in der Tabelle 1 gezeigten potentiellen Mediatoren bestimmt. Komplementkomponenten, das Kallikrein- und Kininsystem, Gerinnungsprodukte in Form von Thrombin, Fibrinaggregaten und Mikrothromben sowie die Fibrinspaltprodukte, plättchenbedingte Serotonin- und Thromboxanausschüttungen, Wirkungen vasoaktiver Amine, hier vor allem Histamin und Serotonin, sowie Produkte, die von dem für den Pathomechanismus bedeutsamen Arachidonstoffwechsel freigegeben werden, sind in der Tabelle aufgelistet. Sie können an dieser Stelle nicht ausführlich bewertet werden [3].

Durch interstitielles Ödem und wachsende Diffusionsstrecken kommt es zur Partialinsuffizienz der Lunge für Sauerstoff und letztendlich dann zur Globalinsuffizienz, ergänzt durch Atelektasen und Dystelektasen aufgrund der zunehmenden Störung der oberflächenaktiven Substanzen, des Surfactant, der in größerem Umfang verbraucht und in geringerer Menge in minderer funktioneller Qualität gebildet wird [7].

Das ARDS, das vor 15 Jahren noch eine der gefürchtetsten Komplikationen im Rahmen der Traumatologie und speziell beim Thoraxtrauma gewesen ist, hat heute an Dramatik insofern verloren, als die Zahl der Patienten, die an einer isolierten respiratorischen Insuffi-

Tabelle 1. Potentielle Mediatoren beim ARDS

1. Komplementfaktoren (*C3a, C5a, C3b, C5b*)
2. Kallikrein und Kinine (*Bradykinin*)
3. Gerinnungsprodukte (*Thrombin, Fibrinaggregate, Mikrothromben*)
4. Fibrinspaltprodukte
5. Thrombocytenderivate (*Serotonin, Thromboxan usw.*)
6. vasoaktive Amine (*Histamin, Serotonin*)
7. Arachidonsäurederivate:
   a) nichtenzymatisch
      − Oxydatationsprodukte der Arachidonsäure
   b) über Cyclo-Oxygenase
      − Endoperoxide (PGG2, PGH2)
        Thromboxan
        Prostacyclin (PGI2)
   c) über Lipoxygenase
      − Hydroxyperoxisäuren (HPETE)
        Hydroxysäuren (HETE)
        Leukotriene
8. neutrophile Granulocytenderivate:
   a) lysosomale Bestandteile
      − Elastase
      − Collagenase
      − Myeloperoxidase
      − Kathepsine
      − Lysozyme
   b) freie Sauerstoffradikale
      − $O2^-$, $H2O2$, OH^+

zienz versterben, vergleichsweise selten geworden sind. Dennoch ist die beeinträchtigte Lungenfunktion bezüglich ihrer Morphologie und Pathophysiologie noch immer eine Herausforderung, zu deren Lösung weitere Anstrengungen notwendig sind, damit dem schweren ARDS als lebensbegrenzender Komplikation vorgebeugt werden kann.

Literatur

1. Daugherty DE WC (1980) Thoracic trauma. Little Brown, Boston
2. Gustman P, Yerger L, Wanner A (1983) Immediate cardiovascular effects of tension pneumothorax. Am Rev Resp Dis 127:171
3. Neuhof H (1987) Humorale Veränderungen im Schock: Die pathogenetische Bedeutung der Mediatoren. In: Kilian J, Meßmer K, Ahnefeld FW (Hrsg) Schock. Klin Anästhesiologie und Intensivtherapie. Springer, Berlin Heidelberg New York Tokyo
4. Rutherford RB, Hurt HH, Brickman RD et al. (1968) The pathophysiology of progressive tension pneumothorax. J Trauma 8:212
5. Rutherford RB (1979) Thoracic injuries. In: Zuidema GD, Rutherford RB, Ballinger WF (eds) The Management of Trauma, 3rd ed. Saunders, Philadelphia
6. Schulte am Esch J, Vlajic I, Pfeifer G, Wappenschmidt J (1976) Mediastinal- und Pleuraerguß als Folge frischer Frakturen der Brustwirbelsäule. Chirurg 46:36−40
7. Wiedemann HP, Gillis CN (1986) Altered metabolic function of the pulmonary mircocirculation: Early detection of lung injury and possble functional significance. In: Wiedemann HP, Matthay MA, Matthay RA (eds) Acute lung injury. Critical Care Clinics, Vol 2. W.B. Saunders, Philadelphia, p 457

Diagnostik und operative Therapie der Thoraxverletzungen

I. Vogt-Moykopf, C. Männle und D. Branscheid

Thoraxchirurgische Klinik der LVA Baden (Direktor: Prof. Dr. I. Vogt-Moykopf), Amalienstraße 5, D-6900 Heidelberg

Thoraxtraumen treten als Folge hoher Verletzungsenergien auf. Dementsprechend sind 2/3 der Brustkorbverletzungen polytraumatisiert. Typische Begleitverletzungen sind das Schädel-Hirn-Trauma, die Milz- und Leberruptur sowie periphere Frakturen. Die höchste Letalität findet sich bei der Kombination Schädel-Hirn-Trauma mit Thoraxtrauma (32,7%) [3]. Zentrale pathogenetische Bedeutung kommt der Hypoxie zu, die die verschiedensten Ursachen haben kann (Abb. 1).

Erstversorgung am Unfallort

Ziel der Primärversorgung am Unfallort ist die Wiederherstellung und Stabilisierung der Vitalfunktionen. Die Auswahl des Transportmittels (Krankenwagen, Rettungswagen, Hubschrauber) und des Transportziels (Krh. der Regelversorgung, Krh. mit Unfallchirurgischer Abt., Klinik mit Thoraxchirurgischer Abt.) richtet sich nach der Verletzungsschwere.

Bedroht ist der thoraxtraumatisierte Patient in erster Linie durch die respiratorische Insuffizienz und den Kreislaufschock. Unabhängig von der Ursache wird der Patient bei folgenden Indikationen intubiert:

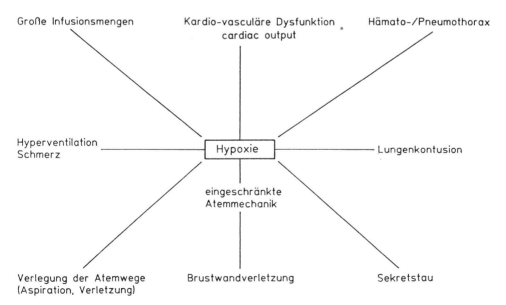

Abb. 1. Pathogenese von Lungenverletzungen (Modifiziert nach Kirsh/Sloan)

- Ateminsuffizienz mit Dyspnoe,
  Tachypnoe (AF > 25/min),
  Cyanose,
- Paradoxer Atmung bei instabilem Thorax,
- offener Thoraxverletzung mit Pneumothorax,
- Hämoptoe,
- Bewußtlosigkeit.

Zur Offenhaltung der Atemwege und zur Bronchialtoilette bei Hämoptysen ist eine Intubation oft ausreichend. Entscheidet man sich zur Beatmung, sollte man auch in der Lage sein, einen akut auftretenden Spannungspneumothorax zu therapieren. Auch beim Thoraxtrauma ist die Blutung die häufigste Ursache eines Kreislaufschocks. Dementsprechend steht der ausreichende Volumenersatz über mehrere periphere Verweilkanülen an erster Stelle. Bei Blutverlusten kleiner als 10% des geschätzten zirkulierenden Volumens sind kristalloide Lösungen ausreichend. Größere Verluste werden mit kolloidalen Lösungen ausgeglichen, da Blut- oder Frischblutderivate an der Unfallstelle naturgemäß nicht zur Verfügung stehen. Keinesfalls sollte die Flüssigkeitstherapie im Schock restriktiv gehandhabt werden. Eine "lungenbewußte" Infusionsbehandlung kann nur unter Intensivbedingungen bei regelmäßiger Kontrolle von ZVD, PAP und PCWP durchgeführt werden.

Seltene Ursachen des Kreislaufschocks sind die Einflußstauung beim Spannungspneumothorax und die Perikardtamponade, die typischerweise nach Schuß- oder Stichverletzungen auftritt. Klinische Zeichen des Spannungspneumothorax sind:

- Fehlende oder eingeschränkte Atemexkursion,
- Fehlendes oder abgeschwächtes Atemgeräusch,
- Steigender Beatmungsdruck und respiratorische Insuffizienz unter Beatmung,
- Kreislaufdepression (RR < 90 mm HG, Puls > 120/min),
- Gewebeemphysem
- Halsvenenstauung $\Big\}$ fakultativ.

Die genannten Symptome müssen nicht alle nachweisbar sein. Bei hinreichendem Verdacht sollte man sich auch bei untypischer Klinik zur Drainageanlage entschließen, da ein nicht therapierter Spannungspneumothorax innerhalb von Minuten zum Kreislaufstillstand führen kann.

Wir bevorzugen die Plazierung der Thoraxdrainage nach Hautschnitt und stumpfer Durchtrennung der Intercostalmuskulatur nach vorhergehender digitaler Kontrolle ohne Zuhilfenahme eines Trokars (Abb. 2, 3). Die Verwendung eines Trokars sollte dem Erfahrenen vorbehalten bleiben. Um Verletzungen intraabdomineller Organe bei Zwerchfellhochstand zu vermeiden, wird in der vorderen Axillarlinie zwischen 3. und 5. ICR eingegangen [5, 8]. Abgesehen vom Spannungspneumothorax sollte immer dann drainiert werden, wenn der Verletzte beatmet werden muß, und gleichzeitig ein Pneumothorax, eine Rippenserienfraktur oder ein Gewebeemphysem vorliegt. Dies gilt insbesondere vor einem geplanten Hubschraubertransport, da aus Platzgründen eine Drainagenversorgung an Bord nicht durchführbar ist.

Eine spezifisch chirurgische Therapie der Perikardtamponade am Unfallort ist nicht möglich. Hier kann nur der schnellstmögliche Transport in die Klinik mit anschließender

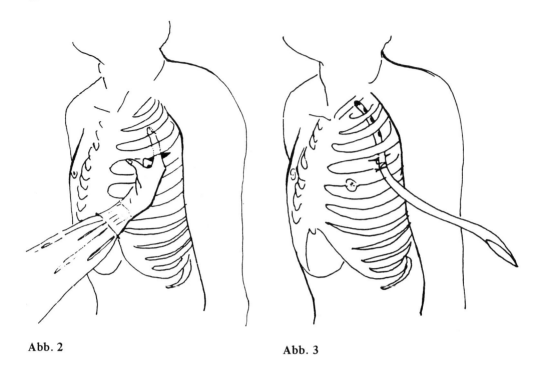

Abb. 2   Abb. 3

Notfallthoracotomie das Leben des Patienten retten. Die Brustkorberöffnung erfolgt linksseitig; der Einsatz einer Herz-Lungen-Maschine ist in der Regel zur Versorgung von Herzverletzungen nicht erforderlich [7].

In der folgenden Tabelle (Tabelle 1) sind die Therapieprinzipien am Unfallort unter besonderer Berücksichtigung der Fehlermöglichkeiten zusammengefaßt.

Klinische Vorsorgung des Thoraxtraumas

Die Diagnostik beim Thoraxtrauma stützt sich auf folgende Untersuchungen:

— Klinische Untersuchung,
— Röntgen-Thorax,
— Notfallabor, arterielle Blutgase,
— Bronchoskopie,
— Sonographie,
— EKG, Herzenzyme.

Bei der Versorgung des Thoraxverletzten wird im Gegensatz zur elektiven Chirurgie nicht nach einem starren diagnostischen Schema vorgegangen. Der Patient wird während aller Untersuchungsschritte ärztlich überwacht und die Diagnostik wird jederzeit in Abhängigkeit von den erhobenen Befunden und der klinischen Situation durch therapeutische Maßnahmen wie Intubation, Thoraxdrainage, Notfallthoracotomie unterbrochen. Je nach den ver-

Tabelle 1. Mögliche Therapiefehler beim Thoraxtrauma am Unfallort

Fehler	Folgen	Diagnose und Verhütung
Beatmung bei Parenchymfistel oder Bronchusverletzung ohne Pleuradrainage	Gewebeemphysem Spannungspneumothorax	*Auskultation:* abgeschwächtes Atemgeräusch *Probepunktion:* (stumpfe Nadel) Luft entweicht unter Druck *Therapie:* Drainage als Sofortmaßnahme
Fehler bei der Pleuradrainage		
Plazierung zu tief	Verletzung von Leber, Milz, Diaphragma	Drainage nicht unterhalb 5. ICR in der vorderen Axillarlinie
Eingehen mit Trokar, Punktion mit spitzer Nadel	Verletzung von Lunge, großen Gefäßen, Herz	Legen unter digitaler Kontrolle Punktion mit stumpfer Nadel
kleinlumige Drainage	Verlegung-Spannungspneumothorax	Drainage 22–28 Ch. (Erwachsener)
Abklemmen der Drainage während des Transportes	Spannungspneumothorax	*Beim Beatmeten:* Ableiten über eingeschnittenen Urinbeutel *Bei Spontanatmung:* Saugung über Elektrosaugung (-15 cm H$_2$O), Heimlich-Ventil
Rückenlage bei instabilem Thorax	Paradoxe Atmung	Lagerung auf instabile Seite besser: Beatmung

muteten Begleitverletzungen muß das Untersuchungsprogramm erweitert werden (CT-Schädel, abdominelle Lavage, etc.).

Besondere Bedeutung kommt der Röntgen-Thoraxaufnahme zu. Bei guter technischer Qualität lassen sich Rippenfrakturen, Pneumothorax mit und ohne Verdrängung der Mediastinalorgane, Hämatothorax, Lungenkontusion, breites Mediastinum und ein gering ausgeprägtes Gewebeemphysem, das der klinischen Beobachtung entgangen ist, diagnostizieren. Zur Beurteilung von Herzgröße und Mediastinalbreite ist eine Aufnahme in Inspiration wünschenswert (Blähung der Lunge beim Intubierten). Rippenfrakturen im vorderen Anteil sind auch bei guter Aufnahmetechnik schwierig zu erkennen, wenn keine Dislokation vorliegt.

Als Standard gilt heute eine Aufnahme in Hartstrahltechnik (Röhrenspannung > 100 kV) mit Verwendung eines Streustrahlfilters. Fahrbare Geräte erlauben Aufnahmen beim liegenden Patienten im Schockraum und auf der Intensivstation, ohne zeitraubenden Transport in die Röntgenabteilung.

Eine weitere Differenzierung des Röntgenbefundes erlaubt die Sonographie. Sie ermöglicht die Unterscheidung zwischen extrapulmonaler Flüssigkeitsansammlung (Erguß, Hämatom) und intrapulmonaler Infiltration oder Atelektase. Lage und Ausdehnung intrapleuraler Flüssigkeitsansammlungen können bestimmt werden. Bei "hochstehenden Zwerchfellen" kann zwischen parenchymatösen Organen (Leber), basalen Hämatomen und Atelektasen unterschieden werden. In der Beurteilung von intraperikardialen Ergüssen und Einblutungen ist die Ultraschalluntersuchung der konventionellen Röntgendiagnostik deutlich überlegen.

Notfallabor und arterielle Blutgasanalyse sind selbstverständlich. Herzenzyme und EKG liefern ohne großen Aufwand Hinweise auf eine Herzkontusion.

Von der Möglichkeit, die die flexible Bronchoskopie (BRSK) bietet, wird sicher noch zu wenig Gebrauch gemacht. In der Hand des Erfahrenen kann sie folgendes leisten:

— Ausschluß oder Bestätigung einer endobronchialen Verletzung,
— Gezielte Bronchialtoilette bei Atelektase und Aspiration,
— Beurteilung des prämorbiden Zustandes des Bronchialsystems,
— Bronchiallavage.

Die Symptome einer Bronchusverletzung sind in Tabelle 2 zusammengestellt:

Eine gezielte Bronchialtoilette zur Beseitigung von Schleim und Blut bei einer Atelektase ist nur bronchoskopisch möglich. Vorteile bietet die flexible BRSK auch bei der Behandlung der endobronchialen Aspiration.

Anhand der Beschaffenheit der Bronchialschleimhaut (Rötung, Atrophie) und der Bronchialwand (stabil, Kollapsneigung) können wichtige Rückschlüsse auf eine vorbestehende Bronchialerkrankung gezogen werden. Therapeutische Konsequenzen wie früh-

Tabelle 2. Bronchoskopische Hinweise auf Verletzungen am Bronchialbaum

Direkte Zeichen:	— Blutung am Ort der Verletzung
	— Schleimhauteinrisse
	— Dehiscenz
Indirekte Zeichen:	— Abnorme Beweglichkeit bei intakter Schleimhaut: Bronchusruptur
	— Stenosen, Torquierung an Ostien/Aufzweigungen
	— Narbenstenosen

zeitige Tracheotomie, unterstützende Therapie durch Secretolytica und gezielte Atemgymnastik sind so auch ohne Kenntnis der Vorgeschichte möglich.

Die Bronchiallavage zur Diagnostik der Lungenkontusion kann noch nicht allgemein gefordert werden. Die derzeit vorliegenden Mitteilungen bedürfen der Überprüfung.

Operative Therapie des Thoraxtraumas

Die chirurgische Therapie wird unter praktischen Gesichtspunkten nach der Dringlichkeit eingeteilt.

Notfallmäßige Indikation zu sofortigem Handeln ist gegeben bei:

— Blutung mit Kreislaufschock trotz Massivtransfusion,
— Spannungspneumothorax, Spannungsmediastinum,
— Perikardtamponade.

Läßt sich bei einer intrathorakalen Blutung mit Kreislaufschock trotz Massivtransfusion der Blutdruck nicht stabilisieren, muß ohne weitere Diagnostik sofort thoracotomiert werden. Die Seitenlokalisation ist in der Regel durch den Röntgen-Thorax möglich. Auch in scheinbar aussichtslosen Fällen sollte aktiv vorgegangen werden, da nur durch die Blutstillung der Patient überleben kann [7]. Häufige Ursache für massive Blutungen sind Verletzungen des Herzens, der herznahen Gefäße und der großen Pulmonalgefäße. Patienten mit offener Aortenruptur erreichen nur selten lebend die Klinik.

Eine Herzbeuteltamponade kann ohne zeitaufwendige Untersuchungen nicht sicher diagnostiziert werden. Der ausreichende Verdacht ist gegeben, wenn nach einer offenen Brustkorbverletzung (Stich, Schuß) ein therapieresistenter Schock auftritt. Herzgeräusche, breites Herz im Rö-Thorax, Venenstauung sowie EKG-Veränderungen können fehlen. Bei ausreichender Zeit kann eine Ultraschalluntersuchung hilfreich sein. Therapie der Wahl ist die sofortige Thoracotomie links lateral, alternativ kommt als Zugangsweg auch die mediane Sternotomie in Frage [7].

Beim Spannungspneumothorax ist die Drainage als Sofortmaßnahme ausreichend. Die weitere Therapie richtet sich nach der zu Grunde liegenden Ursache.

Indikation zur frühen chirurgischen Therapie innerhalb Stunden nach vorhergehender Diagnostik ist gegeben bei:

— Persistierender Blutung bei stabilem Kreislauf,
— Hämoptyse,
— Luftleckage (bronchopleurale Fistel).

Bei stabilen Kreislaufverhältnissen wird bei intrathorakalen Blutungen zunächst drainiert. Die Indikation zur Thoracotomie wird bei Blutverlusten über 150—200 ml/h gestellt (Abb. 4). Zuvor kann der Versuch unternommen werden, durch Pulmonalisangiographie, Cavographie oder Aortographie die Blutungsquelle zu lokalisieren.

Im Gegensatz zur Blutung in den Pleuralraum muß bei der Hämoptyse immer bronchoskopisch die Blutungsquelle lokalisiert werden; die Röntgenaufnahme ist hierzu ungeeignet,

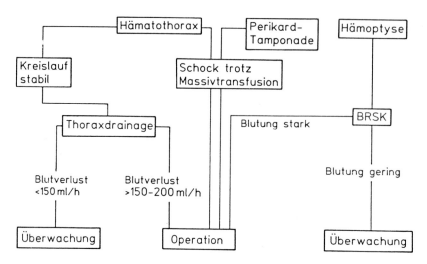

Abb. 4. Therapieschema bei Thoraxtrauma mit Blutung

da die Zeichen der Aspiration überwiegen. Sind bei der flexiblen BRSK die Verhältnisse zu unübersichtlich, muß die Situation durch eine starre BRSK geklärt werden. Als Palliativmaßnahme, um die Zeit bis zur Operation zu überbrücken, bietet sich die Doppellumenintubation an (Carlens-White Tubus, Bronchocath).

Tritt nach Anlegen einer Thoraxdrainage eine Luftleckage auf, die eine notwendige Beatmung unmöglich macht oder die Ausdehnung der betroffenen Lunge verhindert, sollte thoracotomiert werden. Zuvor wird bronchoskopisch eine Verletzung der Trachea oder der zentralen Bronchusabschnitte als Ursache der Fistel ausgeschlossen. Neben Übernähung von Parenchymfisteln kommt die Resektion der betreffenden Lungenabschnitte in Betracht, wobei man so parenchymsparend wie möglich vorgehen sollte (Segmentresektion).

Chirurgische Interventionen mit aufgeschobener Dringlichkeit sind:

— Perforierende oder penetrierende Thoraxverletzungen,
— Tracheo-bronchiale Verletzungen,
— Rupturen von Aorta (gedeckt)
  Oesophagus
  Diaphragma

Offene Thoraxverletzungen werden zunächst steril abgedeckt und drainiert, wenn Zeichen für eine massive Blutung oder Perikardtamponade fehlen. Im Gegensatz zur Kriegschirurgie mit einem Massenanfall von Verletzten sollte unter zivilen Bedingungen die Thoraxwunde chirurgisch verschlossen und der Thorax revidiert werden, um keine schweren Verletzungen zu übersehen.

Verletzungen des Tracheobronchialbaumes werden leider oft erst durch auftretende Sekundärkomplikationen wie persistierende bronchopleurale Fistel, Empyem oder poststenotische Entzündung diagnostiziert. Eine präoperative BRSK ist zur Festlegung der Operationsstrategie unerläßlich. Bei in der Regel guter Heilungstendenz ist ein parenchymsparendes Vorgehen im Sinne eines bronchoplastischen Eingriffes der Resektion vorzuziehen. Die Pneumonektomie als einfachste chirurgische Maßnahme muß eine Ausnahme bleiben.

Gedeckte Aortenrupturen werden bei stabilen Kreislaufverhältnissen sekundär versorgt. Zuvor erfolgt die Therapie von Begleitverletzungen (Schädel-Hirn-Trauma, abdominelle Verletzungen). Die loco typico auftretende Aortenruptur im Isthmusbereich kann nach linksseitiger Thoracotomie ohne Herz-Lungen-Maschine angegangen werden [9].

Verletzungen des Oesophagus und des Zwerchfells werden nach entsprechender Diagnostik operiert. Bei der Zwerchfellruptur ist eine Thorax-Aufnahme in zwei Ebenen und eine Kontrastmitteldarstellung des oberen Verdauungstraktes mit wasserlöslichem Kontrastmittel ausreichend. Die linksseitige Ruptur kann je nach Begleitverletzung durch eine Laparotomie oder Thoracotomie versorgt werden. Die seltene Ruptur des rechten Zwerchfells läßt sich nach thorakalem Zugang leichter operieren.

Oesophagusverletzungen erfordern die Kombination radiologischer (Oesophagusdarstellung mit wasserlöslichem Kontrastmittel) und endoskopischer Verfahren (Oesophagoskopie unter Luftinsufflation). Der Zugangsweg hängt von der Lokalisation ab.

Sekundäre chirurgische Intervention erfordern die in Tabelle 3 zusammengestellten Folgezustände nach Thoraxtrauma. Gemessen an der Häufigkeit dominiert hier die Decortication nach Empyem sowie die Ausräumung eines organisierten Hämatothorax. Die Operation erfolgt unter funktionsverbesserndem Aspekt, dies sollte durch eine prä- und postoperative Lungenfunktionsuntersuchung dokumentiert werden.

Sieht man von akut lebensbedrohlichen Situationen wie Spannungspneumothorax, intrathorakaler Blutung mit Kreislaufschock und Perikardtamponade ab, läßt sich beim Thoraxtrauma durch Drainage und unterstützende Intensivmaßnahmen präoperativ der Zustand des Patienten in der Regel stabilisieren. Man gewinnt dadurch nicht nur Zeit für eine ausreichende Diagnostik, die immer eine Bronchoskopie mit einschließen sollte, sondern kann auch die Verlegung des Verletzten in das nächste Zentrum mit thoraxchirurgischer Erfahrung in seine Überlegungen miteinbeziehen. Läßt der Zustand des Patienten einen Transport nicht zu, sollte man prüfen, ob ein thoraxchirurgisch erfahrener Kollege konsiliarisch hinzugezogen werden kann.

Bereits der Notarzt kann an der Unfallstelle durch die richtige Einschätzung der Verletzungsschwere und die dementsprechende Auswahl der anzufahrenden Klinik für den Patienten wertvolle Zeit gewinnen. Große Erfahrung verlangt die Unterscheidung zwischen Verletzten, bei denen der schnellstmögliche Transport in die Klinik geboten ist, und

Tabelle 3. Sekundäre chirurgische Intervention beim Thoraxtrauma

- Pseudoaneurysma
- Organisierter Hämatothorax
- Kompressive Perikarditis
- Tracheale/bronchiale Stenosen
- Oesophagusstenosen
- Persistierender Pneumothorax
- Chylothorax
- Decortication   Pleuraschwarte
                   Empyemsack
- Intercostalpseudarthrose, Neuralgie

Patienten, die durch eine sachgerechte Primärversorgung am Unfallort soweit stabilisiert werden können, daß sie die Fahrt in die Klinik gefahrlos überstehen.

Literatur

1. Glinz W (1985) Pleuro-pulmonale Verletzungen. Chirurg 56:129–135
2. Kortmann H, Riel KA (1988) Thorakale Gefäßverletzungen. Chirurg 59:389–397
3. Lauterjung KL et al. (1987) Thorax- und Abdominalverletzungen beim Polytrauma. Chirurg 58:641–647
4. Lüllig H et al. (1982) Thoraxtraumen im Rahmen von Mehrfachverletzungen. In: Peter K, Lawin P, Jesch F (Hrsg) Der polytraumatisierte Patient. Thieme, Stuttgart New York, S 40–49
5. Mattox KL (1983) Thoracic Injury Requiring Surgery. World J Surg 7:49–55
6. Shorr MR et al. (1987) Blunt Thoracic Trauma. Ann Surg 206, No 2:200–205
7. Sunder-Plassmann L et al. (1986) Penetrierendes und perforierendes Thoraxtrauma. Chirurg 57:668–673
8. Vogt-Moykopf I (1985) Anmerkung zur Veröffentlichung von W. Glinz: Pleuro-pulmonale Verletzungen. Chirurg 56:610
9. Vollmar JF et al. (1987) Traumatische Rupturen der thorakalen Aorta. Langenbecks Arch Chir 371:71–84

Bronchoskopische Befunde im Ablauf der Lungenkontusion – Eine tierexperimentelle Studie

W. Buchinger, M. Thurnher, H. Redl und G. Schlag

Unfallkrankenhaus Wien-Meidling (Vorstand: Prim. Doz. Dr. H. Kuderna), Kundratstraße 37, A-1120 Wien

Im Rahmen einer tierexperimentellen Untersuchung an Hunden über Ablauf der Lungenkontusion und Beeinflußbarkeit durch therapeutische Maßnahmen ließen sich typische bronchoskopische Befunde erkennen, die mit Lokalisation, Schweregrad und Progredienz der Verletzung in Einklang zu bringen waren:

— geringe Mengen schleimig-blutiger Auflagerungen in der Trachea oder dem Hauptbronchus unmittelbar nach dem Trauma,
— Sickerblutungen aus den Segmentostien,
— Blut- und Ödemaustritt,
— radiäre Streifung um Ostien schwer geschädigter Segmente,
— submucöse Einblutungen,
— Einengung der Segmentostien, Verplumpung der Carinae
— Verschluß der Segmentostien durch Fibrin.

Frühe alveoläre Reaktionen bei Lungenkontusion

U. Obertacke[1], Th. Joka[1], M. Jochum[2], St. Assenmacher[1] und K.P. Schmit-Neuerburg[1]

[1] Universitätsklinikum Essen, Abt. für Unfallchirurgie (Direktor: Prof. Dr. K.P. Schmit-Neuerburg), Hufelandstraße 55, D-4300 Essen 1
[2] Chirurgische Klinik Innenstadt, Abt. für klinische Chirurgie u. Biochemie der Ludwig-Maximilians-Universität München (Direktor: Prof. Dr. H. Fritz), Nußbaumstraße 20, D-8000 München 2

Auf der Basis einer prospektiven klinischen Studie an Polytraumatisierten (PTS > 30; ISS > 40) mit und ohne Lungenkontusion wurden durch täglich gewonnene bronchoalveoläre Lavage (BAL) Daten über frühe alveoläre Reaktionen in einem kontusionierten Lungenareal erhoben. BAL-Befunde von 9 polytraumatisierten Patienten mit Lungenkontusion kamen zur Auswertung, davon konnte bei 4 Patienten die BAL jeweils parallel in einem kontusionierten und nichtkontusionierten Areal der selben Lunge gewonnen werden.

Folgende Vergleichsgruppen wurden gegenübergestellt:

A) Lungenkontusion (1.–4. Tag nach Trauma)   n = 9 Patienten
B) Kontrollen
   1. Normalprobanden (3 x BAL an 3 Tagen)   n = 10 Patienten
   2. ARDS (Krit. n. Fowler) (4.–8. Tag n. Trauma) n = 6 Patienten
   3. Polytrauma ohne Lungenkontusion (wie A)   n = 19 Patienten
   4. Polytrauma re./li. Vgl. (s.o.)   n = 4 Patienten)

Ergebnisse

Es kommt in den kontusionierten Lungenabschnitten zu einer frühen Aktivierung und Degranulierung der neutrophilen Granulocyten (PMN). Sowohl spontan, wie auf einen definierten Phagocytosereiz reagieren die durch BAL gewonnenen alveolären Phagocyten nur im Niveau der Normalprobanden. a2MG, die Immunglobuline, Transferrin, *komplexierte* Elastase und die PMN-Granulaenzyme, Myeloperoxidase (MPO) und Lactoferrin (LF) sind im Niveau der ARDS-Patienten erhöht. *Freie* Elastase ist nachweisbar und um den Faktor 8 gegenüber den ARDS-Patienten erhöht, a1PI, der physiologische Elastase- und Proteaseinhibitor ist unverändert. Der Inhibitor a1PI wird durch die toxische O_2-Radikalenproduktion (MPO und LF) bei der PMN-Aktivierung oxidiert, so daß *freie* Elastase nachweisbar ist. Die Folge ist die Schädigung der alveolocapillären Schranke, die wiederum durch die entstehende alveoläre Proteinose im kontusionierten Areal eine Inaktivierung des Surfactant mit den entsprechenden Folgen für den Gasaustausch und der alveolo-capillaren Barrierefunktion bewirkt.

Die alveolären Reaktionen in den kontusionierten Arealen insgesamt sind schon früh nach Trauma mit den – Tage später eintretenden und die gesamte Lunge betreffenden – Reaktionen im posttraumatischen ARDS zu vergleichen. Dies bestätigt die klinische Erfahrung der besonderen Bedeutung der stumpfen Lungenkontusion – insbesondere bei Vorliegen von Begleitverletzungen – und unterstützt die Forderung der möglichst frühzeitig einsetzenden prophylaktischen Beatmung.

Das frühe alveoläre Lungenödem nach Trauma — Ein differenzierbares Krankheitsbild?

J.A. Sturm, G. Regel, H. Reilmann und H.P. Friedl

Unfallchirurgische Klinik der Medizinischen Hochschule (Direktor: Prof. Dr. H. Tscherne), Konstanty-Gutschow-Straße 8, D-3000 Hannover 61

Gelegentlich wird früh nach Trauma ein lebensgefährdendes, alveoläres Lungenödem beobachtet. Der Pathomechanismus ist nicht geklärt, es handelt sich nicht um ein frühes ARDS. Wir untersuchten daher Patienten mit solcher Symptomatik prospektiv.

Methode

Von der Aufnahme an wurden in sechsstündigem Abstand cardiopulmonale Parameter erhoben (ZVD, PAP, HZV, PPCA; PaO_2/FiO_2). Das Lungenödem wurde quantifiziert (extravasculäres Lungenwasser = EVLW). Die zugeführten Volumenmengen wurden erfaßt und bilanziert. Der Unfallhergang wurde analysiert.

Ergebnisse

Alle 10 Patienten waren bei Aufnahme intubiert. Unmittelbar danach bestand bereits ein schäumendes Lungenödem, das im Verlauf einen Maximalwert bis zu 14,5 ± 1,2 ml/kg KG EVLW erreichte. Der Pulmonalarteriendruck stieg bis 29 ± 1 mm Hg im Mittel, der zentrale Venendruck (8 ± 0,8 cm H_2O) war ebenfalls erhöht. Das Herzzeitvolumen war anfangs erniedrigt, unter Volumenzufuhr erholte sich der Wert bis zu 8,1 ± 1,3 l/min im Mittel. Bei hohem angewendetem PEEP (x: 10 mm Hg) war der pulmonalcapilläre Druck mit 13 ± 0,5 mm Hg im Normbereich. Bis zum Zeitpunkt der Aufnahme betrug die mittlere Infusionsmenge 480 ml Ringer-Lactat. Der respiratorische Quotient PaO_2/FiO_2 war initial stark pathologisch (201 ± 33). Der respiratorische Quotient als auch das EVLW zeigten eine rasche Normalisierung. Die Patienten konnten durchschnittlich nach 5 Tagen die Intensivstation verlassen.

Schlußfolgerung

1. Ein frühes alveoläres Lungenödem ist eine differenzierbare Erkrankung. Eine Herzinsuffizienz oder Kreislaufüberladung durch zu große Volumenzufuhr scheidet als Ursache aus.
2. In allen Fällen lag ein stumpfes Thoraxtrauma mit einer großen flächigen Gewalteinwirkung vor. Die Anamnese läßt einen Schluß der Glottis annehmen. Kompression des Thorax und der Alveolen und anschließend schlagartige Expansion mit Ansaugen von Flüssigkeit können für diese Ödemform ursächlich sein. Die Behandlung besteht in sofortiger Beatmung mit positivem Druck und positivem endexspiratorischen Druck (PEEP) sowie einer moderaten Volumenzufuhr und einer kardialen Unterstützung mit positiv-inotropen Substanzen.

Die Bedeutung des schweren Thoraxtraumas für die Letalität Mehrfachverletzter

G. Regel, J.A. Sturm, H.P. Friedl und H. Tscherne

Unfallchirurgische Klinik der Medizinischen Hochschule (Direktor: Prof. Dr. H. Tscherne), Konstanty-Gutschow-Straße 8, D-3000 Hannover

Das Thoraxtrauma nimmt im Rahmen einer Mehrfachverletzung eine Sonderstellung ein. Bei polytraumatisierten Patienten gleicher Verletzungsschwere ist die Letalität in der Gruppe mit Thoraxtrauma (+TT) höher. Der Grund für diese Tatsache ist nicht hinreichend bekannt.

Methode

Wir untersuchten daher bei einem Kollektiv von insgesamt 38 Polytraumatisierten, mit (+TT) und ohne (–TT) Thoraxverletzung, die kardiopulmonale Funktion (PaO_2/FIO_2, $AaDO_2$, Q_s/Q_t, PVR) sowie die ARDS-Quote (extravasc. Lungenwasser = EVLW) bzw. Sepsisentwicklung (Positivbilanzen, Temperaturdiff., bakt. Befunde) über 14 Tage.

Ergebnisse

PaO_2/FIO_2 war von Beginn an konstant niedriger in der +TT-Gruppe. $AaDO_2$, Q_s/Q_t und PVR waren ab dem 4. Tag signifikant erhöht. Ein Lungenödem (EVLW) bestand initial und erneut ab dem 4. Tag. Ein ARDS zeigte sich in 5 (+TT) bzw. 2 (–TT) Fällen. Unterschiede in der Pneumonie- und Sepsisincidenz gab es nicht.

Schlußfolgerung

1. Die initiale respiratorische Störung wird durch eine direkte mechanische Gewalteinwirkung erzeugt.
2. Im Gegensatz zum klinischen Eindruck besteht nach Thoraxtrauma keine höhere Pneumonie- bzw. Sepsisrate.
3. Die Ursache für eine höhere Letalität Polytraumatisierter bei gleichzeitigem Thoraxtrauma ist eine höhere Incidenz des respiratorischen Distress Syndroms.

Der Einfluß von Rückhaltesystemen auf Art und Entstehung von Thorax-Verletzungen bei Fahrzeuginsassen

F. Zeidler und R. Herrmann

Daimler-Benz AG, EP/ADUS, Postfach 226, D-7032 Sindelfingen

Durch die zunehmende Gurtbenutzung haben sich Häufigkeit, Art und Schwere der Verletzungen von Kraftfahrzeuginsassen bei Straßenverkehrsunfällen verändert. Die Effizienz der Rückhaltewirkung der Gurte konnte bei Daimler-Benz im Laufe der letzten Jahre durch Optimierung der Gurtgeometrie und den Einsatz von Gurtstraffern weiter erhöht werden.

Als Ursache von Thoraxverletzungen tritt daher — relativ betrachtet — der Sicherheitsgurt selbst immer mehr in den Vordergrund, da er den Sekundäraufprall des Insassen auf Fahrzeuginnenteile weitgehend vermeidet und in Verbindung mit der Verbesserung der Rückhaltewirkung auch bei schwereren Unfällen in seiner Auswirkung reduziert. Die Verletzungen sind neben Gurtprellungen vor allem Frakturen des Brustbeins und der Rippen. Schwere innere Organverletzungen treten besonders in Verbindung mit nicht angegurteten Fondinsassen auf, die bei schweren Frontalkollisionen die vor ihnen befindlichen angegurteten Insassen zusätzlich belasten, sowie beim besonders schweren Frontalaufprall gegen unnachgiebige Hindernisse.

In Verbindung mit dem Airbag lassen sich diese Verletzungen durch die zusätzliche großflächige Abstützung des Thorax selbst bei höheren Brustverzögerungswerten in ihrer Schwere reduzieren. Die anhand von Straßenverkehrsunfällen diesbezüglich abgeleitete Wirksamkeit des Fahrer-Airbags wird auch für den neu entwickelten Beifahrer-Airbag erwartet.

Chirurgische Konsequenzen bei Verletzungen und schweren Kontusionen des Lungenparenchyms

M. Hürtgen, K.H. Muhrer, H. Ecke und K. Schwemmle

Zentrum für Chirurgie der Justus-Liebig-Universität Gießen, Unfallchirurgische Klinik und Poliklinik (Direktor: Prof. Dr. H. Ecke) und Klinik für Allgemein- und Abdominalchirurgie (Direktor: Prof. Dr. K. Schwemmle), Klinikstraße 29, D-6300 Gießen

Von 1978 bis März 1988 wurden im Gießener Krankengut von 438 Patienten (40 Männer, 17 Frauen, Durchschnittsalter 33 Jahre) mit einem schweren Thoraxtrauma 57 (13%) thoracotomiert. 49 stumpfe Traumen überwogen gegenüber 8 perforierenden Thoraxverletzungen.

70% der Patienten hatten Verletzungen der knöchernen Thoraxwand. 80% der Patienten waren polytraumatisiert.

Elf Patienten wurden wegen des Verdachtes auf eine Verletzung des Herzens oder großer intrathorakaler Gefäße notfallmäßig thorakotomiert. 27 Patienten wurden wegen massiver oder anhaltender Blutungen bzw. massiver Luftfistel (Bronchusruptur) innerhalb von 24 h operiert. 25 Thoracotomien wurden nach zwei oder mehr Tagen zur Ausräumung eines ineffektiv drainierten Hämatothorax, Beseitigung einer persistierenden Luftfistel oder Decortikation notwendig.

Lungeneinrisse wurden meist durch Parenchymnaht oder atypische Segmentresektion behandelt. Bei schweren und zentralen Lungenrupturen führten wir zehnmal eine primäre Lobektomie durch. Wegen infarzierter und atelektatischer Lungenabschnitte nach Blutstillung durch zentrale Umstechungen waren zwei Lobektomien als Zweiteingriffe erforderlich.

Die Lungenkontusion wurde grundsätzlich konservativ behandelt. Jedoch können unter Langzeitbeatmung superinfizierte Kontusionsherde Ursache septischer Verläufe sein. Die Ausdehnung der carnifizierten Pneumonien mit abscedierender Einschmelzung kommt im Computertomogramm gut zur Darstellung. Nach Beseitigung des Sepsisherdes durch Teilresektion bzw. Lobektomie haben von zehn Patienten acht überlebt. Einer starb an Folgen einer nicht erkannten Ventrikelseptumruptur.

Das schwere Thoraxtrauma – Ergebnisse einer retrospektiven Studie

H.-U. Zieren[1], K.E. Rehm[2] und H. Pichlmaier[1]

[1] Chirurgische Universitätsklinik (Direktor: Prof. Dr. Dr. H. Pichlmaier), Josef-Stelzmann-Straße 9, D-5000 Kön 41
[2] Chirurgische Universitätsklinik, Abt. für Unfall-, Hand- und Wiederherstellungschirurgie (Leiter: Prof. Dr. K.E. Rehm), Josef-Stelzmann-Straße 9, D-5000 Köln 41

Auf der Intensivstation der Chirurgischen Universitätsklinik Köln wurden vom 1.1.1978 bis zum 31.12.1987 532 Patienten entweder wegen einer isolierten Thoraxverletzung oder einer Mehrfachverletzung mit begleitendem Thoraxtrauma behandelt. Hiervon erlitten 434 ein stumpfes und 98 ein spitzes Thoraxtrauma. Während spitze Thoraxtraumen meist isolierte thorakale Verletzungen blieben, zeichneten sich stumpfe Verletzungen durch die hohe Incidenz an Polytraumen und schweren Begleitverletzungen aus. So wurde die durchschnittliche Gesamtverletzungsschwere stumpfer Thoraxtraumen nach dem Polytraumaschlüssel der Medizinischen Hochschule Hannover [1] mit 25 zu 5 Punkten insgesamt fünfmal höher bewertet als die spitzer Verletzungen. Bei stumpfen Traumen waren Lungenkontusionen in 43%, gefolgt vom Pneumo- und Hämatothoraces in 33% und 27% der Verletzungen häufigste thorakale Schäden. Bei spitzen Verletzungen entstanden in 61% Pneumo-, in 48% Hämatothoraces und in 22% operationspflichtige Lungenrupturen. Spannungspneumothoraces entwickelten sich in 7% der stumpfen und nur 1,3% der penetrierenden Verletzungen. Knöcherne Brustkorbverletzungen traten fast nur nach stumpfen Thoraxtraumen auf. Rippenfrakturen entstanden hier in 20% solitär, in 38% als Serie und in 7% resultierte ein instabiler Thorax. An sonstigen knöchernen Brustkorbverletzungen beobachteten wir bei stumpfen Traumen in 18% Clavicula-, in 6% Scapula- und in 0,3% Sternumfrakturen. 13% aller stumpfen und 34% aller penetrierenden Thoraxverletzungen wurden thoracotomiert. Bei stumpfen Verletzungen wurden in jeweils 22% der Thoracotomien die Lungen übernäht, intrathorakale Gefäßverletzungen und Zwerchfellrupturen versorgt. In 13% wurden Lappen- und in 4% atypische Resektionen durchgeführt. Wegen spitzer Verletzungen wurden in jeweils 54% der Thoracotomien das Lungenparenchym übernäht und extrapulmonale Blutungen — vor allem bei Verletzungen der Vasa intercostalia und thoracica interna — gestillt. Atypische Resektionen wurden hierbei in 12% und Lobektomien in 8% durchgeführt. Insgesamt mußten etwa 3/4 unserer Thoraxverletzten beatmet werden. Ob und wielange beatmet wurde, hing im wesentlichen von der Gesamtverletzungsschwere und dem Vorliegen eines schweren Schädel-Hirn-Traumas ab. So stiegen die durchschnittlichen Beatmungszeiten Überlebender von 60 h ohne und 110 h mit relevantem Schädel-Hirn-Trauma in der Schweregradgruppe I nach dem Hannoveraner Verletzungsschlüssel auf schließlich 249 ohne und 304 h mit Schädel-Hirn-Trauma in der schwersten Verletzungsgruppe IV fast linear an. Mit 31% hatten stumpfe Verletzungen eine mehr als doppelt so hohe Mortalität wie spitze Verletzungen mit 14%. Die höhere Gesamtmortalität stumpfer Thoraxtraumen resultierte vor allem aus der höheren Incidenz schwerer Begleitverletzungen, denn in vergleichbaren Schweregradgruppen wiesen penetrierende Traumen höhere Sterberaten auf.

Die von uns gefundenen Verteilungen sind im Trend mit anderen publizierten Angaben vergleichbar, spiegeln jedoch einen hohen Anteil Schwerstverletzter in unserem Krankengut wider. Hieraus resultieren die relativ hohen Thoractotomie- und Mortalitätsraten.

Literatur

1. Oestern H-J, Tscherne H, Sturm J (1985) Klassifizierung der Verletzungsschwere. Unfallchirurg 88:465

Die Bedeutung des Thoraxtraumas bei Polytraumatisierten: eine Analyse von 388 Patienten

D. Pennig[1], H. Bünte[2], W. Klein[1], H. Haeske-Seeberg[1] und E. Brug[1]

[1] Klinik und Poliklinik für Unfall- und Handchirurgie (Leiter: Prof. Dr. E. Brug)
[2] Klinik und Poliklinik für Allgemeine Chirurgie (Direktor: Prof. Dr. H. Bünte), Westfälische Wilhelms-Universität Münster, Jungeblodtplatz 1, D-4400 Münster

In einem Zeitraum von acht Jahren wurden an unserer Klinik 755 Polytraumata behandelt. 54,6% dieser Patienten trugen schwere Verletzungen im Thoraxbereich davon. In 42,8% dieser Fälle waren zwei, in 43,8% drei und in 13,4% vier Körperkompartimente betroffen.

34% wurden nach Schweiberer in Klasse II, 66% in Klasse III eingestuft. In der präklinischen Phase waren nur 26,5% der Verletzten ansprechbar, ein manifester Schockzustand bestand in 60,4% der Fälle. Verletzungen des Lungenparenchyms standen mit 74,2% im Vordergrund, Rippenserienfrakturen wurden in 65% gesehen. Die Letalität in der Gruppe der thoraxverletzten Polytraumata lag bei 39,7%, wobei die Patienten mit stabilisierten Frakturen der langen Röhrenknochen die günstigere Prognose zeigten. Der Todeszeitpunkt lag bei den pulmonal bedingten letalen Verläufen überwiegend im Bereich des 8. bis 21. Behandlungstages. In der Todesursachenstatistik (Obduktion) fand sich bei 36% eine pulmonale Ursache bzw. ein Schädel-Hirn-Trauma.

Erfahrungsbericht über 87 perforierende Thoraxverletzungen

R. Jaskulka, G. Ittner und M. Strickner

II. Univ.-Klinik für Unfallchirurgie (Vorstand: Prof. Dr. P. Fasol), Spitalgasse 23, A-1090 Wien

1. Laterale Thoraxverletzungen

Im vorliegenden Krankengut fanden wir 55 Verletzungen des lateralen Thorax, davon 11 Schuß-, 42 Stich- und 2 Pfählungsverletzungen.

Neun Patienten (16,4%) aus dieser Verletzungsgruppe wiesen beim Erreichen der Klinik Symptome eines Blutungsschocks auf. Bei allen Verletzten bestand ein unterschiedlich ausgeprägter Pneumothorax. Einen Hämatothorax fanden wir bei 12 Patienten.

Bei dieser Verletzungsform besteht auch unter Mitbeteiligung der Lunge keine absolute Indikation zur sofortigen Thoracotomie. So konnte bei 50 (90,9%) Patienten die Behandlung rein konservativ erfolgen, wobei Schocktherapie, Thoraxdrainage und Atelektaseprophylaxe im Vordergrund standen.

Eine Indikation zur Thoracotomie sehen wir vor allem bei massivem und anhaltendem Blutverlust durch die Thoraxdrainagen, insbesondere wenn der Kreislauf durch Volumenzufuhr nicht gehalten werden kann. Dies war in unserem Krankengut nur in etwa 1/10 der Fälle (9,1%) gegeben. An operativen Maßnahmen war 3mal eine Lobektomie, 1mal die Übernähung einer Lungenverletzung und einmal die Versorgung einer Läsion der A. subclavia erforderlich. Als weitere Operationsindikation gelten – nach gezielter Diagnose – Bronchus-, Trachea- und Ösophagusverletzungen.

Die unmittelbare postoperative Phase wurde von allen Patienten überlebt. Ein Patient verstarb 14 Tage nach der Verletzung im Rahmen einer massiven intrathorakalen Nachblutung trotz rascher Re-Thoracotomie. Alle anderen Patienten konnten nach durchschnittlich 7,4 Tagen in gutem Allgemeinzustand entlassen werden.

2. Mediastinale, gegen das Herz gerichtete Verletzungen

Anders liegt die Situation bei der penetrierenden Herzverletzung: Die Patienten erreichen das Krankenhaus meist in einem schwer schockierten Zustand. In dieser Situation ist eine rasche Diagnosestellung besonders wichtig. Die einzig richtige Entscheidung kann hier nur die sofortige Not-Thoracotomie sein.

Wir fanden 3 Schuß- und 8 Stichverletzungen. In jedem dieser Fälle war vor der Einlieferung eine Vorankündigung durch die Sanität erfolgt, sodaß sofort mit dem Erreichen der Klinik die Reanimationsmaßnahmen fortgesetzt werden konnten und ein vorbereitetes Operationsteam bereitstand. Zum Zeitpunkt der Einlieferung zeigten die Verletzten ausnahmslos Zeichen eines ausgeprägten Kreislaufschockes, 7 Patienten waren ohne meßbaren Blutdruck und Puls. In 8 Fällen lagen alle Zeichen einer Herztamponade vor. Bei einem dieser Patienten mußte die Reanimation bei weiten und lichtstarren Pupillen erfolglos abgebrochen werden. Alle anderen wurden einer sofortigen Thoracotomie unterzogen, wobei in allen Fällen einem anterolateralen Zugang im 4.–6. ICR der Vorzug gegeben wurde.

Bei den Herzschußverletzungen handelte es sich in allen 3 Fällen um ausgedehnte Traumen des linken Ventrikels, sodaß sämtliche Patienten prä- oder intraoperativ verstarben. Ähnlich gelagert waren zwei Fälle von Stichverletzungen. Die restlichen 6 Patienten überlebten und konnten nach 19,3 Tagen bei gutem Allgemeinzustand entlassen werden.

3. Zweihöhlenverletzungen

Bei der penetrierenden Zweihöhlenverletzung schließlich steht in den meisten Fällen die abdominelle Symptomatik im Vordergrund. Zusätzlich zu der in diesen Fällen an unserer Klinik immer durchgeführten explorativen Laparotomie ist eine Thoracotomie nur selten erforderlich. Für die Indikationsstellung gelten prinzipiell die gleichen Grundsätze wie bei anderen Thoraxverletzungen.

Unter unseren Patienten fanden wir 21 das Zwerchfell perforierende Zweihöhlenverletzungen, davon 5 Schuß- und 16 Stichwunden. Bei 18 Patienten – davon alle Schußverletzungen – fanden sich Zeichen eines ausgeprägten Kreislaufschocks. Zwei Verletzte wurden bei Perforation des linken Ventrikels primär thoracotomiert. Bei allen restlichen Patienten wurde zunächst das Abdomen revidiert.

Von den 21 Patienten konnten 16 in gutem Allgemeinzustand entlassen werden. Drei Patienten mit multiplen Organverletzungen verstarben im Operationssaal, in einem Fall war eine nicht beherrschbare Sepsis und ein weiteres mal ein Streßulcus die Todesursache.

Literatur

Baillot R et al. (1987) Penetrating Chest Trauma – a 20-year Experience. J Trauma 27: 994

Schwarz N (1984) Die Primärversorgung der penetrierenden Thoraxstichverletzung. Unfallheilkunde 87:249

Mediastinale Organverletzungen beim schweren Thoraxtrauma

K.H. Muhrer, M. Hürtgen, H. Ecke und K. Schwemmle

1 Zentrum für Chirurgie der Justus-Liebig-Universität, Unfallchirurgische Klinik und Poliklinik (Direktor: Prof. Dr. H. Ecke)
2 Klinik für Allgemein- und Abdominalchirurgie (Direktor: Prof. Dr. K. Schwemmle), Klinikstraße 29, D-6300 Gießen

Verletzungen der mediastinalen Organe — Herz, Trachea, zentrales Bronchialsystem und große intrathoracale Gefäße — nehmen eine Sonderstellung ein, da vitale Funktionen wie Atmung und Kreislauf unmittelbar betroffen sind. Von 438 schweren Thoraxtraumen, die wir in den letzten 15 Jahren behandelten, sahen wir bei 44 Patienten (10%) Verletzungen der Mediastinalorgane. Die Verletzungen waren bei 9 Patienten durch Penetration, d.h. Stich- oder Schußverletzungen verursacht, bei 35 durch stumpfe Gewalteinwirkung. 85% unserer Patienten wiesen Frakturen der Rippen 1–3 oder Rippenserienfrakturen auf, über die Hälfte der Patienten waren polytraumatisiert.

Von 12 Patienten mit tracheobronchialen Verletzungen waren die führenden Symptome das Mediastinal- und Weichteilemphysem, der Pneumo- oder Hämatothorax, Blutung aus der Trachea sowie eine nicht entfaltbare, fistelnde atelektatische Lunge bei liegender Blüaudrainage. Zwei kleinere, bronchoskopisch gesicherte Einrisse ohne Luftlecks wurden konservativ behandelt. Bei kompletten Rupturen der Stammbronchien führten wir in 3 Fällen die Reanastomosierung durch, inkomplette Abrisse oder Trachealrupturen wurden durch Naht versorgt. Bei Rupturen der Lappenbronchien führten wir die Lobektomie durch. Sieben der 12 Patienten überlebten. Isolierte Verletzungen des Perikards sahen wir bei 6 Patienten. Diese Verletzungen wurden offenbar, als die Patienten wegen Verdacht auf Herzverletzungen bzw. wegen einer begleitenden intrathorakalen Blutung thoracotomiert wurden. Das Spektrum der stumpfen Herzverletzungen reicht von der temporären Funktionseinschränkung über die Contusio cordis bis zur Herzwandruptur und Rupturen der Herzbinnenstrukturen. Rhythmusstörungen oder Infarktzeichen im EKG, sowie eine Erhöhung der herzmuskelspezifischen Enzyme sollte an eine myokardiale Kontusion denken lassen. Zwei traumatische Herzwandaneurysmen bzw. 2 traumatische Klappeninsuffizienzen wurden sekundär im extracorporalen Kreislauf versorgt.

Zehn Patienten hatten Verletzungen großer intrathoracaler Gefäße, d.h. Einrisse der V. azygos, großer Lungengefäße oder gedeckte Aortenrupturen. Das Computertomogramm hat die Diagnostik der gedeckten thorakalen Aortenruptur vereinfacht und die Aortographie auf gezielte Fragestellungen des Herzchirurgen beschränkt. Die Versorgung der gedeckten Aortenruptur sollte bei stabilisierten Kreislaufverhältnissen, geplant — aber möglichst frühzeitig erfolgen. Bei schrägen, langstreckigen Rupturen muß eine Protheseninterposition durchgeführt werden. Läsionen des D. thoracicus sind selten, Leitsymptom ist der Chylothorax. Bei erfolgter konservativer Therapie ist die Ductus-Ligatur indiziert. Die Letalität des Thoraxtraumas mit Beteiligung mediastinaler Organe ist hoch, sie betrug in unserem Krankengut 45%. Die hohe Sterblichkeit ist jedoch im Rahmen der Polytraumatisierung zu werten, welche die Unfallsterblichkeit mit bestimmte.

Indikation, Technik und Ergebnisse der Thoraxwandstabilisierung

J. Hanke, K.P. Schmit-Neuerburg und H.-R. Zerkowski

Universitätsklinikum Essen, Abt. für Unfallchirurgie (Direktor: Prof. Dr. K.P. Schmit-Neuerburg), und Abt. für Thorax- und Kardiovaskuläre Chirurgie (Direktor: Prof. Dr. J.Chr. Reidemeister), Hufelandstraße 55, D-4300 Essen 1

Die operative Thoraxwandstabilisierung ist kein rein technisches, sondern vor allem ein indikatorisches Problem, das häufig kontrovers diskutiert wird. Im eigenen Krankengut von 474 polytraumatisierten Patienten wurden Thoraxtraumen in fast 60% der Fälle diagnostiziert. Rund 23% der Thoraxverletzungen waren als schwerwiegend mit intrathorakalen Organverletzungen oder atemmechanisch wirksamen Brustwandinstabilitäten einzustufen. Nicht alle Rippenserienfrakturen bedeuten eine Indikation zur Operation. Die operative Behandlung ist u.E. bei Thoraxwandinstabilitäten unter folgenden Indikationen vorteilhaft, weil sie die gestörte Atemmechanik unmittelbar verbessert und so die Beatmungszeit verkürzt:

1. Thoraxinstabilitäten mit operationspflichtigen intrathoracalen Organverletzungen. Die abschließende Stabilisierung erfolgt "auf dem Rückzug".
2. Atemmechanisch wirksame Thoraxinstabilitäten bei isolierter knöcherner Thoraxverletzung. Durch die Stabilisierung erfolgt eine unmittelbare Reduzierung der Atemarbeit, die infolge paradoxer Atmung und trotz ausreichender Periduralanästhesie erhöht ist. Zusätzlich wird das potentielle Risiko sekundärer intrathorakaler Verletzungen vermieden.
3. Atemmechanisch wirksame Thoraxinstabilitäten mit Lungen- oder Herzkontusion bei Einfachverletzten. Wegen der erhöhten Infektanfälligkeit unter längerer Beatmung stellen diese Verletzungen auch im höheren Lebensalter eine sinnvolle Indikation dar.

Die operative Stabilisierung sollte zum frühest möglichen Zeitpunkt durchgeführt werden. Als Primärversorgung ist sie allerdings nur bei Instabilitäten mit operationspflichtigen, intrathorakalen Organverletzungen oder Blutungen sinnvoll. Anzustreben ist die frühsekundäre Operation am 2. bis 4. Tag nach Unfall, sobald einerseits eine ausreichende Stabilisierung der Atemfunktion mit Rückgang des Shunt-Volumens erreicht worden ist, bevor jedoch pulmonale Komplikationen eintreten.

Operationstechnisch haben sich der antero-laterale Zugang mit 30° angehobenem Oberkörper und der ventrale Zugang bewährt. Die Plattenosteosynthese der Rippen und des Sternums stellt ein bewährtes Stabilisierungsverfahren dar. Als Implantate eignen sich für langstreckige Mehrfragmentfrakturen vor allem die 3,5 mm-Rekonstruktionsplatten der AO. Daneben kommen in unserer Klinik Mecron-Rippenplatten zur Anwendung, die für Einfachfrakturen und Instabilitäten am costochondralen Übergang eine gute Stabilität ergeben. Darüberhinaus haben sich auch die sehr elastischen, selbstgreifenden Rippenklammern bei langstreckigen Stabilisierungen und sternumübergreifenden Stabilisierungen bewährt.

Nach diesen Indikationen haben wir bis August 1988 52 Patienten operiert. Wesentliche operationsbedingte Komplikationen wie Knocheninfektionen oder Infektionen der Pleurahöhle haben wir nicht gesehen. Drei oberflächliche Weichteilinfekte mit Fistelbildungen heilten nach Implantatentfernung ab. Vier Reosteosynthesen waren in der Frühphase wegen Implantatlockerung und Reinstabilität erforderlich.

Zusammenfassend kann festgestellt werden, daß sich bei sorgfältiger Indikationstellung und frühzeitiger Operation die Beatmungsdauer von thoraxinstabilen Patienten durch Ausschaltung der Schmerzen und Normalisierung der gestörten Atemmechanik deutlich verkürzt. Dadurch können schwerwiegende pulmonale Komplikationen der Langzeitbeatmung vermieden werden. Im eigenen Krankengut war im Vergleich zweier Patienten-Kollektive mit instabilem Thorax bei den operativ stabilisierten Patienten eine pulmonal bedingte Letalität von 20%, gegenüber 50% in der nicht operativ behandelten Gruppe zu beobachten. Dies unterstreicht nachdrücklich die Berechtigung der operativen Stabilisierung.

Aktuelle Indikation zur parietalen Osteosynthese beim Thoraxtrauma

J. Borrelly, G. Grosdidier und S. Boileau

Centre Hospitalier Regional et Universitaire, 29, Ave. Marechal-de-Lattre-Tas,
F-54037 Nancy

Die therapeutischen Probleme, denen man bei jedem Thoraxtrauma begegnet, sind auch im Jahre 1988 zahlreich und komplex.

Die Fortschritte in der Intensivmedizin, die Verbesserung der Beatmungsgeräte und ihrer Handhabung sowie die weiter entwickelte Technik der Schmerzausschaltung (Analgesie), haben die Indikation zur Osteosynthese der Rippen deutlich eingeschränkt. Als Ausnahmeindikation geblieben ist die Rippenosteosynthese im Rahmen der operativen Versorgung der (seltenen) Organverletzungen des Brustraumes. Auch wenn der primären Rippen-Osteosynthese grundsätzlich zugestimmt wird, darf nicht übersehen werden, daß diese vor allem dann schwierig und unsicher sein kann, wenn sie in traditioneller Technik und mit traditionellem Material (Klammern, Schienen usf.) ausgeführt wird.

Vielfach ist die Entscheidung zwischen gegensätzlichen Behandlungsverfahren (operativ/ nicht operativ) schwierig, obwohl sich unterschiedliche Behandlungsmaßnahmen in ihrer Wirkung durchaus wechselseitig unterstützen können. Gemeinsames Ziel aller Behandlungsmaßnahmen bei der Brustwandstabilisierung ist die Verkürzung der Krankenhausverweildauer, die Vermeidung häufiger und schwerer Komplikationen und die Verhinderung eines Dauerschadens.

Wir berichten über 525 akute Thorax-Traumen, die in unserer Abteilung in den letzten 16 Jahren behandelt wurden. Die Osteosynthese hat hierbei mit einem Anteil von etwa 33% einen festen Platz in unserem Therapiekonzept. Die Indikation zur Osteosynthese der Thoraxwand sehen wir vor allem bei der schwerwiegenden parietalen Verletzung mit Instabilität. Seit 1980 verwenden wir zur Stabilisierung die "Klammer-Schiene mit Gleitstange".

Alternative zum chirurgisch-operativen Vorgehen ist stets die länger dauernde maschinelle Beatmung, die klassische "pneumatische Stabilisation" von innen, die bei uns nur noch dann Anwendung findet, wenn die Situation dazu zwingt oder keine andere Wahl bleibt ("Ultima ratio").

Die nicht-operativen Verfahren werden in der Regel als weniger therapie-effizient eingestuft, obwohl ihre Wirksamkeit durch zunehmende methodische Differenzierung (Periduralanalgesie, Peep-Beatmung) deutlich verbessert werden konnte.

Begründung des chirurgischen Vorgehens ist immer die Absicht, die maschinelle Beatmung gänzlich zu vermeiden oder in ihrer Dauer zu begrenzen. In ausgewählten Fällen wird die maschinelle Beatmung in den ersten 24–36 h eingesetzt. Dies ist als erfolgreiche Maßnahme (Verfahren der Wahl) anzusehen, wenn es gelingt, auch nur einen Patienten von der maschinellen Beatmung zu entwöhnen. Die im Zusammenhang mit der Behandlung der Organverletzungen des Brustraums durchgeführte Rippenosteosynthese ist eine Ausnahmeindikation, die allerdings mitunter akut zu stellen ist.

Es ist schwierig diese beiden Indikationen zu trennen, vor allem dann, wenn die Verletzung der Thoraxorgane nicht im Vordergrund steht sondern zufällig aufgedeckt wird.

Gelegentlich wird die Indikation zum operativen Vorgehen (insbesondere zwischen dem 3. und 5. Tag) gestellt, wenn die konservative Therapie keine Besserung bringt.

In jedem Fall sollte die Indikation zur Stabilisierung der Thoraxwand als Unterstützung der Behandlung der Organverletzung geplant und gestellt werden. Keinesfalls ist das operative Vorgehen nach erfolgloser maschineller Beatmung oder nach dem 5. Tag zu empfehlen, da die Rippenfrakturen nach dieser Zeit in der Regel bereits eine deutliche Callusfixation zeigen und eine Reposition nicht mehr möglich sein wird. Obwohl die Stabilisierung der Rippen zumeist Schmerzlinderung bringt, sollte man in dieser Situation auf die (weniger aufwendige) nicht-operative Therapie übergehen und eine Bewegungs- und Atemtherapie unter andauernder Schmerzausschaltung (Periduralkatheter) einleiten.

Abgesehen von der primären Rippenosteosynthese findet sich die aussichtsreichste Indikation zum operativen Vorgehen bei den schweren direkten oder isolierten Traumen der Brustwand (lateral oder postero-lateral, wo die Wand dick und muskulös ist) mit erheblicher Verschiebung der Rippenfragmente. Insbesondere bei älteren Patienten erscheint das operative Vorgehen erwägenswert, da die Behandlungsdauer deutlich verkürzt werden kann. Der Erfolg des operativen Vorgehens wird häufig bestimmt vom anfänglich nicht erkennbaren und damit nicht beurteilbaren Ausmaß der Lungenkontusion, dennoch hat das operative Vorgehen bei unseren Patienten niemals zu ernsten Komplikationen geführt.

Die Behandlung der Thoraxwandinstabilität — Indikation und Technik der Rippenverplattung

W. Buchinger[1], R. Maier[2], E. Eschberger[1], J. Poigenfürst[3], E. Trojan[1] und V. Vecsei[4]

[1] Unfallkrankenhaus Wien-Meidling (Vorstand: Prim. Doz. Dr. H. Kuderna), Kundratstraße 37, A-1120 Wien 9
[2] I. Univ.-Klinik für Unfallchirurgie (Vorstand: Prof. Dr. E.B. Trojan), Alserstraße 4, A-1097 Wien
[3] Unfallkrankenhaus Lorenz Böhler (Vorstand: Prof. Dr. J. Poigenfürst), Donaueschingenstraße 13, A-1200 Wien
[4] 1. Chir. Abt. mit Unfallabteilung des Wilhelminenspitals (Vorstand: Prof. D. V. Vecsei), Montleartstraße 37, A-1171 Wien 16

Seit Einführung des Epiduralkatheters ist die Diskussion über Indikationen operativer Thoraxwandstabilisierungen wieder aktuell geworden. Wir berichten über 61 rippenstabilisierende Eingriffe, wobei sich zur Behandlung der Thoraxwandinstabilität folgendes Regime bewährt hat:

I. Indikationen zur primär konservativen Behandlung

1. Thoraxwandinstabilität ohne pulmonale Mitbeteiligung:
   Durch Schmerzausschaltung und Atemtherapie kann in den meisten Fällen respiratorische Suffizienz erhalten werden.
2. Thoraxwandinstabilität mit pulmonaler Mitbeteiligung:
   Ein wesentlicher intrapulmonaler Rechts-Links-Shunt erfordert künstliche Beatmung, wodurch gleichzeitig eine "innere Schienung" der Thoraxwand erfolgt.

II. Indikation zur primär operativen Behandlung

1. Rippenstückbrüche mit intrathorakalen Läsionen die zur Thoracotomie zwingen, bzw. offene Thoraxwandbrüche.
2. Rippenbruchstücke mit extremer Verwerfung der Fragmente und Verminderung des transversalen Durchmessers des Thorax.

III. Indikation zur sekundär operativen Behandlung

1. Respiratorische Insuffizienz trotz analgetischer Medikation und Atemtherapie.

Die Behandlung der Thoraxwandinstabilität — Ergebnisse der Rippenverplattung

R. Maier[1], W. Buchinger[2], D. Eschberger[2], E. Trojan[1], J. Poigenfürst[3] und V. Vecsei[4]

[1] I. Univ.-Klinik für Unfallchirurgie (Vorstand: Prof. Dr. E.B. Trojan), Alserstraße 4, A-1097 Wien 9
[2] Unfallkrankenhaus Wien-Meidling (Vorstand: Prim. Doz. Dr. H. Kuderna), Kundratstraße 37, A-1120 Wien
[3] Unfallkrankenhaus Lorenz Böhler (Vorstand: Prof. Dr. J. Poigenfürst), Donaueschingenstraße 13, A-1200 Wien
[4] 1. Chir. Abt. mit Unfallabteilung des Wilhelminenspitals (Vorstand: Prof. Dr. V. Vecsei), Montleartstraße 37, A-1171 Wien 16

Wie im vorherigen Beitrag dargestellt wurde, ist die Stabilisierung der Thoraxwandinstabilität nur in ausgewählten Fällen notwendig.

Seit 1972 sind an 4 Wiener Unfallabteilungen bis Ende 1987, 61 Rippenverplattungen vorgenommen worden. Es handelt sich dabei um 18 Frauen und 43 Männer mit einem durchschnittlichen Alter von 49,3 Jahren (17–81). Die häufigste Unfallursache waren Verkehrsunfälle (44), Sturz aus Höhe (10), Quetschung (4), andere Ursachen (3). Eine isolierte Thoraxverletzung lag in 11 Fällen vor, 25 Patienten waren polytraumatisiert.

Zusatzverletzungen: Cont. Cerebri 5, intrakranielle Blutung 2, Gesichtsschädelfraktur 5.

Abdomen: Leber- 6, Milz- 13, Pankreas- 1, Nierenruptur 4.

Skelett: Wirbelsäule 7, Becken 14, Femur 3, Unterschenkel 4.

Sechzehnmal waren beide Thoraxhälften frakturiert, 23mal die linke, 22mal die rechte Thoraxhälfte, am häufigsten waren rechts die Rippen 4–6 und links die Rippen 4–7 betroffen. Die Instabilitätsformen wurden nach der Typisierung von Eschapasse und Gaillard zugeordnet. Bis auf eine kleine ventrale Instabilität waren alle Instabilitäten vorhanden. OP-Indikationen wurden gestellt bei: respirat. Insuffizienz (30), nach Thoracotomie (18), offene Thoraxwand (3), massive Verwerfung (8), Pseudarthrose (1). Innerhalb von 48 h erfolgte die OP bei 27 Patienten, innerhalb einer Woche bei 30 Patienten, bei 4 Patienten nach einer Woche. Vier von 16 beidseitig frakturierten Thoraxwänden wurden nur einseitig verplattet. Unserer Erfahrung nach ist es ausreichend, eine komplexe in eine einfache Instabilität überzuführen. Dazu mußten bei 40% der Patienten die frakturierten Rippen 2- bzw. 3mal verplattet werden.

Komplikationen: Rethoracotomie wegen Nachblutung (3), Infekt (5), Plattenlockerung (3), Exitus wegen nichtthorakaler Ursache (3).

Postoperative Beatmung: 27 Patienten 48 h, 15 Patienten bis eine Woche, 12 Patienten bis zu zwei Wochen; 7 Patienten, die polytraumatisiert waren, mußten länger als 2 Wochen beatmet werden. Durchschnittliche Beatmungsdauer 5,7 Tage (0–30).

Zusammenfassung

Die deutliche Verkürzung der Beatmungsdauer kann mit der Stabilisierung der Thoraxwandinstabilität erreicht werden. Die Indikationsstellung muß nach kritischen Gesichtspunkten erfolgen.

Traumatische Zwerchfellverletzungen – Erfahrungen bei 56 Patienten

H. Seiler, G. Block, L.T. Dambe und C. Braun

Chirurgische Universitätsklinik, Abt. Unfallchirurgie (Direktor: Prof. Dr. O. Trentz), D-6650 Homburg/Saar

Über 25 Jahre wurden 56 Patienten mit Zwerchfellverletzungen behandelt, davon 6 durch direkte Gewalteinwirkung, darunter 2 Schußverletzungen. Keiner dieser Patienten ist verstorben. Die Diagnostik erfolgte in allen Fällen zeitgerecht. Diesbezügliche Probleme sind vor allem bei Stichverletzungen, linksseitig und bei differenzierter Indikationsstellung zur Laparotomie bei Oberbauchwunden zu erwarten.

Nach stumpfem Trauma sind 5 Patienten verstorben, keiner in direkter Folge der Zwerchfellverletzung. 4/5 der Betroffenen sind polytraumatisiert, die isolierte Zwerchfellverletzung ist die Ausnahme. Die am häufigsten zusätzlich verletzte Region ist die der Extremitäten (65%), anschließend das Abdomen (53%), dann Thorax (44%) und Schädel (38%). Die häufige Kombination mit Beckenringverletzungen (48%) zwingt zur exakten Zwerchfellkontrolle bei allen diesen Verletzten, jeder Dritte weist Femurfrakturen auf. 80% der Rupturen sind links lokalisiert, beidseitige bzw. durchgehende Rupturen lagen 3mal vor. Trotz aller Fortschritte in den diagnostischen Möglichkeiten bleibt die konventionelle Radiologie einschließlich Gabe von wasserlöslichen Kontrastmitteln entscheidendes Diagnosticum. Bezüglich der Computertomographie sind vor allem von Rekonstruktionstechniken aussagekräftigere Befunde zu erwarten. Entscheidend für den dann in der Regel benignen Verlauf ist der aktive Ausschluß einer Zwerchfellverletzung auch unter Einbeziehung der Probelaparotomie, sofern nicht eindeutig negative Befunde vorliegen.

Freie Vorträge zum Hauptthema I
Das schwere Thoraxtrauma

Vorsitz: H. Hertz, Wien; H.-J. Oestern, Celle

Eilige Diagnostik und Therapie des Thoraxtraumas bei der Hubschrauberrettung in Nordbayern

J. Weiß, B. Herrmannsdörfer und K. Walcher

Klinik für Unfall- und Wiederherstellungschirurgie (Direktor: Prof. Dr. K. Walcher), Klinikum Bayreuth, Preuschwitzer Straße 101, D-8580 Bayreuth

Vor allem durch den konsequenten Ausbau von mittlerweile 36 Luftrettungsstationen im Bundesgebiet hat unsere Notfallmedizin eine internationale Spitzenposition erreicht. Bei 3705 Rettungseinsätzen im 5-Jahreszeitraum von 1982–1986 wurden vom RTH Christoph 20 Bayreuth 2062 (67%) chirurgische Notfallpatienten versorgt. 294 (14%) hatten eine Zwei- oder Drei-Höhlenverletzung, wobei ein Thoraxtrauma in 80% mit Verletzungen im Bereich des Schädels oder des Bauchraumes kombiniert war. In 2/3 der Fälle war das Polytrauma durch zusätzliche Verletzungen des Haltungs- und Bewegungsapparates kompliziert. Die Letalität der Zwei- oder Drei-Höhlenverletzungen betrug am Unfallort 13%, in der Klinik innerhalb von 24 h 9%, während des RTH-Transportes 0%. Die zentrale Aufgabe der präklinischen Erstversorgung ist zunächst die Beurteilung der vitalen Gefährdung nach der ABC-Regel, gestützt auf die Untersuchungsbefunde durch Inspektion, Palpation und Auskultation. Besonders beim schweren Thoraxtrauma wird zur Therapie und Prophylaxe der respiratorischen Insuffizienz frühzeitig intubiert. Der Pneumo- bzw. Spannungspneumothorax wird bereits am Unfallort durch eine Bülaudrainage behandelt, wobei der Thorax stumpf mit dem Finger eröffnet wird. Von der Verwendung starrer Trokars wird wegen der Verletzungsgefahr abgeraten. 50% der Pneumothoraces waren mit Rippenserienfrakturen vergesellschaftet. Die Diagnose einer Herzbeuteltamponade gestaltet sich unter Notfallbedingungen schwierig, da man zunächst durch die Leitsymptome auf die häufigeren Diagnosen gelenkt wird. Man muß daran denken, eine Punktion kann lebensrettend sein. Nur durch sofortiges Einleiten von aggressiven therapeutischen Maßnahmen gerade in der präklinischen Phase der Hubschrauberrettung kann die Vitalgefährdung des Polytraumatisierten besonders beim Vorliegen eines schweren Thoraxtraumas oftmals erfolgreich bewältigt werden.

Kann die Prognose des Thoraxtraumas durch aggressive Notfalltherapie am Unfallort verbessert werden

G. Tolksdorff[1], G. Gamstätter[1], F. Schauwecker[2] und H. Peters[1]

[1] Klinikum der Stadt Wiesbaden, Chirurgische Klinik (Direktor: Prof. Dr. H. Peters)
[2] Unfallchirurgische Klinik (Direktor: Prof. Dr. F. Schauwecker), Ludwig-Erhard-Straße 100, D-6200 Wiesbaden

1987 wurden bei Verkehrsunfällen 108 000 Personen verletzt und 8 000 getötet. Die Prognose des Schwerverletzten wird dabei entscheidend von der Wirksamkeit der Versorgung am Unfallort bestimmt. Verzögerung der Therapiemaßnahmen steigert die Letalitätsrate pro 30 min um bis zu 30%.

Zwischen 1982 und 1986 wurden in den Kliniken der Landeshauptstadt Wiesbaden 614 Patienten mit Mehrfachverletzungen der Schweregrade I–III n. Schweiberer behandelt. In den Gruppen II (30,6%) und III (56,5%) waren 379 Patienten mit Thoraxbeteiligung. Davon wiederum hatten 288 schwere Thoraxverletzungen.

Die Klinikletalität betrug bei 614 Patienten 19,7% (121 Patienten) und bei den 288 mit schwerem Thoraxtrauma 17% (49 Patienten). Führend war bei den Thoraxverletzungen neben Rippenserienfrakturen ohne Beteiligung der Brusthöhle (32%), der Hämatothorax (28,8%), die Lungenkontusion mit teilweise instabilem Thorax 12,5%, der Pneumothorax mit gelegentlichem Spannungspneu (12,5%) und die Zwerchfellruptur (7,3%). Es wurde 35mal thoracotomiert und insgesamt wurden 91 Thoraxdrainagen gelegt.

Die Entwicklung einer respiratorischen Insuffizienz kann nicht sicher ursächlich mit der Thoraxverletzung in Beziehung gebracht werden, da häufig zu schwere Begleitverletzungen bestanden. In Einzelbeispielen zeigt es sich jedoch, daß 8 der 49 verstorbenen Patienten eine Chance gehabt hätten, wären präklinisch die irreversiblen hypoxischen Schädigungen vermieden worden.

Die Blutgasanalysen von 22 Patienten, die bei Klinikaufnahme Hypoxämien aufwiesen, wurden unmittelbar später durch Intubation oder Drainage meist beherrscht. Neben gelegentlicher Unerfahrenheit des Notarztes stellt der thoraxverletzte Patient besondere Anforderungen bezüglich der Diagnose und Indikationsstellung zu invasiver Therapie. Hier gilt es, Hemmschwellen bei dem oft noch ansprechbaren Patienten zu überwinden. Der Einsatz des Pulsoxymeters zur Bestimmung der O2-Sättigung könnte hier die Indikationsstellung zu aggressiven Maßnahmen erleichtern.

Es werden enorme Anstrengungen unternommen, um durch materiellen und personellen Aufwand den Faktor Zeitgewinn verbessern zu können — wirklich Zeit gewinnen läßt sich beim Thoraxtrauma und dem polytraumatisierten Patienten nur durch eine optimale präklinische Versorgung.

Thoraxverletzungen: Retrospektive Analyse bei 467 Patienten

M. Buntrock, J. Babin-Ebell, P. Eigel und J. Buchwald

Chirurgische Universitätsklinik (Prof. Dr. E. Kern), Abt. für Thorax-, Herz- und Thorakale Gefäßchirurgie (Leiter: Prof. Dr. O. Elert), Josef-Schneider-Straße 6, D-8700 Würzburg

Material und Methode

467 thoraxtraumatisierte Patienten wurden von 1983–1985 in der chirurgischen Universitätsklinik Würzburg behandelt. Die Patienten wurden drei Altersstufen sowie drei Schweregraden (n. Encke) zugeordnet. Die Auswertung erfolgte bezüglich Ursachen, intra- und extrathorakaler Verletzungen sowie der Letalität.

Ergebnisse

Von 467 Patienten (2/3 männlich, 1/3 weiblich) waren 46,9% nicht älter als 30 Jahre, 34,7% zwischen 31 und 60 Jahre und 18,4% darüber. 47,8% waren erstgradig verletzt, 17,1% im Grad II und 35,1% im Grad III. 53,1% der Unfälle wurden im Straßenverkehr verursacht, davon 58,4% mit PKW/LKW, 21,8% KRAD, 12,1% zu Fuß und 7,7% mit dem Fahrrad. Bei intrathorakalen Verletzungen war die Lungenkontusion (II°: 25%, III°: 51,2%) führend, gefolgt von Zwerchfellrupturen (II°: 8,8%, III°: 8,5%), Lungenparenchymverletzungen (II°: 6,3%, III°: 5,5%), Herzkontusionen (II°: 2,5%, III°: 6,7%). Bei den knöchernen Verletzungen standen die Rippenfrakturen (51,0%) im Vordergrund, gefolgt von Frakturen der Wirbel (25,3%), der Clavicula (16,5%), der Scapula (8,6%) sowie des Sternums (1,5%). Begleitverletzungen waren bei 45,6% ein Schädel-Hirn-Trauma und bei 25,9% Abdominalverletzungen. 16,3% der Patienten hatten einen Hämatothorax, 11,1% einen Pneumothorax und 9,6% einen Hämatopneumothorax. Die Letalität aller Patienten betrug 14,8%, bei den drittgradigen Verletzungen 35,9% und bei Patienten über 60 Jahre mit drittgradiger Verletzung 70,8%.

Diskussion

Das Verhältnis von Motorrad- zu PKW/LKW-Unfällen betrug 1 : 2,7 bei einem normalen Verkehrsaufkommen von 1 : 21,2 (Bayern), was die erhebliche Gefährdung der Motorradfahrer verdeutlicht. Die Prognose des Thoraxtraumas hat sich durch Verbesserungen in der Notfall- und Intensivmedizin in den letzten 10 Jahren deutlich verbessert (Mitte der 70er Jahre Letalität von 25%, in dieser Studie 14,8%). Trotzdem haben ältere Patienten mit schwerem Thoraxtrauma nach wie vor eine sehr ernste Prognose (Letalität 70,8%).

Die Bedeutung des Thoraxtraumas als Prognosefaktor für das Überleben

B. Bouillon, K.H. Moser, H. Troidl und T. Tiling

Chirurgische Univ.-Klinik (Direktor: Prof. Dr. H. Troidl), Klinikum Köln-Merheim, Ostmerheimerstraße 200, D-5000 Köln 91

Das Thoraxtrauma ist in 70–95% mit Verletzungen anderer Körperregionen kombiniert. Für diese Fälle steigt die in der Literatur angegebene Letalität auf 30–50%. Die Frage, ob das Thoraxtrauma oder die begleitenden Verletzungen für die hohe Letalitätsrate verantwortlich ist, wird kontrovers diskutiert.

Ziel dieser Studie war es, die Bedeutung des Thoraxtraumas als Prognosefaktor für das Überleben, unabhängig von den begleitenden Verletzungen, zu bestimmen.

Dazu wurde eine retrospektive Untersuchung der Krankenakten aller polytraumatisierten Patienten, die vom 1.1.84 bis zum 31.12.87 vom II. Chirurgischen Lehrstuhl in Köln-Merheim betreut wurden, durchgeführt. Zielkriterium war das Überleben des Patienten bei Entlassung aus stationärer Behandlung. Das Thoraxtrauma wurde nach den Richtlinien des Injury Severity Scores (ISS) definiert. Dazu wurden entsprechend der Schwere der Diagnose Punktwerte von 0–6 vergeben. Für die übrigen betroffenen Körperregionen Schädel/Hirn, Abdomen, Extremitäten, Weichteil und Gesicht wurde ebenso verfahren.

Von 220 behandelten Polytraumen konnten für 149 Patienten (67%) vollständige Angaben erhalten werden. Sie bilden die Population für die folgenden Analysen. 61% dieser Patienten hatten eine Schädel-Hirn-Verletzung, 57% eine Thorax-, 44% eine abdominelle, 28% eine Extremitäten- und 28% eine Weichteilverletzung. Die Letalität der Verletzten mit Thoraxbeteiligung betrug 39% gegenüber 17% bei nicht Thoraxverletzten. Vergleicht man die Population der Thoraxverletzten mit anderen, so findet sich ein Unterschied in der Gesamtverletzungsschwere, ausgedrückt durch das ISS von 40,2 gegenüber 31,7. Das Alter der Patienten und der Zustand ihrer Vitalfunktionen am Unfallort, ausgedrückt durch den Trauma Score (TS), waren nicht signifikant verschieden. Somit konnte nicht ausgeschlossen werden, daß Unterschiede in der Überlebensrate auf Begleitverletzungen zurückzuführen waren.

Daher wurde ein anderes statistisches Verfahren, die multiple Regression, verwendet, um den reinen Effekt des Thoraxtraumas für das Überleben, unter Kontrolle der anderen Verletzungen fassen zu können. Dabei fand sich die Schädel-Hirn-Verletzung als wichtigste prognostische Variable, das Thoraxtrauma folgte an zweiter Stelle. Das Ausmaß der Extremitätenverletzung war dabei letzter Faktor und damit als Prognosefaktor für das Überleben ungeeignet.

Prognostische Faktoren beim Thoraxtrauma

G. Hohlbach, A.J. Jung, H.G. Rau und F.W. Schildberg

Klinik für Chirurgie der Medizinischen Universität (Direktor: Prof. Dr. F.W. Schildberg), Ratzeburger Allee 160, D-2400 Lübeck

In einem Zeitraum von 5 Jahren wurden an der Klinik für Chirurgie der MUL 130 Patienten mit Thoraxtraumen behandelt; in 20% lag ein isoliertes und in 80% ein kombiniertes Thoraxtrauma im Rahmen von Mehrfachverletzungen vor. Die Klassifikation dieser Verletzungen erfolgte mit dem Simplified Acute Physiologic score (SAPS) und dem Injury severity score (ISS). Isolierte Thoraxtraumen wiesen einen SAPS von 4,7 ±2,9 und einen ISS von 7,1 ±4,9, kombinierte einen solchen von 10,3 ±7,0 bzw. 19,7 ±14,4 zum Zeitpunkt der Aufnahme in unsere Klinik auf. 15,4% aller isolierten und 29,7% aller kombinierten Thoraxtraumen zeigten bei Klinikaufnahme eine beatmungspflichtige akute respiratorische Insuffizienz (ARI); insgesamt mußten 60% aller Thoraxtraumen entweder schon am Unfallort oder spätestens nach Aufnahme in die Klinik wegen ARI intubiert und beatmet werden.

Beim isolierten Thoraxtrauma bestand bei einer Pneumonierate von 19,2%, einer ARI-Häufigkeit von 7,7% und einer mittleren Beatmungsdauer von 1,2 Tagen sowie einem durchschnittlichen Aufenthalt auf Intensivstation (ICU) von 4,6 Tagen eine Letalität von 3,8%.

Die Letalität des kombinierten Thoraxtraumas lag mit 26,9% um ein Vielfaches höher; diese war – wie andere Verlaufsparameter – deutlich vom SAPS, der unter anderem die Effektivität der therapeutischen Bemühungen wiedergibt, abhängig.

Bei einem Aufnahme-SAPS von 0–5 Punkten betrug die Liegedauer auf ICU 2 Tage, bei einem solchen von 16–20 Punkten 3 Wochen. Bei einem SAPS bis 10 Punkten betrug die Letalität 7%, bei einem solchen von 11–15 Punkten 24% und bei 15–25 Punkten 59%; bei einem SAPS über 20 Punkten starben alle Patienten. Bei allen Überlebenden mit kombiniertem Thoraxtrauma (n = 53) konnte der mittlere SAPS innerhalb von 6 Tagen von durchschnittlich 9,8 auf 4,1 Punkte gesenkt werden; bei allen Verstorbenen (n = 14) stieg der SAPS trotz aller therapeutischen Bemühungen vom Aufnahmetag bis zum 6. Tag nach Unfall von 13,4 auf 14,2 Punkte an.

Ziel weiterer Behandlungsstrategien zur Verbesserung der Prognose des kombinierten Thoraxtrauma muß deshalb die Senkung des SAPS unter 10 Punkte sein.

Penetrierende Thorax-Stichverletzungen. Diagnose, Beurteilung und Behandlung

R. Raakow, H.H. Schauwecker und E.S. Bücherl

Chirurgische Univ.-Klinik und Poliklinik (Direktor: Prof. Dr. E.S. Bücherl), Klinikum Charlottenburg, Spandauer Damm 130, D-1000 Berlin 19

In West-Berlin und somit auch im Krankengut des Universitätsklinikums Rudolf Virchow/ Charlottenburg sind penetrierende Thoraxverletzungen überwiegend Stichverletzungen. Von 1977 bis 1987 wurden an unserer Klinik insgesamt 125 Patienten mit penetrierenden Thorax-Stichverletzungen behandelt. Die diagnostisch/therapeutische Vorgehensweise folgt dabei einem einfachen Konzept.

Im Akutfall stützt sich die Diagnostik vor allem auf die Priorität besitzende klinische Beurteilung und das Thorax-Röntgenbild.

Falls keine sofortige Operation vorgenommen werden muß, ist in den folgenden Stunden die Beurteilung des klinischen Frühverlaufes von wesentlicher diagnostischer Bedeutung. Dies bezieht sich auf den Erfolg der Schocktherapie ebenso, wie auf die Beobachtung eingelegter Thorax-Drainagen. Es folgen Sonographie, Computertomographie und bei speziellem Verdacht gezielte Untersuchungen (radiologische Gefäßdarstellungen, Bronchoskopie u.a.) als diagnostische Maßnahmen im weiteren Verlauf.

Verletzungsfolgen waren bei unserem Krankengut in 121 Fällen pleuro-pulmonale Läsionen, bei 18 Patienten Verletzungen des Herzens und der großen Gefäße und in einem Fall eine Ösophaguspenetration. Eine zusätzliche Beteiligung des Abdomens bestand bei 9 Patienten.

Bei 121 Patienten wurden Thorax-Drainagen angelegt. Eine Thoracotomie war bei 22 Patienten notwendig (17%), laparotomiert wurde 9mal. Die pleuro-pulmonalen Verletzungen ließen sich bis auf 2 Fälle immer durch eine konservative Behandlung gut beherrschen.

Die Thoracotomie bleibt somit genau abgrenzbaren Indikationen vorbehalten. Es sind dies die massive und anhaltende Blutung, Verletzungen des Herzens und der großen Gefäße, Bronchus- und Tracheaverletzungen, massive Blutungen in das Bronchialsystem sowie Ösophagusverletzungen.

Insgesamt sind von den 125 Patienten 4 verstorben. Dies entspricht einer Letalität von lediglich 3,2% und bestätigt das beschriebene diagnostisch/therapeutische Vorgehen.

Rippenserienfrakturen — Therapie und häufigste thorakale und extrathorakale Begleitverletzungen

B. Osterloh, J. Martell und R. Nustede

Klinik und Poliklinik für Allgemeinchirurgie (Direktor: Prof. Dr. H.-J. Peiper) der Universität Göttingen, Robert-Koch-Straße 40, D-3400 Göttingen

An der Klinik für Allgemeinchirurgie der Universität Göttingen wurden von 1978–1987 204 Patienten mit Rippenserienfrakturen (RSF) behandelt. Die ersten 6 Rippen waren bei RSF doppelt so häufig wie bei einfachen Rippenfrakturen betroffen, die ersten 3 Rippen dreimal so häufig. Die wichtigsten Pfeilerrippen 4–8 waren bei RSF zu 64% frakturiert. 74% aller Patienten wiesen intra- und extrathorakale Begleitverletzungen auf (Hämatothorax 55,4%, Pneumothorax 25,5%, Lungenkontusion 24%, Herzkontusion 4,4%, Zwerchfellruptur 4,9%, abdominelle Verletzungen 14,2%, SHT 30,4%, Wirbelsäule/Becken 13,7%, Extremitätenfrakturen 26,5%, Bronchusabriß 0,5%). Die Extremitätenfrakturen erforderten zu ca. 70% eine operative osteosynthetische Versorgung, zumeist bis zum 4. Tag nach dem Unfall durchgeführt. Die Diagnose der abdominellen Verletzungen wurde durch Sonographie und/oder Peritoneallavage gestellt; zu 65% waren Milz, Leber und Dünndarm betroffen.

Der Nachweis eines SHT erfolgte zu 88,7% sofort, der einer Extremitätenfraktur zu 100%; 17,6% der Thoraxverletzungen wurden erst nach 24 h diagnostiziert (sich langsam entwickelnde Hämatothoraces); bei den 5,1% der nach 72 h diagnostizierten abdominellen Verletzungen handelte es sich um Zwerchfellrupturen. 40,2% der Patienten wurden mit einer Thoraxdrainage versorgt (mittlere Verweildauer 7 Tage); nur in 6,9% wurde eine Thoracotomie erforderlich. 25,5% wurden maschinell beatmet, davon wurden 84,6% einer frühzeitigen Intubation innerhalb von 24 h nach Aufnahme zugeführt. Die Letalität lag bei 9,3%, zumeist infolge von ARDS und/oder Sepsis. Überwiegend handelte es sich dabei um Patienten mit sowohl intra- als auch extrathorakalen Verletzungen.

Zusammenfassung

Bei Patienten mit RSF handelte es sich zumeist um Mehrfachverletzte. Neben einer frühzeitigen Intubation und der intensivmedizinischen Betreuung kam der interdisziplinären Diagnostik von Begleitverletzungen, deren Ausmaß das Schicksal der Patienten bestimmen, entscheidende Bedeutung zu. Stabilisierende osteosynthetische Verfahren am Thorax kamen nicht zur Anwendung.

Meßdaten, Sensitivität, Spezifität und Aussage-Risiko des Ultraschall beim schweren Thoraxtrauma

A. Schmid, F. Schmid, H.-J. Peiper und T. Tiling

Klinik und Poliklinik für Allgemeinchirurgie (Direktor: Prof. Dr. H.-J. Peiper) der Universität, Robert-Koch-Straße 40, D-3400 Göttingen

Ein schweres Thoraxtrauma konfrontiert alle Diagnoseverfahren mit einer Fülle von Aufgaben und fordert dabei Schnelligkeit der Testaussage. Gerade letztere Eigenschaft favorisierte die Ultraschall (US)-Diagnostik und hat sie zum zeitlich erstangewandten bildgebenden Verfahren bei Verdacht auf die Verletzung werden lassen.

Studiencharakter und Patientengut

Retrospektiv wurden 742 US-Erhebungsbögen für die Zeit von 1980 bis 1988 mit der Notarzteinweisung "schweres Thoraxtrauma" ausgewertet.

Geräte und Methode

Verwendet wurden lineare und konvexe 3,5 MHz Schallköpfe sowie Sectortransducer punktueller Auflage. Eine Untersuchung umfaßte fünf Schallkopfpositionen: 1. rechte und 2. linke Thoraxumbiegung in Höhe der Zwerchfellkuppe, 3. epigastrisch subcostal links, 4. präcordial im 4. ICR links, 5. suprasternal.

Ergebnisse

In 4% wurde die Spezifität des US durch ein Hautemphysem aufgehoben. Die Meßdaten sind meist qualitativer Art und beinhalten die Abweichung:

1. Eine aufgehobene Atemexkursion eines Lungenflügels im Zwerchfellbereich weist auf einen Pneumothorax hin.
2. Hochsensitiv können bereits geringe Flüssigkeitsmengen im Pleuraraum erkannt und im Verlauf überwacht werden.
3. Zwerchfellrupturen, die zu 85% unilateral links auftreten, sind beidseits am besten mit konvexen Schallköpfen an der veränderten abdominalen Organposition, durch die darstellbare Ruptur selbst oder durch indirekte Hinweise wie Darmreflexbilder im Pleuraraum erkennbar.
4. 96% der traumatischen Aortenrupturen treten im Aortenbogenabschnitt auf, der von suprasternal darstellbar ist.
5. Herzklappenabrisse sind direkt darstellbar und deren Auswirkungen sind durch quantitative Meßdaten hochsensitiv zu erfassen.

6. Eine Herzbeuteltamponade kann sofort erkannt und durch eine ultraschallgezielte Punktion entlastet werden.
7. Symptome und unklare Befunde anderer Diagnoseverfahren lassen sich durch den kombinierten Einsatz der Sonographie zu sicheren Diagnosen abklären.

Schlußfolgerungen

Das bildgebende Verfahren Sonographie liefert noch während der Auswertung das Testergebnis. Die vitalen Organfunktionen und Organsysteme des Thorax können sonographisch untersucht werden. Der US ist dabei spezifisch bis hochsensitiv und erreicht teilweise das Attribut: Methode der Wahl. Die US-Diagnostik kommt zum Patienten und stört andere Notfallmaßnahmen nicht. Punktionen und Drainagen können ultraschallgezielt plaziert werden. Das entscheidende Risiko in der Testaussage beruht nicht auf der US-Methode, sondern auf der anfänglichen Befundinkonstanz der Verletzung. Als Ausschlußdiagnostik bietet US Sicherheit in der Triage, erspart oder setzt aufwendige Diagnostikverfahren gezielt ein. Maximale Vorteile werden erreicht, wenn US nicht als konkurrierendes, sondern als zu kombinierendes Verfahren angewendet wird.

Ergebnisse mit der digitalen Subtraktionsangiographie (DSA) bei traumatischen Gefäßläsionen der thorakalen Aorta und supraaortalen Äste

W. Crone-Münzebrock[1] und N.M. Meenen[2]

[1] Abteilung Röntgendiagnostik (Direktor: Prof. Dr. E. Bücheler), Universitätskrankenhaus Eppendorf, Martinistraße 52, D-2000 Hamburg 20
[2] Abteilung für Unfallchirurgie (Direktor: Prof. Dr. K.-H. Jungbluth), Universitätskrankenhaus Eppendorf, Martinistraße 52, D-2000 Hamburg 20

Die Ergebnisse und Erfahrungen mit der digitalen Subtraktionsangiographie (DSA) bei der Untersuchung von 21 traumatischen Gefäßläsionen der thorakalen Aorta und supraaortalen Äste (Aneurysmen n = 11, Aortenrupturen n = 2, traumatische Gefäßverschlüsse n = 7) werden vorgestellt. Von den 21 Untersuchungen bei Verdacht auf traumatische Gefäßläsion wurden 10 Untersuchungen mit der venösen DSA und 11 Untersuchungen primär als arterielle DSA durchgeführt. Insgesamt wurden 24 digitale Subtraktionsangiographien vorgenommen. Bei 3 Patienten war die Aussagefähigkeit mit der venösen DSA nicht ausreichend und der klinisch hinreichende Verdacht auf eine traumatische Gefäßläsion nicht befriedigend abgeklärt, so daß nach der venösen DSA eine arielle DSA zusätzlich angefertigt werden mußte. In diesen 3 Fällen handelt es sich in einem Fall um ein Aneurysma der A. thyreoidea, ein Aneurysma der thorakalen Aorta sowie um einen traumatischen Verschluß der A. axillaris. Bei den arteriellen DSA-Untersuchungen war die diagnostische

Sicherheit hoch und es wurden keine falsch positiven Befunde erhoben. Ein Vergleich von DSA-Befunden zu konventionellen Röntgenbildern und klinischem Befund ergab, daß bei den Aortenrupturen ein ausgedehnter Hämatothorax sichtbar war. Die Aortenaneurysmen lagen alle an typischer Stelle und in 3 von 5 Fällen war eine Doppelkonturierung des Aortenknopfes mit einer Verbreiterung des oberen Mediastinums und einem pleuralen "capping" auf der Thoraxübersichtsaufnahme erkennbar. Bei allen Aneurysmen der thorakalen Aorta bestanden Frakturen des ventralen oberen Rippenskeletts. Bei den peripheren Gefäßverschlüssen stand eine Pulslosigkeit der betroffenen Extremitäten im Vordergrund. Bei Aneurysmen im Bereich der Halsweichteile war ein pulsierender Tumor tastbar. Im Gegensatz zu ersten Mitteilungen, daß die venöse DSA ein sicheres Verfahren in der Diagnostik traumatischer Gefäßläsionen ist, propagieren wir aufgrund unserer Erfahrungen weiterhin ein transarterielles Vorgehen.

Traumatische Rupturen der thorakalen Aorta — Klinik und Therapie

H. Kogel und J.F. Vollmar

Abteilung Thorax- und Herz-, Gefäßchirurgie (Direktor: Prof. Dr. J. Vollmar) der Universität, Steinhövelstraße 9, D-7900 Ulm/Donau

80% der Verletzten mit traumatischen thorakalen Aortenrupturen versterben an der Unfallstelle. Bei 30 Verletzten (1973–1988), die noch lebend die Klinik erreichten, war regelmäßig der Aortenisthmus betroffen. Eine gedeckte Ruptur lag 29mal vor; nur 1mal kam es zu einer freien Ruptur in die linke Pleurahöhle. Bei 84% bestanden gravierende Begleitverletzungen. Während der Sitzgurt keinen Schutz vor der Aortenruptur bot, half er jedoch vor allem Begleitverletzungen des Kopfes und des Bauches zu reduzieren. Da bei Verletzten, die noch lebend die Klinik erreichen a priori eine günstigere stabilere Form der Aortenruptur vorliegt, wurde das früher gültige Prinzip der gefäßchirurgischen Sofortversorgung in den letzten Jahren zugunsten einer Operation mit aufgeschobener Dringlichkeit aufgegeben. Während bei der Sofortversorgung der Aortenruptur eine relativ hohe Operationsletalität von 50% und eine Paraplegierate von 39% registriert wurde, sank die Letalität bei der Versorgung mit aufgeschobener Dringlichkeit nach primärer Schockbehandlung auf 25% und die Quote ischämischer Rückenmarksschädigungen auf 16%. Die Operationsmethodik der Wahl stellt das Clamp-repair-Prinzip mit direkter Gefäßnaht nach vorheriger Mobilisation des Aortenbogens dar. Die entscheidende Untersuchung für die Frühdiagnostik ist die DSA.

Die Bronchoskopie beim schweren Thoraxtrauma

W. Knopp, H. Breitfuß und F. Glaser

Chirurgische Universitätsklinik der BG-Krankenanstalten "Bergmannsheil" (Direktor: Prof. Dr. G. Muhr), Hunscheidtstraße 1, D-4630 Bochum

Sekret- und Blutretention im Bronchialsystem nach Schleimhautschädigung ist eine wesentliche Ursache septischer Komplikationen beim chirurgischen Intensivpatienten. Der pathologische Circulus vitiosus kann nur durch eine gezielte Sekretabsaugung unterbrochen werden.

Von April 1986 bis April 1987 wurden 61 Patienten 86mal diagnostisch oder therapeutisch bronchoskopiert. In über einem Drittel der Fälle waren die Patienten polytraumatisiert. Die Indikation zur Bronchoskopie stellten therapeutische Kriterien (Atelektase, ineffektive Katheterabsaugung, therapierefraktäre Hypoxämie) als auch zusätzlich diagnostische Kriterien (Aspiration, Lungenkontusion).

31 Atelektasen konnten mit therapeutischem Erfolg bronchoskopiert werden. In 7 Fällen bei Lungeninfiltraten wurde bronchoskopisch eine Bronchusverlegung ausgeschlossen. Nach ineffektiver Katheterabsaugung konnte bronchoskopisch in allen Fällen eine Verbesserung des klinischen Befundes erreicht werden. Vier Bronchoskopien waren bei therapierefraktärer Hypoxämie durchgeführt worden, wobei in 2 Fällen frühzeitig vor der radiologischen Diagnosesicherung eine Pneumonie diagnostiziert wurde. In 5 Fällen wurde aus diagnostischen und therapeutischen Gründen bei Aspiration bronchoskopiert und das Bronchialsystem lavagiert. 22 Patienten mit schwerem Thoraxtrauma wurden primär nach Intubation bronchoskopiert. In 10 Fällen konnte vor der radiologisch erkennbaren Veränderung bronchoskopisch die Diagnose gestellt werden. Bei Lungenkontusion wurde programmiert eine broncho-alveoläre Lavage durchgeführt, wodurch die im Vergleich mit der Literatur niedrige Pneumonierate in diesem Patientenkollektiv von lediglich 22% erreicht werden konnte.

Die Bronchoskopie erbringt den größten Nutzen in der Prävention und der Beseitigung von Atelektasen. Die Bronchoskopie ermöglicht eine frühe Diagnosestellung bei Aspiration und Lungenkontusion. Mit der programmierten bronchoalveolären Lavage konnte die niedrige Pneumonierate von 22% erreicht werden.

Die Herzkontusion beim Thoraxtrauma, eine häufig übersehene Begleitverletzung

C. Schulz, R.A. Ueker und H.H. Schauwecker

Chirurgische Universitätsklinik und Poliklinik (Direktor: Prof. Dr. E.S. Bücherl), Klinikum Charlottenburg, Spandauer Damm 130, D-1000 Berlin 19

Das stumpfe Thoraxtrauma gewinnt mit zunehmender Verkehrsdichte gerade im großstädtischen Bereich an Bedeutung. Dabei ist die Herzkontusion eine häufig übersehene Begleitverletzung, die in bestimmten Fällen unbehandelt zu schweren Komplikationen führen kann. Es sollen hierzu die eigenen Erfahrungen vorgestellt werden.

Auf der chirurgischen Intensivstation im Universitätsklinikum Rudolf Virchow, Standort Charlottenburg, der FU Berlin wurden bei einem Zeitraum von 10 Monaten 70 Mehrfach-Verletzte mit stumpfem Thoraxtrauma betreut. Als diagnostische Kriterien für das Vorliegen einer Herzkontusion dienten EKG-Veränderungen, der Verlauf der CK im Serum sowie die Röntgenthoraxaufnahmen. Bei etwa 20% der untersuchten Patienten waren die diagnostischen Kriterien einer Herzkontusion erfüllt. Bei diesen Patienten fand sich eine Erhöhung der CK im Serum sofort nach Aufnahme mit einem weiteren Anstieg bis zum zweiten Tage, um danach kontinuierlich auf Normalwerte abzufallen. Bei vier Patienten zeigten die Röntgenaufnahmen eine transitorische Verbreiterung der Herzsilhouette. Alle Patienten mit Herzkontusion ließen ausgeprägte EKG-Veränderungen erkennen. Bei allen überlebenden Patienten mit Herzkontusion wurde vor Entlassung eine Herzbinnenraum-Szintigraphie durchgeführt. Bei drei Patienten ließ sich eine Hypo- bis Akinesie der Ventrikelwand dokumentieren. Über die Langzeitwirkung einer solchen Veränderung, z.B. die mögliche Ausbildung eines Herzwandaneurysmas, läßt sich derzeit noch nichts sagen. Drei Patienten hatten kreislaufwirksame Komplikationen, zwei Patienten erlagen letztlich den Folgen ihrer Herzkontusion.

Als Konsequenz ist bei Mehrfach-Verletzten mit Thoraxbeteiligung grundsätzlich an das Vorliegen einer Herzkontusion zu denken. Ist diese durch EKG, Röntgenthorax oder CKMB-Erhöhung gesichert, sollten elektive Eingriffe in der posttraumatischen Erholungsphase erst dann durchgeführt werden, wenn die CKMB-Konzentration wieder auf Normalwerte zurückgegangen ist. Andernfalls kann dies für den Patienten schwere oder gar tödliche Folgen haben.

Herzverletzungen nach stumpfem Thoraxtrauma

R. Silber, H. Hopp und J. Buchwald

Chirurgische Universitätsklinik (Direktor: Prof. Dr. E. Kern), Abteilung für Thorax-, Herz- und thorakale Gefäßchirurgie (Leiter: Prof. Dr. O. Elert), Josef-Schneider-Straße 6, D-8700 Würzburg

Bei polytraumatisierten Patienten mit stumpfen Thoraxtraumen kann es laut Literatur zu einer Mitbeteiligung des Herzens von 6–75% kommen. Dominierend sind Myokardkontusionen, selten kommen Rupturen des Myokards, Klappenzerstörungen verschiedenen Ausmaßes und von Herzsepten vor.

Wir berichten über einen polytraumatisierten Patienten mit einem stumpfen Thoraxtrauma, der eine schnell progrediente Kreislaufdepression zeigte. Als einziges Zeichen einer möglichen kardialen Ursache fand sich ein Systolicum mit P.M. über der Herzspitze und der linken Axilla. Die Röntgenaufnahme des Thorax und ein CT erbrachten keine Klärung. Beweisend war die transösophageale Echokardiographie, die in Abhängigkeit von der Herzaktion ein Prolabieren von Mitralklappenanteilen in den Ventrikel bzw. Vorhof zeigte. Bei der Operation fand sich eine komplex zerstörte Mitralklappe mit Papillarmuskelabriß einschließlich Ventrikelmyokardanteilen. Die Klappe wurde durch eine Kunstklappe ersetzt, der Patient überlebte.

Zusammenfassend sollen zwei Punkte herausgestellt werden:

1. Insbesondere bei Herzgeräuschen muß bei diesem Patientenkollektiv, trotz möglicher anderer Ursachen, bei zunehmenden Schockzuständen an eine Herzverletzung gedacht werden.
2. Die Echokardiographie, speziell die transösophageal durchgeführte, kann einfach, schnell und lebensrettend die Diagnose erbringen.

Die Sternumfratur — Eine leichte und schwere Thoraxverletzung

H. Knaepler, L. Gotzen und R. Schlenzka

Klinik für Unfallchirurgie (Direktor: Prof. Dr. L. Gotzen), Philipps-Universität, Baldingerstraße, D-3550 Marburg

Der Pathomechanismus der Sternumfraktur beruht zumeist auf einer direkten ventralen Krafteinwirkung auf den Thorax. Seltener liegt ein Flexions-Rotationsmechanismus vor, der dann eher zu einer Dorsaldislokation des proximalen Sternumanteils führt.

Die isolierte Sternumfraktur ist eine harmlose Thoraxverletzung, die lediglich der symptomatischen Behandlung bedarf. Sie kann jedoch auch Hinweis für eine schwere kombinierte Thoraxverletzung sein, wobei insbesondere pulmonale und mediastinale Begleitverletzungen auftreten. Auch Wirbelsäulenverletzungen sind häufige Zusatzverletzungen.

In einem Beobachtungszeitraum von 30 Monaten kamen 66 Patienten mit Sternumfrakturen in unsere Behandlung. Dabei waren 58 Patienten als angeschnallte PKW-Insassen verunglückt. Bei der Auflistung der Verletzungsmuster zeigt sich, daß 48% der Sternumfrakturen isoliert waren, die häufigsten Begleitverletzungen fanden sich im Thorax. Hier zeigten sich insbesondere begleitende Rippenserienfrakturen sowie Lungenkontusionen. Aufgrund einer vergleichenden Analyse weisen wir nach, daß unabhängig des Dislokationsausmaßes sowie des Frakturtypes (proximal, distal) Begleitverletzungen insbesondere im Thorax gleich häufig auftreten. Die Sternumfraktur muß somit primär, unabhängig ihres Dislokationsausmaßes oder des Frakturtypes, immer als möglicher Hinweis einer schweren Thoraxverletzung gewertet werden. Der Gang der Diagnostik ist entsprechend darauf einzurichten, bis die Sternumfraktur als isolierte harmlose knöcherne Thoraxverletzung eingestuft werden darf.

Incidenz und Problematik der Zwerchfellverletzungen

F. Bäumer, M. Hörl, M. Imhof und R. Broll

Chirurgische Universitätsklinik (Direktor: Prof. Dr. E. Kern), Josef-Schneider-Straße 2, D-8700 Würzburg

Verletzungen des Zwerchfelles treten verhältnismäßig selten auf. An der Chirurgischen Universitätsklinik Würzburg wurden zwischen 1982 und 1987 insgesamt 21 Fälle beobachtet. Dabei handelte es sich in 19 Fällen um sogenannte stumpfe und 2mal um perforierende Verletzungen. Das durchschnittliche Alter der Patienten betrug 33 Jahre (19–74 Jahre) bei einem Geschlechterverhältnis von 71% männlichen zu 29% weiblichen Verletzten. Abweichend von der übrigen Literatur war in unserem Krankengut in 24% der Fälle die rechte Zwerchfellhälfte verletzt. Insgesamt handelte es sich durchwegs um Verletzungen vom Soforttyp nach Struck bzw. vom Typ I nach Carter. In 95,2% der Fälle wurde die Diagnose sofort gestellt und die Therapie begonnen. Die Diagnose wurde dabei in der Mehrzahl durch die konventionell Röntgenübersichtsaufnahme des Thorax, im übrigen durch den klinischen bzw. intraoperativen Befund gesichert. Zusatzuntersuchungen, wie etwa Kontrastmittelgabe, Pneumoperitoneum oder Peritoneopleurographie waren nicht nötig. Die chirurgische Versorgung erfolgte überwiegend von abdominal her (85,7%). Nur in 1 Fall (4,8%) war die kombinierte Thoracolaparotomie nötig. In keinem einzigen Fall trat die Zwerchfellverletzungs isoliert auf. Begleitverletzungen bestanden vor allen Dingen im Abdominalbereich (zu 62%, n = 13), im Thoraxbereich (57%, n = 12) und im Beckenbereich (52,4%, n = 11). Extremitätenfrakturen lagen gleichzeitig in 62% (n = 13) und Wirbelsäulenfrakturen in 19% (n = 4) der Fälle vor. Ein synchrones Schädel-Hirn-Trauma wurde bei 6 Patienten (28,6%) beobachtet. Bei 12 Patienten (57,1%) war der Verlauf komplikationslos. Sechs Verletzte (28,6%) verstarben aufgrund der Schwere der Begleitverletzungen im Rahmen des meist vorliegenden Polytraumas. Weitere 3 Patienten (14,4%) wiesen postoperativ verschiedene Komplikationen, wie Herz-Kreislaufstillstand, subphrenischen Absceß und tiefe Oberschenkelvenenthrombose auf.

Zwerchfellrupturen beim Polytrauma: Erfahrungen über die Dringlichkeit ihrer Versorgung

H. Stiegler, K.L. Lauterjung, R. Huf und G. Heberer

Chirurgische Universitätsklinik (Direktor: Prof. Dr. Dr. G. Heberer), Klinikum Großhadern, Marchioninistraße 15, D-8000 München 70

Einführung

Die Zwerchfellruptur ist eine seltene, aber äußerst bedrohliche Verletzung, deren Versorgung gerade beim Polytrauma schnell, aber dennoch unter Abwägung der Begleitverletzungen erfolgen muß. Wird sie übersehen, so führen pulmonale Insuffizienz (Atelektase, Pneumonie, ARDS), Incarceration von Intestinalorganen und begleitende Blutungen schnell zu nicht mehr beherrschbaren Folgen.

Krankengut und Ergebnisse

In dem Zeitraum vom 1.1.1978 bis 30.9.1988 wurden 921 Polytraumen mit folgendem Verletzungsmuster behandelt: SHT 743 (81%), Verletzungen an Skelett 797 (87%), Thorax 600 (65%) und Abdomen 336 (36%). 40 (= 4,3%) hatten eine Zwerchfellruptur. Unspezifisches Leitsymptom waren Rupturen der Oberbauchorgane (Milz in 60% und Leber in 43%), auch begleitende Thoraxverletzungen waren häufig (Hämothorax 63%, Lungenkontusion 50%, Rippenfrakturen 48%, Pneumothorax 35%, Aortenruptur 8%).

Als Verletzungsmechanismus ließ sich 34mal ein direktes Kompressionstrauma eruieren, 5mal fanden sich ausgedehnte Stichverletzungen, einmal lag ein Lifttrauma vor.

Die Seitenverteilung: 78% links, 17% rechts, 5% bds. In 45% aller Zwerchfellrupturen lag ein Prolaps vor, am häufigsten den Magen (38%) betreffend. Als "locus minoris resistentiae" gelten die linken medialen und dorsalen Abschnitte des Diaphragma, Rupturen an anderer Stelle sind möglich. Die Hospitalletalität betrug 28%.

Schlußfolgerung

Die Versorgung einer Zwerchfellruptur beim Polytrauma muß als dringliche Operationsindikation gelten. Da häufig begleitende abdominelle Blutungen vorliegen, bleibt bei über 50% der Patienten kaum Zeit zu größerer Diagnostik. Hier erfolgt die notfallmäßige Laparotomie, Stillung der Blutung und anschließend die sorgfältige Revision des Abdomens. Dabei ist das gesamte Zwerchfell auszutasten, um insbesondere Rupturen unter dem linken Leberlappen nicht zu übersehen. Wesentliches Indiz für die dringliche Operationsindikation ist jedoch, daß in 45% bereits bei früher Versorgung ein Prolaps von Intestinalorganen zu beobachten war. Hier muß die Reposition einer Incarceration und Lungenkompression zuvorkommen.

Differenzierte Therapie des schweren stumpfen Thoraxtraumas

K. Neumann, H. Breitfuß und G. Muhr

Chirurgische Universitätsklinik – Berufsgenossenschaftliche Krankenanstalten "Bergmannsheil" (Direktor: Prof. Dr. G. Muhr), Hunscheidtstraße 1, D-4630 Bochum

Die Prognose des stumpfen Thoraxtraumas wird wesentlich durch die Schwere der Begleitverletzungen, den schockinduzierten Capillarmembranschaden, die gewählte Therapie sowie die Intensivstation bedingten Komplikationen bestimmt. Trotz Fortschritten in der Intensivmedizin schwankt die Gesamtmortalität nahezu unverändert zwischen 28% und 50%. Was kann an der Behandlung des stumpfen Thoraxtraumas differenziert werden? Die Therapie erfolgt in der Regel konservativ. Es konkurrieren endotracheale Intubation mit maschineller Beatmung und kontinuierliche PDA zur Vermeidung einer schmerzinduzierten Schonatmung. Die großen Vorteile der PDA sind ein schneller Wirkungseintritt, eine kurze Halbwertzeit, gute Analgesie und eine geringe Komplikationsrate. Voraussetzungen für die Spontanatmung unter PDA sind ein bewußtseinsklarer Patient, keine vorliegende Aspiration, keine Gerinnungsstörungen; selbstverständlich auch keine schweren Begleitverletzungen, die eine Beatmung im Rahmen der Gesamttherapie notwendig machen. Vom 01.12.1984 bis 01.12.1986 wurden auf der chirurgischen Intensivstation 62 Patienten mit schwerem stumpfem Thoraxtrauma behandelt. Die Therapie erfolgte selektiv mit kontinuierlicher PDA bei 22 Patienten oder endotracheale Intubation mit maschineller Beatmung bei 40 Patienten. Davon war in 16 Fällen eine Respirationstherapie in erster Linie wegen der schweren Thoraxverletzung und respiratorischer Insuffizienz, 24mal hauptsächlich wegen multipler Begleitverletzungen erforderlich. Die durchschnittliche Beatmungsdauer betrug 10,8 Tage, die Pneumonieincidenz 22,5%. Deutlich war die Korrelation zur Beatmungsdauer mit signifikantem Ansteigen der Pneumonierate ab dem 5. Beatmungstag. Bei 22 mit PDA behandelten Patienten kam es nur 1mal zu einer Pneumonie (4,5%). Ein Patient mußte wegen zunehmender respiratorischer Insuffizienz sekundär beatmet werden. Die durchschnittliche Verweildauer auf der Intensivstation betrug in dieser Gruppe 4,5 Tage. Dagegen lag die Verweildauer bei beatmeten Patienten durchschnittlich bei 15,6 Tagen. Allerdings mitbedingt durch die ausgeprägten Begleitverletzungen. Die Notwendigkeit der Beatmung wird damit in erster Linie durch die Schwere des Polytraumas bestimmt und ist weniger von der Thoraxverletzung allein abhängig.

Postoperative Analgesie in der Thoraxchirurgie durch Katheter-Intercostalblockaden – Technik, Klinik und Toxikologie

H. Kolvenbach[1], P.M. Lauven[2], V. Nutz[1] und B. Schneider[1]

[1] Chirurgische Univ.-Klinik (Direktor: Prof. Dr. Dr. F. Stelzner),
[2] Institut für Anästhesiologie (Direktor: Prof. Dr. H. Stoeckel), Sigmund-Freud-Straße 25, D-5300 Bonn-Venusberg

Schmerzbedingte Schonatmung und verringerte Vigilanz durch systemische Analgeticagabe erhöhen die pulmonale Komplikationsrate nach Thoraxtrauma und -chirurgie. Eine Alternative bietet die Katheter-Intercostalblockade. Praktikabilität, Effizienz und Sicherheit wurden in einer retrospektiven Studie geprüft.

Methodik

Bei 25 Patienten mit überwiegend lungenverkleinernden Eingriffen wurde gegen OP-Ende, nach anterolateraler Thoracotomie, je ein "Cava-Katheter" unter digitaler Führung percutan in den Sulcus costae des eröffneten ICR und der beiden benachbarten Segmente plaziert (hintere Axillarlinie).

Initial injizierten wir 25 mg Bupivacain pro Segment, später – "on demand" – repetitiv 50–75 mg. Die perioperativen Daten wurden mit denen weiterer 30 vergleichbarer, thoraxchirurgischer Patienten unter systemischer Opiatgabe analysiert. Durch gaschromatographische Untersuchung von Blutproben konnten Bupivacain-Serumspiegel und Konzentrationsverläufe bestimmt werden.

Ergebnisse

Bei 19 der 25 Patienten (= 76%) konnte durch die Intercostalblockade (Injekt.-Rhythmus 5,5 stdl., für 3,3 Tage im Mittel, Tagesdosis 330 mg Bupivac.) eine ausreichende Analgesie bewirkt werden. Operations- und Narkosedauer waren unerheblich verlängert. Nachbeatmung, Intensivpflegebedürftigkeit und stationärer Aufenthalt waren deutlich kürzer als in der Kontrollgruppe, jedoch ohne statistische Signifikanz (Tabelle 1).

Tabelle 1. Perioperative Daten

	ICB	Syst.
OP-Dauer (min)	103,4	93,8
Nark.-Dauer (min)	173,5	136,3
Nachbeatmung (h)	11,2	21,6
Intensiv (Tage)	0,7	1,2

Die Kontrollgruppe entwickelte in der Tendenz häufiger Dystelektasen und pneumonische Infiltrate, in der ICB-Gruppe sahen wir vermehrt Tachyarrhythmien (Tabelle 2). Gaschromatographisch fanden wir maximale Bupivacainserumspiegel von $0{,}65 \pm 0{,}21$ µg/ml nach 29 ± 12 min. Die Computersimulation des von uns benützten, repetitiven Dosierungsschemas zeigte Werte weit unterhalb der möglicherweise toxischen Konzentration von 2 µg/ml.

Tabelle 2. Komplikationen/Letalität

	ICB	Syst.
Dys-/Atelektasen	20%	37%
Infiltrate	0	13%
Tachyarrhythmien	24%	10%
Hospitalletalität	4%	3%

Zusammenfassung

Die Katheter-Intercostalblockade ist u.E. in der von uns vorgeschlagenen Form ein technisch simples, wirksames und toxikologisch sicheres Verfahren zur Bekämpfung thorakaler Schmerzen. Andere Arbeitsgruppen haben in der Vergangenheit die risikoarme Anwendbarkeit vergleichbarer Verfahren, auch am geschlossenen Thorax, belegt. Therapuetische Versager sind nach unserer Erfahrung am ehesten durch viscerale "Restschmerzen" nach mediastinaler oder epiphrenischer Präparation mit Leitung über den Nervus phrenicus bedingt.

Periduralanaesthesie und Beatmung als Kombinationstherapie beim schweren stumpfen Thoraxtrauma

H. Neveling, H. Breitfuß und G. Muhr

Chirurgische Universitätsklinik, Berufsgenossenschaftliche Krankenanstalten "Bergmannsheil" (Direktor: Prof. Dr. G. Muhr), Hunscheidtstraße 1, D-4630 Bochum

Standardtherapie des schweren stumpfen Thoraxtraumas mit respiratorischer Insuffizienz ist die kontrollierte Beatmung. Pneumonie und Barotrauma sind therapieimmanente Komplikationen. Die Pneumonieincidenz korreliert mit der Beatmungsdauer.

Die Analgesie während der maschinellen Beatmung kann durch regionale oder systemische Opioidapplikation erfolgen. Nachteile der systemischen Opioidanwendung sind hohe erforderliche Dosen mit Atemdepression, Vigilanzbeeinträchtigung, Störung der Darmmotorik und die Gefahr der Gewöhnung.

Im Bergmannsheil Bochum wurden 70 Patienten mit schwerem stumpfen Thoraxtrauma maschinell beatmet. 19 von diesen wurden adjuvant mit PDA analgesiert.

Die Beatmungsdauer war bei adjuvanter PDA mit sechs Tagen deutlich kürzer als bei alleiniger Respirationstherapie mit elf Tagen. Auch die Pneumonieincidenz, die mit der Beatmungsdauer korreliert, betrug bei adjuvanter PDA nur 15% gegenüber 22% mit maschineller Beatmung und systemischer Opioidgabe.

Mögliche Komplikationen der PDA (intravasale und intranervale Fehllagen) und Infektion wurden bei diesen Patienten nicht beobachtet.

Vorteile einer adjuvanten PDA sind eine Verkürzung der Beatmungsdauer und damit eine mögliche Reduktion von therapieimmanenten Komplikationen (Pneumonie, Barotrauma).

Operative Versorgung schwere Thoraxwandinstabilitäten durch ein neues funktionsadaptiertes Osteosynthesesystem

R.H. Gahr und G. Kramer

Unfall- und Chirurgische Klinik der Städtischen Kliniken (Direktor: Prof. Dr. G. Kramer), Münsterstraße 238–240, D-4600 Dortmund

Die operative Thoraxwandstabilisierung stellt bei strenger Indikationsstellung eine Prognoseverbesserung gegenüber der inneren Stabilisierung durch maschinelle Langzeitbeatmung dar. Bei der Suche nach einem geeigneten Implantat gilt es in erster Linie die Dynamik der Rippe zu beachten, da diese im Rahmen des Atemcyclus dreidimensionalen periodischen Verformungen unterliegt.

Die vorgestellte Titan-Flechtplatte besteht aus einem Geflecht von Drähten, welche in einem Zopfmuster miteinander verflochten werden, wobei im Geflecht Ösen zur Aufnahme von 3,5 mm Corticalisschrauben eingebracht sind. Es entsteht so ein System dreidimensionaler Kräfteparallelogramme, so daß Zugkräfte aus jeder Richtung im Geflecht aufgenommen werden.

Bei 20 Schafen wurden nach Anlage von Serienosteotomien insgesamt 100 Flechtplatten implantiert, wodurch die Wandstabilität vollständig wiederhergestellt werden konnte. Der postoperative Verlauf war in allen Fällen komplikationslos. Die Rippen heilten sämtlich unter wechselnd starker Callusbildung aus. Schraubenlockerungen wurden nicht beobachtet.

Erste klinische Ergebnisse mit Beobachtungszeiträumen von bis zu 9 Monaten entsprechend ca. 1,5 Millionen physiologischen Lastwechseln nach Implantation bestätigen die Ergebnisse aus dem Tierversuch.

Sekundäre bronchoplastische Eingriffe und Resektionen der Trachea und Bronchien nach schwerem Thoraxtrauma

G. Stamatis, D. Greschuchna und W. Maaßen

Ruhrlandklinik (Direktor: Prof. Dr. W. Maaßen), Tüscherweg 40, D-4300 Essen-Heidhausen

In der Zeit vom Januar 1978 bis Dezember 1987 wurden bei 12 Patienten broncho-plastische Operationen und Resektionen vorgenommen, um Komplikationen nach schweren Thoraxverletzungen und Rupturen der Trachea und Bronchien zu beseitigen. Die Erstversorgung (operativ oder nicht) dieser Patienten erfolgte in auswärtigen Krankenhäusern, das Zeitintervall zwischen Thoraxtrauma und sekundärer operativer Versorgung lag zwischen 24 h und 5 Jahre.

Zwei Patienten hatten eine Ruptur der Trachea, 5 Patienten des linken, 1 Patient des rechten Hauptbronchus, 1 Patient des Zwischenbronchus, bei einem Patienten lag die Ruptur im Lappenbronchus- und bei 2 im Segmentbronchusbereich. Die Diagnose wurde durch das Röntgenbild und das CT des Thorax, aber besonders durch die Bronchoskopie gestellt. Die Anwendung des starren Bronchoskops ermöglicht nicht nur eine bessere Übersicht sondern erlaubt eine Erweiterung der Untersuchung mit therapeutischen Ansätzen wie Bougierung oder Lasereinsatz. Die meisten Patienten kamen mit dem Bild der Lappen- bzw. Lungenatelektase, 2 Patienten mit postenotischen Bronchiektasien und 1 Patient mit offenem Bronchusstumpf rechts und Pleuraempyem nach traumatischer Pneumonektomie.

Unter Anwendung der High-Frequency Jet Ventilation erfolgte nach Resektion des stenotischen Anteiles bei 2 Patienten die Anastomose in Höhe der distalen Trachea, bei 4 Patienten im Bereich des linken Hauptbronchus, bei einem Patienten des Zwischenbronchus. Für die Anastomose in Höhe der Trachea wurden einzelne 2/0 Vicryl Nähte, in Höhe der Haupt- und Zwischenbronchien ebenso einzelne 2/0 und 3/0 Vicryl Nähte verwendet. Wegen irreversibler Schädigung der Bronchuswand bzw. Bildung von Bronchiektasen waren in 4 Fällen eine Resektion des entsprechenden Segmentes, Lappens bzw. Lunge notwendig. Bei einer Patientin mit offenem Bronchusstumpf nach traumatischer Pneumonektomie wurde ein transperikardialer Bronchusstumpf nach Abbruzzini vorgenommen. Der Verschluß sowohl der Pulmonalarterie als auch des Hauptbronchusstumpfes erfolgte mit Hilfe der Klammernahtgeräte.

Eine intra- bzw. postoperative Letalität wurde nicht beobachtet. Postoperativ wurden Patienten mit einem bronchoplastischen Eingriff zwischen 8 und 72 h beatmet, zur Vermeidung einer Anastomosenstenose bzw. -striktur Corticosteroide für insgesamt sechs Wochen verabreicht. Die bronchoskopischen und lungenfunktionsanalytischen Spätergebnisse bei 6 untersuchten Patienten mit bronchoplastischer Operation waren weitgehend zufriedenstellend, in einer Zeit zwischen 2 und 9 Jahre konnte man keine Re-Stenosierung beobachten.

II. Verfahrenswahl bei Frakturen des coxalen Femurendes
Vorsitz: H. Tscherne, Hannover; H. Kuderna, Wien

Biomechanik und Verfahrenswahl am coxalen Femurende

H.U. Langendorff

Unfallchirurgische Abteilung, Universitätskrankenhaus Eppendorf, Martinistraße 52, D-2000 Hamburg 52

Als vor 19 Jahren Frakturen des coxalen Femurendes Gegenstand der Verhandlungen der Österreichischen Gesellschaft für Unfallchirurgie waren, stand im Mittelpunkt der Diskussion: konservative Behandlung oder Operation. Immerhin wurden zu dem damaligen Zeitpunkt über 1/3 dieser Frakturen konservativ behandelt, und noch zu Beginn der wissenschaftlichen Sitzung warnte Ender davor, sich von dem erkennbaren Aufschwung, den die Osteosynthesen nahmen, blenden zu lassen. Dennoch war unter dem Eindruck hoher Letalitätsraten bis über 30% die Tendenz unverkennbar, diese durch operative Verfahren zu senken, was sich u.a. darin ausdrückte, daß über 19 verschiedene Operationsmethoden berichtet wurde. Inzwischen sind etliche hinzugekommen, andere verlassen worden, und wiederum andere erleben eine Renaissance — Anlaß, heute kritisch Bilanz zu ziehen.

Ca. 60 000 Patienten erleiden jährlich in der Bundesrepublik Deutschland eine Fraktur des coxalen Femurendes und sie stellt mit 60% die häufigste Fraktur bei über 70jährigen dar. Das bedeutet, daß ein Großteil dieser Patienten nicht allein durch die Verletzung selbst, sondern vor allem durch altersbedingte Begleiterkrankungen vital gefährdet ist. Betrug die Krankenhausdauer bei konservativem Vorgehen noch 12 bis 14 Wochen, so liegt sie heute im Bundesdurchschnitt zwischen 4 und 5 Wochen. Durch die allgemein praktizierte frühzeitige Operation konnte die Frühletalität fast um die Hälfte reduziert werden. Dennoch liegt die Einjahresmortalität um das 5fache höher als die zu erwartende (Tabelle 1).

Die reduzierte körperliche Leistungsfähigkeit stellt uns auch vor besondere biomechanische Probleme, deren Lösung letztlich nur heißen kann: frühestmögliche und schonende Wiederherstellung voller Belastungsstabilität. Wenn diese Forderung bislang auch nicht immer erfüllt werden kann, muß es das Ziel sein, dieser Forderung durch eine differenzierte biomechanische Betrachtungsweise, Einsatz und Entwicklung geeigneter Implantate möglichst nahe zu kommen.

Das therapeutische Vorgehen beim hüftgelenksnahen Oberschenkelbruch leitet sich von dessen morphologischen und biomechanischen Gegebenheiten ab.

Morphologisch unterliegt die Architektur des Schenkelhalses einem involutionsosteoporotischen Strukturwandel mit allmählichem Verlust der Zugtrajektorien, während die druckaufnehmenden Strukturen am längsten erhalten bleiben. Dies führt zu einer allmählichen Abnahme des CCD-Winkels mit ungünstigeren Hebelverhältnissen und zu einer

Tabelle 1. Mortalität (trochantere Femurfrakturen)

Altersgruppe	Wohnbevölkerung HH 1983	operierte Patienten
60–69	1,87%	11,76%
70–79	4,79%	71,15%
80–89	11,66%	47,36%
> 90	25,83%	66,66%
Erwartete "Normalsterblichkeit"		9,7%
Tatsächliche Sterblichkeit		50,3%

Abnahme der Bruchlast bis auf die Hälfte. Es mag dies eine Erklärung sein, daß mit zunehmendem Alter der Anteil vor allem der instabilen trochanteren Frakturen ansteigt.

Erste Versuche, durch eine operative Behandlung die Integrität des coxalen Femurendes wieder herzustellen, reichen bis in das vorige Jahrhundert zurück.

Zu einem wesentlich besseren Verständnis der Biomechanik trugen aber vor allem die grundlegenden Untersuchungen von Fischer und Pauwels bei.

Pauwels konnte zeigen, daß die Stabilität medialer Schenkelhalsfrakturen entscheidend von der Neigung der Frakturfläche gegen die Horizontale bestimmt wird. Bei vektorieller Betrachtung der Körperresultierenden ergibt sich, daß bei mehr horizontalem Verlauf die dislocierende Schubkraft geringer wird und die lateralen Zugspannungen in reine Druckkräfte umgewandelt werden. Bei steilerem Frakturverlauf hingegen nimmt die Schubkraft bis um ein Drittel und die Zugspannungen bis um das 2 1/2fache des physiologischen Wertes zu. Unter Einwirkung der körperresultierenden Druckkraft kommt es dann im proximalen Fragment zu

— einer Kippbewegung um den medialen Corticalisrand,
— einem Abgleiten nach distal und
— über das Drehmoment zu einer Rotation um die Schenkelhalsachse.

Diese 3 Bewegungen müssen durch eine Osteosynthese ausgeschlossen werden.

Entscheidend wird die Prognose aber auch von Gefäßschäden des Femurkopfes mitbestimmt. In Ermangelung hinreichend verläßlicher diagnostischer Methoden ist eine Aussage hierüber primär nicht möglich. Die Rate der Kopfnekrose liegt unabhängig vom Operationsverfahren zwischen 13 und 33%.

Unter Berücksichtigung, daß trotz exakter anatomischer Reposition bislang kein Osteosyntheseverfahren bekannt ist, das bei jeder Schenkelhalsfraktur Belastungsstabilität garantiert, ergibt sich die Frage: Wann kann oder muß kopferhaltend operiert werden und wann ist ein alloplastischer Gelenkersatz angezeigt?

Bei allen medialen Abduktionsfrakturen ist die biomechanische Situation relativ stabil, weshalb einige Autoren ein konservatives Vorgehen für gerechtfertig halten. Bei starker Valgusposition, Antekurvationsstellung des Kopfes oder medial klaffendem Frakturspalt können jedoch sekundäre Dislokationen unter Vollbelastung eintreten, weshalb wir diese Frakturen besser durch eine Zugschraubenosteosynthese stabilisieren.

Ungünstiger ist die Situation hingegen bei Frakturen mit steilem Bruchverlauf. Bei einer voraussichtlichen Lebenserwartung unter 15 Jahren ist allein der alloplastische Gelenkersatz indiziert. Ohne auf die spezielle Problematik des Gelenkersatzes einzugehen, sei gesagt: die Endoprothese muß beim alten Menschen eine sofortige Belastungsstabilität gewährleisten, weshalb (wir) der zementierten Prothese nach wie vor den Vorzug geben.

Völlig anders ist die Situation beim jüngeren Patienten. Hier sollte unter allen Umständen versucht werden, kopfhaltend zu operieren. Zu widersprüchlich und zu kurz sind die Langzeitergebnisse moderner Endoprothesen, als daß sie in dieser Situation einen Gelenkersatz rechtfertigen würden. Bei kopfhaltender Operation stellt sich jedoch noch ein weiteres Problem: die Pseudarthrose. Ihre Häufigkeit wird bei der 130° Winkelplatte mit etwa 6% angegeben. In einer vergleichenden biomechanischen Untersuchung konnte Zilch zeigen, daß bei paralleler Einführung von 3 Spongiosaschrauben und der damit verbundenen gleichmäßigen Druckverteilung die kinematische Ruhe im Frakturspalt deutlich höher ist, als bei der 130° Winkelplatte. Diese läßt auch bei Verwendung einer darüberliegenden Zugschraube eine relativ große Verdrehung der Fragmente zu. Unsere eigenen klinischen Spätergebnisse scheinen die Überlegenheit der Zugschraubenosteosynthese zu bestätigen (Tabelle 2). Weder Zilch noch wir sahen eine Pseudarthrose. Die Verwendung nur einer großkalibrigen Schraube, wie sie der DHS entsprechen würde, erscheint aus 2 Gründen unvorteilhaft: Zum einen sind wesentlich höhere Vorspannkräfte notwendig, die aber bei dem altersabhängigen Spongiosagefüge stark variieren können und experimentell auch von Bader bestätigt wurde. Zum anderen gewährleistet eine derartige Schraube mit zunehmender Relaxation keine Rotationsstabilität mehr.

Ob durch ein muskelgestieltes oder mikrovasculär angeschlossenes Knochentransplantat der Erhalt des Femurkopfes möglich ist, muß derzeit offenbleiben.

Ist die Verfahrenswahl bei allen medialen Schenkelhalsfrakturen insgesamt relativ einheitlich, so unterschiedlich ist sie doch bei allen trochanteren Frakturen. Hier stehen eine Reihe miteinander konkurrierender Verfahren gegenüber:

1. Statische Verfahren, wie sie bei den verschiedenen Formen der Winkelplatte Anwendung finden.
2. Dynamisch-intramedulläre Verfahren. Ihnen sind die verschiedenen Formen der gebogenen Marknägel zuzuordnen.
3. Statisch-dynamische Verfahren, wie sie in Form der Pohlschen Schraube, DHS und ähnlicher Varianten Verbreitung gefunden haben.

Die biomechanische Problematik der trochanteren Frakturen wir von den immensen varisierenden Biegekräften bestimmt. Aus den grundlegenden Untersuchungen von Pauwels wissen wir um die hohen Druckkräfte, die an der medialen Corticalis erzeugt werden und die die Biegespannungen an der lateralen cranialen Begrenzung um das Dreifache übersteigen.

Tabelle 2. Spätergebnisse (5 Jahre)

	Winkelplatte n = 27	Spongiosaschrauben n = 24
Sehr gut–gut	86%	95%
Mäßig	10%	5%
Schlecht	4%	—
Arthrose	33%	16%

Um eine hinreichende Vergleichbarkeit der Ergebnisse zu gewährleisten, ist eine exakte Klassifikation des Frakturtyps notwendig. Es existieren eine Vielzahl derartiger Klassifikationen, von denen die nach Evans und der AO die gebräuchlichsten sind. Während Evans grundsätzlich von der konservativ erzielbaren Stabilität ausgeht, berücksichtigt die AO-Klassifikation zeitgemäßer die operativ erzielbare Stabilität. So divergieren die als instabil angesehenen Frakturen in der Literatur von 16—75%.

Die Versorgung stabiler trochanterer Frakturen bereitet biomechanisch wenig Probleme. Bei exakter Reposition der Fraktur resultiert ein stabiles Kraftübertragungssystem. Die auf das Hüftgelenk einwirkende Kraft wird zu 50—75% vom proximalen Fragment über die Fraktur in den Femurschaft eingeleitet. Die knöcherne Abstützung bietet somit allen derzeit verwendeten Implantaten hohen Schutz vor übermäßiger Beanspruchung und sekundärer Dislokation.

Vergleichende Untersuchungen von Jensen zeigten, daß unabhängig von dem gewählten Verfahren bei allen stabilen Frakturen in etwa 5% Mißerfolge zu erwarten sind.

Größer hingegen sind die Probleme bei allen instabilen Frakturen, die entweder durch Verlust der medialen Abstützung, dem Vorliegen eines großen dorso-cranialen Zusatzfragmentes oder einer Trümmerzone, gekennzeichnet sind. Jede Instabilität setzt das Implantat hohen Wechseldruckbelastungen aus, wobei die Last vollständig auf das Implantat übertragen wird.

Die mechanischen Eigenschaften der derzeit angewandten Implantate ergeben jedoch einige wesentliche Unterschiede. Winkelplatten weisen die höchsten Biegemomente auf, wobei allein mit zunehmendem CCD-Winkel die Werte günstiger ausfallen. Berücksichtigt man die für das Bruchverhalten der Platte wesentliche Biegespannung unter Vollbelastung, so ergibt sich, daß der für Stahl maximal zulässige Wert bei der 130° Winkelplatte um das 2—3fache überschritten wird. Gleichzeitig wird deutlich, daß der Winkel der 130° Platte nicht besonders glücklich gewählt wurde (Abb. 1).

Demgegenüber weisen intramedulläre Implantate geringere Biegemomente auf. Dementsprechend liegt die Rate der Implantatbrüche mit 1—2‰ gegenüber der 130° Winkelplatte mit 4—5% erheblich niedriger.

Es wurde versucht, die Eigenstabilität der Implantate durch Auffüllung des medialen Defektes mit Knochenzement zu erhöhen. Trotz eines anfänglich erzielbaren hohen Stabilitätsgewinnes befriedigten die Ergebnisse mittelfristig nicht. Zum einen erfolgte die Verankerung des Zementes nur über Schub- und Adhäsionskräfte, zum anderen wird die Frakturheilung verzögert. Ein Versagen der Implantate war somit unvermeidlich.

Konsequenterweise erschien daher allein die exakte Rekonstruktion des medialen Tragpfeilers erfolgversprechend. Dies erfordert bei instabilen Frakturen die Resektion der dorsomedialen Trümmerzone, Valgisation des proximalen Fragmentes und Medialisierung des Schaftes. Durch diese Veränderung der Biomechanik kann ein ununterbrochener Kraftfluß vom proximalen Fragment erreicht und varisierende Kräfte in axiale Druckkräfte umgewandelt werden. Nachteile dieser Methode liegen aber vor allem in einer relativ anspruchsvollen Technik, der Gefahr einer Kopfnekrose bei übermäßiger Valgisierung, Rotationsfehlstellungen und Preisgabe der physiologischen Belastung.

Die Ender-Nagelung wird nicht zuletzt wegen der einfacheren Technik und den günstigeren mechanischen Eigenschaften von vielen Kliniken bevorzugt. Durch die intramedulläre Lage der Nägel nahe am Adamschen Bogen werden die Hebelkräfte für alle auftretenden Biegekräfte reduziert. Im Gegensatz zu allen starren Implantaten erlauben sie

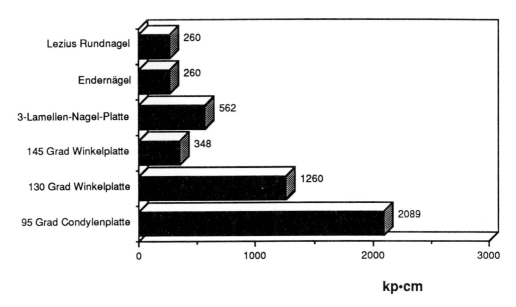

Abb. 1. Biegemomente. (Modifiziert nach Teubner)

eine Verschiebbarkeit der Fragmente entlang der Nagellängsachse im Sinne einer Verkürzung. Trotz anfänglicher Instabilität erfährt dieses System über Muskel- und Periostzug, Belastung und Einstauchung seine sekundäre Stabilität. Die hohe Elastizität der Federnägel ermöglicht die Zeit, bis das proximale Fragment seine knöcherne Abstützung erfährt, zu überbrücken. Dennoch können die Federnägel bei fehlender medialer oder dorsaler Abstützung die anatomische Stellung nicht halten. Es kommt zur Varusdeformität, Rotation und Kippbewegung mit Antekurvation. Dieser zwangsläufig eintretenden Dislokation kann nur durch eine Valgisation des Kopf-Hals-Fragmentes vorgebeugt werden, die jedoch auch nur dann zu einer Zunahme der Verformungsfestigkeit führt, wenn es zu einem flächenhaften Kontakt der Fragmente kommt. Da Ausmaß der Fraktureinstauchung nicht zuverlässig abgeschätzt werden kann – sie kann mehrere Zentimeter betragen –, wird es entweder zur Perforation des Kopfes oder distaler Nagelwanderung kommen müssen. Trotz anfänglich optimistischen Mitteilungen bestätigte sich dies auch klinisch. Über Reoperationen bei instabilen Frakturformen bis zu 46% wird berichtet. Auch die oftmals betonte geringe Infektionsgefahr ist statistisch ebensowenig haltbar, wie die geringere Letalität bei diesem Verfahren. Somit erweist sich diese Methode bei instabilen Frakturen als wenig verläßlich.

Eine Alternative stellt die in letzter Zeit wieder vermehrt in den Vordergrund gerückte Gleitlaschenschraube dar. Die Genialität des Prinzips von Pohl besteht darin, die starre Verbindung von Hüftkopfimplantat und Platte in ein dynamisches Gleitsystem umzuwandeln. Dieses erlaubt bei instabilen Frakturen ein kontrolliertes teleskopartiges Gleiten des proximalen Fragmentes nach distal und lateral, bis ein neuer und ausreichender knöcherner Kontakt medial entsteht. Der Kraftfluß wird dann wie bei stabilen Frakturformen zum Teil über den Knochen geleitet und schützt das Implantat vor übermäßiger Beanspruchung.

Tabelle 3. Nachuntersuchungsergebnisse (12–24 Monate) (Stabile und instabile trochantere Frakturen)

	Winkelplatten n = 108	Ender-Nägel n = 113	DHS n = 88
Sehr gut–gut	65%	62%	93%
Mäßig	29%	28%	5%
Schlecht	6%	10%	2%

In einer vergleichenden experimentellen Untersuchung konnte Regazzoni die mechanische Überlegenheit dieses Implantates gegenüber der 130° Winkelplatte überzeugend nachweisen. So ist die Elastizität der DHS um 63%, die Ermüdungsfestigkeit um 56% größer als bei der 130° Winkelplatte. Die für die Impaktierung der Fragmente notwendige Kraft übersteigt je nach Plattenwinkel den Gleitwiderstand um das 2–6fache.

Ein Vergleich der Operationsmethoden im eigenen Krankengut bestätigte die Überlegenheit der DHS (Tabelle 3).

Zu den biomechanisch ungelösten Problemen zählen subtrochantere Femurfrakturen, gehen diese zumeist mit großen medialen Defekten oder Trümmerzonen einher. Mit Ausnahme der einfachen horizontal verlaufenden Querbrüche kommt die Last vollständig als Biegekraft auf das Implantat zur Auswirkung und das Biegemoment erreicht Höchstwerte. Aufgrund der ungünstigen Einbaugeometrie ist die Condylenplatte bei Vollbelastung dann um das 4–5fache überlastet. Dies muß zum Implantatbruch in Höhe der Fraktur oder dem proximalen Schraubenloch führen. Ottlitz und Rahmanzadeh versuchten die Stabilität der Condylenplatte durch eine medial abstützende Schraube zu erhöhen und erzielte unter statischen Bedingungen eine dreifach höhere Stabilität. Inwieweit sie dennoch einer dynamischen Wechselbiegebeanspruchung gewachsen ist, bleibt fraglich.

Auch die vor allem in Österreich vielfach verwendeten Ender-Nägel scheinen wenig zuverlässig. So wird in der Literatur durchweg auf allerlei Kunstgriffe hingewiesen wie zweidimensionales Biegen der Nägel, Einschlagen von mehreren Nägeln in den Trochanter major oder Einführung der Nägel von medial nach lateral.

Wir verwenden in letzter Zeit in geeigneten Fällen zunehmend die Kompressionsschraube, die völlig sinnwidrig als dynamisch bezeichnet wird. Wir sehen die Vorteile in der einfachen Technik und der Verstärkung des Implantates lateral. Eine abschließende Bewertung ist verfrüht.

Amerikanische Autoren sehen in der Verwendung des Zickel oder des proximal verstärkten Rekonstruktionsnagels eine Lösung des Problems, ohne daß bislang ausreichend klinische und biomechanische Daten vorliegen. Eigene begrenzte Erfahrung mit diesem System, sind zwar günstig, lassen aber keine abschließende Bewertung zu. Vorteilhaft mag sein, daß es mit dem Aufbohren des Markkanals zum Austritt größerer Mengen von Bohrmehl am Frakturspalt kommt, an dessen osteoinduktiver Bedeutung heute nicht mehr gezweifelt werden kann.

Zusammenfassend bleibt festzuhalten, daß es eine belastungsstabile Methode bei allen subtrochanteren Frakturen nicht gibt. Jede instabile Form verlangt, sofern die mediale Abstützung nicht rekonstruiert werden kann, eine Spongiosaplastik und Entlastung für mindestens 6 Wochen.

Haben die Erfolge der operativen Behandlung auch insgesamt zugenommen, so ist der begangene Weg noch nicht zu Ende und manches Problem harrt einer genialen Lösung.

Literatur

1. Boyd HB, George IL (1947) Complications of Fractures of the Neck of the Femur. J Bone Joint Surg (Am) 29:13
2. Boyd HB, Salvatore JE (1964) Actue Fracture of the Femoral Neck: Internal Fixation or Prosthesis? J Bone Joint Surg (Am) 46:1066
3. Elabdien BS, Olerud S, Karlström G (1984) The Influence of Age on the Morphology of Trochanteric Fracture. Arch Orthop Trauma Surg 103:156
4. Ender J, Simon-Weidner R (1974) Die Fixierung der Brüche des Trochantermassivs mit elastischen Rundnägeln. Akt Chir 9:71
5. Evans EM (1949) The Treatment of Trochanteric Fractures of the Femur. J Bone Joint Surg 31 (Br) 190:1949
6. Jensen JS, Sonne-Holm S, Töndewold E (1980) Unstable Trochanteric Fractures. A comparative Analysis of Four Methods of Internal Fixation. Acta Orthop Scand 51:949
7. Jensen JS, Töndewold E, Sonne-Holm S (1980) Stable Trochanteric Fractures. A comparative Analysis of Four Methods of Internal Fixation. Acta Orthop Scand 51:811
8. Jensen JS, Sonne-Holm S (1980) Critical Analysis of Ender-nailing in the Treatment of Trochanteric Fractures. Acta Orthop Scand 51:817
9. Kuderna H, Böhler N, Collon DJ (1976) Treatment of Intertrochanteric and subtrochanteric Fractures of the Hip by Ender-Method. J Bone Joint Surg (Am) 58:604
10. Ludolph E, Hierholzer G (1979) Der hüftgelenknahe Oberschenkelbruch des alten Menschen. Besonderheiten der Frakturbehandlung. Zentralbl Chir 104:1562
11. Meyers MH, Harvey JP, Moore TM (1973) Treatment of Displaced Subcapital and Transcervical Fractures of the Femoral Neck by Muscle-pedicle-bone-graft and Internal Fixation in a Preliminary Report on 150 Cases. J Bone Joint Surg (Am) 55:257
12. Mischkowsky T (1979) Die Behandlung instabiler pertrochanterer Femurfrakturen mit der Valgisationsosteosynthese. Habil Schrift, Heidelberg
13. Mommsen U, Schmidt KD, Schumpelick V, Jungbluth KH (1983) Erfahrungen mit der Endernagelung und der dynamischen Hüftschraube. Helv Chir Acta 50:605
14. Müller ME (1980) Klassifikation und internationale AO-Dokumentation der Femurfraktur. Unfallheilkunde 83:251
15. Müller-Färber J, Wittner B, Reichel R (1988) Spätergebnisse nach Versorgung pertrochanterer Femurfrakturen des alten Menschen mit DHS. Unfallchirurg 91:341
16. Poigenfürst J (1978) Ermüdungsbrüche von Federnägeln bei pertrochanteren Frakturen. Akt Traumatol 8 (6):407
17. Regazzoni P, Ruedi T, Winquist R, Allgöwer M (1985) The Dynamic Hip Screw Implant System. Springer, Berlin Heidelberg New York
18. Ritter G, Grünert A (1974) Biomechanische Untersuchungen zur Stabilität von Schenkelhalsfrakturen mit Verbundosteosynthesen. Arch Orthop Unfallchir 79:153
19. Sauer HD, Schöttle H, Jungbluth KH (1977) Die dynamische Belastbarkeit verschiedener Osteosyntheseverfahren bei pertrochanteren Femurfrakturen. Arch Orthop Unfallchir 89:275
20. Schöttle H, Sauer HD, Jungbluth KH (1977) Stabilitätsmessungen bei Osteosynthesen am proximalen Femur. Arch Orthop Unfallchir 89:87
21. Singh M, Nagrath AR, Maini PS (1970) Changes in Trabecular Pattern of the Upper End of the Femur as an Index of Osteoporosis. J Bone Joint Surg (Am) 52:457
22. Vecsei V (1985) Ender-Nagelung – Pro und Kontra. Chirurg 56:16

23. Zickel RE (1976) An Intramedullary Fixation Device for the Proximal Part of the Femur: Nine Years Experience. J Bone Joint Surg (Am) 58:866
24. Zilch H, Naseband K (1980) Mechanische Verhältnisse der Osteosynthese mit 3 AO-Spongiosazugschrauben nach Schenkelhalsfraktur. Akt Traumat 10:85
25. Zilch H (1976) Verbessert die Kompressionsverschraubung die Prognose des medialen Schenkelhalsbruches? Unfallheilkunde 79:263

Die DHS bei Frakturen im per- und subtrochanteren Bereich – Möglichkeiten und Grenzen ihrer Anwendung

H. Matuschka, G. Michels, F. Russe und W. Buchinger

Unfallkrankenhaus Wien-Meidling (Vorstand: Prim. Univ.-Doz. Dr. H. Kuderna), Kundratstraße 37, A-1120 Wien

Es wurden in der Zeit von März 1985 bis März 1988 im Unfallkrankenhaus Wien Meidling 274 per- und subtrochantere Frakturen mit der DHS stabilisiert. Bei 201 Patienten konnten wir den Verlauf der Frakturen anhand der Röntgenbilder sowie den Verlauf der stationären und späteren ambulanten Behandlung anhand der Krankengeschichten nachkontrollieren. Es ergab sich ein durchschnittlicher Beobachtungszeitraum von 5 Monaten. 48 Patienten mußten wegen zu kurzem Beobachtungszeitraum ausgeschieden werden, da hier keine Aussage hinsichtlich Stabilität der Osteosynthese nach Mobilisierung gemacht werden konnte. 25 Patienten sind während des stationären Aufenthaltes verstorben. Daraus ergibt sich eine Frühletalität von 9,1%. Um eine Aussage hinsichtlich der Verwendbarkeit der DHS bei den einzelnen Frakturformen im per- und subtrochanteren Bereich machen zu können, unterteilten wir die 201 nachkontrollierten Fälle nach der AO-Klassifikation und versuchten auch eine Übereinstimmung mit der Ender-Klassifikation zu finden. Wir operierten unsere Patienten in 90,5% der Fälle innerhalb der ersten 3 Tage. Vor Einbringung des Zieldrahtes und vor Beginn des Aufbohrens mit dem 3-Stufenbohrer fixierten wir vor allem bei instabilen Frakturen das proximale Fragment mit einem Bohrdraht, welcher cranial der Mitte durch den Schenkelhals und den Oberschenkelkopf in das Acetabulum vorgebohrt wird. Durch diese Transfixation verhindert man ein Rotieren des proximalen Fragmentes beim Eindrehen und Anziehen der Schraube. Aufgrund der besseren Verankerung im Oberschenkelkopf plazieren wir die Schraube etwas dorsal und caudal der Mitte. Die Schraube wird bis 1 cm an die Kopfoberfläche eingedreht. Kommt nach Reposition das proximale Fragment außerhalb, das heißt medial der Schaftcorticalis zu liegen, ist durch Aufsitzen der beiden Fragmente Stabilität zu erwarten. Kommt hingegen das proximale Fragment innerhalb der medialen Schaftcortialis zu liegen, fehlt ihm in jeder Weise eine mediale Abstützung und dem Gleitprinzip der DHS zufolge rutscht es nach lateral ab. Die Folge ist ein Absprengen des Trochanter major-Fragmentes, welches diesen Vorgang noch begünstigt. Dies kann verhindert werden, wenn neben der üblichen Spongiosaschraube in den Oberschenkelkopf eine zusätzliche, die DHS kreuzende, interfragmentäre Schraube schräg von lateral nach medial eingebracht wird. Sie fixiert das Trochanter major-Fragment an das proximale Hauptfragment und wirkt so einem zu starken Zusammenrutschen entgegen. Außerdem kann es bei der Verwendung einer DHS ohne Zusatzosteosynthese vor allem bei osteoporotischen Knochen zu einer Verkippung und Verdrehung des proximalen Fragmentes um die Schraube kommen. Auch hier ist eine zusätzliche Verschraubung im Frakturbereich erforderlich. Eine zweite Möglichkeit, vor allem bei medialen Trümmerzonen, ist die Valgisierung der Fraktur und Stabilisierung mit 150° DHS. Durch diese Maßnahme kann ebenfalls erhöhte Stabilität erreicht werden (Friedl 1987). Nach erfolgter Mobilisierung und Belastung erwiesen sich die A 1-Frakturen in fast allen Fällen als stabil und mit der DHS alleine als ausreichend stabilisiert. Zusammensinterungen bis zu 2 cm entsprechen dem gewollten Prinzip der DHS und der Fraktur in diesem Bereich. In der A 2- und A 3-Gruppe traten aufgrund fehlender Zusatzosteosynthesen vermehrt Instabilitäten und Zusammensinterungen bis zu 4 cm auf. Bei den Frakturen im subtrochanteren Bereich konnte jeweils gute Stabilität erreicht werden. Brüche oder Verbiegungen der DHS fanden wir keine. Die Grenzen bei der Verwendung der DHS alleine zeigen sich in erster Linie bei den instabilen Frakturen der A 2- und A 3-Gruppe. Hier kann jedoch durch die Verwendung von Zusatzosteosynthesen oder durch Valgisierung der Fraktur die Möglichkeit ihrer Verwendung mit gutem Erfolg wesentlich gesteigert werden.

Ender-Nagelung

H. Rudolph und V. Studtmann

II. Chirurgische Klinik für Unfall-, Wiederherstellungs-, Gefäß- und Plastische Chirurgie (Chefarzt: Dr. H. Rudolph), Diakoniekrankenhaus, Elise-Averdieck-Straße 17, D-2730 Rotenburg/Wümme

Die Erwartung von Ender, daß sein Federnagel die universelle Osteosynthese zur Versorgung aller proximalen Femurfrakturen in jedem Lebensalter sei, hat sich nicht bestätigt. Dies trifft aber nicht nur auf seine Methode zu, sondern gilt auch für alle anderen Osteosyntheseverfahren (Ender).

Trotzdem hat im Laufe der letzten 15 Jahre der Ender-Nagel bei strenger Indikation weiterhin einen festen Platz im Repertoire verdient (Tonczar, Rudolph, Schwandner).

In unserer Klinik ist die Indikationsstellung für dieses Verfahren seit 1974 nahezu unverändert (Rudolph), so daß ich über ein relativ geschlossenes Krankengut von 261 Frakturen mit einer lückenlosen Nachkontrolle betrichten kann (Tabelle 1).

Das durchschnittliche Lebensalter von 251 Patienten betrug 81 Jahre.

Die besonderen Vorteile der Methode sind:

1. Sofort nach der Operation ist bei den sehr alten Menschen häufig eine volle Belastung der operierten Extremität möglich.

Tabelle 1. Ender-Nagelung (n = 261). Frakturtypen

	N	%
Med. SHF	1	0,4
Lat. SHF	15	5,7
Pertrochant. OSF	208	79,7
Subtrochant. OSF	37	14,2

2. Die Operationszeiten sind beim *Erfahrenen* kurz, 15–20 min durchaus realistisch.
3. Kleine, frakturferne Incision.
4. Das "technisch Einfache" möchte ich noch etwas relativieren.

Unerfahrene Operateure ohne entsprechende Schulung oder Ausrüstung sowie ohne ausreichende Kenntnis der biomechanischen Besonderheiten der einzelnen Bruchformen in den verschiedenen Lebensaltern werden sich zum Nachteil ihrer Patienten schwertun.

Nachteilig ist unzweifelhaft, daß eine anatomisch exakte Reposition des proximalen Femur nicht immer möglich ist. Dies spielt beim alten Menschen keine so große Rolle, umso mehr aber beim Jüngeren.

Auch ist eine ausreichende Übungsstabilität bei den subtrochanteren Trümmerbrüchen im Gegensatz zur Winkelplatte oder dynamischen Hüftschraube seltener zu erreichen.

Der früher häufige Außenrotationsfehler fällt seit Benutzung des Schränkeisens nach Kuderna heute nicht mehr ins Gewicht. Postoperative Knieschmerzen beobachten wir nur noch selten, seit wir die distalen Nagelenden im supracondylären Femur versenken und ohne präoperative Tibiakopfextension *primär* operieren. Letztlich ist auch die Notwendigkeit einer Benutzung von 2 Bildverstärkern in exakt 2 Ebenen wegen der Asepsis sowie im Interesse einer schnell durchzuführenden Operation als nachteilig anzusehen.

Zur Indikationsstellung

Wir versorgen alle die Patienten mit lateraler, pertrochanterer oder subtrochanterer Fraktur mit Ender-Nägeln, bei denen aus den verschiedensten Gründen – hohes Lebensalter, sehr schlechter Allgemeinzustand, schwerwiegende Begleiterkrankungen, infektiöse Prozesse – eine anatomisch korrekte Rekonstruktion mit Winkelplatte oder Hüftschraube und der damit verbundenen längeren Operationszeit und weitreichenden Freilegung von Weichteilen und Knochen im Frakturbereich nicht mehr in Frage kommt.

Operiert wird auf dem Extensionstisch. In Abduktion und leichter Innenrotation ist häufig bereits eine sehr gute Reposition erreicht. Grundsätzlich streben wir die Primärversorgung an, d.h. die Operation sofort nach der Aufnahme, auch nachts (Tabelle 2).

Eine Sekundärversorgung erfolgt nur, wenn der Patient bereits einige Tage unversorgt zu Hause gelegen hat, bei anaesthesiologischem Veto gegen die Operation oder bei fehlender Operationseinverständiserklärung entmündigter Patienten.

In nur 11% der Fälle lagen zwischen Unfall und Operation mehr als 24 h. Hier sind eingeschlossen 15 Patienten, die erst Tage nach dem Unfall in die Klinik kamen, und 3 Tumorpatienten mit pathologischer Fraktur, bei denen das genaue Frakturdatum nicht feststand.

Tabelle 2. Ender-Nagelung (n = 261) — Intervall Unfall–OP

h	Anzahl	%
bis 6	100	38,3
bis 12	77	29,5
bis 24	55	21,1
bis 48	11	4,2
über 48	18	6,9

Nur bei sehr großer Markhöhle und entsprechender Kopf-Hals-Relation können einmal 4 oder 5 Nägel benutzt werden. In der Regel kommen wir mit 3 Ender-Nägeln aus. Dadurch wird eine deletäre Zerstörung der spongiösen Strukturen im Kopf- und Halsbereich vermieden (Tabelle 3).

Tabelle 3. Ender-Nagelung (n = 261) Ender-Nagelzahl je Patient

Zahl der Ender-Nägel	Patienten (n)	Anteil (%)
3	5	1,9
3	215	82,4
4	40	15,3
5	1	0,4

Die Nagellänge wird präoperativ unter dem Bildwandler ausgemessen. Eine penible Röntgenkosmetik während der Operation ist gefährlich, auch wenn eine optimale Aufspreizung der Nägel nicht erreicht werden kann. Das korrigierende Herumstochern im Kopf-Halsbereich führt lediglich zur Zerstörung der Spongiosa mit verzögertem knöchernen Durchbau der Fraktur oder einer Dislokation der Nägel nach distal bei schlechter Verankerung in der Kopf-Halsspongiosa.

Vollbelastung wurde durchschnittlich nach 22 Tagen erreicht. Dies ergibt sich zum einen aus dem Frakturtyp, zum anderen jedoch auch aus der Gebrechlichkeit der hochbetagten Patienten.

Nun zu unseren Komplikationen, die in erster Linie auf technische Fehler zurückzuführen sind (Tabelle 4).

An erster Stelle ist hier der unkorrekt eingestellt Bildverstäler zu nennen. Hüftkopfperforationen können nur dann übersehen werden, wenn die 2 Ebenen nicht genau stimmen.

Tabelle 4. Ender-Nagelung (n = 261) Komplikationen (15 = 5,7%)

Wanderung distal	5
Hüftkopfperforation	4
Sekundäre Frakturdislokation	4
Supracondyläre Fraktur	1
Hämatom	1

In 2 Fällen war deshalb eine Korrektur der Ender-Nagellage erforderlich. Desgleichen werden die Ender-Nägel leicht zu kurz gewählt und können dann insbesondere bei instabilen Frakturtypen wandern. Dadurch kam es in 2 weiteren Fällen zur Hüftkopfperforation und in 5 Fällen zur distalen Nagelauswanderung. Die letztgenannte Komplikation haben wir seit dem Versenken der Nagelenden unter das Niveau der distalen Femurcorticalis ab 1976 nur noch einmal beobachtet.

Natürlich muß auch die Indikation zur Ender-Nagelung stimmen. Im Gegensatz zur lateralen Schenkelhalsfraktur eignet sich die intermediäre Schenkelhalsfraktur, die funktionell zu den medialen Schenkelhalsfrakturen zu rechnen ist, *nicht* zur Ender-Nagelung. Auch in einem solchen Fall kam es zur sekundären Dislokation und zur Versorgung mit einer Hüftgelenktotalendoprothese.

Der osteoporotische Knochen des alten Menschen muß sehr sorgsam behandelt werden, damit es nicht zu einer supracondylären Fraktur im Bereich der Nageleinschlagstelle kommen kann.

Weichteil- oder Knocheninfekte traten nicht auf. Lediglich bei einem Patienten mußte ein Hämatom im Bereich der Einschlagstelle ausgeräumt werden.

Innerhalb von 4 Wochen nach der Operation verstarben von unseren Patienten mit Ender-Nagelung 7,3%, davon 13 Patienten an einer Pneumonie, 5 Patienten an einer dekompensierten Herzinsuffizienz und ein Patient am Nierenversagen. Das Durchschnittsalter der verstorben Patienten betrug 87 Jahre (Tabelle 5).

Tabelle 5. Ender-Nagelung (n = 261)

Verstorben	19 (7,3%)
Pneumonie	13
Dekompensierte Herzinsuffizienz	5
Nierenversagen	1

Zusammenfassung

1. Die Ender-Nagelung ist für uns in dem engen Indikationsrahmen bei der Versorgung nicht mehr rekonstruktionsnotwendiger lateraler, pertrochanterer und subtrochanterer Femurfrakturen im Greisenalter eine ideale Ergänzung unseres operativen Spektrums mit minimaler Belastung der Patienten und sehr niedriger Komplikationsrate.
2. Zusätzliche Eingriffe im Frakturbereich, wie Einbringen von Zement, Schrauben, Drahtcerclagen oder Osteotomien belasten das Verfahren unangebracht und führen seinen eigentlichen Wert ad absurdum.
3. Die Anwendung dieser Methode bei jüngeren oder gar jungen Menschen halten wir für völlig unangebracht. Diese Einschränkung der Indikationsstellung mindert nicht die unbestreitbaren Vorzüge dieses Verfahrens, sondern hebt seine Vorzüge nur umso deutlicher hervor.

Literatur

Ender J, Simon-Weidner R (1970) Die Fixierung der trochanteren Brüche mit runden elastischen Condylennägeln. Acta Chir Austr 2:40

Rudolph H, Dölle H, Hülsbergen S (1983) Indikation und Behandlungsergebnisse der Schweizerischen AO zum 25-jährigen Bestehen, 12

Schwandner R (1986) Die Endernagelung proximaler Oberschenkelfrakturen im hohen Lebensalter — Erfahrungen und Ergebnisse. Unfallchirurgie 12:258–262 (Nr. 5)

Tonczar Ö, Galle P, Schmid L, Bunzel B (1980) Der optimale Operationszeitpunkt der pertrochanteren Fraktur beim alten Menschen. Unfallheilkunde 83:477–479

Computergestützte Untersuchung von 396 mit Ender-Nägeln versorgten pertrochanteren Oberschenkelfrakturen

E. Thurner-Petrik, A. Chrysopoulos, G. Ittner, Ch. Rizzi und M. Strickner

II. Universitätsklinik für Unfallchirurgie (Vorstand: Prof. Dr. P. Fasol), Spitalgasse 23, A-1090 Wien

Die Frakturen des proximalen Femurendes sind in der überwiegenden Zahl der Fälle Verletzungen beim Alterspatienten. Sehr oft liegen in eben dieser Patientengruppe präexistente Risikofaktoren vor, die eine möglichst wenig belastende Versorgung geraten erscheinen lassen, die auch die Möglichkeit einer frühzeitigen belastungsstabilen Mobilisierung bietet. Die Federnagelung nach Ender und Simon-Weidner schien beide Kriterien erfüllen zu können. Diese Untersuchung soll anhand der radiologischen Verlaufskontrolle den Wert dieses OP-Verfahrens aufzeigen.

An unserer Klinik wurden in den Jahren 1982–1985 396 Patienten durch eine Federnagelung versorgt; 13 Patienten (3,3%) verstarben postoperativ innerhalb der ersten Woche.

Die Klassifikation der Frakturen erfolgte nach den von Evans angegebenen Kriterien, die Bestimmung des Osteoporosegrades wurde nach den von Singh empfohlenen Maßstäben vorgenommen. Die radiologischen Verlaufsbefunde wurden nach bereits erfolgter Belastung 10 Tage post operationem, weiter nach 6 und 12 Wochen erhoben. Zur Beurteilung des Zustandes nach länger zurückliegender Verletzung wurden Aufnahmen nach durchschnittlich 18 Monaten herangezogen. Die Dokumentation und Auswertung des Materials erfolgte computergestützt. Als wesentliche Kriterien wurden das Nagelgleiten, Änderungen des Collum-Diaphysen-Winkels oder allfällige Perforationen untersucht. Nagelgleiten wurde in so gut wie allen Fällen beobachtet. Wir stellten fest, daß die Dynamik der Implantate vor allem nach distal hin ausgerichtet war. Bei 9,4% der Fälle ergab sich die Komplikation der Perforation — in 7% am distalen Femurende und in 2,4% im Kopfkalottenbereich.

In 4,5% der Fälle (18 Patenten) mußten Reoperationen durchgeführt werden: 14 Nagelwechsel, 3 Condylenplatten und 1 Femurkopfprothese.

Aus unseren Erfahrungen mit computergestützten Auswertungen von durch Ender-Nagelung behandelten pertrochanteren Oberschenkelfrakturen im geriatrischen Patientengut läßt sich feststellen, daß bei entsprechender Operationstechnik (intraoperative Stauchung der Fraktur) und Versenken der Nägel an der Einschlagstelle die Komplikationshäufigkeit des Nagelgleitens verringert werden kann und so das Verfahren an sich nach wie vor eine sehr gute Methode darstellt. Es konnten keine sicheren Schlüsse für das Nagelgleiten in Abhängigkeit von Abstand zur Kopfkalotte, zur Auffächerung, zur Markraumausfüllung und Lage zur Trajektorenkreuzung gefunden werden.

Die DHS-Schraube, ein universelles Prinzip zur Versorgung hüftgelenknaher Frakturen?

H.-G. Kroczek, H. Vielsacker und U. Pfister

Städtisches Klinikum Karlsruhe, Chirurgische Klinik, Abt. für Unfallchirurgie (Direktor: Prof. Dr. U. Pfister), Moltkestraße 14, D-7500 Karlsruhe

Von einer Osteosynthese der hüftgelenknahen Frakturen sollte eine sofortige Belastbarkeit, eine universelle Einsetzbarkeit und eine einfache Handhabung gefordert werden.

Wir haben die DHS in den letzten Jahren bei allen Formen hüftgelenknaher Frakturen angewendet. Von 239 mit einer DHS versorgten Frakturen handelte es sich um 21 laterale, 95 pertrochanter stabile, 107 pertrochanter instabile und um 15 per- bis subtrochantere Frakturen. Bei medialen Schenkelhalsfrakturen des alten Menschen erscheint uns die HTP weiterhin aufgrund der Pseudarthroserate und Kopfnekrose bei Osteosynthesen der DHS überlegen, da sie eine definitive Versorgung darstellt. Aufgrund einer besseren Rotationsstabilität und schonenderen Versorgung wenden wir dagegen vornehmlich bei der medialen Schenkelhalsfraktur des jungen Menschen die Verschraubung an. Bei den lateralen und pertrochanteren Oberschenkelfrakturen lag die postoperative Liegezeit bei Verwendung von Ender-Nägeln durchschnittlich bei 21 Tagen, die Klinikletalität bei 25%. Die Komplikationsrate bei 25% und die Infektrate bei 2%. Bei Verwendung der DHS-Schraube sank die postoperative Liegezeit auf 19 Tage, die Klinikletalität blieb mit 3% vergleichbar der der Ender-Nagelung. Daher eignet sich die DHS besonders zur Versorgung von lateralen und pertrochanteren Frakturen.

Bei pertrochanter instabilen Frakturen muß mit einem größeren Teleskopeffekt durch die Zusammensinterung der Fragmente und damit einer Beinverkürzung gerechnet werden. Durch zusätzliche Schrauben oder durch eine Zuggurtungsosteosynthese kann der Effekt vermindert werden. Bei reinen subtrochanteren Frakturen wird das Prinzip der dynamischen Kompression aufgehoben, daher wird bei diesem Frakturtyp weiterhin bei uns eine 95°-Winkelplatte verwendet. Hingegen bei den per- bis subtrochanteren Trümmerfrakturen konnten wir in 15 Fällen eine DHS mit Erfolg einbringen.

Zusammenfassend kann man feststellen, daß die DHS bei allen hüftgelenknahen Frakturen angewendet werden kann. Besondere Vorteile gegenüber anderen Verfahren bietet die DHS-Schraube jedoch nur bei lateralen und pertrochanteren Frakturen sowie per- bis subtrochanteren Trümmerfrakturen.

Vergleichende Betrachtung von Komplikationen nach 130°-Platten, Ender-Nägeln und DHS

H. Schöntag[1], K.H. Jungbluth[1] und U. Saalfeld[2]

[1] Abteilung für Unfallchirurgie (Direktor: Prof. Dr. K.H. Jungbluth), Universitätskrankenhaus Eppendorf, Martinistraße 52, D-2000 Hamburg 20
[2] Israelitisches Krankenhaus, Chirurgische Abteilung (Chefarzt: PD Dr. P. Matthaes), Orchideenstieg 16, D-2000 Hamburg 60

Zur Stabilisierung pertrochanterer Femurfrakturen haben sich ein starres (130°-Winkelplatte) und 2 dynamische Prinzipien (Nagelung nach Ender-Simon-Weidner sowie die von der AO modifizierte Pohlsche Laschenschraube, DHS genannt) durchgesetzt. 1975–1981 wurden 212 130°-Winkelplattenosteosynthesen durchgeführt. An postoperativen Komplikationen fanden sich: Übermäßige Frakureinstauchungen und Kopfperforationen n = 17 (6,3%). Varusfehlstellungen n = 10 (3,9%), Klingenbrüche n = 9 (2,7%), Infekte n = 3 (0,9%). Reinterventionsquote n = 22 (11%). Bei 285 Ender-Nagelungen (1974–1980) fanden sich postoperativ 34% Außenrotationsfehlstellungen, 2% Kopfperforationen, 1% Infekte. *Gründe waren intraoperative Fehler:* 34% zu kurze Nägel, 16% falsche Nageleinschlagstelle, 14% Ausbrüche größerer Knochenlamellen an der Einschlagstelle, 3% supracondyläre Femurfrakturen. *Reinterventionsquote:* 9%. Von 177 (1981–1983) durchgeführten DHS-Osteosynthesen waren intraoperative Komplikationen nicht zu verzeichnen. Postoperativ 1,8% eitrige Weichteilinfekte, Korrekturen der Erstosteosynthese waren nicht erforderlich.

Zu einem späteren Zeitpunkt kam es dreimal zu einer subtrochanteren Femurfraktur durch übertrieben kräftiges Aufbohren mit dem Dreistufenbohrer. Ersatzweise wurde entweder eine Condylenplatte oder eine Condylenschraube eingebracht. Bei Einführung der DHS in unserer Abteilung wurden 6 mediale Schenkelhalsfrakturen bei Patienten im nicht "prothesenfähigen" Alter mit DHS versorgt, bei 2 Patienten kam es zum Ausbruch der Schraube aus dem Kopf, in beiden Fällen war eine Totalendoprothese unumgänglich. Bei einer weiteren Patientin kam es zur Resorption des Schenkelhalses, auch hier war die Totalendoprothese einzige Alternative.

So halten wir die DHS zwar als das Verfahren der Wahl bei der Versorgung pertrochanterer Femurfrakturen, halten sie jedoch für kontraindiziert bei medialen Schenkelhalsfrakturen und subtrochanteren Femurfrakturen.

Verfahrenswahl und Komplikationen bei der Versorgung von pertrochanteren Brüchen. Ein Vergleich der Federnägel mit der dynamischen Hüftschraube

J. Buch, W. Blauensteiner, A. Janousek und H.Ch. Korninger

Unfallkrankenhaus Lorenz Böhler (Vorstand: Prof. Dr. J. Poigenfürst), Donaueschingenstraße 13, A-1200 Wien

Patienten

Alle Patienten aus dem Jahre 1986, 140 Patienten 26–103, x 78 Jahre alt, 29 Männer x 66 Jahre, 111 Frauen x 81 Jahre.

Methoden

Dynamische Hüftschraube (DHS) 49, Federnägel nach Ender (EN) 91. < 70 Jahre DHS bei 60%, > 70 Jahre bei 30% der Patienten. DHS bei einem kardialen Risikoscore (kR) nach Goldman von 0–5 Punkten bei 42% > 5 bei 15% der Patienten.

Frakturformen nach AO: 80 A1 (33 DHS, 47 EN), 45 A2 (13 DHS, 32 EN) 15 A3 (3 DHS, 12 EN).

Operation: Am Extensionstisch, DHS x 70 min, EN x 40 min. Blutbedarf intra- und postoperativ: DHS bei 86%, x 4, EN bei 63%, x 3 Blutkonserven.

OP-Komplikationen: DHS 7 Patienten (14%): 4 Rotationsfehler, 3 Rekurvationen. EN 13 Patienten (14%): 6 Kopfperforationen, 3 supracondyläre Frakturen, 1 zu harte Spongiosa, 2 Rekurvationen, 1 subtrochantere Fraktur.

Reoperationen: DHS: 3 Hämatome (6%), 2 tiefe Infekte (4%), EN: 2 Hämatome (2%), 5 tiefe Infekte (5%).

Reosteosynthesen: 3 DHS (6%): zusätzliche Corticalisschrauben, Rekurvationskorrektur, TEP wegen Kopfnekrose, 2 EN (2%): Wechsel der gerutschten Nägel, Wechsel auf DHS.

Spätkomplikationen: 3 DHS (6%): Varusabsinken 2, Kopfnekrose 2, Pseudarthrose 1, 4 EN (8%): Varusabsinken.

Mortalität innerhalb von 6 Wochen (M6Wo): 4 DHS (8%) x 87 Jahre, kR 6.7, Risikoquotient (RQ = kR/x kR * a/x a) 1.2., 18 EN (20%) x 85 a, kR 7.4, RQ 1.5.

Kollektivvergleich DHS/EN:
> 79 Jahre   20/86   (M6Wo 20%/27%)
kR > 4   34/81   (M6Wo 12%/22%)
RQ > 0.4   19/70   (M6Wo 21%/26%).

Nachuntersuchung DHS/EN

Nachuntersucht nach x 26 Mo 28 DHS/28 EN (57%/31%), abgelehnt 7/10 (14%/11%), unbekannt 1/7 (2%/8%), verstorben 13/36 (27%/51%).

Ergebnisse

Modifiziert nach Mischkowsky DGS/EN: sehr gut 14/13, gut 10/10, mäßig 2/4, schlecht 2/1 Patienten.

Zusammenfassung

Bezüglich der Komplikationen unterscheiden sich die beiden Methoden nicht wesentlich. Die Nachuntersuchungsergebnisse gleichen sich. Daß die Federnagelung für Risikopatienten vorteilhaft sei, können wir nicht beweisen. Bei jungen Patienten empfehlen wir wegen der harten Spongiosa die DHS. Aufgrund unserer Nachuntersuchung können wir beim alten Patienten weder die DHS noch die Federnägel als die eindeutig bessere Methode bezeichnen.

Die dynamische Condylenschraube zur Osteosynthese als alternatives Implantat zur 95°-Winkelplatte oder DHS bei per- und subtrochanteren Femurfrakturen

G. Oedekoven, B. Claudi und B. Stübinger

Chirurgische Klinik und Poliklinik der Technischen Universität (Direktor: Prof. Dr. R. Siewert), Ismaningerstraße 22, D-8000 München 80

Die dynamische Condylenschraube der AO (DCS) zur Osteosynthese bei per-, intertrochanteren Trümmerfrakturen und subtrochanteren Femurfrakturen schließt sich an die Entwicklung der CSP (Compression Supracondylar Plate) von Richards an, die "über die Platte" Kompression auf den Femurschaft ermöglicht. Zunächst für Frakturen des distalen Femurdrittels gedacht, setzten wir alternativ in der Zeit von Januar 1985 bis Dezember 1987 bei 38 proximalen Femurfrakturen die DCS ein. In der Mehrzahl bei subtrochanteren Brüchen AO-Typ C–E, zusätzlich aber bei Trümmerfrakturen der per- und intratrochanteren Region. Die Problematik der Behandlung und Prognose dieser Frakturtypen beruht auf vorgegebenen Tatsachen wie Hochgeschwindigkeitstrauma, Osteoporose, die multidirektionalen Bewegungsebenen der Hüfte, Beugestreß und damit erhöhte Implantatbeanspruchung und Implantatversagen bzw. Repositions- und Osteosyntheseoperationsschwierigkeiten instabiler Trümmerfrakturen.

Eine Alternative zur DHS und 95°-Winkelplattenosteosynthese begründet sich zum einen aus der Frakturenanatomie, zum anderen durch die Instrumentation der DCS, die sich durch vereinfachtes Einbringen und Korrigierbarkeit bei Reposition und Fixation der Fragmente ergibt.

Niedriges Implantatversagen und eine Gesamtbeurteilung mit nahezu 80% guten bis sehr guten Ergebnissen bei 30 klinisch und röntgenologisch anhand eines modifizierten Harris-Hipp 100-Punkte-Bewertungsschemas nachuntersuchten Patienten und Frakturen bestätigten Erwartungen, die wir ursprünglich an dieses Verfahren stellten.

An Spätkomplikationen stehen Achsen- und Rotationsfehlstellungen, auch Beinverkürzungen (unter 2 cm) im Vordergrund; chronische Osteomyelitiden oder Pseudarthrosen spielen keine wesentliche Rolle.

Die Osteosynthese instabiler per- und subtrochanterer Femurfrakturen mit der 130° Doppel-T-Platte

E. Teubner und Ch. Ulrich

Klinik am Eichert, Unfallchirurgische Klinik (Direktor: Prof. Dr. E. Teubner), D-7320 Göppingen

Instabile intertrochantere Femurfrakturen sind Biegungstorsionsfrakturen unter einem Bruchmoment von 150–200 kNmm eines etwa 1 m langen biegenden Hebelarmes des Beines in Add- oder Abduktionsstellung im Sturz, wobei unter dem torquierenden Massenträgheitsmoment des Stammes, auch schrägverlaufende, subtrochantere Bruchformen verursacht werden können.

Das coxale Femurende kann biomechanisch als ausgekragter Biegeträger unter Quer-Kräften angesehen werden und bedarf zur form- und funktionsgerechten Wiederherstellung von intertrochanteren Bruchformen folgerichtig ebenfalls eines torsionsfesten und biegestabilen ausgekragten Trägerimplantates von großer Biegesteife, um volle Belastbarkeit zu gewähren.

Die 130° Doppel-T-Platte ist ein biegesteifer Kraftträger mit angepaßtem Spannungsverlauf unter Materialanhäufung am Ort erhöhter Biegespannung, mit dem größten Widerstandsmoment aller vergleichbaren Implantate von $W = 200$ cm^3, einer Biegespannungsverteilung ohne Profilsprung und einer optimalen Implantatstabilität, ausgedrückt durch die Federzahl $c = 0.89$ kN/mm, zu charakterisieren.

Das Implantat ist Pauwelschen Kräften von 2–5 kN gewachsen und gewährleistet eine volle Belastbarkeit auch bei Fehlbelastungen oder bei Überlast bis zum doppelten der physiologischen Einflußgrößen. Die Ergebnisse mit 664 Doppel-T-Platten aus dem Jahre 1976 bis 1987 mit einer Komplikationsrate von 6,8% und einer subjektiv, wie objektiv sehr gut bis guten Bewertung in 79% der Fälle und 11% mäßig und 10% schlechten Resultaten, lassen dieses form- und funktionserhaltende Operationsverfahren als bewährt und empfehlenswert erscheinen. Mit 0,6% Kopfnekrosen, 0,8% Plattenschaftbrüchen, weniger als 1% Kopfperforationen und 1,2% tiefen Infekten, weist diese technisch sichere Osteosynthese eine verbesserte Komplikationsrate auf. Die Frühbelastung ist mit dieser Operationsmethode ohne Gefahr der Coxa vara traumatica möglich und notwendig, und die Krankenhausdauer erfordert in 95% der Fälle eine Behandlung von 21 bis 24 Tagen. Die Krankenhausletalität des durchgehend operativ versorgten Krankengutes betrug 12,04%.

Damit hat dieses Implantat seinen Anspruch auf die derzeit höchst erreichbare Implantatsstabilität und Belastbarkeit erfüllt und kann empfohlen werden.

Da der Preis für eine 130° Doppel-T-Platte mit 210 DM bis 250 DM zudem deutlich unter den Kosten einer DHS-Platte mit 250 DM bis 285 DM liegt, kommt unser Osteosynthesematerial auch dem Wunsch nach einer Kostensenkung im Krankenhaus entgegen, was bei etwa 10 000 intertrochanteren Frakturen in der Bundesrepublik im Jahr durchaus nachgeordnet, argumentatives Gewicht hat.

Indikation, Technik, Komplikationen bei valgisierenden Umstellungsosteotomien bei instabilen Frakturen des coxalen Femurendes

J.M. Rueger, P. Konold, J. Windolf und A. Pannike

Klinikum der Johann-Wolfgang-Goethe-Universität, Zentrum der Chirurgie, Unfallchirurgische Klinik (Direktor: Prof. Dr. A. Pannike), Theodor-Stern-Kai 7, D-6000 Frankfurt

Einleitung

An der Unfallchirurgischen Klinik des Universitätsklinikums FFM wurden vom 1.1.1975 bis zum 31.12.1986 797 Patienten mit Frakturen des coxalen Femurendes operativ versorgt. Dabei fanden sich 455 Schenkelhalsfrakturen gegenüber 342 per- und subtrochanteren Frakturen. Einhundertdreißig dieser letztgenannten Frakturen waren instabil mit ausgedehnter dorsomedial gelegener Trümmerzone im Calcar-, Trochanter minor-Bereich und entsprachen nach der Klassifikation von Evans (1949) den "unstable type 2 fractures" bzw. nach der AO-Klassifikation dem Typ A 2 mit Subtypen (Jorda 1984). Zweiundsechzig dieser 130 Frakturen wurden mit einer valgisierenden Aufrichtungsosteotomie mit Implantation einer 130° AO-Winkelplatte versorgt. In sechs Fällen wurde diese Technik beim Versagen einer anderen vorausgegangenen Osteosynthese notwendig. Es waren 14 Männer (durchschnittliches Alter 63,3 Jahre) und 48 Frauen (durchschnittliches Alter 80,5 Jahre) betroffen. Elf der Patienten waren jünger, 51 älter als 60 Jahre.

Operative Technik

Ist der Trochanter major nicht frakturiert wird er osteotomiert und nach laterocranial luxiert. Anschließend wird das körperferne Hauptfragment, in Abhängigkeit vom Ausmaß der medial gelegenen Trümmerzone, auf einer Strecke von 1,5 bis 3 cm nach distal — in einer zur Femur-Längsachse im Winkel von 100° von laterocranial nach mediodistal absteigenden Linie — osteotomiert. Mit zwei Kirschner-Drähten werden die Schenkelhalsantetorsion und — unter Bildwandlerkontrolle — die Einschlagsrichtung der 60—70 mm Klinge der 130° AO Vier- bis Sechsloch-DC Platte im proximalen Fragment festgelegt. Ohne vorausgehende Benutzung des Plattensitzinstrumentes wird die Klinge in 20—30° Valgus zur Schenkelhalsachse, auf den Calcar zielend, eingeschlagen. Das distale Fragment wird durch Abduktion des Beines an die Platte reponiert, die Rotation überprüft, die proximale Frakturebene und die distale Osteotomiefläche eingestaucht und die Platte verschraubt.

Ergebnisse

Die Nachuntersuchung erfolgte bei Patienten über 60 Jahre zum Zeitpunkt der Entlassung, bei den Patienten unter 60 Jahre im Schnitt 2,5 Jahre nach der Operation, nach der Metallentfernung. Bei diesen letztgenannten Patienten waren keinerlei Komplikationen aufgetreten. Der CCD Winkel wurde durchschnittlich mit 150° (145—160°) bestimmt, die Verkürzung der betroffenen Extremität lag im Schnitt bei 2,0 cm (0,0—3,0 cm); Rotationsfehler waren weder klinisch noch radiologisch nachzuweisen. In der Gruppe der 51 Patienten über 60 Jahre lag der durchschnittliche CCD Winkel bei 165° (155—175°). Das Ausmaß der Verkürzung wurde nicht bestimmt; ein Rotationsfehler lag klinisch nicht vor. In dieser Gruppe war ein tiefer Infekt aufgetreten, der zur Ausheilung gebracht werden konnte. Wichtig erscheint, daß 44 Patienten gehfähig entlassen werden konnten, vier Patienten waren bettlägerig, drei verstarben an cardio-pulmonalen Komplikationen während des stationären Aufenthaltes.

Diskussion, Zusammenfassung

Die Vorteile dieser Methode bei der Behandlung instabiler per- und subtrochanterer Frakturen liegen gerade beim alten Menschen mit hochporotischen Knochen in der Resektion der medio-dorsal gelegenen Trümmerzone, der "Medialisation" des distalen Fragmentes und der Wiederherstellung einer interfragmentären corticalen Abstützung im "Calcarbereich", die zur Entstehung einer "belastungsstabilen" Osteosynthese führt, die eine frühzeitige Mobilisation der älteren Patienten erlaubt. Die potentiellen Nachteile, die an den untersuchten Patienten jedoch nicht aufzuzeigen waren, liegen im Auftreten eines Rotationsfehlers, im veränderten Muskelzug mit fraglichen funktionellen Folgen für das Hüftgelenk und der Gefahr einer zu einem späteren Zeitpunkt, aufgrund der Valgisation, sich sekundär entwickelnden Coxarthrose. Fast regelmäßig stellt sich durch die Resektion bedingt eine Beinlängendifferenz ein. Diese läßt sich in der Regel problemlos durch Einlagen oder eine Absatzerhöhung ausgleichen und behindert die früh mobilisierten, voll belastenden alten Patienten nicht.

Erfahrungsbericht über 1698 Frakturen des coxalen Femurendes

U. Quint, H.-G. Wahl und M. Hani

Städtische Krankenanstalten, Chirurgische Klinik, Abt. für Unfallchirurgie (Chefarzt: Dr. H.-G. Wahl), Lutherstraße 40, D-4150 Krefeld

In den Jahren 1973–1987 wurden an der Abteilung für Unfallchirurgie der Städtischen Krankenanstalten Krefeld 1698 Frakturen des coxalen Femurendes operativ behandelt. Das Durchschnittsalter betrug 81,4 (11–99) Jahre bei einer Geschlechtsverteilung von 3:1 zugunsten des weiblichen Anteils. Hierdurch ist ein Überwiegen der medialen Schenkelhalsfrakturen (n = 901) erklärbar. Entsprechend groß ist die Anzahl der mit einer Totalprothese versorgten Patienten (n = 648). Mediale Schenkelhalsfrakturen beim jungen Patienten (n = 69) wurden notfallmäßig vorwiegend mit Spongiosaschrauben stabilisiert. In früheren Jahren wurden auch die Einloch-130°-Winkelplatten der AO verwendet (n = 78). Per- und subtrochantere Femurfrakturen haben wir in der Regel mit Winkelplatten (n = 720) und Condylenplatten (n = 89) versorgt. Bei medialen Trümmerzonen und Defekten wurde besonderer Wert auf eine entsprechende Valgisierung und Anlagerung von Spongiosa gelegt. In den ersten 3 Tagen nach dem Unfall war bei 1154 Patienten bereits eine Osteosynthese durchgeführt. Weitere 371 Patienten konnten in der ersten Woche und nur 173 Verletzte (z.T. Verlegungen aus anderen Krankenhäusern) später stabilisiert werden. Nur 45 Patienten erreichten postoperativ eine Funktionsstabilität, in 360 Fällen war die Osteosynthese teilbelastbar und bei 1293 Patienten war eine volle Belastbarkeit sofort möglich. Bereits im ersten Monat nach dem Unfallereignis wurden 1362 Patienten wieder aus der stationären Behandlung entlassen. Zu diesem Zeitpunkt benötigten 689 Patienten keine Gehhilfe und 644 Verletzte waren mit 1 oder 2 Unterarmgehstützen mobilisiert. Die allgemeine Komplikationsrate (kardiovasculär, pulmonal und renal) war im altersbedingt multimorbiden Krankengut zwar hoch (28,7%), die Letalität mit 10,1% (n = 172) jedoch gering. Als lokale Komplikationen wurden technisch bedingte Fehler (Implantatbruch und Implantatdislokalisation 1,4%) nur selten beobachtet und konnten durch Re-Operationen behoben werden. Infektionen einschließlich aller Serome, Hämatome und passagerer Hautrötungen wurden nach 5,2% aller durchgeführten Osteosynthesen festgestellt, wobei lediglich 0,9% aller Patienten (n = 15) einen Knocheninfekt aufzeigten. Zwei infizierte Totalprothesen mußten wieder ausgebaut werden, wonach es später unter Beinverkürzung zur Ausheilung kam.

Ist der pertrochantere Oberschenkelbruch des alten Menschen ein Notfall? Eine Argumentationshilfe für Anaesthesisten

K.H. Müller und Th. Köhler

Klinikum Barmen der Stadt Wuppertal, Klinik für Unfall- und Wiederherstellungschirurgie (Direktor: Prof. Dr. K.H. Müller), Heusnerstraße 40, D-5600 Wuppertal 2

Der häufige und schwerwiegende pertrochantere Altersbruch trifft den meist über 70-jährigen Verletzten in einer Phase organischer und psychischer Altersveränderungen oder in einem kompensierten Krankheitsbild. Jede zeitliche Verzögerung der Osteosynthese reduziert die lebensrettende Mobilisation und erhöht die Gefahr der Manifestation und Dekompensation interner und psychogener Krankheitsbilder. Einsetzende verletzungsimmanente Komplikationen verschlimmern sich zeitlich rasch zur allgemeinen und lokalen Inoperabilität. Die Verletzung führt für diese Altersstufe über einen akuten Gelenknotfall zu einer unkalkulierbaren Lebensbedrohung. Nicht immer stehen dem Anaesthesisten diese Zusammenhänge vor Augen. Deshalb müssen selbstverständlich die Unfallchirurgen dem Anaesthesisten den Notfall deklarieren und ihrerseits zeitlich und operationstaktisch jederzeit präsent sein. Die Ende 1985 etablierte Unfallchirurgie im Städtischen Klinikum Wuppertal mit 16 medizinischen Disziplinen und 5 "schneidenden" Fächern eignet sich, Schwierigkeiten in der Organisation und bei der Behandlung von Notfällen unterschiedlicher Fachrichtungen aufzuzeigen. Die Frage nach der graduellen Notfallmäßigkeit der pertrochanteren Oberschenkelbrüche mußte sich zwangsläufig mit Notfällen anderer Disziplinen reiben. In einer Analyse unserer 1986 64 behandelten pertrochanteren Oberschenkelbrüche gegenüber den 84 1987 versorgten derartigen Verletzungen beschränken wir uns auf 3 einfache und elementare Parameter. Zum Abschluß der akuten stationären Behandlung wurden jeweils in Abhängigkeit zum Zeitpunkt der Operation selbständige Gehfähigkeit, Gehunfähigkeit ohne Personenhilfe bis hin zur bettlägrigen Pflegebedürftigkeit und drittens der letale Ausgang als drei marginale Behandlungsausgänge definiert. Von den 1986 behandelten 64 pertrochanteren Frakturen wurden 31 Patienten innerhalb einer 8-h-Grenze operiert, was 49% des Jahreskollektivs entspricht. Dies führte bei 24 Patienten, entsprechend 36% des Gesamtverletzungsgutes, zur Wiedererlangung der Gehfähigkeit während des Krankenhausaufenthaltes. Mit zunehmender fachübergreifender Darstellung der Erfolge der Sofortoperation wurden 1987 von 84 Patienten 62 pertrochantere Oberschenkelbrüche, entsprechend 74% des Jahreskollektivs, innerhalb der angestrebten 8-h-Grenze operiert. Dabei erlangten 49 Patienten, entsprechend 58% der Gesamtjahresgruppe Gehfähigkeit ohne fremde Hilfe während der akuten Hospitalisierungsphase. Dies stellt eine Besserung gegenüber 1986 um 20% dar. Gleichzeitig ist die Gruppe mit letalem Ausgang nahezu halbiert. Wir glauben, daß man mit dieser Zahl sehr deutlich den Erfolg der notfallmäßigen Operation dokumentiert. Unbestreitbar entsteht für den Anaesthesiologen immer wieder eine triageähnliche Situation, wenn verschiedene Narkoseanforderungen unter dem Begriff der Notfalldringlichkeit stehen. Aus unseren früheren Mitteilungen und aus der hier vorgelegten Analyse ist belegt, daß der pertrochantere Oberschenkelbruch eine Notfallsituation darstellt, der innerhalb der 8-h-Grunde der Operation zugeführt werden muß. Für viele Unfallchirurgen bedeutet hier eine klare Stellungnahme durch die Fachgesellschaft eine verbesserte Argumentation im Alltag.

Behandlungsprinzipien bei der kindlichen Schenkelhalsfraktur — Früh- und Spätkomplikationen

W. Schlickewei, E.H. Kuner und G. Siebler

Chirurgische Universitätsklinik, Abt. für Unfallchirurgie (Direktor: Prof. Dr. E.H. Kuner), Hugstetterstraße 55, D-7800 Freiburg

Die im Kindesalter sehr seltene Schenkelhalsfraktur ist in ihrer Therapie und Prognose höchst problematisch. Das besondere Problem liegt in der speziellen Gefäßversorgungssituation des Schenkelhalskopfes und der Möglichkeit der zusätzlichen Durchblutungsstörung durch ein intraarticuläres Hämatom, sowie der Gefahr der Wachstumsstörung durch Mitbeteiligung der Epiphysenfuge.

Therapie der Wahl ist deswegen eine sofortige Operation nach Diagnosestellung: Hierdurch wird das intraarticuläre Hämatom entlastet, eine exakte Reposition und übungsstabile Versorgung erreicht. Als geeignetste Operationsmethode hat sich hierbei die Versorgung mit Spongiosaschrauben erwiesen. Bei kleineren Kindern sollte in der ersten postoperativen Phase zusätzlich ein Beckengips zum Schutz vor Frühbelastung angelegt werden.

Die Nachuntersuchung unserer Patienten der letzten 15 Jahre mit medialer bzw. lateraler Schenkelhalsfraktur (16 Patienten mit einem Durchschnittsalter von 10 Jahren) bestätigt das Procedere. Alle nach diesem Konzept behandelten Patienten hatten im Spätresultat nach durchschnittlich 5 Jahren gut bis sehr gute Spätresultate. Bewertet wurde neben dem Verlauf der Röntgenbefund, die Beweglichkeit im Hüftgelenk sowie die Beinlänge und die subjektiven Beschwerden der Patienten. Bei Abweichen vom Therapieschema (ein Junge, bei dem die Diagnose erst 6 Wochen nach Unfall gestellt wurde, und ein Mädchen, das außerhalb inadäquat operativ stabilisiert wurde) zeigten sich die möglichen Komplikationen: Ausbleibende Frakturheilung mit folgender Varisierung des Hüftkopfes und Femurkopfnekrose sowie Beinverkürzung im Spätresultat.

Bei sofortiger korrekter Versorgung der Verletzung am Unfalltag lassen sich diese Komplikationen im Verlauf und Spätresultat vermeiden.

Taktik bei Schenkelhals-Abduktionsfrakturen

P. Regazzoni und M. Famos

(Manuskript nicht eingegangen)

Ist die konservative Behandlung einer eingestauchten medialen Schenkelhalsfraktur gerechtfertigt?

A. Imdahl, G. Siebler und E.H. Kuner

Chirurgische Universitätsklinik, Abt. für Unfallchirurgie (Direktor: Prof. Dr. E.H. Kuner), Hugstetterstraße 55, D-7800 Freiburg

Retrospektiv wurden die Daten von insgesamt 87 Patienten mit eingestauchter med. Schenkelhalsfraktur analysiert, die zwischen 1979 und 1987 stationär aufgenommen und primär konservativ behandelt wurden. Im Hinblick auf die sekundäre Dislokation und die Femurkopfnekrose interessierte uns die radiologische Klassifikation nach Pauwels, Garden und der Alignment Index als Prognosefaktoren. Wir beobachteten bei 11 Patienten (12,6%) eine sekundäre Dislokation. 39 Patienten (58% der Lebenden) konnten klinisch und radiologisch nachuntersucht werden. 15 Patienten waren beschwerdefrei, 12 der 24 Patienten mit Beschwerden waren auf eine Stockhilfe angewiesen. Ein Drittel der Patienten wies in der vergleichenden Untersuchung eine starke Beeinträchtigung der Beweglichkeit im Hüftgelenk auf, ein weiteres Drittel war nicht beeinträchtigt. 6/39 Patienten (15,3%) wiesen eine Femurkopfnekrose auf. Die Klassifikation der Unfallbilder nach Pauwels und Garden zeigte keine Korrelation als Prognosefaktoren in Hinblick auf die Komplikationshäufigkeiten. Lediglich ein Alignment von = 180° im a.p.-Strahlengang scheint einen Hinweis auf spätere Komplikationen zu geben.

Patientenkollektiv 1979–1987:	n = 87
Sekundäre Dislokationen:	11/87 (12,6%)
Femurkopfnekrose:	6/39 (15,3%)
Pseudarthrose:	0

Schraubenosteosynthese medialer Schenkelhalsfrakturen Indikation und Ergebnisse

W. Knopp, H.U. Langendorff, U. Richter und J.V. Wening

Abt. für Unfallchirurgie (Direktor: Prof. Dr. K.-H. Jungbluth), Universitätskrankenhaus Eppendorf, Martinistraße 52, D-2000 Hamburg 20

Es wurden in einer retrospektiven Untersuchung die Ergebnisse der Schraubenosteosynthese nach medialer Schenkelhalsfraktur bei 73 Patienten erfaßt. Die Patienten wurden sowohl klinisch als auch radiologisch nachuntersucht. Pseudarthrosen und Hüftkopfnekrosen sind die Hauptkomplikationen der medialen Schenkelhalsfraktur. Eine Pseudarthrose trat in unserem Patientenkollektiv nur einmal auf, bei keinem Patienten entwickelte sich eine Hüftkopfnekrose. Wir führen dies auf die prinzipiellen Vorteile der Schraubenosteosynthese sowie auf die von uns praktizierte differenzierte Indikationsstellung zurück. Bei der Indikationsstellung zur Schraubenosteosynthese bei einer medialen Schenkelhalsfraktur sollten die Praktureinteilungen nach Garden und Pauwels berücksichtigt werden, um eine sichere prognostische Aussage über das Auftreten von postoperativen Komplikationen treffen zu können. Dem osteosynthetisch stabilisierten Hüftkopf als "biologische Endoprothese" sollte unabhängig von der Bruchform der Vorzug vor dem Gelenkersatz gegeben werden, da selbst Frakturen der Stadien Garden III und Pauwels III in mehr als der Hälfte der Fälle folgenlos ausheilen.

Die Schraubenosteosynthese zur Stabilisierung von Schenkelhalsbrüchen — Ergebnisse, Indikationen und Aspekte

A. Schultz, M. Leixnering, U.P. Schreinlechner und J. Poigenfürst

Unfallkrankenhaus Lorenz Böhler (Vorstand: Prof. Dr. J. Poigenfürst), Donaueschingenstraße 13, A-1200 Wien

In den Jahren 1980–1984 wurden im Unfallkrankenhaus Lorenz Böhler in Wien 209 Schenkelhalsfrakturen mit Schraubenosteosynthesen versorgt. 120 Patienten, 73 Frauen und 47 Männer, konnten durchschnittlich 51 Monate nach der Versorgung nachuntersucht werden. Am häufigsten waren die Bruchformen Garden III und Garden I mit 44 (37%) und 40 (33%) Patienten vertreten. 75 Patienten (63%) wiesen Pauwels II Frakturen und 35 Patienten (29%) Pauwels III Frakturen auf.

43 Patienten wurden innerhalb der ersten 24 h nach dem Unfall operiert, aber nur 13 von ihnen innerhalb der ersten 12 h. 113 Frakturen wurden mit 4,5 mm AO Spongiosaschrauben stabilisiert. 7 Patienten wurden mit DHS und zusätzlicher Spongiosaschraube versorgt.

99 Patienten wurden postoperativ unter Teilbelastung und 21 Patienten unter sofortiger Vollbelastung mobilisiert.

Bei 40 (33%) Patienten traten Hüftkopfnekrosen auf. *Verteilung:* Garden I – 20%, Garden II – 11%, Garden III – 43%, Garden IV – 61%. Die Nekroserate konnte durch Akutversorgung innerhalb der ersten 12 h deutlich gesenkt werden. Die postoperative Vollbelastung führt zu statistisch signifikant niedrigeren Nekroseraten, wofür jedoch keine Erklärung gefunden werden konnte.

Garden I und Garden II Frakturen ergaben "gute" objektive Ergebnisse nach dem Harris Schema. Die Resultate der Garden III und IV Frakturen waren "befriedigend".

Unsere Nachuntersuchung ergab, daß Frakturen der Typen Garden III und IV ab einem Alter von 65 Jahren nicht mehr mit Schrauben versorgt, sondern primär einer Totalendoprothese zugeführt werden sollen. Hinzuweisen wäre auf die deutlich besseren objektiven und subjektiven Ergebnisse der mit Totalendoprothesen versorgten Patienten der gleichen Verletzungsart und Bruchform.

Indikation und Behandlungsergebnisse der Winkelplattenosteosynthese mit primärer valgisierender Osteotomie bei medialer Schenkelhalsfraktur

P.-M. Hax, T. Schmickal und G. Hierholzer

Berufsgenossenschaftliche Unfallklinik (Direktor: Prof. Dr. G. Hierholzer), Großenbaumer Allee 250, D-4100 Duisburg 28

Die intertrochantere valgisierende Osteotomie — ursprünglich von Pauwels zur Behandlung der Schenkelhalspseudarthrose vorgeschlagen — kann in Verbindung mit einer Winkelplattenosteosynthese auch bei der frischen Schenkelhalsfraktur durchgeführt werden, um von vornherein einen für die Frakturheilung prognostisch günstigeren Bruchwinkel zu erreichen. Zwischen 1979 und 1987 wurde bei 60 Winkelplattenosteosynthesen wegen medialer Schenkelhalsfraktur 23mal primär valgisiert, davon 16mal innerhalb der ersten 12 h nach Trauma. Der Valgisationswinkel betrug durchschnittlich 30°. 19 der 23 Operationen dieser Art betrafen die Frakturtypen PIII/GIII und PIII/GIV. Postoperativ wurde 18mal ein Frakturwinkel entsprechend einem Typ I nach Pauwels beobachtet, 5mal entsprechend Typ II und kein Typ III. 22 Patienten konnten über durchschnittlich zwei Jahre beobachtet werden. Fünf Schenkelhalspseudarthrosen entsprechen einer Quote von 22,7%, 8 Hüftkopfnekrosen 36,4%. Die entsprechenden Zahlen für die Gruppe der 31 abgeschlossenen nicht primär valgisierten Frakturen betragen jeweils 3,2%. Die vergleichsweise schlechten Ergebnisse in der Gruppe der primär valgisierten Frakturen beruhen auf den besonders ungünstigen Ausgangssituationen, teilweise aber auch auf technischen Fehlern bei Reposition und Osteosynthese. Dennoch erscheint das Verfahren geeignet, die bei prognostisch ungünstiger Bruchform häufigen Komplikationen zu vermindern. Die Indikation sollte allerdings wegen der mit diesem Vorgehen verbundenen Nachteile (Beinverlängerung, iatrogene Coxa valga, mögliche Schwierigkeiten bei späterer Prothesenimplantation) streng gestellt werden.

NMR-Tomographie des Femurkopfes nach Dreifachverschraubung von Schenkelhalsfrakturen

D. Baranowski[1], D. Pennig[1], V. Fiedler[2] und R. Erlemann[2]

[1] Klinik und Poliklinik für Unfall- und Handchirurgie (Direktor: Prof. Dr. E. Brug),
[2] Institut für klinische Radiologie (Direktor: Prof. Dr. P.E. Peters),
Westfälische Wilhelms-Universität, Jungeblodtplatz 1, D-4400 Münster

Zur Osteosynthese von Schenkelhalsfrakturen werden derzeit verschiedene Verfahren diskutiert (Siebler et al.; Quinby et al.; Swiontkowski et al.; Resch und Sperner). Statistiken geben bis zu 30% Femurkopfnekrosen bzw. bis zu 25% Implantatversager an. Wir haben in einem 3-Jahreszeitraum 20 Schenkelhalsfrakturen (80% intracapsulär; mittleres Alter 42,3 Jahre) mit einer parallel ausgerichteten Dreifachverschraubung nach anatomischer Reposition sofort versorgt. Alle Frakturen heilten aus. 12 Patienten waren für eine NMR-Tomographie des Femurkopfes geeignet, die restlichen Patienten konnten aus Metallimplantatgründen nicht berücksichtigt werden. In der T1-Sequenz ließ sich die Struktur, in der T2-Sequenz die Vascularität im Vergleich zur Gegenseite beurteilen. Eine Femurkopfnekrose – wie mit dieser Methode auch im Frühstadium erkennbar – ließ sich nicht nachweisen. Das Verfahren der NMR-Tomographie eignet sich prognostisch vor allem bei den nekrosegefährdeten Garden III/IV-Frakturen, um vor radiologischer Manifestation einer Femurkopfnekrose ggf. therapeutisch intervenieren zu können.

Freie Vorträge zum Hauptthema II
Verfahrenswahl bei Frakturen des coxalen Femurendes

Vorsitz: D. Havemann, Kiel; U. Mommsen, Osnabrück

Indikation zur Condylenplattenosteosynthese am proximalen Femur

N.M. Meenen, S. Rahal und M. Berkhoff

Abt. für Unfallchirurgie (Direktor: Prof. Dr. K.H. Jungbluth), Universitätskrankenhaus Eppendorf, Martinistraße 52, D-2000 Hamburg 20

Am proximalen Femur stellen die instabilen pertrochanteren, intertrochanteren und subtrochanteren Frakturen hohe Anforderungen an die operative Technik und das zu verwendende Osteosynthesematerial. Mit der Condylenplatte der AO haben wir ein Verfahren, mit dem die überwiegende Zahl dieser gelenknahen Oberschenkelbrüche zuverlässig operativ zu versorgen ist.

In den Jahren 1982–1986 wurde in unserer Klinik bei 160 Patienten mit Frakturen des coxalen Femurendes die 95° Condylenplatte zur Osteosynthese verwendet. Die Mehrzahl der alten Patienten zog sich die Verletzung bei häuslichem Unfall zu, bei jungen Unfallverletzten hatten z.T. Rasanztraumen bei Verkehrs- oder Berufsunfällen zu den gelenknahen Brüchen geführt. 19mal stellte die Condylenplatte ein Ausweichverfahren für Osteosynthesen dar, die versagt hatten oder die sich intraoperativ wegen des Frakturausmaßes oder technischer Probleme als nicht durchführbar erwiesen. OP-technisch sind die entscheidenden Punkte: Offene anatomische Rekonstruktion mit Wiederherstellung der medialen Abstützung, stabile Fixierung des Kopf-Hals-Fragmentes mit der Klinge, Kompressionswirkung der gespannten Platte, Übungsstabilität durch Festigkeit des Implantates und innere Stabilität der Osteosynthese. Während der stationären Phase verstarben 26 Patienten. Bis zur Nachuntersuchung nach durchschnittlich 3,1 Jahren waren bereits 47 der multimorbiden (38% hatten > relevante Vorerkrankungen) alten Patienten gestorben. Wir führten eine eingehende klinische und radiologische Nachuntersuchung der noch erreichbaren Patienten durch.

Die Ergebnisse zeigen, daß mit der AO-Condylenplatte in der überwiegenden Zahl gute bis sehr gute radiologische und funktionelle Ergebnisse bei allen instabilen pertrochanteren, intertrochanteren und subtrochanteren Frakturen erreicht werden. Besonders bei jungen Patienten führt die anatomische Rekonstruktion zu einer Restitutio ad integrum. Die Fehlergebnisse waren sämtlich durch nicht erreichte mediale Abstützung verursacht. Die Biegebelastung führt zum Plattenbruch.

Es scheint uns sinnvoll, zu versuchen, die Mobilisierung der alten Patienten zu beschleunigen, indem unter Verzicht auf anatomische Rekonstruktion Frühbelastbarkeit erreicht werden kann. Die nicht dynamische CS als mögliche Alternative zur Condylenplatte verspricht eine Vereinfachung bei der Positionierung des Implantates, entbindet aber nicht von der Beachtung biomechanischer Grundsätze.

Erste Erfahrungen mit dem Gamma-Nagel für per- und subtrochantere Femurfrakturen

J. Stapert, W. Rinsema und T. van Thiel

(Manuskript nicht eingegangen)

Ein neuer Y-Nagel mit computeroptimierter Ermüdungsfestigkeit zur Behandlung per- bis subtrochanterer Femurfrakturen

D. Hempel[1] und C. Mattheck[2]

[1] Allgemeines Krankenhaus, II. Chirurgische Klinik (Chefarzt: Dr. D. Hempel), Rübenkamp 148, D-2000 Hamburg 60
[2] Institut für Material- und Festkörperforschung IV, Arbeitsgruppe Bruchmechanik und Strukturanalyse, Kernforschungszentrum, D-7500 Karlsruhe

Wir haben nach einem Weg gesucht, die per- bis subtrochanteren Femurfrakturen mit einer möglichst sofort voll belastbaren Osteosynthese zu versorgen. Nach den Ergebnissen von Teubner und Schöttle haben intramedullär eingebrachte Osteosynthesemittel eine 3fach höhere Stabilität im Vergleich zu außen am Knochen fixierten Osteosynthesen. Der Y-Nagel nach Küntscher bietet die Möglichkeit der sofortigen Vollbelastbarkeit, hat jedoch bei Brüchen im subtrochanteren Bereich keine ausreichende Drehstabilität und verhütet nicht die Verkürzung des Knochens bei Stück- und Trümmerbrüchen. Im Interesse einer möglichst weitgehenden Implantatstandardisierung und einer möglichst einfachen Operationstechnik ist die Beschränkung auf wenige Nageldicken notwendig. Die bisherigen Modelle hatten bei sehr schweren Patienten in Einzelfällen zu mechanischen Materialermüdungsproblemen geführt. Das geschah bei 3 von 450 implantierten Y-Nägeln.

Das Problem der Rotationssicherung konnte schon vor mehr als 5 Jahren durch die Einführung des Y-Verriegelungsnagels gelöst werden. Die bruchmechanische Untersuchung herkömmlicher Y-Nägel am Kernforschungszentrum Karlsruhe deckte als Ursache von Ermüdungsversagen die Form der bisherigen Y-Quernägel mit einer 3fachen Kraftflußumlenkung an einem Ort auf. Diese 3fach Umleitung wirkt als Kerbe im Material und kann Ermüdungsrisse auslösen. Durch 3dimensionale Finite-Elemente-Rechnungen wurde eine räumliche Trennung der Kraftumflußlenkungen zunächst im Rechner simuliert. Sie führte zu einer erheblichen Reduzierung der Kerbspannungen. Nach Auswertung der Computer Plots wurde die neue Y-Quernagelform konstruiert. Die Belastungsversuche zeigten im Vergleich zur alten Quernagelform eine bis ca. 20fache Erhöhung der Ermüdungsfestigkeit des neuen Y-Quernagels. Die Ermüdungsversuche wurden mit der Hydropulsmaschine von Schenck gemacht. Bei den dynamischen Belastungsversuchen wurde die Belastung als schwellende Biegung aufgebracht, wie es nach Pauwels den biologischen Bedingungen entspricht. Der computeroptimierte Y-Quernagel konnte bis über 15 Millionen Lastwechsel bei einer Frequenz von 50 Hertz und einer Belastung von 150 N bis maximal 1 250 Newton je Lastspiel ertragen. Das ist weit mehr als für Implantate nach der DIN-Norm gefordert wird. Der optimierte Y-Quernagel wurde mit einem Längsnagel mit ebenfalls computeroptimiertem Querschnittsprofil nach Börner und Mattheck kombiniert. Die rechnerische Verbesserung des Y-Verriegelungsnagels und ihre Bestätigung im Belastungsversuch hat uns ermutigt, den neuen Nageltyp nach Testung seiner Anwendungsmöglichkeit im Leichenversuch in ersten klinischen Fällen einzusetzen. Als Beispiel zeige ich den sub- und pertrochanteren Femurbruch einer 92jährigen Frau, die mit diesem Nagel operiert wurde. Die Operationstechnik ist praktisch die gleiche wie beim bisherigen Y-Verriegelungsnagel. Der Y-Quernagel wird nach Vorbohren eines Loches im Trochanterbereich eingeschlagen. Nach Adduktion des Beines wird der Längsnagel über einen gebogenen scharfen Spieß nach Vorbohren eines Loches an der Trochanterspitze an den Quernagel herangeführt. Ein Führungsspieß durch Längsnagel und Quernagelbohrung bis in den distalen Femur eingebracht, sichert das korrekte Einschlagen des Längsnagels durch die Quernagelbohrung. Mit Hilfe des Zielgerätes, das auf das Längsnagelende aufgesetzt wird, wird die proximale Verriegelungsschraube eingeführt. Danach wird wie bei jedem Verriegelungsnagel mit 2 Verriegelungsschrauben, die als Doppelgewindeschrauben ausgeführt sind, nahe dem distalen Längsnagelende die Rotationssicherung erreicht. Wir hoffen, nach einer ausreichend großen Zahl von Operationen und ausreichend langer Nachbeobachtungszeit eine klinische Bestätigung der computeroptimierten Verbesserung des Y-Verriegungsnagels vorstellen zu können.

Die belastungsstabile Osteosynthese bei instabilen pertrochanteren Frakturen mit Winkelplatte und zusätzlicher Zuggurtungsplatte

A. Voorhoeve

Chirurgische Klinik am St.-Vincenz-Krankenhaus, Unfallchirurgische Abteilung (Chefarzt: Dr. A. Voorhoeve), Auf dem Schafsberg, D-6520 Limburg

Die Analyse der Mißerfolge bei instabilen pertrochanteren Frakturen hat mir 1978 gezeigt, daß durch die alleinige Stabilisierung medial am Adam-Bogen eine ausreichende belastungsstabile Osteosynthese nicht zu erzielen ist.

Ausgehend von den Ergebnissen der spannungsoptischen Untersuchungen von Pauwels wird deshalb in meiner Abteilung seit 1978 bei den instabilen pertrochanteren Frakturen zusätzlich zur Winkelplattenosteosynthese eine Zuggurtungsplatte lateral montiert. Dabei wird die Zuggurtungsplatte proximal mit einer Spongiosaschraube im Schenkelhals bzw. Hüftkopf verankert und distal unter Spannung in das oberste Loch der Winkelplatte eingedreht und an beiden Corticalis verankert. Die Patienten dürfen ihre Extremität am 2. postop.

Tag nach Entfernung der Redondrainagen belasten. In der Regel kann nach dem 6.–8. Tag das verletzte operierte Bein voll belastet werden.

Inzwischen wurden 426 verschiedene Montagen durchgeführt, wobei wir nach Lage und Verlauf der proximalen Schraube zwischen insgesamt 4 Montagen unterscheiden. Die Auswertungen, auch der Spätergebnisse, haben gezeigt, daß die instabilen pertrochanteren Frakturen in der Regel bei diesen Montagen ohne Implantatwanderung und ohne wesentliche Einstauchung der Fraktur heilen und die Komplikationsquote gering ist. Die statischen Berechnungen haben ergeben, daß je nach Montageform die Zuggurtungsplatte die Spannungen auf der Winkelplatte auf 30–40% des Ausgangswertes vermindert und dadurch belastungsstabile Osteosynthesen erreicht werden. Einzelheiten mit Angaben prozentualer Kraftverteilung über Winkelplatte, Zugschraube und Zuggurtungsplatte bleiben einer gesonderten Publikation vorbehalten. Insgesamt haben die Berechnungen ergeben, daß die Stabilität abhängig ist von der Klingenlänge, von der Steilheit der Klinge bzw. dem Öffnungswinkel der Winkelplatte, vom Abstand des proximalen Schraubenendes zum Klingenende (der möglichst klein sein soll) und von der Länge der Zuggurtungsplatte.

Zusammenfassend kann man aufgrund der klinischen und rechnerischen Ergebnisse sagen:

1. Stabile und instabile Frakturen müssen prinzipiell getrennt betrachtet werden.
2. Stabile Frakturen sind durch eine alleinige medial liegende Abstützung am Adam-Bogen stabil zu versorgen, wobei die Verfahrenswahl relativ unbedeutend ist.
3. Instabile Frakturen sind nur belastungsstabil zu versorgen, wenn man zusätzlich eine Zuggurtung lateral anbringt, am besten in der von uns angegebenen Form einer Zuggurtungsplattenosteosynthese.
4. Prinzipiell sind andere Montageformen und auch Kombinationen von Implantaten denkbar. Wichtig allein scheint die Erkenntnis, daß die instabile pertrochantere Fraktur nur belastungsstabil zu versorgen ist, wenn man zusätzlich zur medialen Abstützung eine laterale Zuggurtung anbringt.

Pathologische Frakturen des coxalen Femurendes

W. Mutschler, C. Burri und M. Kreibich

Klinik für Unfallchirurgie, Hand-, Plastische- und Wiederherstellungschirurgie (Direktor: Prof. Dr. C. Burri), Steinhövelstraße 9, D-7900 Ulm

Knochenmetastasen sind neben der Altersosteoporose die häufigste Ursache für pathologische Frakturen des coxalen Femurendes. Die dadurch aufgehobene Bewegungs- und Belastungsfähigkeit der unteren Extremität kann nur durch eine operative Behandlung wiederhergestellt werden.

Von 1978 bis 1988 wurden an unserer Klinik 118 Patienten mit ossären Metastasen an dieser Lokalisation versorgt; 75 Patienten erlitten eine pathologische Fraktur. Als Primärtumor dominierte das Mammacarcinom (n = 55), gefolgt von Tumoren des Uro-Genitaltraktes (n = 25). Bei 14 Patienten war der Primärtumor unbekannt, bei den restlichen Patienten lagen unterschiedliche Carcinomtypen vor. 96 Patienten waren über 50 Jahre alt.

Insgesamt wurden 130 Primäreingriffe vorgenommen, denn bei 12 Patienten lag eine doppelseitige proximale Femurosteolyse vor. Als Operationsverfahren kamen bevorzugt Endoprothesen (n = 39), Tumorprothesen (n = 43) und Verbundosteosynthesen (n = 43) zur Anwendung. Eine Exarticulation wurde nur einmal notwendig. Als lokale Komplikationen traten 12 Prothesenluxationen, 1 Protheseninfekt und 2 Hämatome auf. Nach Reeingriffen verblieben 4 Komplikationen bis zum Tode.

21 Patienten verstarben innerhalb des ersten postoperativen Monats. Im Oktober 1988 waren 99 Patienten nach durchschnittlich 10,2 Monaten verstorben, 11 Patienten lebten noch, bei 8 Patienten blieb der Verlauf unbekannt. Die Gehfähigkeit nach dem ersten postoperativen Monat war bei 97 Patienten: voll gehfähig 56, gehfähig mit einer oder zwei Krücken 24, am Gehwagen 6, nicht gehfähig 4, unbekannt 7. Lokale Rezidive im weiteren Verlauf wurden nur in 3 Fällen beobachtet.

Aus den vorgestellten Daten leiten wir 4 Schlußfolgerungen ab:

1. Für die Indikation zur Operation soll die geschätzte Lebenserwartung berücksichtigt werden.
2. Bei marginaler Resektion ist so selten mit einem lokalen Rezidiv zu rechnen, daß eine Nachbestrahlung nicht obligat ist.
3. Lokale Komplikationen sind vor allem beim Einbau von Prothesen zu erwarten.
4. Patienten, die länger als 2 Monate überleben, werden wieder gehfähig und gewinnen so erheblich an Lebensqualität.

Pathologische Schenkelhalsfrakturen bei Dialysepatienten: Pathogenese und diagnostisch-therapeutisches Konzept

G. Scheumann[1], M.L. Nerlich[1], H. Reilmann[1] und A. Brandis[2]

[1] Unfallchirurgische Klinik der Medizinischen Hochschule (Direktor: Prof. Dr. H. Tscherne), Konstanty-Gutschow-Straße 8, D-3000 Hannover 61
[2] Städtisches Krankenhaus Nordstadt, Pathologisches Institut (Direktor: Prof. Dr. H. Ostertag), Haltenhoffstraße 41, D-3000 Hannover 1

Die pathologische Schenkelhalsfraktur bei dialyseassoziierter Beta-2-Mikroglobulin (B-2-M) Amyloidose ist der Endpunkt eines Krankheitsbildes das sprunghaft an klinischer Bedeutung gewinnt. Pathogenetisch ursächlich ist die Retention von B-2-M durch die Cuprophanmembran der Dialysesysteme mit nachfolgender Akkumulation und Cystenbildung.

Patientengut sind jeweils über 10 Jahre dialysierte Patienten mit 6 pathologischen Schenkelhalsfrakturen. Alle Patienten zeichnen sich durch einen typischen Symptomkomplex aus: Impingementsyndrom der Schulter, Carpaltunnelsyndrom, rezidivierende Gelenkergüsse kombiniert mit Hüftbeschwerden. Diagnostisch leitet der klassische Symptomkomplex, sowie der langfristige beschwerdereiche Verlauf, der in der Ermüdungsfraktur endet, bei frühzeitigen, cystiformen Veränderungen im Röntgenbild. Histologisch durch Biopsie, Punktion oder OP-Präparat verifiziertes Substrat ist die B-2-M Amyloidose im Cysten- und Frakturenbereich.

Therapeutische Schlußfolgerung ist:

1. Wegen mangelhafter Regenerationskapazität im amyloidotischen Frakturbereich komplette Cystenentfernung und defintive Frakturstabilisierung, d.h. bei Schenkelhalsfraktur Totalendoprothese.
2. Wegen stetiger Progredienz des Krankheitsbildes bis zur Fraktur mit stärksten Beschwerden frühzeitige chirurgische Intervention.

Der posttraumatische Spannungshämarthros des Hüftgelenkes ist eine potentielle Ursache für Femurkopfnekrosen

N. Schwarz[1] und M. Leixnering[2]

[1] Unfallkrankenhaus Meidling (Vorstand: Prim. Univ.-Doz. Dr. H. Kuderna), Kundratstraße 37, A-1120 Wien
[2] Unfallkrankenhaus Lorenz Böhler (Vorstand: Prof. Dr. J. Poigenfürst), Donaueschingenstraße 13, A-1200 Wien

Der intraarticuläre Druck des Hüftgelenkes in Normalstellung beträgt höchstens 20 mm Hg. Das Kapselvolumen ist stellungsabhängig und weist ein Maximum in 45° Flexion auf. In dieser Stellung werden – auch bei Vorliegen eines Ergusses – die niedrigsten Werte gemessen. An der Leiche ist bereits durch die intraarticuläre Instillation von 2,5 ccm Flüssigkeit ein abnorm hoher Druck zu erzielen. Die absolut höchsten Werte sind dabei in Innen- oder Außendrehstellung festzustellen. Ab einer Untergrenze von 40 mm Hg wird der intraarticuläre Druck als abnorm erhöht und von potentiell pathophysiologischem Einfluß auf die Femurkopfvascularisation angesehen, da in den Kapselvenen etwa 40 mm Hg Druck vorliegen dürfte. Beim Menschen wurde erst bei einem Druck von 80 mm Hg eine Beeinträchtigung der Vascularisation des Femurkopfes (Te99-Szintigraphie) gefunden (Holmberg et al. 1987). Aus eigenen Versuchen an der Leiche und aus in vivo Messungen (Holmberg et al. 1987; Wingstrand et al. 1986) ist bekannt, daß geringste Effusionsmengen unter Abweichung von der Beugeschonhaltung Druckwerte von weit über 80 mm Hg und bis zu 500 mm Hg verursachen können. Unter diesen Umständen ist auch eine Störung des arteriellen Afflux denkbar. Im Hundeexperiment bewirkt die arterielle Occlusion von mehr als sechs Stunden eine Knochennekrose (Calandroccio 1980).

Ein Hämarthros kann durch Gelenkpunktion, Computertomographie oder Sonographie diagnostiziert werden. Eine druckbedingte Vascularisationsstörung ist durch Nadelaspiration behebbar; für die Klinik muß allerdings davon ausgegangen werden, daß dies nur eine temporäre Lösung der pathologischen Situation darstellt.

Für die Praxis sind folgende Konsequenzen zu ziehen:

a) bei jeder Fraktur kann ein Spannungshämarthros mit druckbedingter Vascularisationsstörung vorliegen;
b) bei jeder Fraktur wird sofort punktiert – vor allem wenn es sich um jüngere Patienten handelt – und so früh als möglich operiert;
c) nach Abschluß der Osteosynthese wird erneut punktiert und bei Vorliegen eines Ergusses und bei hohem Nekroserisiko vor dem Prothesenalter eventuell capsulotomiert.

Traumatische Lösung der Femurkopfepiphyse

W. Klein, D. Pennig und E. Brug

(Manuskript wurde zurückgezogen)

Therapiekonzept der Femurkopfluxationsfrakturen

A. Weckbach[1], W. Braun[2] und A. Rüter[2]

[1] Chirurgische Universitätsklinik (Direktor: Prof. Dr. E. Kern), Josef-Schneider-Straße 2, D-8700 Würzburg
[2] Zentralklinikum, Klinik für Unfall- und Wiederherstellungschirurgie (Direktor: Prof. Dr. A. Rüter), Stenglinstraße, D-8900 Augsburg

Bei ca. jeder 7. Hüftluxation, in der Regel einer hinteren Luxation, muß mit einer zusätzlichen Fraktur des Femurkopfes gerechnet werden. Die Therapieempfehlungen in der Literatur reichen nach erfolgreicher Reposition von der Ruhigstellung im Beckenbeingips über mehrwöchige Extension, Fragmententfernung, Gelenkersatz bis zur Osteosynthese.

Die Einteilung der Verrenkungsbrüche des Hüftkopfes wurde von Pipkin angegeben und in 4 Typen unterschieden. Unser Krankengut umfaßt 10 solcher Luxationsfrakturen, davon Typ 1 und 3 je 1mal, Typ 2 und 4 je 4mal. Fünfmal war aufgrund des Alters oder der Begleitverletzungen der prothetische Gelenkersatz erforderlich, 5mal konnte eine Osteosynthese durchgeführt werden. Dabei konnte 2mal ein sehr gutes und 3mal ein zufriedenstellendes Ergebnis erreicht werden. Bei einer Patientin trat eine segmentale Hüftkopfnekrose auf. Die Notwendigkeit einer umgehenden, schonenden Reposition ist unbestritten. Als bestes Vorgehen erwies sich – soweit eine Erhaltung des Hüftkopfes möglich und sinnvoll erschien – die primär offene Reposition und Osteosynthese des Femurkopfes mit Kleinfragmentspongiosaschrauben. Dadurch ist eine übungsstabile, exakte Wiederherstellung der Gelenkfläche und somit die Frühmobilisation möglich. Durch ein primär offenes Vorgehen werden Sekundärschäden (iatrogene Schenkelhalsfrakturen, Verbleiben kleiner intraarticulärer Fragmente) vermieden und die Therapie in einem Schritt ermöglicht.

Diese notfallmäßige Versorgung ist deshalb insbesondere bei Typ 2- und 3-Frakturen anzustreben, beim Typ 1 und 4 wird die Indikation zur Operation nach Größe und Lage der Fragmente zu stellen sein. Bei den Typ 1-Frakturen kann nach geschlossener Reposition je nach Fragmentgröße die Osteosynthese oder auch Fragmententfernung sekundär vorgenommen werden. Eine Indikation zur primären Prothesenimplantation ist bei Zertrümmerung des Hüftkopfes oder bei Patienten über 65 Jahren gegeben.

Femur-Frakturen

G. Giebel

Unfallchirurgische Klinik der Medizinischen Hochschule (Direktor: Prof. Dr. H. Tscherne), Konstanty-Gutschow-Straße 8, D-3000 Hannover 61

Femurkopf-Frakturen treten in der Regel zusammen mit Hüftluxation, Acetabulum- und Schenkelhals-Frakturen auf. Die eigene Klassifikation unterscheidet:

1. Luxationsfrakturen (Typ 1a vordere Hüftluxation mit Femurkopf-Fraktur; Typ 2b hintere Hüftluxation mit Fermurkopf-Fraktur – Pipkin-Frakturen)
2. Impressionsfrakturen
3. Mehrfragment-Trümmerfrakturen.

Genauen Aufschluß über Lage und Größe des Kopffragmentes sowie über Interponate bringt das Computertomogramm.

Das Therapiekonzept besteht bei den Luxationsfrakturen in der operativen Stabilisierung und sofort-funktionellen Nachbehandlung. Kopfimpressionsfrakturen unter 1/3 der belasteten Gelenkfläche erfordern eine Spongiosaplastik oder bei kleineren Verletzungen keine operative Intervention. Impressionsfrakturen, bei denen über 1/3 der belasteten Gelenkfläche betroffen ist, stellen eine Indikation zum Gelenkersatz dar. Mehrfragment-Trümmerfrakturen erfordern ebenfalls eine Endoprothese.

Patientengut

39 Patienten mit Femurkopf-Frakturen wurden zwischen 1975 und 1985 behandelt. Elf Frauen, 28 Männer. Das Durchschnittsalter betrug 34 Jahre (16–68 Jahre). 74% PKW-Unfälle, 11% Motorrad-Unfälle, 6% Sturz aus großer Höhe. Eine Pipkin-I-Verletzung war 4mal vorhanden, eine Pipkin-II 7mal, Pipkin-III 0mal, Pipkin-IV 9mal vorhanden. Kopf-Fraktur mit vorderer Luxation 2mal, Kopf-Trümmer- und Mehrfragment-Fraktur 4mal. Impressionsfraktur mit Acetabulum-Fraktur ohne Gelenkluxation 13mal. 30mal erfolgte eine konservative Behandlung, 9mal eine operative. Diese bestand in 4 Schraubenosteosynthesen, 3 Fragmententfernungen und 2 Hüftendoprothesen. Die mit Osteosynthese behandelten Patienten erreichten insgesamt bessere Ergebnisse als die konservativ behandelten.

Die Leistungsfähigkeit unterschiedlicher Osteosynthesetechniken bei Trochanter major-Frakturen

F. Löer, U. Herrboldt und E. Savvidis

Orthopädische Klinik der RWTH (Direktor: Prof. Dr. J. Ohnsorge), Pauwelstraße 1, D-5100 Aachen

Bisherige biomechanische Untersuchungen über die Stabilität von Osteosynthesen nach definierten Trochanter major-Frakturen vernachlässigen die Rotationskräfte bei Belastung in Hüftbeugestellung (Treppensteigen, Aufstehen aus Sitzposition usw.). Daher wurden an Leichenfemora verschiedene Osteosynthesetechniken vergleichend bei orthograder und geneigter Stellung des Femur untersucht, wobei die unter steigender Belastung im Osteotomiespalt eingetretenen Distraktionswege gemessen wurden. Die maximale Stabilität bei den einzelnen Osteosyntheseformen war:

a) zwei Cerclagen mit einfacher Falzung der Drahtenden (AO):	320 N
b) zwei Cerclagen mit Verzwirbelung der Drahtenden:	420 N
c) zwei Cerclagen mit Arretierungsverschluß:	640 N
d) Verklammerung mit zwei Blountschen Klammern:	260 N
e) zwei Zugschrauben ohne Unterlegscheiben:	320 N
f) zwei Zugschrauben mit Unterlegscheiben:	750 N
g) Plattenosteosynthese mit Halbrohrplatte der AO:	750 N
h) Zuggurtungsosteosynthese mit Hakenplatte:	1800 N

Bei Belastung entsprechend einer Hüftbeugestellung von 45° waren die o.g. Belastungswerte um ca. 25% niedriger. Wenngleich für die einzelnen Osteosynthesetechniken spezifische klinische Erfordernisse bestehen können, geben die Meßdaten Entscheidungshilfen bei der Differentialindikation und für die Nachbehandlung.

Die Verwendung der dynamischen Condylenschraube (DCS) bei Trümmer- und Etagenfrakturen des coxalen Femurendes

K. Kunze und R. Linder

Unfallchirurgische Klinik der Justus-Liebig-Universität (Direktor: Prof. Dr. H. Ecke), Klinikstraße 29, D-6300 Gießen

Die operative Versorgung von subtrochanteren Trümmer- und Etagenfrakturen mit der 95°-Condylenplatte kann technisch sehr schwierig sein. Wir bevorzugen daher für diese Frakturen die Verwendung der dynamischen Condylenschraube (DCS), die operationstechnisch einfacher einzubringen ist. Führt man die Operation in Rückenlage des Patienten auf dem Extensionstisch unter der Verwendung von 2 Bildwandlern durch, kann auf ausgedehnte Freilegungen, insbesondere des ventralen Schenkelhalses, verzichtet werden. Mit Hilfe des zuerst eingebrachten Gewindespickdrahtes ist immer eine korrekte Plazierung der Schraube möglich. Lagekorrekturen des Gewindespickdrahtes sind jederzeit durchführbar. Das Eindrehen der Schraube ist ingesamt schonender als das Einschlagen des Klingenmeißels, insbesondere wird dabei das zuvor erzielte Repositionsergebnis weniger gefährdet. Lagekorrekturen der Lasche sind durch Drehung um die Schraubenlängsachse auch noch nach Einbringen der Schraube möglich, eine Korrekturmöglichkeit, die bei der Condylenplatte nicht besteht. Die Hülse der DCS weist einen Durchmesser von 12,5 mm auf gegenüber einer Höhe der Condylenplatte von 6,5 mm. Die DCS ist damit in diesem kritischen Bereich stabiler und weniger bruchgefährdet. Wird haben in den letzten 12 Monaten bei 15 Patienten eine Versorgung solcher Frakturen mit diesem Implantat durchgeführt und dabei jedesmal eine gute bis sehr gute Rekonstruktion des coxalen Femurendes erzielen können.

Zugschraubenosteosynthese der medialen Schenkelhalsfraktur – Klinische Spätergebnisse

R. Kreusch-Brinker, A. Eisenschenk und R. Wolff

Orthopädische Universitätsklinik im Oskar-Helene-Heim (Direktor: Prof. Dr. U. Weber), Clayallee 229, D-1000 Berlin 33

Nach biomechanischen Untersuchungen von Zilch (1980) und Schwarz (1981) ist die Osteosynthese der medialen Schenkelhalsfraktur mit drei parallelen Zugschrauben in zweidimensionaler Anordnung einer Stabilisierung des Bruches mit AO-130 Winkelplatte und einer Zugschraube überlegen, sofern die Hüftkopfspongiosa noch eine gute Trabekelstruktur aufweist. Da aus Gründen der Gefäßversorgung des Schicksal des Hüftkopfes, vom Frakturtyp abhängig, mit dem Unfallzeitpunkt besiegelt ist, läßt sich mit der Art der Osteosynthese eine Kopfnekrose nicht vermeiden. Die Schenkelhalspseudarthrose jedoch ist zu verhindern durch die Exaktheit der Reposition mit Valguseinstellung des Hüftkopfes und Art der Stabilisierung.

Seit 1980 wurden im Oskar-Helene-Heim Berlin 278 mediale SHF operativ behandelt. Während alle Patienten über 65 Jahre eine Total- oder Kopfendoprothese erhielten, wurden 34 durch Osteosynthese versorgt. Davon erhielten 16 Patienten mit einem Durchschnittsalter von 54 Jahren eine Winkelplattenstabilisierung, während bei 18 Patienten mit einem Durchschnittsalter von 39 Jahren 3 Spongiosazuschrauben bevorzugt wurden. Die Art der Bruchbehandlung wurde bestimmt durch die Beurteilung der Trabekelstruktur der Kopfspongiosa. Den Patienten wurde eine frühe Teilbelastung erlaubt, sofern die Verlaufsrichtung der Schrauben eine Einstauchung des Bruches möglich machte. Die biomechanisch günstige Lage der Schrauben ließ sich nicht in allen Fällen, insbesondere bei Ermüdungsfrakturen nach Marknagelung, erfüllen. In 17 von 18 Fällen ließ sich ein Durchbau des Bruches erreichen, bei 5 kam es zur Hüftkopfnekrose, bei einem Patienten mit Pseudarthrose. Trotz der relativ geringen Fallzahl sind diese Ergebnisse Beleg für die Effektivität der technisch und operativ wenig aufwendigen Methode der Zugschraubenosteosynthese bei med. SHF im biologisch aktiven Alter. In Kombination mit dem Verriegelungsnagel ist es die einzig praktikable Methode der Wahl bei Femuretagenfrakturen.

Die operative Behandlung von Schenkelhalsfrakturen mit Spongiosalochschrauben

W. Roth und A. Wentzensen

Berufsgenossenschaftliche Unfallklinik (Direktor: PD Dr. A. Wentzensen), Ludwig-Guttmann-Straße 13, A-6700 Ludwigshafen

Die Spongiosalochschrauben werden seit 1977 in unserer Klinik bei Schenkelhalsfrakturen mit gutem Erfolg angewandt. Es handelt sich dabei um durchgehend hohle Schrauben mit einem wahlweise 16 mm oder 32 mm langen Spongiosagewinde. Gegenüber sonst gängigen Osteosyntheseverfahren sehen wir folgende wesentlichen Vorteile:

Der kleine operative Zugang reduziert das Infektionsrisiko. Über die unter Bildwandlerkontrolle eingebrachten Führungsdrähte können die Schrauben exakt und kontrolliert eingebracht werden. Das Einbringen von 2 Spongiosalochschrauben verhindert ein Abkippen des Femurkopfes und die Rotation des Hüftkopfes. Eine gute Indikationsstellung sind Kombinationsfrakturen im Oberschenkelbereich in Verbindung mit einer medialen Schenkelhalsfraktur.

Im Zeitraum vom 01.01.1977 bis 31.12.1987 haben wir 81 Patienten mit medialen Schenkelhalsfrakturen osteosynthetisch mit Spongiosalochschrauben versorgt. Im Jahre 1988 haben wir eine Nachuntersuchung durchgeführt, bei 70 Patienten konnte das Ausheilungsergebnis ermittelt werden. Ziel der Untersuchung war die prozentuale Häufigkeit der Komplikationen zu ermitteln.

So fanden wir in 2,9% der Fälle eine Implantatwanderung mit Perforation der Schrauben durch den Hüftkopf, in 2,9% der Fälle kam es zu Implantatbrüchen, einmal bedingt durch eine Pseudarthrose und im zweiten Fall durch ein erneutes direktes Trauma. Die Infektionsrate betrug 2,9%. Es handelt sich hierbei um Spätinfektionen infolge instabiler Frakturen.

Die Einteilung der Schenkelhalsfrakturen in die 3 Pauwels-Typen entsprach der in der Literatur angegebenen Häufigkeit. So fanden wir überwiegend Frakturen des Typs Pauwels 2 mit 55,7%. Entsprechend den biomechanischen Gegebenheiten hatten auch wir die häufigsten Pseudarthrosen nach Pauwels-3-Frakturen mit 16,7%. Insgesamt betrugt die Pseudarthrose 8,6%.

Die Hüftkopfnekrosenrate betrug 8,6%, wobei erstaunlicherweise die meisten Hüftkopfnekrosen nach Pauwels-1-Frakturen mit 20% zu finden waren.

Neben der mechanischen Genese ist die vasculäre Genese häufig Ursache von Hüftkopfnekrosen, bei hüfterhaltenden Operationen sollte daher die Reposition und Operation sehr frühzeitig erfolgen. Bei einem Altersdurchschnitt von 51 Jahren konnten wir 51,5% der Schenkelhalsfrakturen innerhalb von 6 h operieren. 86,6% Frakturen waren innerhalb von 24 h nach dem Unfall osteosynthetisch versorgt.

Nachuntersuchungsergebnisse nach dem Schema von Merle d'Aubigne betragen:
Sehr gutes Ausheilungsergebnis 22,9%, gutes Ausheilungsergebnis 47,1%, befriedigendes Ergebnis 14,3% und schlechtes Endergebnis infolge von Infekten, Pseudarthrosen und Hüftkopfnekrosen 15,7%.

DHS-versus Zugschraubenosteosynthese zur Versorgung medialer Schenkelhalsfrakturen

E. Orthner, F. Ortner und W. Scharf

I. Univ.-Klinik für Unfallchirurgie (Vorstand: Prof. Dr. E.B. Trojan), Alserstraße 4, A-1097 Wien

An der I. Univ.-Klinik für Unfallchirurgie in Wien werden mediale Schenkelhalsfrakturen bei Patienten unter 75 Jahren kopferhaltend behandelt. Während das Behandlungskonzept — als unfallchirurgischer Notfall — seit 1980 gleich geblieben ist, wurde seit 1984 die Schenkelhalsverschraubung von der DHS mit cranialer Zugschraube abgelöst. Die craniale Zugschraube dient dabei sowohl als Rotationsschutz beim Einschrauben der DHS als auch als zusätzliche Stabilisierung. Die Nachuntersuchung beider Patientenkollektive ergab vergleichbare Kollektive, die einen direkten Vergleich beider Operationsmethoden erlaubt (Tabelle 1–3).

Tabelle 1. Patientengut (1981–1986)

	VS	DHS + ZS
n	101	126
NU	63	89
%	62,4	70,6
Frauen	53	56
Männer	10	33
NU-Zeitr.	27,8 Mo.	21 Mo.

Tabelle 2. Komplikationen

	VS	DHS + ZS
n	101	126
Infektion	2	4
%	2,0	3,2
Verstorben	4	6
%	4,0	4,8

Tabelle 3. Kopfnekrose

	Verschraubung %			DHS + Zugschraube		
	n	KN	%	n	KN	%
Garden I	51	12	23,5	12	1	8,5
Garden II	12	4	33,3	22	4	18,6
Garden III	0	0	0	28	6	21,8
Garden IV	0	0	0	27	6	22,7
Pauwels I	36	8	22,2	11	0	0
Pauwels II	22	6	27,3	59	7	11,9
Pauwels III	5	2	40,0	19	10	52,9

Bei der Suche nach den die Kopfnekrose zusätzlich beeinflussenden Faktoren zeigte sich, daß eine Mobilisierung ohne Belastung keinen Einfluß auf die Kopfnekroserate hatte. Die präoperative Gelenkpunktion verbesserte bei Schenkelhalsverschraubung die Prognose, bei Verwendung der DHS + ZS verschlechterte sich die Prognose durch die Gelenkpunktion. Die frühzeitige Operation erbrachte in beiden Kollektiven eine Senkung der Kopfnekroserate.

Zusammenfassung

Durch Verwendung der DHS + ZS konnte im Vergleich zur alleinigen Zugschraubenosteosynthese die Kopfnekroserate von 27,0% auf 14,7% gesenkt werden. Da beide Patientenkollektive vergleichbar waren, kann auf Grund unserer Ergebnisse die DHS + ZS als Methode der Wahl zur Stabilisierung medialer Schenkelhalsfrakturen, bei kopferhaltendem

Vorgehen, angesehen werden. Als Ursache sehen wir die gleichmäßigere Druckverteilung im Bruchspalt, die höhere Kompressionskraft der DHS sowie die dadurch bedingte höhere Stabilität an.

Literatur

Orthner E (1989) Biomechanische Untersuchung zur Stabilisierung medialer Schenkelhalsfrakturen mittels DHS bzw. Zugschraube. Hefte Unfallheilkd 207. Springer, Berlin Heidelberg New York Tokyo

Behandlung von Oberschenkelhalsbrüchen und pertrochanteren Oberschenkelbrüchen mit der Kompressionsgleitlasche nach Seidel

M. Gebauer, W. Styhler und M. Fischmeister

Unfallkrankenhaus (Vorstand: Prim. Dr. G. Kukla), Blumauerplatz 1, A-4020 Linz

Es wurde über die Versorgung von 70 Patienten mit Oberschenkelhalsbrüchen und pertrochanteren Oberschenkelbrüchen, in den Jahren 1984 bis 1986 mit dem Kompressionsgleitlaschensystem nach Seidel im Unfallkrankenhaus Linz berichtet. Das mittlere Alter der Patienten betrug 72 Jahre. 58 Patienten hatten Schenkelhalsfrakturen, der Klassifikation nach Garden III 32 Patienten, 16 Patienten Garden II Frakturen. Von 22 Patienten mit pertrochanteren Oberschenkelfrakturen hatten 12 eine stabile A1 Fraktur, 7 eine instabile A2 Fraktur und drei Patienten eine intertrochantere A3 Fraktur. Anhand der Röntgenbilder, Krankengeschichten und der Ambulanzprotokolle in einem Beobachtungszeitraum von 2 bis 36 Monaten postoperativ, wurde über die Erfahrungen und Komplikationen mit dem Kompressionsgleitlaschensystem nach Seidel berichtet. Vergleichbar mit anderen Arbeiten fand sich ein hoher Anteil von Vorerkrankungen (84% der Patienten), bedingt durch das doch hohe Lebensalter. Operationstechnisch wurde auf die Lage der Kompressionsschraube nahe dem Adamschen Bogen und im caudalen und dorsalen Teil der Kopfkalotte geachtet. Bei 83% der Patienten wurde zusätzlich eine Bohrdrahtschraube im Sinne einer Zuggurtung beziehungsweise zur Sicherung der Rotationsstabilität cranial der Kompressionsschraube eingebracht. Die Operationsdauer variierte zwischen 35 und 140 min nach gedeckter Reposition auf dem Maquettisch, unter Zuhilfenahme von 2 Bildwandlern. In den meisten Fällen betrug sie etwa 60 min. Als Allgemeinkomplikationen während der stationären Behandlung fanden sich vorwiegend Harnwegsinfekte, vor allem bei weiblichen Patienten, in 7 Fällen eine Pneumonie, zweimal trotz Thromboseprophylaxe tiefe Beinvenenthrombosen, Delirium tremens, Decubitalulcera sowie eine Ösophagusvaricenblutung. Ein Patient verstarb am ersten postoperativen Tag an Lungenembolie, eine Patientin 14 Tage postoperativ an einer Pneumonie. Bei 4 Patienten kam es innerhalb von

12 Wochen zu einer Schraubenperforation, von denen 3 auf vermeidbare technische Fehler zurückzuführen waren. Bei 2 Patienten fanden sich septische Frühkomplikationen, weiter eine septische Spätkomplikation mit Fistelbildung bis zum Osteosynthesematerial, sowie 3 Oberschenkelkopfnekrosen und einer Pseudarthrose.

Die dynamische Osteosynthese bei den Frakturen im Trochanterbereich – 25 Jahre klinische Erfahrungen mit der Pohlschen Laschenschraube

F. Herrmann, J. Hettfleisch, D. Schröder und H. Schöttle

Chirurgische Klinik Krankenhaus Nordwest, Abt. Unfallchirurgie (Leiter: Prof. Dr. H. Schöttle), Steinbacher Hohl 2–26, D-6000 Frankfurt 90

Mit der 1950 erfolgten Vorstellung der nicht sperrenden Laschenschraube hatte der Kieler Ingenieur Ernst Pohl ein dynamisches Osteosynthseverfahren entwickelt, das sich nach klinischer Verbesserung und Erprobung als bestens geeignet für die operative Versorgung der Frakturen im Trochanterbereich erweisen sollte. Überzeugt von diesem Konzept, wird die Pohlsche Laschenschraube seit 1963 in der Chirurgischen Klinik des Krankenhauses Nordwest bei stabilen medialen und lateralen Schenkelhalsfrakturen, per- und subtrochanteren Oberschenkelfrakturen eingesetzt. Bei einer Gesamtzahl von 101 000 Operationen betrug der Anteil der traumatologischen Eingriffe 7,5% = 7 543 Operationen. Davon wurden 509 Patienten mit der Pohlschen Laschenschraube versorgt (3,9% mediale SHF, 17,8% laterale SHF, 52,8% pertrochantere Oberschenkelfrakturen, 25,5% subtrochantere Oberschenkelfrakturen). Bei einem Durchschnittsalter von 73,4 Jahren und einem Verhältnis 4/1 von Frauen zu Männern war bei hohem Risikofaktorenanteil (z.B. Cor 56%, Diabetes 31%) und einer entsprechend hohen Verweildauer von 33,6 Tagen die Letalität mit 9,3% ebenso wie die Reosteosyntheserate von 0,8% niedrig bei relativ hoher Wundinfektionsrate von 4,0%. Aufgrund der retrospektiven Analyse der 509 von 1963–1987 operierten Fälle sowie einer aufgrund der Altersstruktur begrenzten Nachuntersuchung von 51 Fällen im Zeitraum 1986–1987, lassen sich nach unserer Ansicht folgende Aussagen treffen:

1. Bei günstig kurzer durchschnittlicher OP-Dauer (61 min) ist das dynamische Osteosyntheseprinzip (Pohlsche Schraube) bei ausgezeichneten Ergebnissen das Verfahren der Wahl bei der lateralen Schenkelhalsfraktur und pertrochanteren Oberschenkelfraktur. Durch Valgisierung und Medialisierung lassen sich in der Regel für die Altersgruppe günstige, belastungsstabile Osteosynthesen erreichen.
2. Bei stabilen medialen Schenkelhalsfrakturen halten wir die Pohlsche Laschenschraube für überproportioniert und überdimensioniert. Bei an sich schon hohem Anteil von Hüftkopfnekrosen sehen wir hier eine zusätzliche Gefährdung des Hüftkopfes.
3. Die Versorgung der subtrochanteren Oberschenkelfraktur gestaltet sich oft problematisch, es sind keine belastungsstabilen Osteosynthesen erreichbar, überwiegend müssen

zusätzliche Metallimplantate (Cerclagen, Zugschrauben) eingebracht werden. Mit postoperativen Komplikationen, wie Lockerung der Pohlschen Schraube und zu starkes Auswandern, muß gerechnet werden. Als Alternative bietet sich die Condylenplatte an.

Mit der dynamischen Hüftschraube der Arbeitsgemeinschaft für Osteosynthesefragen steht nunmehr eine technisch verbesserte Version vom gleichen Prinzip zur Verfügung.

Frakturen des coxalen Femurendes — Indikation, Komplikationen — Ergebnis

P. Krueger, M. Oderniedermayr und L. Schweiberer

Chirurgische Klinik Innenstadt der LMU (Direktor: Prof. Dr. L. Schweiberer), Nußbaumstraße 20, D-8000 München 2

In der Zeit vom 1.1.1982 bis 31.12.1987 wurden in der eigenen Klinik 135 Frakturen des coxalen Femurendes und in den AO-Kliniken 14 344 derartige Frakturen behandelt. Bei der Indikationsstellung muß zwischen extra- und intracapsulären Frakturen unterschieden werden. 55% betreffen die Trochantergegend und 45% den Schenkelhals.

Die Methode der Wahl zur Behandlung der extracapsulären Frakturen ist in beiden Kollektiven die dynamische Hüftschraube mit 79% im eigenen und 44% im Gesamtkrankengut. Die Condylenplatte zur Versorgung instabiler Frakturen beträgt jedweils 14%. Die Methode der Wahl zur Versorgung intracapsulärer Schenkelhalsfrakturen ist der Gelenkersatz mit jeweils 72%. Kopfhaltende Operationen verteilen sich zu gleichen Teilen in der Anwendung von DHS-Zugschrauben und Ender-Nägeln. Dem dynamischen Kompressionsprinzip zur Versorgung dieser Frakturen kommt jedoch die Stabilisierung mit 3 Spongiosazugschrauben weit mehr entgegen. Die Technik wird nahezu ausschließlich bevorzugt und die Komplikationsrate ist niedriger, als bei anderen Methoden. In nahezu 6% muß eine Reoperation im Bereich der Frakturzone durchgeführt werden. Hauptindikation besteht hier bei Pseudarthrosen und Fehlstellungen. Zur lokalen Komplikation kommt es in 6%, wobei die dynamische Hüftschraube bei den Infektionen die niedrigste Komplikationsrate mit 2,9% aufweist. Die Letalitätsrate bei der Versorgung mit der DHS beträgt 9,8% im eigenen und 6,9% im Gesamtkrankengut. Bei den kopfhaltenden Operationen belasten 70% der Patienten in der 1., spätestens 2. Woche voll. Bei der Nachuntersuchung können die meisten Patienten ohne Hilfsmittel oder nur einem Stock mehr als 2 km weit gehen.

Femurschaftfraktur mit begleitender ipsilateraler Fraktur des proximalen Femurendes

G. Krettek, N. Haas und H. Tscherne

Unfallchirurgische Klinik der Medizinischen Hochschule (Direktor: Prof. Dr. H. Tscherne), Konstanty-Gutschow-Straße 8, D-3000 Hannover 61

Die Problematik dieser Verletzungskombination besteht einmal darin, daß wegen der Dominanz der Schaftfraktur die in den Hintergrund tretende, vielfach undislocierte proximale Fraktur häufig übersehen wird, in der Literatur bis zu 30%.

Unfallmechanismus

Der Anteil dieser Verletzungen in unserem Krankengut an Oberschenkelschaftfrakturen liegt bei 4,8%, sie entstehen durch Gewalteinwirkung in Längsachse des Femur ("dashboard injury"). In 40 unserer 44 (90,9%) Fälle liegen Rasanztraumen durch Kraftwagen- oder Motorradunfälle zugrunde.

Begleitverletzungen

30 von 44 Fällen waren polytraumatisiert, in 24 Fällen lagen Kettenfrakturen mit weiteren Frakturen an der gleichen Extremität oder im Beckenbereich vor. Neunmal war der gegenseitige Oberschenkelschaft frakturiert. In 12 Fällen war die Schaftfraktur offen.

Frakturformen

Am proximalen Femurende überwogen mit 29 Fällen die Schenkelhalsfrakturen. 15mal fanden sich pertrochantere Frakturen. Bei den Schenkelhalsfrakturen überwogen die lateralen Schenkelhalsfrakturen mit 25 von 29. Diese Brüche waren meist gering oder nicht dislociert mit vertikal verlaufendem Frakturspalt im Sinne einer Abscherfraktur.

Operative Versorgung

Beim Vorliegen von Schaft- und Schenkelhalsfraktur kombinierten wir 10mal die Marknagelung mit der Verschraubung. In 14 weiteren Fällen, in denen eine Marknagelung nicht möglich war, wurde die Kombination Platte — Verschraubung ausgeführt. Die pertrochanteren Frakturen wurden häufiger mit Winkelplatten versorgt, eine Verschraubung der proximalen Fraktur erfolgte hier in 5 von 15 Fällen.

Komplikationen

Sieben polytraumatisierte Patienten verstarben. Nach Marknagelung sahen wir einen Frühinfekt, nach Plattenosteosynthese einen Spätinfekt. Einmal kam es nach Verschraubung des Schenkelhalses zu einer Pseudarthrose, einmal zu einer Hüftkopfnekrose. In einem Fall wurde eine initial unverschobene proximale Zweitfraktur primär nicht erkannt. Bei der Nachuntersuchung fand sich bei 3 Patienten Bewegungseinschränkung im Hüftgelenk über 40°.

Zusammenfassung

1. Bei Femurschaftfrakturen sind präoperativ Röntgenaufnahmen von Becken und Kniegelenk obligatorisch.
2. Postoperativ sind Hüft- und Kniegelenk erneut zu untersuchen.
3. Bei der Verschraubung der proximalen Fraktur hat sich die Verschraubung bei dem meist jungen Patientengut mit harter Spongiosa bewährt, wobei nicht weniger als 3 Schrauben verwendet werden sollten.
4. Biomechanisch günstig ist die Kombination von proximaler Verschraubung mit Marknagelung oder Plattenosteosynthese der Schaftfraktur.

Die Versorgung des Oberschenkelschaftbruches beim gleichzeitigen Schenkelhalsbruch mit dem Verriegelungsnagel

R. Schnettler, R. Ziegelmüller und M. Börner

Berufsgenossenschaftliche Unfallklinik (Direktor: Prof. Dr. H. Contzen), Friedberger Landstraße 460, D-6000 Frankfurt 60

Die Kombinationsverletzung aus Oberschenkelschaft- und Schenkelhalsfraktur hat in den letzten Jahren durch die Zunahme der Rasanztraumen erheblich an Bedeutung gewonnen. Wir berichten über 19 Kombinationsverletzungen aus den Jahren 1975 bis 1986, die mit dem Verriegelungsnagel und zusätzlicher Schraubenosteosynthese versorgt wurden.

Die therapeutischen Überlegungen müssen eine operative, übungsstabile Versorgung angeraten erscheinen lassen. Die osteosynthestische Versorgung nur einer Fraktur erreicht keine Übungsstabilität; damit werden die Risiken operativer Frakturbehandlung mit den Nachteilen konservativer Verfahren kombiniert.

Es hat sich an unserer Klinik bei diesem Verletzungsmuster die Stabilisierung des Oberschenkelschaftbruches durch den Verriegelungsnagel bewährt, zusätzlich erfolgt proximal die Schraubenosteosynthese der Schenkelhalsfraktur. Dabei sollten nach Möglichkeit 2 Spongiosaschrauben von dorsal und mindestens 1 Schraube von ventral die Kopfkalotte fassen.

Alle 17 nachuntersuchten Patienten zeigten nach spätestens 7 Monaten eine voll belastbare untere Extremität, bei einem Patienten war eine Hüftkopfnekrose zu verzeichnen.

Taktisches Vorgehen bei Kombinationsfrakturen des Schenkelhalses und des Femurschaftes

A. Grosse, D. Pennig, G. Taglang und C. Karger

Centre de Traumatologie et d'Orthopedie de la C.R.A.M.A.M. de Strasbourg (Direktor: Prof. Dr. J. Kempf), 10, avenue Baumann, F-67400 Illkirch Graffenstaden

Ipsilaterale Frakturen von Schenkelhals und Femurschaft werden als Kombinationsfrakturen definiert.

Seit 1981 haben wir in der Klinik für Unfall- und Handchirurgie Münster und im Unfallkrankenhaus Strassburg 15 Patienten mit einer Kombination von Grosse-Kempf Verriegelungsnagel und Zugschraubenosteosynthese versorgt.

Das Münsterteam empfiehlt, was die Prognose anbelangt, dem coxalen Femurende die höhere Priorität zu geben. Die Schenkelhalsfraktur wird anatomisch reponiert und vorläufig mit Kirschner-Drähten fixiert. Aufgebohrt wird 2 mm über dem Nageldurchmesser, um die Belastung des Schenkelhalses beim Vorschlagen des Nagels zu reduzieren.

Da der Schenkelhalsbruch selten verschoben ist, versorgen wir in Strassburg meistens primär die Schaftfraktur. Wir empfehlen einen kleinen Nageldurchmesser zu wählen, um die Schraubeneinführung zu erleichtern. Bei 5 Patienten verwendeten wir einen kontralateralen Nagel, um die proximale Verriegelungsschraube für die Schenkelhalsosteosynthese zu benützen. Wir haben dieses Verfahren völlig aufgegeben, da es keine Kompression erlaubte. Nach der Nagelung wird die Schenkelhalsfraktur anatomisch reponiert. In den meisten Fällen werden drei Spongiosaschrauben eingeführt, eine anterior und zwei posterior zum Nagel. Diese sollten parallel sein, um eine Kompressionsosteosynthese zu erreichen.

Wir halten die gedeckte orthograde Nagelung mit der Möglichkeit der statischen Verriegelung bei den häufiger vorliegenden Trümmerfrakturen des Femurschaftes für ein günstigeres Konzept als beispielsweise die offene Osteosynthese mittels Verplattung. Dieses Verfahren erlaubt eine zusätzliche Kompressionsosteosynthese der Schenkelhalsfraktur mit 2 oder 3 Spongiosaschrauben die vor und hinter dem Nagel parallel eingeführt werden. In der Polytrauma-Situation ist die gedeckte Methode mit dem geringeren Blutverlust aus unserer Sicht zu befürworten.

Die mediale Schenkelhalsfraktur beim alten Menschen und der endoprothetische Gelenkersatz

H. Schöntag

Universitätskrankenhaus Eppendorf, Unfallchirurgische Abteilung (Direktor: Prof. Dr. K.H. Jungbluth), Martinistraße 52, D-2000 Hamburg 20

Seit ca. 1970 ist der alloplastische Gelenkersatz nach Schenkelhalsfrakturen des alten Menschen das Verfahren der Wahl. Die Diskussion, ob die Totalendoprothese (TEP), die intermediäre oder die Kopfprothese das bessere Verfahren sei, ist noch nicht abgeschlossen. Letztere tragen nach Hegi und Roth in 11%, nach Eberle in 16% die Gefahr der Protrusio acetabuli in sich.

1983 und 1984 wurden 193 Totalendoprothesen einzementiert. Durchschnittsalter aller Patienten 75,8, das der Frauen 80,1, das der Männer 71,5 Jahre. 50% der Patienten waren 80 Jahre und älter. Vergleichende Langzeitstudien liegen denn auch nicht vor, sind wegen der Altersstruktur des in Frage kommenden Patientengutes auch nicht durchführbar. Klinisch relevante internistisch-neurologische Erkrankungen lagen in 80% vor. 31 (16,1%) Patienten verstarben bis zur 4. postoperativen Woche; ein hoher Prozentsatz an embolischen Geschehen. Mit der transösophagealen 2-D-Echocardiographie und später mit der Farbdopplersonographie wurden bei 18 von 18 Patienten nach Einzementieren der Pfanne sogenanntes "Schneegestöber" und Verdichtungen bis zu 6 cm Länge beobachtet. Ventilationsszintigraphien unter der Diagnose Lungenembolie zeigten in 7 von 11 Fällen erhebliche Aussparungen im Lungenparenchym. Danach wurden Untersuchungen angestellt, inwieweit intraoperativ meßbare Veränderungen der Blutgerinnung entstehen.

An Patientenkollektiven mit Außenbandrupturen, mit DHS zu versorgenden und mit Totalendoprothesen zu versehenden Patienten wurden Faktoren der ersten Gerinnungsphase, Faktoren für die weitere Gerinnungsaktivierung und Faktoren für die Umsatzsteigerung gemessen. Im t-Test nach Student für gepaarte und ungepaarte Daten waren die Ergebnisse hoch signifikant und bei den TEP-Patienten am gravierendsten, d.h. die Thrombogenese verlief bei ihnen am fulminantesten. Sind die funktionellen Frühergebnisse regelhaft befriedigend bis gut, ist die Mortalität erschreckend hoch.

Ein Jahr postoperativ waren 41,4% der Patienten verstorben, 13% unbekannt verzogen, nur 52,1% konnten nachuntersucht werden. So ist die TEP zwar ein einfaches Standardverfahren, quo ad vitam jedoch mit erheblichen Risiken behaftet.

Nur, ein besseres Verfahren zur schnelleren Remobilisierung dieser alten Menschen steht derzeit nicht zur Verfügung.

Ergebnisse

Prothesenluxationen: 1%; infizierte und ausgewechselte Prothesen: 1%; schleichende Femurfrakturen: 1%; periarticuläre Verknöcherungen mit unterschiedlich ausgeprägter Funktionseinbuße: 80%.

Keramik-Teilprothesen bei Schenkelhalsfrakturen

J. Heisel, E. Schmitt und H. Mittelmeier

Orthopädische Universitätsklinik und Poliklinik (Direktor: Prof. Dr. H. Mittelmeier),
D-6650 Homburg/Saar

Vorbemerkungen

Bei frischer oder veralteter *Schenkelhalsfraktur* und zu erwartender hoher Mißerfolgsaussicht einer osteosynthetischen Rekonstruktion (avitale Knochenverhältnisse, durch intraoperative Hüftkopfanbohrung überprüft), erscheint bei weitgehend unversehrtem Knorpelbelag des Acetabulums grundsätzlich ein nur teilweiser endoprothetischer Gelenkersatz wünschenswert. Nach erfolgreichen biomechanischen und tierexperimentellen Untersuchungen wurde wegen ihrer hervorragenden Oberflächenbeschaffenheit die bekannte zementfreie (autophor) bzw. zementierte (xenophor) Keramikhüftalloarthroplastik (Mittelmeier) auch als Teilendoprothese konzipiert, bei der dicke Keramikkugeln (Durchmesser 38–54 mm in 2 mm-Abständen; 2 unterschiedliche Halslängen) direkt mit dem Knorpelbelag des natürlichen Acetabulums kontaktieren.

Eigene Erfahrungen

Im Zeitraum von 1983 bis 1987 wurden an der Orthopädischen Universitätsklinik Homburg/Saar insgesamt *58 derartiger Keramikhüftteilendoprothesen* bei 57 Patienten (20 Männer, 37 Frauen) implantiert. Das durchschnittliche Operationsalter lag bei 65,9 Jahren; 16mal handelte es sich um die zementfreie, 42mal um die zementierte Endoprothesenversion. Im Hinblick auf die *präoperative Diagnose* sind 6 veraltete und 40 frische mediale Schenkelhalsfrakturen anzuführen, darüberhinaus 9 partielle Hüftkopfnekrosen, 2 tumoröse Hüftkopfdestruktionen sowie einmal eine ankylosierte Hüfte bei periarticulärer Ossifikation nach Schädel-Hirn-Trauma. Viermal kam es *intraoperativ* zu Abrißfrakturen des Trochanter majors (Zuggurtungsosteosynthese). Postoperativ wurden zwei Prothesenluxationen verzeichnet, wobei einmal im Falle eines dysplastischen Acetabulums mit postoperativ rezidivierender Luxationsneigung eine frühe Pfannennachimplantation erfolgen mußte. Mit *Stand vom 31.10.1988* sind bisher 5 Fehlschläge mit ausgeprägter Destruktion des Pfannengrundes und der Notwendigkeit eines nachträglichen Einbaues einer alloplastischen Gelenkpfanne (einmal mit Pfannenstützring) aufgetreten, bisher keine Stiellockerung. Die subjektiven und objektiven *klinischen* Ergebnisse von 37 nachuntersuchten Patienten waren durchweg zufriedenstellend, bei älteren und hochbetagten günstiger als jüngeren, körperlich aktiven Menschen. So konnten 24 Patienten auch längere Wegstrecken schmerzfrei ohne Gehhilfen (Handstock) zurücklegen. *Röntgenologische* Verlaufskontrollen belegten in 12 Fällen eine im Laufe der Jahre nachweisbare Abnahme der Gelenkspalthöhe, wiederum ausgeprägter bei jüngeren als bei älteren Patienten. Möglicherweise muß hier auf längere Sicht ebenfalls ein Versagen der Alloplastik befürchtet werden.

Schlußfolgerungen

Nach zwischenzeitlich *mehr als 5jähriger Erfahrung* mit der Keramik-Hüftteilendoprothese läßt sich feststellen, daß sie sich bei medialen Schenkelhalsfrakturen älterer hochbetagter Menschen mit begrenzter Lebenserwartung weitgehend bewährt hat. Kurze Operationszeit mit niedriger Komplikationsrate und schnelle Remobilisierung des Verletzten ermöglichen insgesamt durchaus zufriedenstellende Ergebnisse. Ausgeprägte Osteoporose und Hüftpfannendysplasie sind jedoch als *Kontraindikationen* für die Teilendoprothese zu werten. Bei jüngeren, körperlich aktiven Patienten ist aufgrund lokaler acetabulärer Druckerhöhung (Keramik beim Gangakt als schlechter Schockabsorber) in einem Teil der Fälle nach einigen Jahren mit einer Destruktion des Pfannenknorpels zu rechnen, weswegen die Indikation zur Keramikhüftteilendoprothese in diesem Lebensabschnitt sehr streng gestellt werden muß.

Zur Indikation der zementfreien Hüft-Prothese in der Unfallchirurgie

F. Baumgaertel, P. Rivera und L. Gotzen

Klinik für Unfallchirurgie der Philipps-Universität (Direktor: Prof. Dr. L. Gotzen), Baldinger Straße, D-3550 Marburg

In der Unfallchirurgie ist das Einsetzen einer Hüft-Prothese ein häufiges Procedere, das meist bei geriatrischen Patienten als zementierte Prothese zur Anwendung kommt. Problematisch gestaltet sich die Entscheidung Osteosynthese oder Prothese bei Patienten unter 70 Jahren bei noch vorhandenem Hüftgelenk. Sofern gelenkerhaltende Methoden wie z.B. Winkelplatte, DHS oder Zugschrauben durch Sekundärkriterien oder Verletzungsmuster ausgeschlossen werden müssen, bietet die zementfreie Prothese, insbesondere bei der medialen Schenkelhalsfraktur, gegenüber der Zementprothese die Vorteile eines sogenannten biologischen Implantates. In Marburg wurden seit Anfang 1985 210 Prothesen implantiert, davon 35 zementfrei. 20 weibliche und 15 männliche Patienten hatten ein Durchschnittsalter von 59 Jahren (27–69). Weniger die Frakturform als häufiger die sekundären Indikationsfaktoren trugen dazu bei, daß eine zementfreie Prothese statt Osteosynthese gewählt wurde. 18 Patienten wurden wegen medialer Schenkelhalsfraktur, 4 wegen Zerstörung des Acetabulums oder nach Versagen vorhergehender Implantate operiert. Zementfrei operiert wurden 7 posttraumatische Coxarthrosen, davon 3 nach Osteosyntheseverfahren und 4 wegen Spätfolgen eines Hüftgelenktraumas. In der Analyse der Indikationen zeigt sich, daß die zementfreie Prothese häufig dann zur Anwendung kam, wenn die Umstände um den Patienten dieses Verfahren notwendig machten, obwohl Osteosyntheseverfahren technisch möglich gewesen wären. Die Fragestellung war deshalb nicht zementfreie oder Zement-TEP, sondern Osteosynthese oder zementfreie TEP.

Die Indikation zur zementfreien Hüftprothese richtet sich nach individuellen Gegebenheiten. Bei posttraumatischen Arthrosen ist sie bei Patienten unter 65 Jahren der Zement-

TEP vorzuziehen, bei akuten Traumen des coxalen Femurendes bietet sie eine gute Alternative zu den gängigen Osteosyntheseverfahren, wenn diese zwar indiziert, jedoch wegen sekundärer Faktoren wie Allgemeinzustand, Begleitverletzungen und psycho-sozialem Umfeld nicht geeignet sind.

Indikation und Ergebnisse zur Implantation einer zementfreien Endoprothese als Reeingriff nach Frakturen des coxalen Femurendes

T. Tiling, H. Blöchl, K. Röddecker und B. Stadlmeyer

(Manuskript nicht eingegangen)

Die Behandlung hüftgelenknaher Femurfrakturen mit intermediären Prothesen — Indikationen und Ergebnisse

H.-G. Breyer und R. Rahmanzadeh

Klinikum Steglitz der Freien Universität, Abteilung für Unfall- und Wiederherstellungschirurgie (Direktor: Prof. Dr. R. Rahmanzadeh), Hindenburgdamm 30, D-1000 Berlin 45

In der Therapie der dislocierten Schenkelhalsfrakturen der alten Patienten haben wir wegen der Protrusio acetabuli die Implantation von Femurkopfprothesen verlassen. Als Alternative zwischen Kopfprothese und Totalendoprothese bot sich die intermediäre Hüftgelenkprothese (Duo-Kopf) an, die in der Mechanik einer TEP entspricht, in der Implantationstechnik jedoch der Kopfprothese.

Mit eigenen röntgenkinematographischen Studien konnte der Nachweis geführt werden, daß die Bewegungen tatsächlich im intraprothetischen Gelenk und nicht an der Cup-Oberfläche stattfinden.

Von Oktober 1977 bis Oktober 1988 wurden von uns 572 intermediäre Hüftgelenkprothesen implantiert, je zur Hälfte bei Schenkelhals- und bei per- und subtrochanteren Femurfrakturen. Diese Patienten wurden 1983 (n = 193) und 1987 (n = 263) nachuntersucht.

Entsprechend dem hohen Altersdurchschnitt von 82,3 Jahren und der Multimorbidität der Patienten (ca. 50% der Patienten wiesen 3—5 wesentliche Vorerkrankungen auf) war zu den Untersuchungszeitpunkten jeweils mehr als die Hälfte der Patienten verstorben. Bei den Überlebenden war die Rate prothesenspezifischer Spätkomplikationen gering. Eine Protrusio acetabuli konnten 2mal falsche Indikationsstellungen (Femurkopfnekrose, schwere Osteoporose) und 2mal falsche Implantationstechnik bzw. Materialfehler festgestellt werden. Einige der erstoperierten Patienten konnten noch 9 bis 10 Jahre nach der Implantation untersucht werden. Sie weisen keine Veränderungen des Acetabulums auf.

Da nach Literaturangaben bei den metallüberzogenen "Hart-Top"-Prothesenköpfen die Protrusionsrate noch geringer sein soll, sind wir seit drei Jahren zur Implantation dieser Prothesen übergegangen. In letzter Zeit wurden auch zementfreie Implantationen durchgeführt.

Die detaillierten Ergebnisse zeigen, daß bei hüftgelenknahen Femurfrakturen betagter Patienten die intermediären Hüftgelenkprothesen eine gute Alternative zur Totalendoprothese darstellen.

Die Versorgung von Schenkelhalsfrakturen durch Hemialloarthroplastik

G. Ittner, R. Jaskulka, R. Schedl und P. Fasol

II. Univ.-Klinik für Unfallchirurgie (Vorstand: Prof. Dr. P. Fasol), Spitalgasse 23, A-1097 Wien

Frakturen des Schenkelhalses gehören zu den häufigsten Brüchen des Alterspatienten. Um eine möglichst frühzeitige Mobilisierung zu erreichen, wird überwiegend ein prothetischer Ersatz des Hüftgelenkes durchgeführt [1, 2, 3, 4].

Patientengut

1976 bis 1987 wurde nach Frakturen des Schenkelhalses 577mal eine Femurkopfprothese implantiert – 499 Frauen und 78 Männer; Altersdurchschnitt: 82 Jahre. Die Verletzungsursache war 540mal ein Sturz, in 21 Fällen eine Spontanfraktur des Schenkelhalses und 16mal eine metastatisch bedingte pathologische Fraktur. Es waren 550 mediale – Pauwels I: 16; II: 122; III: 412 – und 27 basocervicale Schenkelhalsfrakturen. 17 Fällen war eine Voroperation mit konsekutiver Kopfnekrose oder Pseudarthrose und 21 Fällen ein erfolgloser konservativer Behandlungsversuch vorausgegangen. Die Indikation zur Hemiprothese erfolgte bei Frakturen mit hohem Risiko einer Kopfnekrose und bei alten Patienten mit hohem Operationsrisiko. Intakte Pfannenverhältnisse und ausreichende knöcherne Festigkeit waren weitere wichtige Voraussetzungen. Die Operation erfolgte nach 4–6 Tagen. Die Mobilisierung der Patienten wurde in der Regel am 4. postop. Tag versucht.

Ergebnisse

Von 326 Patienten (56,5%) liegen Verlaufskontrollen von 3 bis 53 Monaten – im Durchschnitt 18 Monate nach der Operation vor; 233 davon (71,5%) erreichten die präakzidentelle

Aktivität; 93 (28,5%) waren nach der Entlassung Pflegefälle. Von den übrigen (43,5%) ist je zur Hälfte der weitere Verlauf unbekannt oder sie verstarben noch während des stationären Aufenthaltes.

Komplikationen (16,3%)

Femurschaftsprengung (4), Prothesenfehllage (4), Luxation (10), Infektion (25); periarticuläre Ossifikationen (41), Protrusion (10).

Diskussion

Über Indikation, Therapie, Ergebnisse und Komplikationen dieses Operationsverfahrens wurde bereits berichtet [2]. In der Behandlung basocervicaler Frakturen mit relativ kurzem proximalen Fragment beobachteten wir – wie auch andere Autoren [4] – einen vermehrten Schenkelhalsschwund, welchen wir auf die Resorption der Trümmerzone im Frakturbereich zurückführen. Um dieser Komplikation vorzubeugen wird bei diesen basocervicalen Frakturen alter Patienten eine Femurkopfprothese implantiert. Die Ergebnisse sind diesbezüglich zufriedenstellend.

Literatur

1. Benedetto KP et al. (1984) Unfallheilkunde 87:326
2. Ittner G et al. (1986) Unfallchirurgie 12, Nr 4:190
3. Kwasny O et al. (1986) Unfallchirurg 89:369
4. Poigenfürst J et al. (1983) Unfallchirurgie 9, Nr 2:98

Die Verwendung der RM-Rekonstruktionsprothese mit lateraler Zuggurtung zur Wiederherstellung des coxalen Femurendes bei Frakturen mit liegender Endoprothese

R. Neugebauer und A. Stinner

Klinik für Unfallchirurgie, Hand-, Plastische- und Wiederherstellungschirurgie der Universität (Direktor: Prof. Dr. C. Burri), Steinhövelstraße 9, D-7900 Ulm

Die Zunahme der Hüftendoprothesenträger beinhaltet auch steigende Zahlen von Frakturen an diesem Femurende.

Mit der RM-Rekonstruktionsprothese steht uns ein System zur Verfügung, an dem frakturierte Knochenstücke sicher verankert werden können, so daß eine primäre und nach

Wiederherstellung eines knöchernen Rohres auch sekundäre Stabilität der Hüfte gewährleistet ist. Knochendefekte werden durch Anlagerung von autologer und allogener Spongiosa aufgefüllt und überbrückt, die laterale Zuggurtungsplatte garantiert frühfunktionelle Behandlung und Belastbarkeit.

Bei 20 Patienten konnte die RM-Rekonstruktionsprothese zur Wiederherstellung eines funktionsfähigen Hüftgelenkes verwendet werden. Das Durchschnittsalter der Patienten betrug 59 Jahre. Der Beobachtungszeitraum im Mittel 24,2 Monate. Die Bewertung des Ergebnisses erfolgte nach einem modifizierten Schema von Merle d'Aubigne und Kavanagh. Insgesamt konnten 19 Patienten nachuntersucht werden. Die Indikation bestand 6mal bei Femurschaftfrakturen mit liegender TEP, bei einer Girdlestone-Situation und 11mal bei TEP-Wechsel, wobei es intraoperativ zu Frakturen am Femurschaft kam. An postoperativen Komplikationen sahen wir 2mal ein Hämatom, einmal einen Infekt, einmal eine Luxation, einmal eine Nervenläsion, einmal eine Thrombose und einmal eine Pneumonie. In 14 Fällen wurde autologe bzw. allogene Spongiosa verwendet. Eine Patientin war absolut beschwerdefrei, bei 16 traten gelegentlich Schmerzen auf, bei je einem Patienten bei starker bzw. leichter Belastung. Die Beweglichkeit der Hüfte war bei allen Patienten eingeschränkt. Auf Gehhilfen waren 5 immer, 8 gelegentlich, 6 niemals angewiesen. Faßt man die Ergebnisse zusammen, so konnte bei 2 Patienten ein sehr gutes, bei 10 ein gutes, bei 6 ein befriedigendes und einmal ein schlechtes Ergebnis evaluiert werden.

Die Ergebnisse zeigen, daß die RM-Rekonstruktionsprothese mit lateraler Zuggurtung eine gute Funktion des Hüftgelenkes mit früher Belastbarkeit gewährleistet.

Vorlesung

Amputation und zeitgemäße prothetische Versorgung

E. Marquardt

(Manuskript nicht eingegangen)

III. Posttraumatische Fehlheilungen im Kindesalter

Vorsitz: E.H. Kuner, Freiburg; H. Cotta, Heidelberg

Funktionelle Aspekte der Kollagenfaserarchitektur in der Epiphysenfuge

D.E. Lorke, M. Dallek und N.M. Meenen

Anatomisches Institut (Leiter: Prof. Dr. W. Lierse), Martinistraße 52, U.K.E.,
D-2000 Hamburg 20

Wichtigste Ursache von posttraumatischem Fehlwachstum sind Epiphysenfugen (EF)-Verletzungen. Voraussetzung für das Verständnis ihrer Entstehung ist die Kenntnis der Morphologie der EF. Cellulärer Aufbau und die die Stabilität gewährleistende Kollagenfaseranordnung in der EF wurden elektronenmikroskopisch und polarisationsoptisch dargestellt.

Kollagenfaserbündel umfassen Zellsäulen in Form von parallel angeordneten Längssepten und bilden darüberhinaus ein Netzwerk von Quersepten aus. Durch ihre Ausrichtung parallel zu den Zell-Säulen verstärken die Kollagenfasern die Längssepten. In der Eröffnungs-Zone werden nicht nur die Knorpel-Zellen und die Quersepten resorbiert, sondern auch Teile der Längssepten; außerdem wird ein andersartiger Kollagenfasertyp in das Interstitium eingebaut. Es entsteht eine Zone verminderter Stabilität. Die knorpelige EF ist zur Peripherie hin durch den perichondralen Ring fixiert. Kollagenfaserbündel des metaphysären Periosts gehen hier in das Perichondrium der Epiphyse über und strahlen darüberhinaus in die EF ein. Sie bilden so ein fibröses Dach, welches die EF gleichzeitig schützt und fest verankert. Somit kommt neben dem Aufbau der EF ihrer periostalen Befestigung entscheidende Bedeutung zu. Subperiostale Knochenresorptionen im Zusammenhang mit der metaphysären Formänderung mindern die Fixation des Periosts entscheidend, so daß das Periost hier nach äußerer Gewalteinwirkung sehr viel leichter abreißen kann und seine stabilisierende Funktion verliert. Die vorliegenden Befunde korrelieren mit der klinischen Erfahrung, daß Traumata an solchen Gedanken eher zu Epiphyseolysen führen, in deren Nähe ausgedehnte subperiostale Resorptionszonen liegen.

Entstehung und Korrektur posttraumatischer Kyphosen im Kindesalter

H. Stürz

Orthopädische Klinik der Medizinischen Hochschule, Klinik III im Annastift (Leiter: Prof. Dr. H. Stürz), Heimchenstraße 1–7, D-3000 Hannover 61

Verletzungen der Wachstumszonen können an den Wirbeln ebenso wie am Extremitätenskelett ein Fehlwachstum verursachen. Zeitpunkt, Dauer, Ort und Art der Traumatisierung bestimmen das Ausmaß der späteren Deformierung. Fast immer werden auch zunächst unverletzte Nachbarsegmente im Verlaufe des weiteren Wachstums mitbetroffen, so daß zunächst örtlich begrenzte Schäden zur Deformierung ganzer Wirbelsäulenabschnitte führen. Die wesentlichen Verletzungsursachen sind:

1. Mechanische Verletzungen – Frakturen,
2. Laminektomie bei Rückenmarkstumoren,
3. Strahlenschäden (Wilms-Tumor),
4. Hämatogene Infektionen der Wirbelkörper.

Seit 1982 wurden an der Orthopädischen Klinik der Medizinischen Hochschule Hannover 32 Patienten mit pathologischen Kyphosen operativ behandelt. Dabei handelte es sich in 13 Fällen um Kyphosen infolge einer exogenen Traumatisierung der wachsenden Wirbelsäule im Kindesalter. Chronische musculäre Schmerzen sowie sichtbare körperliche Verunstaltung und psychische Beeinträchtigung begründen eine relative Operationsindikation. Eine dringliche Operationsindikation besteht bei den progredienten Fehlstellungen nach ausgedehnten Laminektomien. Zwingend wird die Operationsindikation bei den überwiegend knickförmigen Kyphosen mit progredienten neurologischen Ausfällen. In der Regel verlangen diese Situationen eine ventrale dekomprimierende Spondylektomie mit Wirbelkörperersatz oder Abstützung der Kyphose. Großbogige Krümmungen bedürfen einer langstreckigen Stabilisierung durch ventrale Lösung mit Durchtrennung des vorderen Längsbandes und teilweiser Ausräumung der Zwischenwirbelräume und dorsaler definitiver Korrektur und Stabilisierung. Bewährt hat sich hierzu die dorsale Kompressionsspondylodese mit dem VDS-Instrumentarium von Zielke unter Verwendung transpediculärer Schraubenverankerungen. Prinzipiell sollten die Fusionsbezirke möglichst kurz gehalten werden, speziell wenn lumbale Bewegungssegmente betroffen sind. An der Brustwirbelsäule finden sich aber fast immer langgezogene und großbogige Kyphosierungen, die auch einer entsprechend ausgedehnten Spondylodese zur Wiedererlangung einer harmonischen Rückenform bedürfen. Bei 13 Operationen erfolgte einmal ausschließlich eine ventrale Dekompression und Abstützung sowie einmal lediglich eine dorsale Aufrichtung der Kyphose. In den anderen 11 Fällen war ein zweizeitiges kombiniertes ventrales und dorsales operatives Vorgehen erforderlich. Als postoperative Komplikationen erlebten wir eine Pneumonie und eine Sekundärheilung, beide ließen sich aber ohne Folgen zur Heilung bringen.

Häufigkeit der Fehlheilung am distalen Humerus nach kindlichen supra- und percondylären Frakturen in Abhängigkeit von Verletzungsschwere und Behandlungsverfahren

C. Voigt, H.-G. Breyer und R. Rahmanzadeh

Klinikum Steglitz der FU, Abteilung für Unfall- und Wiederherstellungschirurgie (Direktor: Prof. Dr. R. Rahmanzadeh), Hindenburgdamm 30, D-1000 Berlin 45

Vor Einrichtung der Abteilung für Unfall- und Wiederherstellungschirurgie am Klinikum Steglitz 1975 wurden kindliche supracondyläre Humerusfrakturen uneinheitlich nach verschiedenen Behandlungsmethoden therapiert (Pflasterextensionen, von Ekesparre-Extension, Blountscher Hanging Cast, Gipsbehandlung mit ein oder zwei Longuetten oder Oberarmgips mit Rechtwinkelstellung, Bohrdrahtosteosynthese mit einem oder zwei Bohrdrähten, parallel oder gekreuzt). Eine Nachuntersuchung in drei Kollektiven (1969–1975, 1975–1979, 1980–1986) konnte zeigen, daß nach Einführung eines standardisierten Vorgehens (Frakturen des Typs Baumann I im Rechtwinkelgips oder Blountschem Hanging-Cast, Frakturen nach Baumann II operativ, wenn keine ausreichende Retention nach Reposition erreichbar ist, Frakturen Baumann III operativ mit percutaner Bohrdrahtosteosynthese mit gekreuzten Kirschner-Drähten, postoperativer Gipslonguettenanlage, später Oberarmgips für insgesamt fünf Wochen, offene Reposition bei Gefäß- oder Nervenschäden oder Repositionshindernis) Fehlheilungen deutlich seltener vorkamen. Im ersten Kollektiv wurden 20% der Frakturen Baumann II und III operativ behandelt, eine Einschränkung der Ellenbogengelenkbeweglichkeit von mehr als $10°$ war bei 13% vorhanden, dagegen nur bei 2,9% im dritten Behandlungskollektiv bei 80% Operationsfällen. Eine Änderung des Armtragewinkels trat in beiden Kollektiven mit 15 bzw. 14% gleich häufig auf. Echte Varusdeformitäten waren jedoch im ersten Kollektiv in 6,5%, im letzten Kollektiv nicht vorhanden. Für eine definitive primäre Stabilisierung spricht auch die Tatsache, daß im ersten Kollektiv in 27% eine Nachreposition vorgenommen wurde, häufig mit Wechsel der Retentionsart, im letzten Kollektiv nur bei 11%. Frakturen des Typs Baumann I heilten in beiden Kollektiven problemlos.

Literatur beim Verfasser.

Ursachen von Fehlheilungen nach kindlichen Ellbogenverletzungen

F. Genelin, J. Obrist und A. Kröpfl

Unfallkrankenhaus Salzburg (Vorstand: Prim. Dr. H. Möseneder), Dr.-Franz-Rehrl-Platz 5, A-5020 Salzburg

In den Jahren 1966 bis 1985 wurden im Unfallkrankenhaus Salzburg 352 Patienten mit kindlichen Ellbogenverletzungen behandelt. 120 hatten einen supracondylären Oberarmbruch, 97 einen Bruch des radialen Condylus am Oberarm und 135 Radiusköpfchen- bzw. Radiusfrakturen erlitten.

123 Patienten konnten bis zu 20 Jahren nach dem Unfall persönlich nachuntersucht werden.

Bei 27 (7,7%) Patienten kam es zu Fehlheilungen.

Bei den supracondylären Oberarmfrakturen (n = 9) sind die Fehlheilungen vor allem auf Rotationsfehler bei der Reposition zurückzuführen.

Bei einer Radiushalsfraktur (Typ Judet IV) kam es zu einer Synostosenbildung zwischen Radius und Ulna, 2 Radiusköpfchenfrakturen zeigten eine Verplumpung ohne funktionelle Einbuße und bei einer Monteggia-Fraktur mit Radiusköpfchenbruch kam es nach Infekt zu einer Subluxationsstellung des Radiusköpfchens mit Varusknick der Ulna und Bewegungseinschränkung in der Pro- und Supination von 2/3.

Die eigentlichen Problemfrakturen sind die Frakturen des Capitulum humeri. Hier sahen wir 14 Fehlheilungen. Die typische Wachstumsstörung ist der Cubitus varus, der bei unseren konservativ behandelten Patienten in einem Ausmaß zwischen 5 und $10°$ sechsmal und bei den stiftfixierten Patienten fünfmal bis maximal $5°$ auftrat. Das sind ca. 50% unserer mit Stiftfixation behandelten Patienten. Zwei Patienten zeigten eine Fischschwanzdeformität ohne Achsenabweichung und bei einem konservativ behandelten Patienten kam es infolge Pseudarthrosenbildung zu einer Hypervalgisierung von $15°$. Wegen des guten funktionellen Ergebnisses 5 Jahre nach dem Unfall und des Fehlens einer Irritation des Nervus ulnaris haben wir bisher auf eine in der Literatur empfohlene Nervenvorlagerung bzw. supracondyläre Korrekturosteotomie verzichtet.

Lediglich die Patienten, die mit einer Kleinfragmentzugschraubenosteosynthese behandelt worden waren, zeigten keinerlei Achsenabweichung.

Fehlstellung und mögliche Spontankorrektur bei Unterarmbrüchen im Kindesalter

M. Schmidt, D. Havemann und A. Peters

Klinikum der Universität Kiel, Abteilung Chirurgie (Direktor: Prof. Dr. D. Havemann), Arnold-Heller-Straße 7, D-2300 Kiel 1

Bei Ausheilung kindlicher distaler Unterarmfrakturen in Fehlstellung ergibt sich die Frage, inwieweit eine Korrektur notwendig ist, sei es durch Nachreposition oder operative Intervention, oder kann eine spontane Korrektur abgewartet werden? Zur Klärung dieser Fragen wurden die Verläufe von Frakturen am kindlichen distalen Unterarm bei 67 Kindern mit insgesamt 77 Brüchen untersucht. Es ereigneten sich 27 metaphysäre Unterarmfrakturen, 22 isolierte distale Radius- und 3 isolierte distale Ulnaverletzungen sowie 25 distale radiale Epiphysenlösungen (Salter II). 30 Brüche heilten mit einer Achsenfehlstellung aus, maximal bis 25°. Von diesen Fällen konnten 21 Patienten mit 26 Brüchen 1–9 Jahre nach der Verletzung nachuntersucht werden. Bei fast allen Frakturen war es zwischenzeitlich radiologisch zu einer Korrektur der Fehlstellung gekommen, klinisch funktionell bestanden keine Störungen. Leidglich bei einer operativ mit Kirschner-Drähten fixierten distalen epiphysären Radiusfraktur entstand durch vorzeitigen Verschluß der Epiphysenfuge ein Ulnavorschub. Die Klinik zeigte hier eine funktionelle Einschränkung. Selbst bei älteren Kindern wurde der Ausgleich von Fehlstellungen bis zu 15° festgestellt, maximal wurden 25° korrigiert. Die Achsenkorrekturen erstreckten sich über Jahre, ohne daß im Einzelfall die Zeitabhängigkeit des Korrekturvermögens exakt festgelegt werden konnte.

In Anbetracht des festgestellten Korrekturvermögens, welches selbst bei älteren Kindern nicht unbeträchtlich war, können Achsenabweichungen eher großzügig betrachtet werden. In dem untersuchten Krankengut wurden Achsenfehler bis zu 25° durch spontane Korrekturen ausgeglichen. Wir würden daher eine sekundär operative Stellungskorrektur erwägen, wenn dieses Ausmaß bei Ausheilung überschritten wird oder wenn im weiteren Verlauf diese Fehlstellung noch zunehmen sollte. Eine primäre operative Versorgung sollte u.E. dann durchgeführt werden, wenn schwere Achsenabweichungen mit instabilen Frakturverhältnissen vorliegen, Repositionshindernisse bestehen oder eine Gelenkluxation besteht, z.B. des Ulnaköpfchens.

Nicht in jedem Fall soll auf eine Eigenkorrektur bei Fehlstellungen vertraut werden. In den meisten Fällen scheint aber das Korrekturvermögen ausreichend zu sein, um achsengerechte Verhältnisse wieder herzustellen. Ein Zuwarten erscheint bei derartigen Kontrollen gerechtfertigt, ggf. bis zum Wachstumsabschluß.

Posttraumatische Fehlheilungen nach kindlichen Unterarmschaftfrakturen

V. Hendrich, E.H. Kuner und M. Belser

Chirurgische Universitätsklinik, Abteilung Unfallchirurgie (Direktor: Prof. Dr. E.H. Kuner), Hugstetterstraße 55, D-7800 Freiburg

Im Zeitraum zwischen Juli 1975 und Dezember 1979 wurden 206 Kinder mit Unterarmschaftfrakturen stationär konservativ behandelt. Nach Durchsicht der Röntgenbilder der konservativ behandelten Kinder verblieben 45, bei denen die Fehlheilung der Unterarmfraktur am Behandlungsende mindestens eine ad latus-Versetzung der Fragmente um halbe Schaftbreite oder eine Achsabweichung von 20° ergab. Im Durchschnitt 7 Jahre nach Behandlungsende führten wir eine Nachuntersuchung durch. Dabei wurden bei 2/3 der Kinder seitengleiche Unterarmlängen gemessen. Verlängerung des Unterarmes wurde bei denjenigen Kindern nur gemessen, die jünger als 11 Jahre alt waren. In 3/4 der Fälle, gleich ob die Fraktur in Schaftmitte oder im distalen Drittel lokalisiert war, kam es zu einer vollständigen Korrektur der Fehlstellung. Bei der Analyse nach Altersgruppen zeigte sich aber, daß nur bei der Hälfte der über 11jährigen Kinder eine Korrektur möglich war, bleibende Fehlstellungen geringen Ausmaßes blieben bei den Jüngeren dagegen nur in 15%. Bei den jüngeren Kindern findet sich keine Abhängigkeit der Korrekturmöglichkeiten von der Lokalisation, die Analyse bei den älteren zeigt dagegen, daß in 64% distale Unterarmfrakturen korrigiert werden, dagegen nur in 25% die Frakturen Gleichaltriger in Schaftmitte. Nur ein Kind von 35 erhielt bei einer zusammenfassenden funktionellen Wertung die Note befriedigend, es klagte über gelegentliche Ruhebeschwerden im Arm. Supination und Pronation waren bei 32 von 33 Kindern seitengleich, die Defizite in Winkelgraden betrugen bei den übrigen weniger als 20°.

Hyperextension bei konservativer Therapie des Oberschenkelschaftbruches. Eine Methode zur Prävention der stimulativen Wachstumsstörung

H. Breitfuß und G. Muhr

Chirurgische Universitätsklinik der Berufsgenossenschaftlichen Krankenanstalten "Bergmannsheil" (Direktor: Prof. Dr. G. Muhr), Hunscheidtstraße 1, D-4630 Bochum

Der kindliche OS-Schaft ist eine Domäne der konservativen Therapie. Achsen und Rotationsfehlstellungen können altersabhängig spontan korrigiert werden. Scheinbar nicht kalkulierbar ist das Phänomen der stimulativen Wachstumsstörung.

Nach von Laer kommt es bei anatomischer End-zu-End-Reposition selten zu einem Längenwachstum von über 0,5 cm.

Welche Faktoren führen zur Wachstumsstimulation? Bei Konsolidierung in Verkürzung resultiert durch eine prolongierte Reparation mit konsekutiver Hyperämie eine vermehrte Stimulation der Wachstumsfugen. Bei End-zu-End-Reposition kommt es durch Distraktion zum Straffen der umgebenden Weichteilhülle mit Stabilitätsgewinn.

Durchschnittlich 5 Jahre nach dem Unfall wurden 39 Kinder zwischen 3–10 Jahren radiologisch auf einen Beinlängenunterschied kontrolliert. Dabei zeigte sich, daß die straff extendierten Frakturen die beste Prognose bezüglich der stimulativen Wachstumsstörung hatten. (Konsolidierung mit Verkürzung der Bruchfragmente ergab bei 17 Patienten eine Beinverlängerung von durchschnittlich 18 mm).

Deutlich niedriger war die Beinverlängerung mit durchschnittlich nur 8 mm bei 22 Patienten mit annähernder End-zu-End-Reposition.

Negative Einflüsse auf die Frakturheilung konnten bei anatomischer Reposition nicht festgestellt werden.

Fehlwachstum nach Verletzungen der distalen Femurepiphyse

H. Keller, S. Kuner und E.H. Kuner

Chirurgische Universitätsklinik, Abteilung Unfallchirurgie (Direktor: Prof. Dr. E.H. Kuner), Hugstetterstraße 55, D-7800 Freiburg

Nach Literaturangaben betreffen lediglich 1–6% aller Epiphysenverletzungen die distale Femurepiphyse. Diese Verletzungen sind somit selten, können jedoch zu erheblichen Wachstumsstörungen führen. Zur Beschreibung der Verletzungsformen dient die Einteilung nach Aitken oder die erweiterte Klassifikation von Salter und Harris.

In unserer Klinik wurden in den letzten 7 Jahren insgesamt 11 Kinder, 9 Jungen und 2 Mädchen, mit einer Verletzung der distalen Femurepiphyse behandelt. Das Durchschnittsalter betrug 12 Jahre. Es handelte sich 1mal um Typ I nach Salter/Harris, 6mal Typ II, 2mal Typ III, 1mal Typ IV und 1mal Typ V. Bei einem Kind, Typ II, wurde eine konservative Behandlung durchgeführt. Bei den übrigen Kindern wurde die Verletzung offen reponiert und mit Schrauben oder Spickdrähten stabilisiert. Der Nachbeobachtungszeitraum beträgt 1–7 Jahre, durchschnittlich 3,3 Jahre. Acht Kinder zeigen bisher kein Fehlwachstum. Bei 3 Kindern entwickelt sich jedoch eine schwere Wachstumsstörung. Davon war ein Kind mit Typ I nach Salter/Harris und 2 Kinder mit Typ II betroffen. Bei den beiden Kindern mit Typ II mußte inzwischen eine Korrekturosteotomie durchgeführt werden.

Schlußfolgerungen

Verletzungen der distalen Femurepiphyse sind zwar selten, müssen jedoch sehr ernst genommen werden. Um Wachstumsstörungen zu vermeiden, ist eine exakte Reposition notwendig. Wie unsere Beispiele gezeigt haben, ist die Prognose oft nicht sicher abzuschätzen, da nicht unbedingt eine Korrelation zum Verletzungstyp nach Salter und Harris bestehen muß. Auch bei den prognostisch eher günstig beurteilten Typen I und II kann ein schweres Fehlwachstum auftreten.

Die Kinder müssen deshalb bis zum Schluß der Epiphysenfuge regelmäßig kontrolliert werden, um rechtzeitig ein Fehlwachstum zu erkennen und im Bedarfsfall eine Korrekturosteotomie durchführen zu können.

Ursache und Häufigkeit von Fehlheilungen nach distalen Tibiaepiphysenfrakturen

L. von Laer

(Manuskript nicht eingegangen)

Fehlstellung nach Unterschenkelfrakturen bei Kindern und Jugendlichen

St. König, W. Scharf und H. Hertz

I. Universitätsklinik für Unfallchirurgie (Vorstand: Prof. Dr. E. Trojan), Alser Straße 4, A-1097 Wien

Zusammenfassung

71 Kinder, die im Kindesalter Unterschenkel- oder isolierte Schienbeinfrakturen erlitten hatten, konnten nach Wachstumsabschluß klinisch und röntgenologisch nachkontrolliert werden. Zum exakten Längenvergleich der Unterschenkel wurden orthoradiographische Messungen vorgenommen. Bei 36 Nachuntersuchten lagen gleiche Beinlängen vor; 35 hatten Beinlängenunterschiede bis zu 2 cm, wobei 16 von ihnen noch verbliebene Achsenfehler von $5°-9°$ aufwiesen. Aus dem Vergleich der Röntgenaufnahmen bei Behandlungsende und anläßlich der Nachuntersuchung ging hervor, daß sich bei Kindern unter 12 Jahren Achsenfehler durch das weitere Wachstum bis maximal $7°$ verringern, während sie ab dem 12. Lebensjahr praktisch gleichbleiben. Bei Kindern unter 12 Jahren können daher Achsenfehlstellungen bis zu $5°$ toleriert, sollen aber ab dem 12. Lebensjahr vermieden werden. Torsionsfehler bedürfen in jedem Fall einer Korrektur. Bei Kindern unter 12 Jahren entsteht stets eine Verlängerung, ab dem 12. Lebensjahr eine Verkürzung des ehemals

frakturierten Unterschenkels. Deshalb kann bei den über 12jährigen eine Verkürzung bis maximal 1 cm belassen werden, während bei den älteren Kindern Ausheilung mit gleichen Beinlängen angestrebt werden muß, damit nach Wachstumsabschluß keine Beinlängendifferenz vorliegt.

Korrektur posttraumatischer Beinlängendifferenzen

R. Schlenzka

Klinik für Unfallchirurgie der Philipps-Universität (Direktor: Prof. Dr. L. Gotzen), Baldinger Straße, D-3550 Marburg

Verkürzung des Knochens aufgrund konservativ behandelter Trümmerfrakturen oder inkorrekt versorgter Epiphysenfrakturen sind meist mit einem Achsenfehler, solche aufgrund einer Osteomyelitis oder eines Schußbruches zusätzlich noch mit einem ausgedehnten Weichteildefekt kombiniert. Der Weichteildefekt erschwert die Versorgung des oft erheblich vitalitätsgestörten Knochens noch zusätzlich. Ohne Zweifel gebührt Ilisarow das Verdienst, das Problem der Extremitätenverkürzung beherrschbar gemacht zu haben. Der Patient muß hierzu jedoch einen unbequemen zirkulären Kompressions-Distraktionsapparat monatelang tragen. Mit Hilfe von Trägerbacken lassen sich Gelenkmontagen für einen monolateralen Fixateur erstellen, mit denen kurze, metaphysäre Fragmente sicher stabilisiert werden. Damit ist eine wichtige Voraussetzung für eine Verlängerungsosteosynthese der langen Röhrenknochen im Bereich der Metaphysen mit einem einseitigen Fixateur geschaffen. Ein Verlängerungsgerät, das als Zusatzteil auf den Fixateur aufgesetzt wird, ermöglicht eine kontinuierliche Distraktion der Fragmentenden in 1/3 mm Schritten.

Das Prinzip der Knochenbildung durch Callusdistraktion ist technisch leicht nachzuvollziehen, der zugrunde liegende Mechanismus der Callusdistraktion jedoch noch nicht in allen Punkten aufgeklärt. Unabhängig von der Lage der eigentlichen Verkürzung wird der Knochen, nachdem er extern stabilisiert wurde, in einem gesunden Abschnitt unter sorgfältiger Schonung des End- und Periostes osteotomiert und nach einer Konsolidierungsphase für die Weichteile von etwa 10 Tagen mit einer Geschwindigkeit von 0,3 mm/8 h kontinuierlich distrahiert. Der Osteotomiespalt füllt sich mit Callus, der in einem Zeitraum von 20–30 Wochen abbindet und einen neuen Röhrenknochen bildet.

Welche Mechanismen liegen diesem sekundären Knochenwachstum zugrunde?

Als Induktion der knöchernen Heilung muß die Zerstörung der knöchernen Struktur durch die Cortico- bzw. Osteotomie angesehen werden. Pope wies 1972 nach, daß es sich bei einem Knochen um einen vorgespannten Zellverband handelt. Wird die Oberflächenstruktur und damit auch der Zellverband unterbrochen, so tritt an der Oberfläche ein Spannungsabfall ein, der die Callusinduktion bewirkt, der Vorgang dem auch die sekundäre Frakturheilung zugrunde liegt.

Wie gestaltet sich nun im einzelnen das sekundäre Knochenwachstum? Folgende Schritte haben sich u.E. als notwendig und sinnvoll erwiesen: Nach Anlage des Monofixateurs an den intakten Knochen erfolgt die Osteotomie in gewünschter, biomechanisch sinnvoller Höhe. Entgegen anderen Autoren führen wir eine einfache Osteotomie des Schaftes durch, wobei auch das Periost mit durchtrennt wird. Nach einer Ruhepause von 10 Tagen, während der es u.E. zu einer vollständigen Heilung des Periostes kommt, beginnen wir mit der axialen Distraktion von 1/3 mm pro 8 h. Proximales und distales Fragment des durchtrennten Knochen bleiben durch einen Brückencallus verbunden. Mit zunehmender Distraktion zeigt sich zentral eine konstante strahlentransparente Zone, die eine schaftnahe, proximale und distale sklerosierende Zone miteinander verbindet. Während der Distraktion verbleiben die zentrale strahlentransparente und die angrenzende sklerosierende Zone relativ konstant. Nach Beendigung der Distraktion wird das Verlängerungsteil entfernt, der Fixateur wird belassen. Die Verlängerungzone wird dynamisiert, so daß die knöcherne Heilung und Durchbauung beschleunigt wird. Die radiologischen Kontrollen, die in 4wöchigen Abständen vorgenommen werden, zeigen wie die strahlentransparente Zone abnimmt, die beiden Sklerosezonen fusionieren und schließlich vollständig durch stabilen, corticalen Knochen ersetzt werden.

Bei 5 von 10 Patienten, die wir erfolgreich verlängerten, bestand gleichzeitig ein schwerwiegender Weichteildefekt. Der einseitig applizierte Fixateur ermöglichte die Kombination der Weichteildeckung mit einer korrigierenden Verlängerung der Extremität. Dies bedeutet für den Patienten eine erhebliche Verkürzung der Gesamtbehandlungszeit. Gerade für konventionelle plastisch-chirurgische Maßnahmen wie Fernlappen oder freie Lappen eignet sich der Monofixateur, da er nur wenig Platz benötigt.

Indikation und Technik metaphysärer Osteotomien nach Fehlheilungen bei Kindern und Jugendlichen

G. Zeiler

Orthopädische Klinik II Wichernhaus (Chefarzt: PD Dr. G. Zeiler), Krankenhaus Rummelsberg, D-8501 Schwarzenbruck

Korrigierende Operationen bei Kindern und Jugendlichen in Gelenknähe erfordern eine abwägende Indikationsstellung, die sich in erster Linie am Spontanverlauf einer Unfallfolge orientieren muß. Die Kenntnis der individuell zu erwartenden Entwicklung einer Fehlheilung ergibt sich bei gesetzmäßigen Verläufen aus der Erfahrung und bei den offenen Fällen aus der Beobachtung der Änderung einer Deformität über die Zeit. Unter Beobachtung abzuwarten, kann schon deshalb die beste Behandlung sein, weil spontane Verbesserungen, wie sie bei bestimmten Fehlheilungen möglich sind, keinen Aufwand verlangen und frei von Nebenwirkungen bleiben. Neben dem Spontanverlauf haben die Wahl der geeigneten Behandlungszeit, die bei manchen Deformitäten auftretende Gegenkorrektur benachbarter Epiphysen und psychologisch sowie ästhetische Probleme ihre Bedeutung für die Indikationsstellung zu Osteotomien am wachsenden Knochen.

Die Korrekturtechnik in den Metaphysen langer Röhrenknochen wird durch die Epiphysen- und Gelenknähe, die Form und die Größenverhältnisse der betroffenen Knochen und den beabsichtigten Korrektureffekt bestimmt. Wichtige Teilaspekte der Osteotomietechnik stellen die Verkürzung in Form einer geschlossenen Keilosteotomie, die öffnende Osteotomie, die Osteotomie mit Verschiebung und die einzeitige Verlängerung dar. Gelegentlich können zwei dieser Techniken am gleichen Metaphysenabschnitt kombiniert angewandt werden. Wachsende Kinderknochen und metaphysäre Osteotomien verlangen auch eine Begrenzung der Implantatdimension. So kann z.B. eine Aufklapposteotomie unter Erhaltung der kontralateralen Corticalis in der Metaphyse den notwendigen Aufwand an Osteosynthesematerial vermindern helfen, ohne daß deswegen eine Einbuße an Stabilität hingenommen werden muß.

Beispiele erläutern die Korrekturmöglichkeiten verschiedener Fehlformen. Dargestellt wird eine Tibiakopfaufklapposteotomie und eine Valgisationsosteotomie des Schienbeinkopfes mit Verkürzung und Verschiebung, eine supracondyläre Verschiebungsosteotomie des Oberschenkels und eine kombinierte Aufklapposteotomie des peripheren Radius mit Korrektur der Gelenkfläche in 2 Ebenen und gleichzeitiger einzeitiger Verlängerungsosteotomie der Radiusmetaphyse. Die Operationstechnik wird anhand von Strichzeichnungen verdeutlicht und der röntgenologische Verlauf sowie das funktionelle klinische Ergebnis dargestellt.

Zum Zeitpunkt der Korrekturosteotomie bei vorzeitigem posttraumatischen Epiphysenschluß der distalen Femurepiphyse

M. Wiedemann, A. Rüter und W. Braun

Zentralklinikum, III. Chirurgische Klinik (Direktor: Prof. Dr. A. Rüter), Stenglinstraße 1, D-8900 Augsburg

Der unilaterale posttraumatische Schaden der distalen Femurepiphyse führt zu einer Fehlstellung der Kniegelenkebene und einem Korrekturwachstum der proximalen Tibiaepiphyse. Diese präarthrotische Deformität erfordert nach Wachstumsschluß Korrekturosteotomien bds. des Gelenkes zur Wiederherstellung der Geradstellung des Beines und Horizontalebene des Kniegelenkes. Zur Vermeidung dieser Situation befürworten wir eine Achsenkorrektur bei einem Fehlwinkel $> 5°$ in der Frontalebene in jedem Alter. Bei gering ausgeprägter Callusbrücke wird die Desepiphysiodese durchgeführt sowie die entsprechende Osteotomie. Bei noch zu erwartendem hohen Wachstumspotential streben wir eine leichte Überkorrektur an. Eine sorgfältige Überwachung bis Wachstumsschluß ist erforderlich.

Freie Vorträge zum Hauptthema III
Posttraumatische Fehlheilungen im Kindesalter

Vorsitz: L. v. Laer, Basel; H.G. Breyer, Berlin

Korrektur posttraumatischer Fehlheilungen der unteren Extremitäten im Kindesalter

E. Schmitt und J. Heisel

Orthopädische Universitätsklinik (Direktor: Prof. Dr. H. Mittelmeier), D-6650 Homburg/Saar

Kindliche Frakturen sind mit Ausnahme von Epiphysenfrakturen eine Domäne der konservativen Behandlung. Bei verbliebenen Fehlstellungen ist oft eine *Spontankorrektur* im weiteren Wachstumsablauf möglich. Trotzdem kann es zu sog. posttraumatischen Wachstumsstörungen, Verlängerung oder Verkürzung ohne Achsabweichung kommen.

Rotationsfehler im Tibiabereich gleichen sich nie aus, im Femurbereich kann sich ein Drehfehler durch Rückbildung der physiologischen Antetorsionsstellung des Schenkelhalses ausgleichen bei entsprechender Wachstumspotenz. Die *Indikation zur Korrekturosteotomie* ergibt sich bei einer Rotationsfehlstellung ab etwa 15°, da es sich hierbei um eine präarthrotische Deformität handelt.

Bei Schaftfrakturen, besonders im Femurbereich, kommt es häufig durch Stimulation der Wachstumsfuge zu einer *isolierten Verlängerung* mit Überlänge meist von 0,5 bis 2,5 cm. Therapeutisch sollte zunächst die Beinverlängerung durch eine entsprechende *Schuherhöhung* ausgeglichen werden bei regelmäßigen Kontrollen. Vor Wachstumsabschluß kann bei Beinlängendifferenzen ab 1,5 cm die *temporäre Blountsche Epiphyseodose* medial und lateral im Bereich der distalen Femurepiphyse bzw. proximalen Tibiaepiphyse durchgeführt werden, alternativ die *permanente Epiphyseodese nach Phemister,* falls zu erwarten ist, daß sich im weiteren Wachstumsverlauf die Fehlstellung nicht mehr ausgleicht. Nach Wachstumsabschluß ist eine Beinlängendifferenz durch eine intertrochantere *Verkürzungsosteotomie* korrigierbar, evtl. jedoch auch durch eine *Verlängerungsosteotomie* im Bereich des nicht unfallgeschädigten Beines.

Bei *alleiniger Verkürzung* (oft Epiphysenfugenschädigung) kann es notwendig werden, daß schon während des Wachstumes eine Verlängerungsosteotomie durchgeführt werden muß. Desgleichen besteht auch die Möglichkeit, vor Wachstumsabschluß die Blountsche Epiphyseodese des kontralateralen gesunden Beines im Kniegelenksbereich durchzuführen unter Inkaufnahme einer insgesamt geringeren Körpergröße. Nach Wachstumsabschluß kann entweder durch eine intertrochantere Verkürzungsosteotomie des gesunden Beines oder aber auch durch eine Verlängerungsosteotomie des traumatisch geschädigten Beines die Beinlänge wiederhergestellt werden.

Posttraumatische Achsenfehler sind nicht nur kosmetisch störend, sondern stellen auch eine präarthrotische Deformität durch die unphysiologischen Belastungsverhältnisse dar. Schaftverbiegungen (Antekurvation, Rekurvation, Varusstellung, Valgusstellung) gleichen sich im jungen Kindesalter bis etwa 30° aus, gegen Wachstumsabschluß werden jedoch diese Spontankorrekturmöglichkeiten immer geringer. Achsenfehler über 30° sollten deshalb durch *Korrekturosteotomie* beseitigt werden. Bei Genu varum oder -valgumstellung im Kniegelenkbereich soll jedoch frühzeitig eine Achsenkorrektur angestrebt werden. Bei nicht so ausgeprägten Fällen kommt hier die Blountsche Epiphyseodese (bei Varusstellung lateraler Epiphysenfugenanteil, bei Valgusstellung medialer Epiphysenfugenanteil) zur Anwendung. Bei stärkeren Achsenfehlern evtl. mit Progredienz sollte eine Korrekturosteotomie durchgeführt werden, die unter Umständen auch mehrmals wiederholt werden muß.

Bei der Analyse posttraumatischer Wachstumsstörungen spielt die zu erwartende *Wachstumspotenz* noch eine wesentliche Rolle, aus diesem Grunde müssen Korrekturen in ihrem zeitlichen Ablauf genau geplant werden. Kleinere Fehlstellungen können belassen werden, größere sollten jedoch korrigiert werden, da sie eine präarthrotische Deformität darstellen.

Die kindliche Pseudarthrose — retrospektive Untersuchung zur Pathogenese

Ch. Braun, H. Seiler, N. Marecek und V. Bühren

Chirurgische Universitätsklinik, Abteilung Unfallchirurgie (Direktor: Prof. Dr. O Trentz), D-6650 Homburg/Saar

In unserem Krankengut aus den Jahren 1975 bis 1987 finden sich 31 posttraumatische kindliche Pseudarthrosen verschiedener Lokalisation. Diese sollten 2 Hauptgruppen zugeordnet werden:

In der ersten Gruppe sind Pseudarthrosen durch Behinderung der kindlichen Regenerationskraft durch allgemein gestörte Abwehrlage beim Polytrauma, durch Infekt und Weichteilschaden und durch gestörte Fragmentdurchblutung zusammengefaßt. Es handelt sich um 9 Tibia-, 2 Femurschaft-, 2 Radiushals- eine Ulnaschaft- und eine Humerusschaftpseudarthrose. Neun davon sind nach offenen Frakturen, 7 nach Polytrauma, alle nach primär operativer Frakturbehandlung entstanden.

Die zweite Gruppe umfaßt Pseudarthrosen durch Störung der Reparationsvorgänge durch häufige Repositionsmanöver, ungenügende Ruhigstellung oder Sperrwirkung eines Nachbarknochens oder bei statisch ungünstigen Frakturtypen. Diese Gruppe setzt sich zusammen aus 2 Tibiaschaft-, 4 Epicondylus ulnaris-, 2 Schenkelhals-, 2 Condylus radialis-, 2 Fibula-, 1 Femurschaft-, 1 supracondylären Humerus-, 1 Olecranon- und 1 Scaphoidpseudarthrose. Bei allen handelt es sich um hypertrophe Pseudarthrosen, außer der Scaphoidpseudarthrose, die nach konservativer Frakturbehandlung entstanden sind.

Aus unserem Krankengut wird ganz deutlich, daß die atrophe Pseudarthrose durch Behinderung der Regenerationskraft vorwiegend nach operativer Frakturbehandlung und die hypertrophe Pseudarthrose durch gestörte Reparationsvorgänge vorwiegend nach konservativer Behandlung instabiler Brüche entstehen.

Ergebnisse der operativen Behandlung schwerer Volkmannscher Kontrakturen

L. Zichner

Orthopädische Klinik des Städtischen Krankenhauses Frankfurt-Höchst (Chefarzt: Prof. Dr. L. Zichner), Gotenstraße 6–8, D-6230 Frankfurt/Main 80

Die von Volkmann beschriebene Kontraktur der Unterarmbeugemuskulatur tritt aufgrund verminderter Blutversorgung vor allem nach supracondylären Oberarmfrakturen des Kindes auf. Klinisch resultiert die kontrakte Krallenhand auf dem Boden einer hochgradigen Vernarbung und Atrophie der Hand- und Fingerbeugemuskulatur unter Verklebung der Muskelnarben an Radius, Ulna und interossärer Membran. Schädigungen der Nervi medianus und ulnaris führen zusätzlich zu sensiblen Störungen.

Bei leichten Kontrakturen lassen sich Besserungen durch krankengymnastische Behandlung sowie Verwendung von Schienen und Quengeleinrichtungen erzielen. Bei schweren ischämischen Kontrakturen ist jedoch ein operatives Vorgehen erforderlich. Wir führen die gründliche Ausschneidung der Muskelnarben und die Myolyse der Restmuskulatur unter Distalverlagerung der Beugemuskelursprünge und Verlängerung der Beugesehnen nach Gosset, Scaglietti u. Epstein durch.

In den vergangenen 13 Jahren operierten wir 11 Patienten, von denen 9 nachuntersucht werden konnten. In allen Fällen gelang es, die Einstellung der Hand in günstige Griffstellung mit leichter Dorsalextension – zumindest Nullstellung – zu erreichen. Durch intensive Übungsbehandlung und zeitweilige Schienenlagerung bzw. Quengelung wird das Operationsergebnis gesichert und nach Möglichkeit verbessert. Durch diesen Eingriff läßt sich die Kontraktur beseitigen und die Funktionsfähigkeit der Hand deutlich bessern. Aus einer Beihand wird eine funktionstüchtige, gebrauchsfähige Hand. Die MdE wurde nach erfolgter Rehabilitation von zuvor 50% auf 30 bzw. 20% eingeschätzt.

Fehlhaltung der Wirbelsäule nach konservativer Frakturenbehandlung im Kindesalter und ihre therapeutischen Konsequenzen

J. Harms und D. Stoltze

Südwestdeutsches Rehabilitationskrankenhaus, Abt. für Orthopädie u. Traumatologie (Leiter: Prof. Dr. J. Harms), Guttmannstraße, D-7516 Karlsbad-Langensteinbach

Nach Aufdermauer (1974) handelt es sich bei kindlichen WS-Frakturen meistens um eine osteochondrale Verletzung, d.h. Frakturen, die sich im Bereich der knorpeligen Endplatte am Übergang zum Ossifikationszentrum des Corpus abspielen. Aufgrund der Untersuchung von Jani (1982) wissen wir, daß es bei Verletzungen des Ossifikationszentrums zur Entwicklung schwerer Wirbelsäulendeformitäten kommen kann.

Es ist deswegen notwendig, schon bei Primärverletzungen, gerade bei Kindern, eine optimale Reposition zu erreichen, da hierdurch die Ausgangsergebnisse günstiger beeinflußt werden können.

Trotz optimaler Reposition lassen sich bei stärkerer Zerstörung des Ossifikationszentrums posttraumatische Fehlhaltungen nicht vermeiden.

Bei der Behandlung posttraumatischer, kindlicher Deformitäten —Skoliose oder Kyphose — ist die Wahl des richtigen Operationszeitpunktes von entscheidender Bedeutung, denn auch iatrogene Eingriffe an der kindlichen Wirbelsäule können zu erheblichen Fehlhaltungen führen.

Es ist zu überlegen, ob durch ein einseitiges Vorgehen (dorsal oder ventral— oder durch ein doppelseitiges Vorgehen die Fraktur zu reponieren und zu stabilisieren ist. Wenn eine Instrumentation gewählt wird, so ist nur eine kurzstreckige, segmentale Fusion erlaubt.

Auch hier muß der Zeitpunkt der Metallentfernung immer wieder genau beobachtet werden.

Einen besonderen Stellenwert nimmt im Rahmen der Frakturbehandlung der Wirbelsäule die sogenannte "Collapsing Spine" ein.

Es handelt sich hier um eine ausgeprägte, langstreckige Lähmungsskoliose, die als Folge einer posttraumatischen Lähmung auftritt. Diese führt zu erheblichen Problemen und bedarf einer exakten Behandlung, wobei hier die Erfahrungen aus der Skoliosechirurgie von großem Nutzen sind.

Es ist festzustellen, daß gerade die kindliche Wirbelsäulenfraktur einer genauen Analyse bedarf und auch bei Kindern eine sorgfältige Reposition unbedingt erforderlich ist, andernfalls muß mit einer erheblichen posttraumatischen Fehlhaltung gerechnet werden.

Die Möglichkeiten der operativen Behandlung werden dargestellt.

Rotationsfehlstellungen bei supracondylären Humerusfrakturen – Nachuntersuchungsergebnisse aus den Jahren 1965–1985

J. Lange, U. Schröter und U. Hofmann

Kinderkrankenhaus auf der Bult, Abteilung für Kinderchirurgie (Leiter: Dr. U. Hofmann), Janusz-Korczak-Allee 12, D-3000 Hannover 1

Zwischen 1965 und 1985 wurden 606 Kinder mit supracondylären Humerusfrakturen behandelt, davon 504 Kinder konservativ nach unterschiedlichen Methoden (u.a. Blount u. Dunlop). Von diesen verheilten nach der jeweils letzten Reposition 146 in Rotationsfehlstellung. 45 Patienten aus diesem Kontingent konnten im Rahmen einer Nachuntersuchung mit einem entsprechenden Patientengut anatomiegerecht ausgeheilter Frakturen verglichen werden. Hierbei ergaben sich Erkenntnisse, die es im Hinblick auf Funktion und Kosmetik zur Vermeidung zusätzlicher Traumatisierung vertretbar erscheinen lassen, reponierte supracondyläre Frakturen bei Kindern auch in Rotationsfehlstellung verheilen zu lassen.

Zur Frage der Größe des Rotationsfehlers konnten wir in einer Voruntersuchung am Leichenknochen feststellen, daß eine Rotation im allgemeinen bei 6° bis 9° röntgenologisch sichtbar wird und nur im Extremfall erst bei 16°.

Bei unseren Nachuntersuchungen bestätigten sich aus der Literatur bekannte Tatsachen wie Alters- und Geschlechtsverteilung, Seitenhäufigkeit sowie eine Varisierung und Überstreckbarkeit im Ellenbogengelenk. Bei den rotiert Verheilten zeigten sich unveränderte identische Meßwerte im Verhältnis zum gesunden Arm in der Streckung bei 47% und nur 31% im Vergleichskollektiv, in der Beugung bei 49% gegenüber nur 38% bei den anatomiegerecht verheilten, in der Varus/Valgusmessung allerdings nur 36% gegenüber 46% der Vergleichsgruppe. Der Differenzmittelwert lag hier jedoch in beiden Gruppen unter 10°. Ähnlich günstige Befunde gelten für die objektivierbaren subjektiven Beschwerden bei Ausheilung und Nachuntersuchung sowie für die Röntgenspätkontrollen. Ausschlaggebend für die Therapie sollten langfristig die Behandlungsergebnisse sein, d.h., daß auch gewisse Rotationsfehlstellungen tolerabel sind.

Die posttraumatische Fehlheilung nach Humerusfrakturen des Condylus ulnaris oder radialis im Kindesalter

R. Nissen, L. Borkert, W. Zenker und D. Havemann

Chirurgische Universitätsklinik, Abteilung für Unfallchirurgie (Direktor: Prof. Dr. D. Havemann), Arnold-Heller-Straße 7, D-2300 Kiel 1

Frakturen der Humeruscondylenmassive bei Kindern wurden in den Jahren 1978 bis April 1988 21mal radial und 33mal ulnar diagnostiziert.

Am *radialen* Condylenmassiv lagen lediglich Condylus radialis-Läsionen vor, die bis auf einen Fall operativ behandelt wurden durch offene Reposition und Kirschner-Drahtfixation bzw. Schraube und K-Draht und anschließende Gipsruhigstellung für 4 Wochen. Die *Ergebnisse* wiesen den günstigeren Effekt nach: keine Entwicklung einer Pseudarthrose, nur 3 Kinder mit leichten (5°) Armachsenabweichungen, in 2 Fällen funktionelle Einschränkungen mit Beugedefizit (40°) bzw. Streckdefizit (10°).

Am ulnaren Condylenmassiv behandelten wir nur 1 Kind mit einer Condylus ulnaris-Fraktur, entsprechend der bekannt seltenen Incidenz dieser Verletzung.

Hingegen wurden 32 Kinder nach stattgehabter Luxatio antebrachii und Abriß des *Epicondylus ulnaris* operativ behandelt mit anschließender Ruhigstellung im Oberarmgips über 3 Wochen. Röntgenologisch fanden wir als gestörtes Heilergebnis: 3mal eine Pseudarthrose, 4mal einen vorzeitigen Epiphysenfugenverschluß, 1mal eine Wachstumsstimulation des Epicondylus und 2mal geringe Armachsenabweichungen im Sinne einer Valgusstellung (5°). Diese Befunde hatten keinen Einfluß auf die Gelenkfunktion.

Dennoch waren 1 Jahr bis 11 Jahre nach dem Trauma 7 Kinder in der Gelenkstreckung und Beugung eingeschränkt, in 2 Fällen erheblich mit 30° bzw. 20°.

Bei 6 Kindern wurde ein *Nervus ulnaris*-Schaden erkannt, in einem Fall mit motorischen Ausfällen. In 2 Fällen konnten Besserungen von Gefühlsstörungen nur nach Neurolyse und Ventralverlagerung erreicht werden.

Zusammenfassung

Die operative Behandlung der Condylus radialis-Fraktur ist allgemein anerkannt und bewirkt in den hier vorgestellten Fällen gute Resultate.

Die Folgen der Luxatio antebrachii mit Epicondylenabriß sind nicht allein bestimmt durch die Frakturheilung, sondern auch durch das Ausmaß der Band- und Gelenkkapselläsionen.

Ergebnisse der operativen Korrektur bei posttraumatischer Fehlheilung nach kindlicher Luxation am körpernahen Ende des Unterarmes

A. Ahmadi, A. Kefenbaum und M. Sparmann

Orthopädische Klinik und Poliklinik der Freien Universität im Oskar-Helene-Heim (Direktor: Prof. Dr. U. Weber), Clayallee 229, D-1000 Berlin 33

Bei Kindern vor dem 10. Lebensjahr findet man selten Luxationen des Ellenbogengelenkes. Bei einem Kollektiv von 36 Patienten mit Ellenbogenluxationen fanden sich in unserer Klinik in einem Zeitraum von 5 Jahren nur zwei Kinder unter 10 Jahren. Gelegentlich werden alte Verrenkungen dieses Gelenkes beobachtet. In der Literatur werden nur spärliche Angaben über habituelle Ellenbogenluxationen gemacht. Neben den knöchernen Verletzungsfolgen der an diesem Gelenk beteiligten Knochen müssen die angeborenen Veränderungen differentialdiagnostisch berücksichtigt werden. Eine Gelenkfehlstellung mit Funktionsbehinderung nach veralteter Verrenkung soll durch entsprechende operative Maßnahmen möglichst bald behoben und eine größtmögliche Funktion wiederhergestellt werden. Habituelle Luxationen im Ellenbogengelenk sollen möglichst im Kindesalter nicht operiert werden, da mit zunehmendem Alter eine spontane Besserung zu erwarten ist. Im Erwachsenenalter wird die Indikation zur Operation abhängig von der Luxationshäufigkeit, der Gebrauchsfähigkeit und den Beschwerden des Patienten gestellt.

Von 1984–1988 wurden 9 Patienten mit veralteten Ellenbogenluxationen bzw. Folgezuständen nach der Luxation erfaßt und behandelt. Bei allen fand die Luxation im Wachstumsalter statt. Bei 5 Patienten handelte es sich um rezidivierende Luxationen. Nach den gelenkstabilisierenden Maßnahmen (2mal Eratz des ulnaren Seitenbandes, 1mal Op. nach Cotterill-Osborne und 1mal Operation nach Kapel) traten keine Luxationen mehr auf. Bei 3 Patienten war die Ellenbogenluxation von einer subcapitalen Radiusfraktur begleitet. Zwei dieser Patienten zeigten eine schwere Ankylose des Ellenbogengelenkes und der 3. eine Synostose zwischen Radius und Ulna. Durch die Arthroplastik mit Fascia-lata-Interposition bei beiden Patienten mit Ankylose konnte die Beweglichkeit kaum verbessert werden. Durch die Synostosenbeseitigung und Silastikinterposition bei dem 3. Patienten aus dieser Gruppe ließ sich eine deutliche Verbesserung der Umwendbewegung erreichen. Zwei Patienten wurden konservativ behandelt.

Posttraumatische Ellenbogenkontrakturen bei Kindern

F. Vrec, B. Koritnik und F. Srakar

Orthopädische Univ.-Klinik (Direktor: Prof. Dr. S. Herman), Zaloska c. 9, YU-61000 Ljubljana

Einführung

Im Vergleich zu den Erwachsenen sind posttraumatische Bewegungseinschränkungen nach Ellenbogenverletzungen im Kindesalter viel seltener zu beobachten. Posttraumatische Fehlstellungen und Kontrakturen treten bei Kindern im Vergleich zu den Erwachsenen nur in etwa 10% auf. Pathoanatomisch handelt es sich bei den Kindern wie bei den Erwachsenen um

1. Veränderungen der Weichteile (Verklebungen, Verkürzungen, ischämische Veränderungen).
2. Veränderungen des Oberarmrollenwinkels.
3. Fehlverheilte Frakturen bei übersehenen oder nichtbehandelten Brüchen oder ganz selten Pseudarthrosen des einen Condylus oder supracondylären Abschnittes.

Bei den meisten Kindern, die zu uns wegen der Bewegungseinschränkung nach der Ellenbogenverletzung kamen, haben wir uns zur konservativen Therapie entschlossen. Nur selten war die operative Therapie nötig. Unsere operative Therapie richtete sich nach dem pathoanatomischen Befund.

1. OP-Eingriffe nur an den Weichteilen, s.g. Arthrolyse mit Narben- und Kapselexcision, Muskelsliding.
2. Korrekturosteotomien.
3. Sekundäre Reposition und Fixation der Fragmente.

Die Weichteilverkürzungen und -Verklebungen waren Folgen der primären traumatischen Veränderung, meist aber Folge einer agressiven-passiven Bewegungstherapie mit Gelenkmanipulationen. Weniger häufig waren die Veränderungen Folge einer zu lange dauernden Ruhigstellung im Gips.

Als wichtige Voraussetzung für ein positives therapeutisches Resultat halten wir die geistige Reife des jungen Patienten und seine Fähigkeit zur Zusammenarbeit sowie die Zusammenarbeit mit den Eltern für notwendig.

OP-Therapie

Wir führen den Eingriff in den meisten Fällen bei Blutleere durch. Bei den meisten Patienten wurde ein lateraler Zugang, seltener von beiden Seiten, oder von dorsal bzw. ventral angewandt. Die postoperative Ruhigstellung erfolgt in einer individuell angefertigten Oberarmgipsschiene. Mit den Bewegungsübungen beginnen wir nach einigen Tagen, d.h. sobald die heftigsten Schmerzen nachgelassen haben. Die Kinder bewegen in Entlastung auf dem Bewegungstisch. Auch die elektrische Bewegungsschiene hat sich bewährt.

Die Resultate und die Komplikationen sind aus den Tabelle 4 und 5 ersichtlich.

Bei Achsenfehlstellungen möchten wir gerne die Dynamik der Fehlstellung verfolgen. Mit der Korrekturosteotomie warten wir lieber bis kurz vor dem Abschluß des Skelettwachstums. Bei jüngeren Patienten führen wir die Osteosynthese nach Osteotomie mit Kirschner-Drähten, bei älteren Kindern mit der Platte durch.

Bei den schon längere Zeit bestehenden Pseudarthrosen, insbesondere der radialen Condylen mit freier Beweglichkeit im Ellbogengelenk entschließen wir uns oft nur für die Korrekturosteotomie bei fortgeschrittenen Cubitus valgus. Gleichzeitig führen wir auch die Freilegung des N. ulnaris durch.

Zusammenfassung

Wir berichten über die Behandlungsergebnisse bei 51 Patienten, unter denen 41 Jungen und 10 Mädchen (Tabelle 1) waren.

Ungefähr in gleicher Prozentzahl haben wir lediglich die Eingriffe an den Weichteilen durchgeführt und eine Korrekturosteotomie wegen der Achsenfeststellung und letztens Reposition und Osteosynthese der Fragmente (Tabelle 2). Obwohl der Bewegungsgewinn nach der Therapie manchmal sehr bescheiden war, sind wir der Meinung, daß sich diese

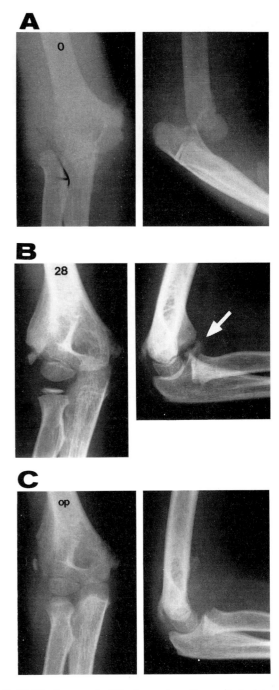

Abb. 1. A Periarticuläre Verkalkungen, **B** 28 Wochen nach Ellenbogenluxation mit starker Bewegungseinschränkung (Ext./Fl. 0–40–100°) bei 10jährigem Jungen. Zustand nach OP-Entfernung der Verkalkungen (**C**) und Arthrolyse

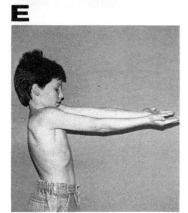

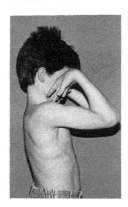

Abb. 1D, E. Kleines Rezidiv (D). Funktionsergebnisse (Ext./Fl. 0–15–140°) nach Abschluß der Behandlung (E)

Eingriffe trotzdem lohnen, da ein Gewinn von 30–40° an der Beweglichkeit im täglichen Leben die Brauchbarkeit des geschädigten Armes sehr vergrößert (Tabelle 3 und 4). In den meisten Fällen konnten wir mit einem OP-Eingriff (nicht gerechnet die Metallentfernung) das gewünschte Resultat erreichen (Tabelle 3). Als wichtige Voraussetzung halten wir für ein positives Resultat die Kooperation des Patienten und seiner Eltern.

Tabelle 1. Traumatische Ellenbogenkontrakturen bei Kindern. Zahl der operierten Patienten

1973–1988		K.:	51
J.: 41		M.:	10
Durchschnittsalter:		10,5 J	

Tabelle 2. OP-Therapie. Therapeutische Gruppen

Arthrolyse	19
Reposit. Stabil.	17
Osteotomie	15
	51
Kombinationen	8
	59

Tabelle 3. Zahl der OP-Eingriffe für die Verbesserung der Funktion

1mal	41
2mal	7
3mal →	3

Tabelle 4. Durch die Verhandlung verbesserter Bewegungsumfang

	FL. / EXT. P.OP.	
+		**−**
21–41,2%	0°–60°	1–2%
25–49,0%	61°–90°	
4– 7,8%	91°–	

Tabelle 5. Zahl und Art der Komplikationen

Rezidiv	4
Nervenläsion	2
(N. uln.: 1, N. rad. 1)	
Arter. Läs.	1
Hautnekrose	1

Literatur

1. Brunner Ch (1973) Die ventrale Kapsulektomie bei Ellenbogensteifen. Z Unfallmed Berufskr 3:129
2. Merle d'Aubigne, Kerboul M (1969) Revue de Chirurgie orthopaedique. Tome 52 Paris 5:427
3. Vrevc F (1981) Pseudarthrose im Ellbogenbereich. In: Hefte zur Unfallheilkunde, 155. Springer, Berlin Heidelberg New York, S 245–264
4. Vrevc F (1981) Behandlungsergebnisse bei 104 posttraumatischen Ellbogenkontrakturen. In: Hefte zur Unfallheilkunde, 155. Springer, Berlin Heidelberg New York, S 274–288

Analyse der Fehlheilungen nach Läsionen des proximalen Radiusendes im Kindesalter

P. Stankovic, H. Burchardt, W. Lange und R. Schlemminger

Klinik und Poliklinik für Allgemeinchirurgie der Universität (Direktor: Prof. Dr. H.J. Peiper), Robert-Koch-Straße 40, D-3400 Göttingen

Die Läsionen des proximalen Radiusendes im Kindesalter sind relativ häufig. Nicht lediglich die verkannte und die unsachgemäß therapierte, sondern auch die lege artis behandelte Verletzung kann in Fehlstellung ausheilen und somit die Funktion des ganzen Ellenbogengelenkes und die Entwicklung des Armes beeinträchtigen. Unter dem Aspekt der unfallbedingten Läsionen, aber auch der primär oder sekundär in der Chirurgischen Universitätsklinik Göttingen durchgeführten operativen Eingriffe wurden 42 Fälle, die Fehlheilungen zur Folge hatten, gesichtet. Bei den Erstbefunden hat es sich in 35 Fällen um Frakturen des proximalen Radius und bei 7 Patienten um Luxationen des Radiusköpfchens gehandelt. Es konnten folgende pathologische Spätbefunde erhoben werden: Cubitus valgus, Verformung des Capitulum radii, ulnare Instabilität des Gelenkes, Ossifikationen, Bewegungseinschränkung, Umfangs- und Längendifferenzen. Die Ursachen hierfür waren die überflüssige, verspätete und unvollständige offene Reposition und Osteosynthese des proximalen Radius sowie verkannte Luxationsstellungen und Infektionen. Es konnte ferner festgestellt werden, daß in einigen Fällen auch bei lege artis ausgeführten Eingriffen die unfallbedingte Schädigung der Epiphyse eine Fehlheilung zur Folge hatte.

Die Nachuntersuchung ergab, daß lediglich 7 von 37 befragten Patienten subjektive Beschwerden angaben, obwohl eindeutige pathologische Befunde vorlagen. Erst beim Nachfragen wurde über einen Wechsel der Händigkeit, Umspannen der Gitarrenseiten oder beispielsweise im Falle eines Tormanns das asymmetrische Stehen zwischen den Pfosten berichtet.

Im Hinblick auf die subjektiven Beschwerden einerseits und die objektiven pathologischen Befunde andererseits, wird auf die Anpassungsfähigkeit des Kindes an die unphysiologischen Gelenkverhältnisse hingewiesen. Die beratende Rolle des behandelnden Chirurgen bezüglich der Belastbarkeit des Gelenkes und der späteren Berufswahl wird unterstrichen.

Die übersehene kindliche Monteggia-Verletzung. Rekonstruktion am Radiusköpfchen oder an der Ulna?

P. Hertel, E. Lais und Y. Moazami Goudarzi

Universitätsklinik Rudolf Virchow, Abt. für Unfallchirurgie (Leiter: Prof. Dr. P. Hertel), Augustenburger Platz 1, D-1000 Berlin 65

Monteggia-Verletzungen bei Kindern sind selten (3/10 000 Kinderunfälle [1]).

Ein großer Teil dieser kindlichen Monteggia-Verletzungen wird primär übersehen (unzureichende Röntgentechnik, unzureichende Röntgenkenntnis). Die Hilfslinie von Stören [4] läßt auch bei Schrägprojektion des Ellenbogengelenkes die Korrespondenz von Radiusköpfchen und Capitulum radiale humeri überprüfen. Bei Spätzuständen nach übersehenen kindlichen Monteggia-Verletzungen ist gegen die angeborene Radiusköpfchenluxation zu differenzieren. Wegen der spontanen Achskorrektur der Ulna ist dies oft nicht möglich. Die Beschwerden nach verbleibender Radiusköpfchenluxation sind gering (leichte Bewegungseinschränkung, Valgusinstabilität bei Stützbelastung, Kosmetik), deshalb ist die Indikation zur Rekonstruktion nur bei Kindern gegeben. Der zeitliche Abstand zur Verletzung ist ohne Belang. Reine Ringbandfesselungsoperationen haben schlechte Ergebnisse [3]. Deutlich besser sind die Verfahren, die eine Ulna-Angulations-Distraktionsosteotomie (bei volarer Monteggia-Verletzung volar offener Knick der Ulna) mit offener Einstellung des Radiusköpfchens verbinden [2, 5]. Die Angulation schafft eine erneute Deformation der zwischenzeitlich spontan korrigierten Ulna. Die die Radiusköpfchenluxation korrigierende Angulation der Ulna und die Distraktion wird durch eine Kleinfragment-Osteosyntheseplatte aufrecht erhalten. Eine Kirschner-Drahtfixation des Radiusköpfchens ist überflüssig, Gipsruhigstellung in Supination ausreichend.

Einer Spongiosaplastik bedarf es nicht, da der Distraktionsdefekt 1 cm nicht überschreitet. Das Metall wird nach ca. 6 Monaten entfernt, die therapeutische Angulation der Ulna fällt kosmetisch nicht auf und wird röntgenologisch im Verlauf des Wachstums korrigiert. Ein instruktiver Fall wird demonstriert.

Literatur

1. Hollwarth M, Hausbrandt D (1978) Die Monteggia-Fraktur im Kindesalter. Unfallheilkd 81:77–80
2. Kalamchi A (1986) Monteggia-Fracture-Dislocation in Children. J Bone Joint Surg (Am) 68:615–619

3. Schulitz KP (1975) Die operative Behandlung der veralteten Radiusköpfchenluxationen im Kindesalter. Arch Orthop Unfallchir 81:225–237
4. Stören G (1958, 1959) Traumatic Dislocation of the Radial Head as an Isolated Lesion in Children. Acta Chir Scandinav 116:144–147
5. Wieser R, Scheier HJG, Grammont P, Chretian P, Ramaherison P, Bouyala JM, Jani L (1981) Veraltete Radiusköpfchenluxationen bei Kindern nach Monteggia-Frakturen. Orthopäde 10:307–310

Grenzen tolerierbarer Fehlstellungen bei Unterarmschaftfrakturen im Kindesalter

H.-G. Breyer, R. Meier und R. Rahmanzadeh

Klinikum Steglitz der Freien Universität, Abt. für Unfall- und Wiederherstellungschirurgie (Direktor: Prof. Dr. R. Rahmanzadeh), Hindenburgdamm 30, D-1000 Berlin 45

Im Kindesalter werden – abhängig von der Altersgruppe – Achsenfehlstellungen bis zu 30° für tolerabel gehalten. Während die primäre Reposition meist ein gutes Anfangsergebnis aufweist, treten nicht selten während der Behandlung sekundäre Dislokationen auf, die erst nach bereits eingetretener Callusfixation bemerkt werden.

Solche Knickbildungen sind jedoch häufig für Einschränkungen der Unterarmdrehung verantwortlich, auch wenn das Ausmaß der Fehlstellung weniger als 20° beträgt.

Von den insgesamt 528 Kindern mit 535 Unterarmfrakturen, die in den Jahren von 1980 bis 1985 von uns behandelt wurden, wiesen 160 Kinder 163 Unterarmschaftfrakturen auf. Es handelte sich um 95 Frakturen von Radius und Ulna, um 61 isolierte Radiusschaft- und um sieben isolierte Ulnaschaftfrakturen (Kombinationsverletzungen nach Monteggia und Galeazzi eingeschlossen). Die primäre Achsendislokation betrug 5–14° bei 24,8%, 15–24° bei 21,1% und 25–34° bei 12,8% der Kinder.

100 der 160 Kinder konnten 2–8 Jahre nach der Behandlung klinisch nachuntersucht werden (48 komplette und 42 isolierte Schaftfrakturen). Dabei wiesen 10 Kinder Abweichungen der Armachsen auf. Bewegungseinschränkungen über 5°, überwiegend in der Pronation, zeigten insgesamt 21 Kinder. Die Untersuchungsergebnisse wurden mit den primären Dislokationsgraden und den Repositionsergebnissen sowie Alter und Frakturlokalisation korreliert. Daraus ergibt sich:

1. Bei Kindern unter 10 Jahren sollte keine Dislocatio ad axim von mehr als 15°, bis 12 Jahre von mehr als 10° und bis 15 Jahre von mehr als 5° belassen werden.
2. Isolierte Schaftfrakturen von Radius oder Ulna sind in der Prognose etwas günstiger als komplette Schaftfrakturen.
3. Auch bei Kindern mit Unterarmfrakturen sollte unbedingt eine krankengymnastische Behandlung nach der Gipsabnahme erfolgen.

Auswertung posttraumatischer Oberschenkelfrakturen im Kindesalter

A. Bettermann, V. van Ackeren, K. Kunze und M. Grohs

Justus-Liebig-Universität, Unfallchirurgische Klinik und Poliklinik (Direktor: Prof. Dr. H. Ecke), Klinikstraße 29, D-6300 Gießen

Von 270 zwischen 1960 und 1987 aufgetretenen kindlichen Oberschenkelfrakturen konnten 195 nachuntersucht werden. Jungen sind fast doppelt so häufig betroffen wie Mädchen, das Lebensalter der Kinder zum Unfallzeitpunkt wurde kontinuierlich geringer (zuletzt 65% zwischen dem 1. und 5. Lebensjahr). 66 Frakturen wurden osteosynthetisch versorgt, wobei hier 12 pathologische Frakturen eingeschlossen sind. In den letzten Jahren wurden ausschließlich Plattenosteosynthesen durchgeführt, die Marknagelungen wurden gänzlich verlassen. Als Indikation zur operativen Versorgung galten: Achsabweichungen von mehr als 20°, Rotationsfehler von mehr als 15°, Dislokationen um mehr als Schaftbreite, Fragmentfehlstellungen bei Mehrfragmentfrakturen. Generell erfolgt primär die Extensionsbehandlung (Ausnahme offene Frakturen), dann ein Repositionsversuch und nach dessen Scheitern die Operation.

Extension mittels Weber-Bock oder Über-Kopf-Extension für 4–6 Wochen. Anschließend Anlage eines Beckenbeingipses für weiter 6 Wochen. Antetorsionswinkeldifferenzen und Längendifferenzen wurden kontrolliert und zeigten je nach dem Alter beim Eintreten der Fraktur und dem Lebensalter zum Zeitpunkt der Nachuntersuchung deutlich bessere Ergebnisse, wenn noch beide Detorsionsschübe nach Ausheilen der Fraktur durchgemacht wurden. Daher sollte die Operationsindikation ab dem 7. Lebensjahr großzügiger und ab dem 12. Lebensjahr häufiger gestellt werden.

Veränderungen des Femoropatellargelenks nach Epiphysenfugenverletzungen des distalen Femur

H.-J. Schepp und J. Brudet

Orthopädische Klinik und Poliklinik der Freien Universität im Oskar-Helene-Heim (Direktor: Prof. Dr. U. Weber), Clayallee 229, D-1000 Berlin 33

Weniger geläufig als Achsenabweichungen und Beinlängendifferenzen sind Patelladystopien und Deformierungen des Femoropatellargelenks (FPG) nach distalen Femurepiphysenfugenverletzungen. 15 Patienten der Orthopaedischen Universitätsklinik Gießen konnten gezielt nachuntersucht werden. Es erfolgte eine visuelle Typisierung sowie radiomorphologische Untersuchung hinsichtlich Form und Lagebeziehung des FPG. Die unverletzte Gegenseite diente als Kontrolle. Abhängig von der Art des posttraumatischen Achsenfehlers stellen sich unterschiedliche Fehlentwicklungen dar.

Bei den posttraumatischen X-Beinen besteht eine Verschiebung der Patellatypen nach Wiberg/Baumgartl/Ficat und der Sulcustypen nach Hepp zu den "dysplastischen" Formen hin mit u.a. vergrößertem Gelenkflächenindex (PGI, KGI). Die Patella steht lateralisiert bis subluxiert mit entsprechend hohen Werten des femoropatellaren Kongruenzwinkels. Bei einigen Fällen mit Patellasubluxation bestehen schwere adaptative Deformierungen, wobei die zumindest ossäre Kongruenz die morphologische Anpassung an veränderte Lagebiehungen und biomechanische Beanspruchung anzeigt. Therapeutisch erscheinen operative Maßnahmen im Erwachsenenalter etwa i.S. einer Rezentrierung des Streckapparates in solchen Fällen nicht sinnvoll. Bei der selteneren Varusdeformität entsprechen die Kniescheiben mit kleinem PGI um 1 und großem PGW den niedrigen Wiberg-Formen. Das Gleitlager ist weitgehend symmetrisch konfiguriert mit kleinem KGI, der Streckapparat zentriert bis medialisiert.

Die Beschwerdefreiheit und Leistungsfähigkeit mancher Fälle mit schweren Veränderungen weckt Zweifel an der Bedeutung der sog. femoropatellaren Dysplasie für die femoropatellaren Schmerzsyndrome.

Posttraumatische Fehlheilungen nach Kompartment-Syndrom an der unteren Extremität bei Kindern

E. Scola, H. Zwipp und H. Tscherne

Unfallchirurgische Klinik der Medizinischen Hochschule (Direktor: Prof. Dr. H. Tscherne), Konstanty-Gutschow-Straße 8, D-3000 Hannover 61

An der Medizinischen Hochschule Hannover wurden von 1979 bis 1987 bei 431 Patienten 501 Kompartment-Syndrome behandelt. Darunter befanden sich 32 Kinder und Jugendliche (bis 15 Jahre). Bei 8 kindlichen Kompartment-Syndromen kam es nach offener bzw. geschlossener Unterschenkelfraktur mit ausgedehntem Weichteilschaden infolge Muskelfibrose zu Fehlstellungen, die erhebliche funktionelle Einschränkungen bzw. Entstellungen zur Folge hatten. Klinisch zeigte sich ein Kurzfuß und Hohlfuß mit erheblicher Verkürzung insbesondere der Flexoren mit nachfolgender Spitzfußstellung und funktioneller Verkürzung des Beines. Zum Teil waren auch Krallenzehen vorhanden. Die Auswirkungen der Muskelfibrose wurden durch das Skelettwachstum zusätzlich verstärkt.

Neben der allgemeinen Diagnostik hat sich bei der Beurteilung der vorliegenden Muskelfibrose die Kernspintomographie am besten bewährt. Bei Durchführung der transversalen bzw. longitudinalen Schichten läßt sich das Ausmaß der fibrosierten Muskulatur deutlich erkennen, sodaß gezielte Maßnahmen ergriffen werden können.

Als therapeutische Maßnahmen war in 6 Fällen eine Tenotomie und Sehnenverlängerung notwendig. In 2 weiteren Fällen war die Korrektur eines posttraumatischen Pes equinovarus adductus erforderlich. Das Vorgehen bestand in diesen Fällen in einer Rekonstruktion der Weichteile (Achillessehnenverlängerung, Tenotomie bzw. Sehnenresektion des M. flexor digitorum longus und des M. Flexor hallucis longus, sowie Muskeltransfer, um die Dorsalflexion des Fußes zu ermöglichen), zusätzlich Korrektur der Fußachsen mittels Triplearthrodese der unteren Sprunggelenke. Durch diese Maßnahmen kann die erhebliche funktionelle Einschränkung bzw. Fehlstellung erfolgreich korrigiert werden und die Gebrauchsfähigkeit der Extremität erheblich verbessert werden.

Die Indikation zur Korrekturosteotomie fehlverheilter Femurfrakturen im Kindesalter

H.G. Dietz[1], P. Illing[1] und B. Claudi[2]

[1] Kinderchirurgische Klinik der Universität im Dr. von Haunerschen Kinderspital (Direktor: Prof. Dr. W. Hecker), Lindwurmstraße 4, D-8000 München 2
[2] Chirurgische Klinik und Poliklinik rechts der Isar der Technischen Universität (Direktor: Prof. Dr. R. Siewert), Ismaninger Straße 22, D-8000 München 80

Im Zeitraum von 1.1.1980 bis 31.12.1987 wurden an unserer Klinik 156 Patienten mit Oberschenkelfrakturen im Alter bis zu 15 Jahren behandelt. Die Operationsindikation mußte in 52 Fällen (33%) gestellt werden. 104 Fälle (67%) wurden konservativ behandelt. Nach Abschluß der Ruhigstellung war die Fraktur in 7% in Fehlstellung verheilt. Wegen ausgeprägter Achsenabweichung (durchschnittlich 16°) und starker Rotationsfehlstellung (durchschnittlich 25°) mußte in 10 Fällen, welche zum Teil primär nicht bei uns versorgt worden waren, eine Korrekturosteotomie durchgeführt werden.

Welche Achsendeformitäten korrigieren sich am kindlichen Ober- und Unterschenkelschaft spontan?

J. Szita, H. Breitfuss und G. Muhr

Chirurgische Universitätsklinik und Poliklinik der Berufsgenossenschaftlichen Krankenanstalten "Bergmannsheil" (Direktor: Prof. Dr. G. Muhr), Hunscheidtstraße 1, D-4630 Bochum

Die Ober- und Unterschenkelfrakturen sind im Wachstumsalter eine Domäne der konservativen Behandlung.
  Bei 103 Kindern kam es nach konservativer Therapie von Ober- und Unterschenkelschaftbrüchen zur Konsolidierung mit Achsendeformität unter 10°. Nach Oberschenkel-

schaftbrüchen zur Konsolidierung mit Achsendeformität unter 10°. Nach Oberschenkelschaftfrakturen erfolgte eine Nachuntersuchung durchschnittlich zehn Jahre nach Konsolidierung und nach Unterschenkelfrakturen sechs Jahre nach Konsolidierung.

Die Kinder waren nach Brüchen des Oberschenkels zwei bis vierzehn Jahre alt. Siebenundzwanzig Kinder waren zwischen vier und elf, dreiundzwanzig zwischen zwölf und sechzehn Jahre alt nach Unterschenkelfrakturen.

Nach Bestimmen des Achsenknickes anhand Standardröntgenaufnahmen, erfolgt die mathematische Berechnung der tatsächlichen Größe der Verkrümmung. Mit EDV wurde die Korrekturtendenz berechnet und durch Vektoren graphisch dargestellt.

Zusammenfassend ergab sich bei dreiundfünfzig Oberschenkelfrakturen eine suffiziente, spontane Achsenkorrektur in allen Ebenen (Varus, Valgus, Antekurvation und Rekurvation) zur physiologischen Achse. Im Gegensatz dazu war die spontane Korrekturtendenz nach Achsenknick an fünfzig Unterschenkelschaften abhängig von der Krümmungsebene.

Während sich Achsendeformitäten in der Frontalebene suffizient spontan korrigierten, war die ausreichende spontane Korrektur der Ante- und Rekurvationsstellung nicht im selben Ausmaß möglich. Die Korrekturkapazität war nach Oberschenkelbrüchen doppelt so groß, wie nach Unterschenkelfrakturen. Bei Kindern bis zu elf Jahren wurde eine ausreichende Korrekturtendenz nach Unterschenkelbrüchen ermittelt.

Ursachen der posttraumatischen Achsendeformität waren häufig iatrogen durch ungenügende Reposition und unexakte Gipstechnik.

Indikation, Technik und Langzeitergebnisse von Korrekturosteotomien posttraumatischer Fehlstellungen am kindlichen Skelett

L.C. Olivier, R. Letsch, G. Schmidt und K.P. Schmit-Neuerburg

Universitätsklinikum Essen, Abteilung für Unfallchirurgie (Direktor: Prof. Dr. K.P. Schmit-Neuerburg), Hufelandstraße 55, D-4300 Essen 1

Am Universitätsklinikum Essen überblicken wir die Langzeitergebnisse von 40 Korrekturosteotomien nach fehlverheilten kindlichen Frakturen. Dabei handelt es sich um 7 Fehlstellungen des Oberarmes, 9 des Unterarmes, 12 des Oberschenkels, 9 des Unterschenkels und 3 des Fußes.

Fehlstellungen nach operativer und konservativer Frakturbehandlung sollten beim Vorliegen gravierender Achsenfehler noch während der Frakturheilung korrigiert werden. Im Gegensatz hierzu sollten Spätkorrekturen in die Zeit um das 10. Lebensjahr vor Beginn des "Adolescentenspurts" verlegt werden. Die Indikation zur Spätkorrektur nach Epiphysenschluß ist insbesondere der Beinlängenausgleich und persistierende Torsionsfehler. In unserem Krankengut überwog zahlenmäßig am Unterschenkel die Valgusfehlstellung, vor allem nach hoher metaphysärer Fraktur; am Oberschenkel hingegen die Varusfehlstellung. Zur Bestimmung des Drehfehlers am Oberschenkel hat sich die Durchführung eines Computertomogramms bewährt. Für die Korrektur gilt ganz generell, daß Antekurvation und Valgusfehlstellung weniger zum spontanen Ausgleich neigen, als Varus oder Retrokurvation. Am Oberarm überwogen die Varusfehlstellungen, vor allem bei ellenbogengelenknahen Frakturen. Am kindlichen Unterarm beobachteten wir insbesondere dorsale Abkippungen des distalen Fragmentes im Schaftbereich und im distalen Drittel. Eine Sonderstellung bildet hierbei die Monteggia-Fraktur, bei der es infolge eines Rotationsfehlers zur Radiusköpfchen-Luxation kommen kann.

Für die Technik der Plattenosteosynthese am jugendlichen Knochen gilt, daß wegen der vorwiegend periostalen Blutversorgung eine epiperiostale Lage der Platte ohne Ablösung der Knochenhaut von größter Wichtigkeit ist. Am Oberschenkel sollte wegen des zu erwartenden überschießenden Wachstums eine Resektion von 1 cm vorgenommen werden. Es ist wichtig, die Korrekturen exakt durchzuführen, da mehrfache Operationen, vor allem bei falscher Technik, die Gefahr von Ernährungsstörungen des Knochens mit Pseudarthrosebildung in sich bergen. Die von uns beobachteten Langzeitergebnisse, im Mittel 7,8 Jahre nach dem Trauma, sind zu 90% gut bis sehr gut. Jedoch wurden insbesondere nach Frakturen des proximalen Unterschenkels mit erneuter Valgusfehlstellung Reoperationen notwendig. In einem Fall nach proximaler Korrektur des Unterschenkels kam es bei adäquatem Trauma zu einer Refraktur, eine Früharthrose wurde am Ellenbogengelenk beobachtet.

Spätergebnisse nach mikrochirurgischer Naht von kindlichen Nervenverletzungen

G. Ingianni und E. Biemer

Chirurgische Klinik und Poliklinik rechts der Isar der Technischen Universität, Abteilung für Plastische und Wiederherstellungschirurgie (Leiter: Prof. Dr. E. Biemer), Ismaninger Straße 22, D-8000 München 80

Von 1975 bis 1981 wurden in unserer Abteilung 63 kindliche Nervenverletzungen mikrochirurgisch versorgt. 55 davon wurden 5 oder mehr Jahre später funktionell untersucht. Je stabiler die Verletzung, desto besser war die Wiederherstellung der Funktion. Kinder hatten meist eine bessere und schnellere Erholung der Funktion. Neun Kinder jedoch hatten Defektheilungen, die Ersatzoperationen erforderten.

IV. Decubitalulcera

Vorsitz: W. Dürr, Koblenz; K. Exner, Frankfurt

Standardverfahren zur Behandlung von Druckgeschwüren

F.-W. Meinecke und G. Exner

Berufsgenossenschaftliches Unfallkrankenhaus Hamburg, Querschnittgelähmten-Zentrum (Chefarzt: Dr. F.-W. Meinecke), Bergedorfer Straße 10, D-2050 Hamburg 80

Noch vor 35 Jahren glaubte man in Deutschland, Druckgeschwüre seien — wie viele andere Komplikationen — bei Querschnittgelähmten unvermeidbar. Deshalb wurde z.B. als Prophylaxe die frühe Amputation beider Beine empfohlen.

In England hatte Guttmann bereits zehn Jahre früher diese These widerlegt. Er schaltete die einzige Ursache der Druckgeschwüre, den Druck vorspringender Knochenanteile auf die Weichteile im Liegen oder Sitzen durch regelmäßiges Drehen oder Anheben des Körpers aus (Tabelle 1, Abb. 1). Die vielfach für die Ätiologie beschworenen trophoneurotischen Störungen im Lähmungsbereich gibt es ebenso wenig wie trophoneurotische Leitungsbahnen im Rückmark.

Man kann vier verschiedene Grade der Druckschäden unterscheiden:

1. Rötung, die nach Entlastung länger als drei Stunden bestehen bleibt.
2. Ödem- und Blasenbildung.
3. Nekrose und Infekt.
4. Infekt und Osteitis.

Da der Druck von innen nach außen wirkt, entwickeln sich die Schädigungen trichterförmig in der gleichen Richtung. Die größte Schädigung findet sich also in der Tiefe. Diese Kenntnis schützt vor Fehleinschätzungen des Schadensausmaßes.

Grad 1 und 2 sind die Domäne der konservativen Behandlung unter konsequenter Entlastung und Verwendung durchblutungssteigernder äußerlicher Medikamente. Grad 3 und 4 bedürfen zusätzlich der chirurgischen Entfernung nekrotischen Gewebes unter Anwendung abbauender Fermente, von Kochsalz oder Kochzucker sowie hyperämisierender Substanzen möglichst im Wechsel von jeweils drei Tagen. Lokale oder allgemeine Antibioticaanwendung ist nutzlos. Hyperbarer Sauerstoff, Ozonanwendung, Elektrostimulation, Gold- und Silberfolien sind aufwendig, kostspielig und einfacheren Mitteln nicht überlegen. Es gilt nach wie vor der Satz: "Man kann alles auf das Druckgeschwür legen, nur nicht den Patienten". Einzige Ausnahme ist das "Clinitron-Bett", das zwar kostenaufwendig ist, jedoch den Aufliegedruck so verteilt, daß konservativ und postoperativ keine neuen Druckschäden entstehen, alte sich säubern und Weichteillappen störungsfrei einheilen, also eine Verkürzung der Verweildauer die Kosten aufwiegen kann.

Tabelle 1. Ursachen von Druckgeschwüren

Druck	Spinaler Schock
Anaesthesie	Verminderter Gewebswiderstand
Bewegungsfähigkeit	Eiweißmangel
Ischämie	

Rötung
↓
Blasenbildung
↓
Nekrose
↓
Geschwür
↓
Osteomyelitis

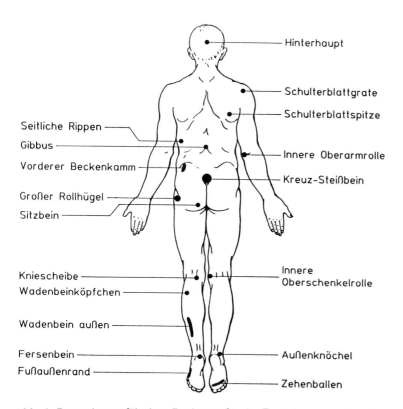

Abb. 1. Besonders gefährdete Regionen für die Enstehung von Druckgeschwüren

Wurden früher 40—50% der Druckgeschwüre rein konservativ behandelt, liegt heute die operative Therapie zwischen 75 und 85%. Großzügige Weichteilpolsterung ist die Methode der Wahl. Flächige, kaum verschiebliche Narben sind die Grundlage ständiger Rezidive.

Unsere Absicht war es, zu "Standardisierungen" des Vorgehens zu kommen, ein altbewährtes Prinzip in der Chirurgie seit Generationen. Um individuelle differierende Fehlerquellen auszuschalten, übernahm vor zwei Jahren einer von uns (G.E.) dieses Testprogramm alleine. Dieser Entschluß fiel unter den Aspekten der Einleitung einer klinischen Prüfung der Verwendung von Septopal-Ketten einerseits — über die an anderer Stelle berichtet werden wird — und des bald bevorstehenden altersbedingten Ausscheidens des anderen Autors (F.-W.M.) andererseits weniger schwer. Die nachfolgend dargestellten Techniken folgen also dem von Exner entwickelten Vorgehen, basierend auf gemeinsamen Erfahrungen, Diskussionen und danach erarbeiteten Prinzipien.

Die präoperative Phase dient neben der Wundreinigung vorwiegend der Verbesserung der Mikrozirkulation. Nach Abtragen der Nekrosen wird der Patient im Clinitron-Bett gelagert (Abb. 2), das die Durchblutungserholung fördert. Operiert wird erst bei absolut sauberen und gut durchbluteten Wundverhältnissen (Abb. 3a, b). Die hierzu aufgewendete Zeit ist nicht verloren, da die Primärheilungen wesentlich häufiger sind als nach nur kurzer Vorbehandlung. Intraoperativ erfolgt ein ausgedehntes Debridement unter Einschluß der narbigen Umgebung. Vorstehende Knochen werden reseziert, die entstehenden Hohlräume mit gestielten Muskellappen in der Tiefe aufgefüllt. Die Oberflächendefekte werden mit großzügig dimensionierten, breitbasigen Lappen subfascialer Art gedeckt, wobei der Wundverschluß absolut spannungsfrei sein muß. Tiefe Defekte sind mit musculocutanen Lappen gut zu verschließen, um sowohl ein Auffüllen als auch eine Deckung zu gewährleisten. Eventuell entstehende Hebedefekte werden mit Spalthaut oder Meshgraft gedeckt. Eine gute Drainage der einzelnen Schichten ist notwendig.

Routinemäßig wird eine perioperative Antibioticaprophylaxe angewandt.

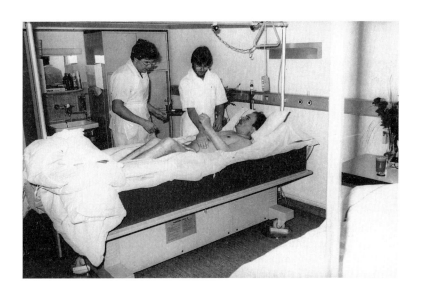

Abb. 2. Lagerung im Clinitron-Bett

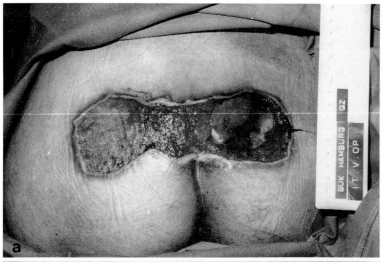

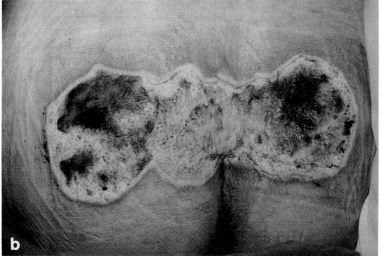

Abb. 3a, b. Druckgeschwür bei Aufnahme und nach Entlastung im Clinitron-Bett

Bei uns haben sich folgende Standardverfahren bewährt:

1. Sitzbein
Das meist höhlenartig ausgebildete Druckgeschwür wird angefärbt und großzügig debridiert. Der Sitzbeinhöcker wird reseziert, der entstandene Defekt durch das proximale Ende des Musculus biceps femoris, der sich leicht mobilisieren läßt, aufgefüllt. Dabei wird das Muskelende auf die Resektionsstelle des Knochens aufgesteppt. Der Oberflächendefekt wird mit einer großbogigen subfascialen Verschiebelappenplastik von der hinteren proximalen Oberschenkelseite verschlossen. Dieses Vorgehen hat die Primärheilung gegenüber der Direktnaht deutlich gesteigert.

2. Kreuzbein

Nach dem großzügigen Debridement wird eine Sequestrektomie oberflächlicher avitaler oder mangeldurchbluteter Knochenanteile vorgenommen. Danach wird je nach Tiefe des entstandenen Defektes unterschiedlich verfahren. Bei relativ flachen Defekten wird ein subfascialer Verschiebelappen angelegt, der nach proximal gestielt und sehr breitbasig gewählt wird. Wichtig ist dabei das spannungsfreie Einnähen des Lappens über die Mittellinie im oberen Anteil der Rima ani, um die Bildung eines Flügelfelles zu vermeiden.

Bei tiefen Defekten ist deren Auffüllung und Deckung mit einem muscolocutanen Lappen notwendig. Hier bietet sich ein Lappen aus dem Glutaeusbereich an (Abb. 4). Gegebenenfalls kann auch doppelseitig verfahren werden, um möglichst spannungsfreie Verhältnisse zu erreichen.

3. Trochanter

Nach dem ausgedehnten Debridement wird das Trochantermassiv durch eine lamellenartige Resektion verkleinert und angefrischt. Die Defektdeckung wird in der Regel mit einem Tensor-fasciae-latae-Lappen vorgenommen (Abb. 5), den wir nicht als Insellappen, sondern als gestielten Lappen verwenden.

4. Sprunggelenk und Ferse

Standardverfahren für die Ferse, den Knöchel oder andere Prädilektionsstellen seltener Art sind z.Z. nicht vorzuschlagen. Unsere Erfahrungen an der Ferse mit Vollhauttransplantationen sowie mit Verschiebelappenplastiken sind sehr unterschiedlich. Selten verwenden wir auch einen mikrovasculär angeschlossenen freien Weichteillappen.

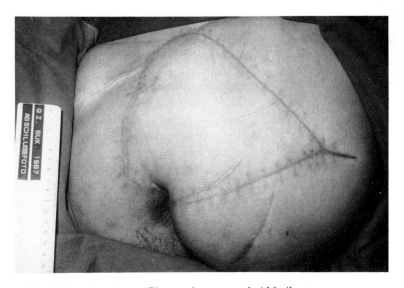

Abb. 4. Musculocutaner Glutaeuslappen nach Abheilung

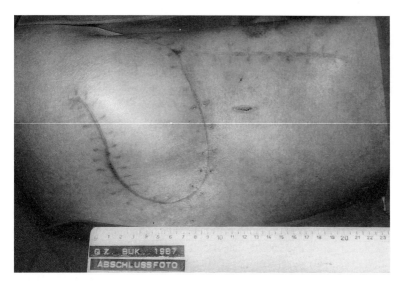

Abb. 5. Tensor-fasciae-latae-Lappen nach Abheilung

Ergebnisse

In Hamburg sind seit 1981 417 Patienten operiert worden. Davon hatten fast 80% ein Druckgeschwür, 13% zwei, 6,4% drei und fast 3% mehr als drei Druckgeschwüre (Tabelle 2). Vorwiegend betroffen war das Sitzbein, gefolgt vom Kreuzbein, dem Trochanter und anderen Prädilektionsstellen (Tabelle 3).

Tabelle 2. Häufigkeit der Druckgeschwüre 1981–1988 (n = 417)

Druckgeschwüre	absolut	%
1	323	77,4
2	56	13,5
3	27	6,4
> 3	11	2,7

Tabelle 3. Verteilung der Druckgeschwüre 1981–1988 (n = 567)

	absolut	%
Sitzbein	174	30,7
Kreuzbein	163	28,7
Trochanter	161	28,4
Ferse	26	4,6
Andere	43	7,6

Tabelle 4. Art der Eingriffe 1981–1988 (n = 417)

Eingriffarten	
Debridement	562
Knochenresektion	256
Gelenkresektion	9

Tabelle 5. Art der Defektdeckung 1981–1988 (n = 417)

Eingriffarten	
direkte Naht	199
subfascialer Verschiebelappen	236
Muskellappen	56
musculocutaner Lappen	64
Hauttransplantation	39
Amputation	6

Die Behandlung bestand bei ca. 200 Fällen neben dem obligaten Debridement in einer Resektion vorstehender Knochenteile. Dabei wurden teilweise auch Gelenke reseziert, dies meistens im Wiederholungseingriff (Tabelle 4 und 5). Der Wundverschluß wurde vorwiegend plastisch vorgenommen. Über 230 Verschiebelappenplastiken wurden durchgeführt. Zur Defektauffüllung verwendeten wir 56mal tiefe Muskellappen. In über 60 Fällen erfolgte der Defektverschluß mit Hautmuskellappen. Hauttransplantationen waren vorwiegend bei Restdefektdeckungen oder an der Ferse und am Knöchel erforderlich. Mikrochirurgische freie Transplantationen waren nicht notwendig. Bei großen Defekten wurde sofort ein zweizeitiger Verschluß angestrebt, wenn eine primäre Sanierung nicht erfolgversprechend erschien.

Die Folgeeingriffsrate beträgt etwa 35% (Tabelle 6). Davon wurden 67% einmal, 21% zweimal und 6% dreimal oder mehr nachoperiert. Meistens war der Wiederholungseingriff als Revision mit einer einfachen Sekundärnaht durchführbar (Tabelle 7). Bei 51 Patienten mußten zusätzliche Knochenresektionen oder Nachresektionen vorgenommen werden und bei 49 erneut Weichteilverschiebungen. Untersucht man die Rate der Folgeeingriffe (Ta-

Tabelle 6. Häufigkeit der Sekundäreingriffe 1981–1988 (n = 417)

		absolut	%
Folgeeingriffe		146	35,0
davon	1 Eingriff	99	67,0
	2 Eingriffe	32	21,0
	3 Eingriffe	9	6,0
	> 3 Eingriffe	9	6,0

Tabelle 7. Art der Sekundäreingriffe 1981–1988 (n = 417)

Folgeeingriffarten	
Revision und Sekundärnaht	85
mit Knochenresektion, einschließlich Gelenkresektion	51
mit Verschiebelappen, cutan und myocutan	49

Tabelle 8. Entwicklung der Folgeeingriffe (%) 1981–1988 (n = 417)

	1mal	2mal	3mal
1981	39,1	8,6	–
1982	17,1	5,7	–
1983	31,8	6,8	–
1984	25,0	4,5	9,0
1985	25,0	10,0	10,0
1986	21,5	15,1	6,3
1987	21,0	5,2	–
1988/6	18,9	–	–

belle 8) im Laufe der Jahre, so ist auffällig, daß die Erst- und Dritteingriffe eine abnehmende Tendenz aufzeigten bzw. immer seltener wurden. Zweiteingriffe blieben ziemlich konstant.

Die Überprüfung der Langzeitergebnisse erfolgte anhand der Wiederaufnahmen wegen Wiedererkrankung. Hierbei gehen wir davon aus, daß in der Regel der Querschnittgelähmte mit seinem erneut aufgetretenen Druckgeschwür wiederum in unsere Behandlung zurückkehrt, da eine Alternative im norddeutschen Raum nicht zur Verfügung steht. Insgesamt hatten wir eine Wiedererkrankungsrate (Tabelle 9) von 15%, davon waren 7,6% am gleichen Ort betroffen und 7,4% an einem anderen Ort. Dies halten wir bisher für ein zwar befriedigendes, aber durchaus noch zu verbesserndes Ergebnis.

Eine strenge Schulung in den geschilderten Techniken ist unabdingbare Voraussetzung für die Erzielung optimaler Ergebnisse. Jeder Verstoß gegen diese Grundsätze – z.B. falsche Lappenwahl oder Schnittführung, Belassen von Resthöhlen, Verlaß auf die Wirkung von

Tabelle 9. Wiederaufnahmen wegen erneuter Druckgeschwürbildung 1981–1988 (n = 417)

	absolut	%
Wiedererkrankung	63	15,1
gleiche Lokalisation	32	7,6
andere Lokalisation	31	7,4

Tabelle 10a. Übersicht über Patienten mit Druckgeschwüren (n = 460)

BUKH 1981–1988	n	weibl.	männl.	Alter Ø	Tetra	Para	traum.	nicht traum.
ohne Vorbeh.	391	19%	81%	42 (07–85)	19%	81%	77%	23%
mit	69	32%	68%	46 (12–78)	19%	81%	61%	39%

Tabelle 10b. Übersicht über Patienten mit Druckgeschwüren (n = 460)

BUKH 1981–1988	n	Behandlung kons.	oper.	Verweildauer außerh.	Gesamt	†
ohne Vorbeh.	391	26%	74%	—	77 (01–447)	1%
mit	69	12%	88%	70 (02–605)	211 (21–739)	9%

Saugdrainagen, Nähte unter auch nur geringer Spannung – führt unausweichlich zu Wundheilungsstörungen. Wir haben das immer wieder bei auf diesem Gebiet erfahrenen Operateuren außerhalb und auch gelegentlich innerhalb unseres Hauses beobachtet.

Bei den außerhalb vorbehandelten Patienten liegt der Anteil der nicht traumatisch entstandenen Querschnittlähmungen um 16% höher als bei den Direktaufnahmen (Tabelle 10a, b). Der Anteil der konservativen Behandlung ist bei den unmittelbar Zugewiesenen um 14% höher, die Sterblichkeit um 8% geringer. Gravierend sind die Unterschiede in der Verweildauer mit dem Überhang von 134 Tagen bei den vorbehandelten Patienten. Hier spielt mit Sicherheit mangelnde Erfahrung und unzureichende Operationstechnik eine wesentliche Rolle. Die beschriebenen Gelenkresektionen und Amputationen wurden ausschließlich bei außerhalb zu lange vorbehandelten Patienten bzw. bei lähmungsunabhängigen Gefäßerkrankungen notwendig. Zunehmende Erfahrungen der systematischen Anwendung jüngst entwickelter Operationstechniken bei den Operateuren, aber auch in der prä- und postoperativen Behandlung bei geschulten Pflegekräften und Therapeuten haben im Verlaufe von acht Jahren im eigenen Haus zu einer deutlichen Verkürzung der Verweildauer in beiden Gruppen geführt. Das "Clinitron-Bett" war dabei eine große technische Hilfe für Patienten und Pflegebereich.

Vergleichszahlen aus früheren Jahren (Tabelle 11) zeigen ein um etwa acht Jahre jüngeres Durchschnittsalter, einen konservativen Behandlungsanteil von 54% und eine gegenüber den Sofortaufnahmen nur um vierzehn Tage verlängerte Durchschnittsverweildauer.

Zusammenfassend sind wir der Auffassung, daß die schulmäßige Anwendung erprobter Standardverfahren eine wesentliche Verbesserung der Behandlungsergebnisse auf dem so schwierigen Gebiet der Druckgeschwüre bei Querschnittgelähmten darstellt. Nicht nur der Patient wird von einer Verkürzung der Verweildauer profitieren, sondern auch der Kosten-

Tabelle 11. Vergleichswerte 1947–1974 (n = 67)

	%	⌀ Alter	37 Jahre (07–70)
weiblich	6		
männlich	94	Behandlung konservativ	54%
		operativ	46%
Tetrapl.	10		
Parapl.	90	Verweildauer	91 Tage (04–495)
traum.	91		
nicht traum.	9	†	7%

träger. Der Engpaß für diese Wiederaufnahmen in den Querschnittgelähmten-Zentren könnte dabei ebenso etwas abgebaut, sicher nicht beseitigt werden. Die Behandlung sollte aber sofort in den Zentren erfolgen, weil man dort insgesamt auf die Belange der Querschnittgelähmten eingestellt ist.

Daß jeder Patient der individuellen Beurteilung bedarf, die möglicherweise auch das Abweichen von Standardtechniken erfordert, sei abschließend mit aller Deutlichkeit vermerkt. Das vorliegende umfangreiche Programm weist bereits darauf hin.

Die angegebenen Grundsätze lassen sich ohne Einschränkungen auf die Behandlung von Druckgeschwüren in der Geriatrie, der Neuro-Traumatologie und bei nicht-traumatisch entstandenen Erkrankungen des zentralen oder peripheren Nervensystems übertragen.

Decubitusincidenz bei frischer Querschnittlähmung

N.J. Lüscher[1], G.A. Zäch[2] und A. Urwyler

[1] Department für Chirurgie der Universität, Abt. für Plastische Chirurgie (Chefarzt: Prof. Dr. J. Proin), Kantonsspital, Spitalstraße 21, CH-4031 Basel
[2] Schweizerisches Paraplegikerzentrum (Chefarzt: Dr. G.A. Zäch), Im Burgfelderhof 40, CH-4055 Basel

Von 1974 bis 1986 wurden am Schweizerischen Paraplegikerzentrum in Basel total 1417 Patienten mit frischen Querschnittläsionen hospitalisiert. Für die vorliegende Untersuchung wurde ein homogenes Patientengut von 1067 Querschnittgelähmten mit dokumentierten Wirbelsäulenfrakturen ausgewählt.

Bei Spitaleintritt wiesen 9% aller Unfallopfer ein oder mehrere, größtenteils tiefe Decubitalulcera auf. 86% aller Druckgeschwüre waren in Rückenlage über Sacrum, Ferse oder Hinterkopf entstanden. Vergleicht man die Decubitusincidenz mit der neurologischen Läsion, so zeigt sich kein Unterschied zwischen Para- und Tetraplegikern. Inkomplette

Läsionen sind mit 7% nur geringgradig weniger betroffen als komplette Läsionen mit 11% Druckgeschwüren bei Spitaleintritt. Weder in der Geschlechtsverteilung, noch in den verschiedenen Altersgruppen fanden sich Unterschiede in der Incidenz eines Decubitus.

Wird das Zahlenmaterial nach dem Intervall zwischen Unfall und Spitalverlegung aufgeteilt, so zeigt sich, daß bei Verlegungen innerhalb von 24 h eine Incidenz von 0,8% besteht, die innerhalb von 2 Tagen auf 3%, nach 2 Wochen auf 23% und nach 4 Wochen auf 42% ansteigt. Durch diese bei Eintritt bereits bestehenden Druckgeschwüre wird die Rehabilitation unnötigerweise massiv verlängert, damit das Leid des Patienten erhöht und der Kostenträger unnötigerweise belastet.

Raschestmögliche Verlegung eines Querschnittgelähmten in spezialisierte Behandlungszentren ist zu fordern, da hier durch gekonnte Umlagerung und eventuell auch technische Hilfsmittel, wie Spezialbetten oder -Matratzen, Druckschäden zu einem großen Teil vermieden werden können. Zum Umlagern eines Querschnittgelähmten mit instabiler Wirbelsäulenfraktur müssen 5 Hilfskräfte alle 2 h rund um die Uhr verfügbar sein, die frühzeitige Stabilisierung der Wirbelsäulenfraktur erleichtert die Lagerung wesentlich.

Prävention und Therapie des Decubitalulcus des Querschnittgelähmten

S. Rösler

BG-Unfallklinik, Prof.-Küntscher-Straße 8, D-8110 Murnau/Staffelsee

Querschnittgelähmte gehören zu dem am stärksten gefährdeten Personenkreis betreffs der Entstehung von Druckgeschwüren. In 32,5% der Fälle erfolgt stat. Wiederaufnahme wegen Decubitalulcera. Die Prophylaxe hat daher einen sehr hohen Stellenwert. Im klinischen Bereich stehen eine Reihe von Spezialbetten zur Verfügung, wie das Quaderbett, verbunden mit 4stündlichem Drehen, das Drehbett, Schaumgummiwürfel und Schaumgummiwellenmatratzen, das Clinitron-Bett, RotoRest, Luftkissen- und Wasserbett. Im Rollstohl gelingt Druckentlastung der Sitzflächen durch Aufstützen und/oder Spezialkissen, wie Roho- und Jaykissen. Allgemeine Maßnahmen sind Behandlung von Stoffwechselentgleisungen, Infektionen und Reduktion der Spastik. Bei aufgetretener Hautrötung ist Entlastung bis zur Normalisierung des Befundes erforderlich, bei oberflächlichen Epitheldefekten genügt reinigende und epithelisierungsfördernde Lokalbehandlung; Spalthautplastiken dienen der Verkürzung der Liegephase. Bei Druckgeschwüren des Stadium III empfehlen wir folgendes Vorgehen: Nekrotomie, Spaltung von Fistel- und Gewebetaschen, entlastende Lagerung im Spezialbett, allgemeine roborierende und durchblutungsfördernde Maßnahmen, einschließlich Behandlung eines Faktor-13-Mangels.

Operativ: Ausschneidung des Defektes im Gesunden, unter Knochenteilresektion und Deckung der Defekte mittels fasciocutanen, musculären oder myocutanen Lappenplastiken.

Vorteil der Muskel- gegenüber den fasciocutanen Plastiken:

1. Auffüllen von Defekthöhlen,
2. schnellere Ausheilung der Osteitis bei verbesserter Durchblutung im Defektbereich.

Die plastische Deckung von Decubitalulcera bei querschnittgelähmten Patienten — Vorbereitung, operative Strategie, Nachbehandlung, Ergebnisse

V. Ewerbeck und B. Spahn

Orthopädische Universitätsklinik (Direktor: Prof. Dr. H. Cotta), Schlierbacher Landstraße 200a, D-6900 Heidelberg

Für den erfolgreichen Abschluß einer plastischen Deckung eines Decubitalulcus ist eine adäquate Vor- und Nachbehandlung in mindestens gleichem Maße verantwortlich, wie die operative Technik selbst. Ein plastischer Deckungsversuch ist erst dann vertretbar, wenn einwandfreie Wundverhältnisse, das heißt sauber granulierende Wundflächen vorliegen. Die Möglichkeit, dieses zu erreichen, ist eher abhängig von der Intensität der Bemühungen, als von der Art der angewendeten Lokaltherapeutica. Nach nötigenfalls mehrfachem chirurgischen Wunddebridement folgt, je nach Beschaffenheit des Wundgrundes, die Lokalbehandlung mit proteolytischen Enzymen, im Anschluß daran mit antiseptischen und danach granulationsfördernden Therapeutica. Falls nach 3–4 Tagen ein sichtbarer Effekt ausbleibt, empfiehlt sich ein Präparatewechsel. Bewährt hat sich bei uns die Anwendung einer Kombination zwischen Aluminiumsalzen und Antiseptica. Die Gesamtdauer der Vorbehandlung liegt bei uns im Mittel bei 5 Wochen. Der im Vergleich mit anderen Mitteilungen hohe Zeitaufwand wird gerechtfertigt durch die überdurchschnittlich guten Ergebnisse.

Operationstechnik

Während in früheren Jahren fast ausschließlich fasciocutane Lappen durchgeführt wurden, werden heute die Defekte fast ausschließlich myocutan gedeckt. Fasciocutane Lappen haben immer dann beste Aussichten auf Erfolg, wenn sie ausreichend groß dimensioniert sind und nicht über mechanisch maximal beanspruchten Orten, wie der Sitzbeinregion, positioniert werden. Das postoperative Behandlungsschema sieht eine testgerechte Antibioticagabe für 7–10 Tage mit perioperativem Beginn vor. Von entscheidender Bedeutung ist die konsequente Entlastung des Transplantates für die Dauer von 3 Wochen. Innerhalb der folgenden Woche wird eine Teilbelastung vorgesehen, die Freigabe der gefährdeten Region erfolgt nach 4 Wochen.

Ergebnisse

Zwischen 1982 und 1987 wurden 208 Defekte fasciocutan, 39 Defekte myocutan gedeckt. In 23 Fällen (9,3%) kam es zur Sekundärheilung. Diese vergleichsweise niedrige Versagerquote geht fast ausschließlich zu Lasten der fasciocutanen Lappen. Von 39 myocutanen Defektdeckungen heilten 37 primär. Zu Lokalrezidiven kam es bei präsacraler Lokalisation in lediglich 1,8% der Fälle, über der Sitzbeinregion lag die Rezidivquote mit 8,2% wesentlich höher.

Fazit

Eine konsequente, auch zeitaufwendige Vorbehandlung, standardisierte Operationstechnik und konsequente Nachbehandlung sind der Schlüssel zum Erfolg bei der plastischen Deckung von Decubitalulcera. Eine weitere Verbesserung der Ergebnisse wird durch die vermehrte Anwendung von myocutanen Defektdeckungen erwartet.

Zur Lokalisation der Hautinsel auf dem Muskel bei vasculär gestielten musculocutanen Lappenplastiken

W. Klaes, St. Assenmacher und K.P. Schmit-Neuerburg

Universitätsklinikum Essen, Abteilung für Unfallchirurgie (Direktor: Prof. Dr. K.P. Schmit-Neuerburg), Hufelandstraße 55, D-4300 Essen

Aus der heutigen Therapie von Weichgewebsdefekten sind vascular gestielte Lappenplastiken nicht mehr wegzudenken. Bereits 1906 beschrieb Tansini eine Methode der Defektdeckung nach Brustamputationen durch einen kombinierten Latissimus dorsi Haut-Muskellappen. Erst 60 Jahre später wurde das zugrundeliegende Prinzip entdeckt, daß nämlich flächenhafte Muskeln im Stande sind, die aufliegende Haut in einer Art Sandwich-Verbund zu transportieren. In der Folge wurden systematisch alle oberflächennahen Muskeln des Körpers auf ihre Eignung zur Transposition in Form von musculocutanen, vasculär gestielten Lappen hin untersucht.

Die Gefäßversorgung der Haut vom unterliegenden Muskel erfolgt durch Rami perforantes, die in der Regel aus einer Arterie und zwei Begleitvenen bestehen.

Das Verteilungsmuster dieser Rami perforantes auf der Muskeloberfläche ist nicht konstant. Wird das gesamte aufliegende Hautareal mit dem ganzen Muskel gehoben, spielt die Lokalisation der Rami perforantes innerhalb der Hautinsel keine Rolle.

Ist hingegen nur ein relativ kleines Hautareal als Insellappen auf dem Muskel erforderlich, so hängt sein Überleben von der Zahl der Perforansäste ab, die bei der bisher üblichen Plazierung der Insel auf dem Muskel zufällig mit erfaßt wurden.

Um bei kleinen Hautinseln möglichst viele Perforansäste zu erhalten, lokalisieren wir diese seit 1984 percutan dopplersonographisch und plazieren die Hautinsel über die gefundenen Gefäßpunkte.

Anhand von 3 klinischen Fällen wird die dopplersonographische Lokalisation der Rami perforantes und die entsprechende Plazierung der Hautinsel demonstriert. Es handelt sich dabei um einen cranial gestielten M. rectus abdominis-Lappen, einen caudal gestielten transversalen M. rectus abdominis-Lappen sowie um einen Latissimus dorsi Insellappen.

Die dopplersonographische Lokalisation der Perforansäste ist technisch einfach und sichert das durchblutungsabhängige Überleben kleiner Hautinseln auf dem Muskel.

77 myocutane Lappen zur Deckung komplizierter Druckgeschwüre — Indikation und Ergebnisse

O. Russe und U. Bötel

Chirurgische Universitätsklinik der Berufsgenossenschaftlichen Unfallklinik "Bergmannsheil" (Direktor: Prof. Dr. G. Muhr), Hunscheidtstraße 1, D-4630 Bochum

An der Abteilung für Rückenmarksverletzte am "Bergmannsheil" in Bochum wurden seit 1984 zur Deckung komplizierter Decubitalulcera myocutane und fasciocutane Lappen verwendet.

In einer retrospektiven Studie wurde der Verlauf von 77 konsekutiven Lappenplastiken verfolgt, die bei 40 Patienten mit insgesamt 85 Druckulcera durchgeführt wurden.

Es handelte sich um 10 Frauen und 30 Männer, vom 2. bis zum 7. Dezennium, die Dauer der Querschnittslähmung betrug 1 bis 36 Jahre.

30 der Druckgeschwüre waren am Sitzbein, 21 am Trochanter major, 16 Druckgeschwüre lagen im Bereich des Kreuzbeines. Achtmal war eine Eröffnung des Hüftgelenkes eingetreten, einmal mit einer Fistel in die Leiste.

Zur Deckung dieser Druckgeschwüre wurde 12mal ein Glutaeus-superior-Lappen, 32mal ein Glutaeus-inferior oder Gluteal-thigh-Lappen, 8mal ein Tensor-fasciae-latae-Lappen verwendet.

Fünfzehnmal wurden als Zeitlappen ein Biceps-femoris, Gracialis-, und Vastus-lateralis-Lappen verwendet.

Der Glutaeus-superior-Lappen wurde 10mal am Kreuzbein, 1mal am Trochanter major und 1mal am Hüftgelenk verwendet.

Der Glutaeus-inferior- und Gluteal-thigh-Lappen wurde 24mal am Sitzbein, 6mal am Kreuzbein und 3mal am Trochanter major eingesetzt.

Der Tensor-fasciae-latae-Lappen wurde 14mal für Druckgeschwüre im Bereich des Trochanter major, 1mal am Kreuzbein und 3mal zusammen mit einem reinen Vastuslateralis-Lappen zur Deckung von Geschwüren mit Eröffnung des Hüftgelenkes verwendet.

Insgesamt konnten bei den 40 Patienten mit einer durchschnittlichen Liegezeit von 76 Tagen 26mal der Defekt mit einer myocutanen Plastik pro Defekt gedeckt werden. Zehnmal waren neuerliche myocutane Lappenplastiken erforderlich, bei 3 Patienten führte erst ein dritter myocutaner Lappen zum Verschluß.

Bei allen Patienten konnte mit Hilfe dieser Technik die Wiedereingliederung in den Alltag und die Wiederaufnahme der Rehabilitationsprogramme im Rahmen ihrer Querschnittbehandlung erreicht werden.

Ergebnisse des primären Verschlusses chronischer Decubitalulcera durch myocutane Lappen

V. Sakoman, O. Abri, E. Löhde und E. Kraas

Krankenhaus Moabit, I. Chirurgische Abteilung (Chefarzt: Dr. E. Kraas), Turmstraße 21, D-1000 Berlin 21

Das chronische Decubitalulcus (DU) ist keine primäre Erkrankung, sondern die Folge druckbedingter und nutritiver Durchblutungsstörungen des Weichteilmantes bei vorübergehend oder dauerhaft immobilisierten Patienten. Um den Circulus vitiosus einer zunehmenden Verschlechterung zu durchbrechen, haben wir versucht, durch einen primären Verschluß durch fasciocutane bzw. myocutane Lappen zweizeitig bzw. primär eine dauerhafte belastungsstabile Deckung der Ulcera zu erzielen.

Patientengut und Methode

In unserem Krankengut von 1984–1988 haben wir 63 Patienten mut DU operiert. In der Gruppe 1 wurden 35 Patienten mit zweizeitigem und in der Gruppe 2 28 Patienten mit primärem Verschluß zusammengefaßt. In der Gruppe 1 wurden 15 Patienten mit einem fasciocutanen Lappen und 20 Patienten mit einem myocutanen Lappen versorgt. Bei Patienten der Gruppe 2 wurden die DU primär ausschließlich mit myocutanen Lappen gedeckt. Um die Durchblutungsverhältnisse beider Gruppen verifizieren zu können, haben wir die Mirkozirkulation der Haut mittels Laser-Doppler-Flowmeter dokumentiert und mit dem klinischen Verlauf verglichen.

Ergebnisse

In beiden Gruppen unterschied sich die Altersverteilung nicht wesentlich (73–94 Jahre). Bei Betrachtung des klinischen Verlaufes und der Komplikationen, insbesondere Lappenrandnekrose, Wundheilungsstörungen, Auftreten von Seromen und Fisteln, traten insbesondere in der Gruppe 1 bei Patienten mit fasciocutanen Lappen wesentlich mehr Komplikationen auf. Gleichfalls war in der Gruppe 1 sowohl bei den Patienten mit fasciocutanen als auch myocutanen Lappen die durchschnittliche Behandlungsdauer um 2 Wochen länger als in der Gruppe 2. In keinem Fall kam es in der Gruppe 2 zu einem Verlust eines myocutanen Lappens. Bei Betrachtung der Ergebnisse der Mikrozirkulation zeigt sich deutlich, daß in den Randbereichen größer werdender Decubitalulcera die Durchblutungsverhältnisse erheblich abnehmen. Auch nach Säuberung der Wunde und beginnender Granulation zeigt sich insbesondere im Randbereich der DU ein erheblicher Abfall in der cutanen Durchblutung bei zunehmender Durchblutung auf zentralen Granulationsbelägen. Der primäre Verschluß chronischer DU zeigte eine sofortige Normalisierung der cutanen Durchblutung.

Schlußfolgerung

Aufgrund der sehr guten Ergebnisse und niedrigen durchschnittlichen Behandlungsdauer beim primären Verschluß mit myocutanen Lappen kann man zusammenfassen, daß die unverzögerte primäre Anwendung myocutaner Lappenplastiken eine belastungsstabile sowie zeit- und kostensparende Methode zur plastischen Deckung chronischer DU darstellt.

Möglichkeiten und Grenzen von myocutanen Lappen bei Decubitaulcera

M. Greulich, H. Reichert und W. Gubisch

Marienhospital Stuttgart, Klinik für Plastische Chirurgie (Chefärzte: Prof. Dr. Dr. W. Widmaier, Prof. Dr. Dr. H. Reichert), Böheimstraße 37, D-7000 Stuttgart 1

Große Weichteildefekte lassen sich bei Decubitalgeschwüren sicher mit myocutanen Lappenplastiken decken. Auch für die Sanierung des Infektes im knöchernen Widerlager — Trochanter, Sitzbein, Kreuzbein — sind sie eine wesentliche Hilfe.

Aus unserer, vor allem bei Querschnittgelähmten gewonnenen Erfahrung, wird auf folgende technische Details eingegangen:

1. Form, Größe, Schwenkradius der Lappen.
2. Verankerung mit Entlastungsnähten.
3. Primäre Saug-Spül-Drainage.
4. Postoperative Lagerung.

Die Möglichkeit sensibler Lappen wird an Einzelfällen dargestellt:

1. Tensor-fasciae-latae-Lappen versorgt über Nervus cutaneus femoris lateralis.
2. Freier Gastrocnemius medialis Lappen versorgt über den Nervus saphenus.

Defektdeckung beim präsacralen Druckulcus – Fasciocutane versus myocutane Lappenplastiken

K. Hrynyschyn und H. Gams

Städtisches Krankenhaus, Abteilung für Hand- und Plastische Chirurgie (Leiter: Dr. K. Hrynyschyn), Reckenberger Straße 19, D-4830 Gütersloh

Das präsacrale Druckulcus ist nicht mehr Krankheit allein, sondern schon als Komplikation im Rahmen eines Krankheitsgeschehens aufzufassen.

Das operative Vorgehen beinhaltet 3 Arbeitsschritte:

1. Das radikale Debridement bis in gut durchblutetes Gewebe hinein,
2. das Glätten der Skelettunterlage und
3. die Schaffung eines gut durchbluteten und mechanisch dauerhaft belastbaren Gewebepolsters.

In der Defektdeckung konkurrieren die fasciocutanen mit den myocutanen Lappenplastiken. Bei den fasciocutanen Plastiken ist die Durchblutung aufgrund der Gefäßarchitektur der Regio sacralis nicht sicher kalkulierbar. Diese Technik sollte nur bei Defekten bis 5 cm Durchmesser angewandt werden.

Verfahren der Wahl sind myocutane Lappenplastiken. Sie können in 3 technischen Variationen durchgeführt werden:

1. Der myocutane Glutaeus maximus Insellappen.
2. Der myocutane Glutaeus maximus Rotationslappen.
3. Der bilaterale Glutaeus maximus Insellappen in V-Y-Advancement-Technik.

Das postoperative Management beinhaltet folgende Punkte:

1. Blasenkatheter und Astronautenkost für 5 Tage.
2. Antibioticatherapie für die Dauer des Blasenkatheters.
3. Belassen der Redondrainagen für ca. 5 bis 7 Tage.
4. Lagerung im Clinitron-Bett für ca. 14 Tage. Vom 10. postoperativen Tag an stufenweise Mobilisation.
5. Fortsetzung der Lagerungsbehandlung mit Beendigung der Clinitron-Therapie.
6. Entfernung der Fäden nach 16 bis 20 Tagen.
7. Beginn des Sitztrainings nach 3 Wochen mit Belastung der Lappen von zunächst 2 x 30 min mit langsamer Steigerung.

Bei exakter Berücksichtigung dieses Therapiekonzepts liegt die globale Komplikationsrate bei ca. 8–12%.

Neue Gesichtspunkte in der Behandlung neuroplegischer Ulcera

E. Vaubel, G.N. Zöllner und M. Alam

(Manuskript nicht eingegangen)

Moderne Möglichkeiten zum Verschluß von Decubitalulcera

P.J. Flory, A. Berger und E. Schaller

Klinik für Plastische, Hand- und Wiederherstellungschirurgie der Medizinischen Hochschule (Direktor: Prof. Dr. A. Berger), Podbielskistraße 380, D-3000 Hannover 51

Wegen der geringen Komplikationsrate bevorzugen wir zur plastischen Deckung größerer Decubitalgeschwüre Lappenkonfigurationen, deren Durchblutung durch ein axiales Gefäßsystem bestimmt oder unterstützt wird. Im Beckenbereich sind dies der M. glutaeus maximus –, der M. biceps femoris- und der M. rectus femoris-Lappen. Für ausgedehnte Defekte bieten sich Kombinationen der Lappen an.

Bei selteneren Decubitusformen an der oberen Extremität haben sich im Olecranonbereich das Advancement des lateralen Oberarmlappens sowie der gestielte A. radialis-Lappen gut bewährt. An der unteren Extremität lassen sich Defekte über dem Malleolus lateralis mit dem gestielten Dorsalis pedis-Lappen versorgen. Bei Defekten über der Achillessehne gelten axial gestielte Cross-leg-Lappen oder der freie Gewebetransfer als Methode der Wahl.

Anhand unseres Patientenkollektivs mit 64 axial vascularisierten Lappen werden Indikationen, Ergebnisse und Komplikationen (3 Infekte, 2 Nahtdehiscenzen, 1 Rezidiv) dargestellt. Die Spätergebnisse bei Beobachtungszeiten über 3 Jahre zeigen, daß trotz besserer chirurgischer Techniken auch heute noch Langzeiterfolge an die Kooperationsfähigkeit gut informierter Patienten gebunden sind.

Das Verhalten von Haut und Hautmuskellappen unter mechanischer und bakteriologischer Belastung

J.C. Brück, R. Büttemeyer und A. Grabosch

Krankenhaus am Urban, Zentrum für Brandverletzte, Abteilung für Plastische Chirurgie (Leiter: Dr. J.C. Brück), Dieffenbachstraße 1, D-1000 Berlin 61

Komplikationen in der chirurgischen Behandlung von Decubitalulcera werden mit ca. 50% für reine Hautlappen, jedoch nur etwa 10% für Hautmuskellappen angegeben. Dieser klinische Eindruck wurde anhand von tierexperimentellen Untersuchungen dahingehend untersucht, inwieweit Haut bzw. Hautmuskellappen auf steigende Druckbelastung über definierte Zeiträume sowie auf Infektionen mit standardisierten Bakteriensuspensionen reagieren.

Dazu wurden an einem Hautlappen (Buttock-Flap), der nach einem zufälligen Gefäßmuster versorgt wird, Messungen der Durchblutungsparameter bei steigenden Druckverhältnissen durchgeführt.

Ein Hautmuskellappen aus dem Latissimus-dorsi des Schweines, der ein axiales Durchblutungsmuster aufweist, wurde in gleicher Weise belastet und die Werte denen des Hautlappens gegenübergestellt.

Anschließend wurden beide Lappen mit aus der klinischen Praxis gängigem Keimgemisch von Staphylococcus aureus/Enterococcus fäc. und Escherichia coli infiziert.

Die Ergebnisse zeigen, daß der Hautmuskellappen nicht nur hinsichtlich der Durchblutung unter steigendem Druck dem Hautlappen weit überlegen ist, sondern hoch signifikant eine bessere und raschere Erholung der Durchblutung nach Sistieren der Perfusion zeigt.

Ganz ähnliche Ergebnisse zeigten die erhobenen Befunde nach Abschluß der Infektion, wo im Schnitt 24,6% der Lappenfläche der reinen Hautlappen nekrotisch waren.

Keiner der Hautmuskellappen zeigte eine Nekrose.

Aus den durchgeführten histologischen Untersuchungen läßt sich schließen, daß die Muskulatur des M. latissimus dorsi als Keimschranke die Haut und Subcutis des Lappens zu schützen im Stande ist.

Diese experimentellen Ergebnisse können auf die klinische Praxis übertragen werden. Ihr Wert wird diskutiert.

Zur Haftung bei mangelhafter Decubitusprophylaxe

W. Eisenmenger und H. Bratzke

Institut für Rechtsmedizin der Universität (Direktor: Prof. Dr. W. Spann), Frauenlobstraße 7a, D-8000 München 2

In jüngerer Zeit sind zwei Urteile des Bundesgerichtshofes zu den Mindestanforderungen der Decubitusprophylaxe und deren Dokumentationspflicht ergangen (VI ZR 215/84; VI ZE 174/86). Danach muß in den Krankenblättern vermerkt werden, ob es sich um einen Risikopatienten handelt und – falls in der Klinik keine allgemeine schriftliche Anweisung besteht, welche einzelnen prophylaktischen Maßnahmen unbedingt durchzuführen sind – welche konkreten Maßnahmen ergriffen wurden und daß deren Einhaltung kontrolliert wurde. Sehr dezidiert wurden die Mindestanforderungen an die Prophylaxe festgelegt: Regelmäßige gründliche Körperpflege, zweimaliges tägliches Waschen und Einreiben mit Franzbranntwein, Auftragen von Fettspray auf gefährdete Partien, Anlage eines Dauerkatheters, Unterlegung von Schaumgummipolstern, zeitweise Lagerung auf Wasserkissen und, bei Fehlen einer Spezialmatratze, mehrmals tägliche Druckentlastung durch wechselnde Seitenlagerung. Wohl im Gefolge dieser Urteile war 1988 schon bei drei gerichtlichen Sektionen am Münchner Institut die Decubitusbegutachtung Auftragshintergrund. Jeder Klinik muß geraten werden, eine allgemeine schriftliche Anweisung zur Decubitusprophylaxe für das Pflegepersonal anzufertigen und, falls der aufgezeigte Behandlungsstandard nicht eingehalten werden kann, Risikopatienten zurückzuweisen, soweit dies rechtlich möglich ist. Bei der Begutachtung kommt man um eine Auseinandersetzung mit den Anforderungen des BGH nicht mehr herum: Das Gutachten einer Dermatologin, die im 1987 entschiedenen Rechtsstreit es als ausreichend erachtet hatte, wenn regelmäßige Umbettungen, Bäder, krankengymnastische Übungen und gewisse Polsterungen stattgefunden hätten, wurde vom BGH als fehlerhaft bezeichnet, weil es sich nicht an den im Urteil von 1986 aufgeführten Mindestanforderungen orientiert habe.

Decubitalulcera – Ein anspruchsvolles chirurgisches Krankengut des Kommunalkrankenhauses

F. Hahn, K. Schulz und H. Zehender

Kreiskrankenhaus, Abteilung für Unfall- und Wiederherstellungschirurgie (Chefarzt: Prof. Dr. F. Hahn), D-7090 Aalen

Innerhalb von 3 1/2 Jahren wurden an der eigenen Abteilung 24 Patienten mit großen und tiefen Decubitalulcera stationär behandelt. Die vorwiegende Lokalisation war präsacral, seltener die Trochanterregion oder das Os ischii.

Das Durchschnittsalter dieser Patienten betrug 75 Jahre; der jüngste war 31 Jahre, der älteste 90 Jahre alt — eine Erklärung für die Multimorbidität dieses Krankengutes. Deshalb stand bei kaum einem dieser Patienten eine Verlegung in eine Spezialabteilung für Plastische Chirurgie zur Debatte, auch aus familiären Gründen.

Bei 12 Patienten entstanden die Decubitalulcera während der chirurgischen oder internistischen Behandlung am eigenen Hause. Die andere Häfte der Patienten wurde speziell zur Therapie des Decubitalulcus zugewiesen. Aus dem eigenen Fachgebiet überwog als Ursache eine operativ versorgte hüftnahe Fraktur.

Elf Patienten wurden konservativ behandelt (Wundreinigung, Wundpflege, Mobilisierung und Wechsellagerung), zum Teil, weil Kontraindikationen zu Operation oder Narkose bestanden, zum Teil, weil die Wundbehandlung spontan raschen Fortschritt zeigte. Bei der operativen Versorgung kamen fast ausschließlich die muskelgestielten Lappentechniken nach McCraw und Arnolds sowie Matthes und Nahai zur Anwendung. Drei Fallbeispiele erläutern das eigene Vorgehen. Eine operative Intensivstation für die postoperative Behandlung ist Bedingung.

Bei 5 Patienten waren zwei oder mehr Sitzungen notwendig wegen Mehrfachlokalisation. Kleinere Reeingriffe betrafen ein Viertel der operierten Patienten.

Neun Patienten verstarben während der stationären Behandlung (5 konservativ behandelte und 4 operativ versorgte Patienten). Alle Verstorbenen waren über 80 Jahre alt.

Die präoperative, stationäre Behandlung betrug durchschnittlich 48 Tage, die postoperative dagegen bis zur Entlassung nur 18 Tage.

Freie Vorträge zum Hauptthema IV
Decubitalulcera

Vorsitz: P. Hertel, Berlin; S. Decker, Hannover

Anatomisch orientierte Operationstaktik bei der Behandlung von Decubitalulcera

R. Winkel, G.M. Lösch und M. Schrader

Medizinische Universität, Klinik für Plastische und Wiederherstellungschirurgie (Direktor: Prof. Dr. G.M. Lösch), Ratzeburger Allee 160, D-2400 Lübeck 1

Zum Verschluß der Defekte nach Excision von Decubitalulcera (Guttmann 1956) werden einerseits Haut-Unterhautlappen empfohlen, die an ihrem zufälligen Gefäßmuster peripher gestielt sind (Schrudde und Fijalkowski 1986; Petrovici 1986; Küng et al. 1986; Giebel und Jäger 1987). Andere Autoren bevorzugen bei dieser Indikation Muskel- bzw. Fascien-Hautlappen mit anatomisch definiertem Gefäßstiel (Minami et al. 1977; Mathes und Nahai 1982; Tizian und Brenner 1985; Cormack und Lamberty 1986; Ramirez et al. 1987). Ein Grund für die Empfehlung von Haut-Unterhautlappen ist die bessere mechanische Belastbarkeit von Haut im Vergleich zu Muskulatur (Schrudde u. Fijalkowski 1986). Muskelgewebe besitzt andererseits aufgrund seines Gefäßreichtums eine größere Infektresistenz als Unterhautfettgewebe (Tolhurst 1980 und Bauer et al. 1987). Muskel-Haut- bzw. Fascien-Hautlappen mit einem gemeinsamen Gefäßstiel zeichnen sich durch die sichere Durchblutung auch von Hautinseln aus (Stevenson et al. 1987; Priesack et al. 1987). Bei schwerkranken Patienten mit Mehrfach-Ulcera steht der sparsame Umgang mit der vorhandenen Haut und die sichere Durchblutung des verlagerten Gewebes im Vordergrund (Kauer und Sonsino 1986). Wenn aber die anatomische Orientierung am Verlauf der ernährenden Blutgefäße für die Haut handlungsbestimmend wird, sind folglich die mit der Haut und dem gemeinsamen Gefäßstiel zu verlagernden Gewebe entsprechend dem Angiosom-Konzept (Tayler und Palmer 1987) definiert. Ernährende Gefäße der Angiosome, die zur Deckung von sacralen Decubitalulcera in Frage kommen, sind z.B. die Aa. lumbales mit subcutanem Verlauf, die Aa. glutaea superior und/oder inferior, die den M. glutaeus maximus perforieren und die Fortsetzung der A. glutaea inferior, die subfascial verläuft. Defekte über dem Tuber ischiadicum können gedeckt werden durch Muskulatur, Muskel/Haut- oder Fascien/Haut-Einheiten, gestielt an der A. glutaea inferior, an Ästen der A. profunda femoris bzw. an der A. circumflexa femoris lateralis. Defekte über dem Trochanter major lassen sich verschließen durch Muskulatur oder Einheiten aus Muskel, Fascie und Haut, gestielt an Ästen der A. circumflexa femoris lateralis, der A. glutaea inferior oder der ersten Perforans der A. profunda femoris.

Fallbeispiele veranschaulichen in Verbindung mit der Literatur zur Anatomie der Gefäßversorgung der Haut ein operatives Vorgehen, das sich nach Analyse des Defektes entsprechend der Stadieneinteilung nach Campbell 1977; Lösch, Schrader 1974; 1982 an den Angiosomen orientiert.

Präoperatives Behandlungskonzept vor der Durchführung einer Schwenklappenplastik

R. Bremer und W.H. Boltze

Berufsgenossenschaftliche Unfallklinik Ludwigshafen, Abteilung für Querschnittverletzte (Leiter: Dr. W.H. Boltze), Ludwig-Guttmann-Straße 13, D-6700 Ludwigshafen am Rhein

Zu frühes Operieren von Druckgeschwüren im Sinne der Durchführung einer Schwenklappenplastik führt oftmals zu einer ungenügenden Einheilung des myocutanen Hautlappens, deswegen rentiert sich das Aufbringen von genügend Geduld im präoperativen Behandlungsabschnitt. Die Behandlung fußt auf zwei Säulen:

1. präoperative Lagerung nach den Prinzipien der konservativen Behandlung im Sinne der Decubitusprophylaxe; Querschnittbett (evtl. Packs), Luftkissenbett, Clinitron-Bett, regelmäßiges Drehen des Patienten;
2. spezielle Verbände: Primärreinigung mit Savlon, Gelkompressen, enzymatische Wundsalben, Gazeverbände, Nekrosenabtragung.

Anhand von drei Fallbeispielen wird ein typischer Behandlungsablauf unter der konsequenten Anwendung des Säulenschemas demonstriert. Dabei betrug der präoperative Behandlungszeitraum im Mittel je Decubitusgröße 2–3 Wochen. Das Ergebnis läßt sich in folgendem Grundsatz festhalten:

Ausreichendes *Konditionieren* des Gewebes steht *vor* erfolgreichem *Operieren*.

Cutane und fasciocutane Schwenklappen bei typischen Decubitalulcera

M. Wolters, K. Exner und G. Lemperle

St. Markus Krankenhaus, Klinik für Plastische und Wiederherstellungschirurgie (Chefarzt: Prof. Dr. G. Lemperle), Wilh.-Epsteinstraße 2, D-6000 Frankfurt

Nach Behebung der die Immobilität auslösenden Faktoren haben sich cutane und fasciocutane Schwenklappen zur Behandlung von Decubitalulcera bestens bewährt. Bei den

Schwenklappen zur Decubitusdeckung am Rumpf handelt es sich vorwiegend um cutane Schwenklappen, wie neuere Untersuchungen über die Arterienanatomie ergeben haben.

Das Prinzip der cutanen und fasciocutanen Lappen wird erläutert mit der Unterscheidung zwischen "random-pattern-flaps" und axial versorgten Lappen. Die besonderen Verhältnisse am Rumpf werden anhand von Skizzen dargestellt.

Einige typische Beispiele, wie der "transverse-back-flap" und der fasciocutane "thigh-flap" werden in Klinik und Technik demonstriert.

Wichtige postoperative Maßnahmen sind lange Drainagezeiten, vorübergehende komplette Entlastung des Lappens und schließlich langsam zunehmende Belastung über 2–3 Wochen. Durch die Behandlung im Clinitron-Bett, vor allem bei ausgedehnten und multiplen Ulcera konnten hervorragende postoperative Ergebnisse auch bei anfangs infausten Fällen erzielt werden.

Unsere Erfahrungen mit dem myocutanen Lappen zur Behandlung von Decubitalulcera

A.K. Martini

Orthopädische Universitätsklinik (Direktor: Prof. Dr. H. Cotta), Schlierbacher Landstraße 200a, D-6900 Heidelberg

Zur Deckung von Druckulcera eignet sich am besten die Rotationslappenplastik. Liegt ein Rezidiv vor, oder ist der Weichteildefekt zu ausgedehnt oder tief, bzw. liegen mehrere Defekte nebeneinander, so ist die Grenze der Leistungsfähigkeit dieses Verfahrens erreicht. In solchen Fällen verwenden wir den Myocutanlappen.

Der myocutane Lappen bietet gegenüber anderen Verfahren folgende Vorteile:

1. Zuverlässige axiale Blutversorgung, die mehr Sicherheit bei der Durchführung solcher Eingriffe bietet.
2. Die gut durchblutete Muskulatur hat bessere Einheilungschancen in einem mehr oder weniger infizierten Wundgebiet.
3. Unabhängigkeit vom Zustand der Haut in der Umgebung des Defektes.
4. Es wird nur so viel Haut transferiert, wie zur Deckung des Defektes nötig ist. Dadurch läßt sich der Spenderbezirk in den meisten Fällen primär schließen.
5. Die Muskelmasse ist als Füllmaterial bei Wundhöhlen und als Polster zwischen Haut und Knochen vorteilhaft.
6. Die ausgezeichnete Blutversorgung und gute Polsterung erlauben eine frühzeitige Belastung des Lappens, wodurch die Lagerung des Patienten besonders beim Vorliegen von Kontrakturen oder Spasmen erleichtert wird.

Die Wahl des myocutanen Lappens hängt von der Lage und Größe des Weichteildefektes ab. Dabei sind die Länge des Muskelstiels und die Eintrittsstellen der Gefäße und damit der Drehpunkt und die Reichweite des Lappens zu berücksichtigen. Bei ausgedehnten Wunden ist die Kombination mehrerer Lappen möglich. Die Lappenmobilisation kann in Form eines Rotations-, Insel- oder V-Y-Lappens erfolgen.

In den Jahren von 1985 bis 1987 haben wir in der Orthopädischen Universitätsklinik Heidelberg 37 myocutane Lappen zur Versorgung chronischer Druckgeschwüre im Beckenbereich bei 19 Patienten im Alter zwischen 24 und 67 Jahren (Durchschnittsalter 38,2 Jahre) durchgeführt. Alle Patienten waren querschnittgelähmt, ein Patient infolge einer Spina bifida. Am häufigsten kam der Glutaeus maximus Lappen zur Verwendung (s. Tabelle 1).

Tabelle 1. Myocutane Lappen (1985–1987) (n = 37)

Rectus femoris	(Insel)	Trochanter	4
Tensor fasciae latae	(Insel)	Trochanter	3
	(V-Y)	Trochanter	2
Biceps femoris	(V-Y)	Sitzbein	3
Glutaeus maximus	(V-Y)	Kreuzbein	8
	(Rotation)	Kreuzbein	17

Bei einem älteren Patienten mit Diabetes mellitus kam es zu einer Teilnekrose des transferierten Tensor fasciae latae Lappens. In zwei Fällen wurde eine Dehiscenz der Nahtstelle beobachtet, die jedoch folgenlos sekundär abheilte.

In der postoperativen Phase legen wir die Patienten in ein Clinitron 8-Bett, wobei der Lappen belastet werden darf, und wir geben Antibiotica.

Der myocutane Lappen ist ein unverzichtbarer Teil unseres Behandlungsprogrammes bei operativer Versorgung von Druckgeschwüren.

Postoperatives Management nach Deckung von Decubitalulcera mit myocutanen Lappen

A. Grabosch, R. Büttemeyer und J.C. Brück

Krankenhaus am Urban, Zentrum für Brandverletzte, Abteilung für Plastische Chirurgie (Leiter: Dr. J.C. Brück), Dieffenbachstraße 1, D-1000 Berlin 61

Zur Deckung von präsacralen Druckgeschwüren benutzen wir routinemäßig den myocutanen V-Y-Verschiebelappen des M. glutaeus maximus ein- oder beidseitig. Die Entscheidung zugunsten des myocutanen Lappens fiel aufgrund tierexperimenteller Untersuchungen von Bruck und Mitarbeitern an einem Lappenmodell am Schwein. Der myocutane Lappen erweist sich in bezug auf die Infektanfälligkeit und die Druckbelastungsfähigkeit dem rein cutanen Lappen gegenüber im Vorteil.

Die günstigere Lappendurchblutung, auch unter Druckbelastung, wurde durch Bestimmung des transcutanen pO2 ermittelt.

Aufgrund der experimentellen Ergebnisse und klinischer Erfahrungen entwickelten wir folgendes Mobilisierungsschema:

Am 1.–3. postoperativen Tag hält der Patient Bettruhe ein. Lappenbelastung wird im 2-Stundenwechsel bis jeweils eine halbe Stunde gestattet. Ab dem 3. postoperativen Tag wird die Lappenbelastung auf 2 h im 2-Stundenwechsel erhöht. Ab dem 4. postoperativen Tag erfolgt die Mobilisierung außerhalb des Bettes. Hierbei darf der Patient gehen und stehen, jedoch nicht sitzen.

Unsere klinischen Erfahrungen zeigen an einem Patientenkollektiv von 62 so behandelten Patienten, daß die Komplikationsraten trotz Frühmobilisation und früher Lappenbelastung den in der Literatur angegebenen Komplikationsraten vergleichbar sind.

Decubitalulcera über dem Os coccygis: Diagnostik und Therapie

N.J. Lüscher, M. Rometsch und G.A. Zäch

[1] Department für Chirurgie der Universität, Abteilung für Plastische Chirurgie (Chefarzt: Prof. Dr. J. Proin), Kantonsspital, Spitalgasse 21, CH-4031 Basel
[2] Schweizerisches Paraplegikerzentrum (Chefarzt: Dr. G.A. Zäch), Im Burgfelderhof 40, CH-4055 Basel

Decubitalulcera über der Steißbeinspitze unterscheiden sich pathophysiologisch von den Druckgeschwüren über dem Körper des Kreuzbeines und bedürfen deshalb auch einer unterschiedlichen Therapie. An der Abteilung für Plastische und Wiederherstellende Chirurgie des Kantonsspitals Basel wurden in den letzten 6,5 Jahren 80 Druckgeschwüre über Sacrum und Os coccygis operiert. Bei den 55 Druckläsionen über dem Sacrumkörper handelte es sich vor allem um geriatrische Patienten oder um junge Unfallopfer mit frischer Querschnittlähmung. Die Decubitalulcera über dem Steißbein fanden sich in über 75% bei Tetraplegikern oder Patienten mit hoher Paraplegie, die bereits voll rehabilitiert waren. Diese Ulcera waren in der Regel klein, rezidivierten aber häufig und führten deshalb zu längeren Arbeitsunfähigkeiten.

Bei 24 Patienten wurde das Druckulcus über dem Steißbein operativ angegangen. Bei den kleineren Läsionen wurde entweder nur coccygektomiert oder zusätzlich der Defekt mit einer kleinen Verschiebelappenplastik gedeckt. Nur bei 6 Patienten mußte eine größere musculocutane Glutaeus maximus-Lappenplastik durchgeführt werden. Ein Früh- und zwei Spätrezidivide bei der maximal 6 Monate-Nachkontrolle sämtlicher Patienten fanden sich bei der kleinen Gruppe der 5 primär nicht coccygektomierten Patienten.

Die Druckläsion über dem Os coccygis entsteht im Sitzen durch das Nach-hinten-Kippen des Beckens bei lumbaler Kyphose und atrophischer Gesäßmuskulatur. Durch Aufrichten des Beckens und Nach-hinten-Schieben kann der Patient aktiv die Lendenwirbelsäule lordosieren und so die Steißbeinspitze entlasten. Das Gewicht des Patienten wird nun wieder auf die Sitzbeinhöcker und die Hinterfläche des Oberschenkels verteilt. Ist es einmal zu einer chronischen und oft rezidivierenden Druckstelle gekommen, so kann eine definitive Heilung nur durch die unumgängliche Coccygektomie erfolgen. In der Nachkontrollzeit von 6 Monaten bis 5 Jahren haben wir bei den coccygektomierten Patienten unabhängig von der Weichteildeckung keine Rezidive gesehen.

Zweizeitige Versorgung von ausgedehnten Decubitalulcera

R. Ketterl[1], A.M. Feller[2], H.U. Steinau[2] und H.W. Hörl[2]

[1] Chirurgische Klinik und Poliklinik rechts der Isar der Technischen Universität (Direktor: Prof. Dr. J.R. Siewert), Ismaninger Straße 22, D-8000 München 80
[2] Chirurgische Klinik und Poliklinik rechts der Isar der Technischen Universität, Abteilung für Plastische und Wiederherstellungschirurgie (Leiter: Prof. Dr. E. Biemer), Ismaninger Straße 22, D-8000 München 80

Decubitalulcera IV. und V. Grades nach Reddy bedürfen einer chirurgischen Behandlung. Mißerfolge bei der operativen Versorgung sind einerseits durch die Bildung zu kleiner Lappen und andererseits durch eine Persistenz der Infektion mit phlegmonöser Infiltration und nachfolgendem Substanzverlust bedingt. Zur Reduktion der hohen Keimdichte in den Gewebeanteilen des Ulcus hat sich an unserer Klinik bei Decubitalulcera Grad V ein zweizeitiges Vorgehen durchgesetzt.

Operatives Vorgehen

In einer ersten operativen Sitzung wird ein radikales Debridement aller avitalen und minderperfundierten Gewebeanteile unter Mitnahme des in den Wundbereich vorspringenden Knochens durchgeführt. Eine ausgiebige Jet-Lavage (pulsierender Wasserstrahl, Flow 1 l/min, Gewebeaufpralldruck 100 Pond/cm^2) mit 10–12 Liter Spülflüssigkeit komplettiert diesen operativen Schritt. Danach erfolgt eine offene Wundbehandlung mit Spülung in der Badewanne über einen Zeitraum von 4–7 Tagen bis zur Stabilisierung der Wunde. Die Deckung des Weichteildefektes wird sekundär unter Verwendung großer fasciocutaner Lappen mit und ohne begleitender Muskelunterfütterung oder durch myocutane Lappen ausgeführt.

Keimzahlbestimmungen

Die Vorteile des zweizeitigen Vorgehens wurden anhand von Keimzahlbestimmungen in verschiedenen Gewebeanteilen des Druckulcus (Haut, Muskulatur und Knochen) bei 15

Patienten nachgewiesen. Nach Abschluß des Debridements bei der ersten operativen Sitzung erfolgte die Probegewinnung zur Lebendkeimzahlbestimmung. Erneute Bestimmung der Keimdichte zum Zeitpunkt der Weichteildefektdeckung. Zur statischen Auswertung würde der Student-t-Test herangezogen.

Ø Keimzahl/Gramm	Debridement	Weichteildeckung	Signifikanz
Haut	$7,3 \times 10^7$	$5,4 \times 10^4$	$p < 0,001$
Muskulatur	$6,4 \times 10^6$	$2,8 \times 10^4$	$p < 0,001$
Knochen	$2,1 \times 10^4$	$4,9 \times 10^3$	$p = 0,19$

Patienten

Im Zeitraum 1983–1987 wurden nach oben aufgeführten Vorgehen 124 Patienten (79 Frauen, 45 Männer, Durchschnittsalter 76,4 Jahre) mit insgesamt 131 Decubitalulcera behandelt. Es handelte sich um 58 Sacralgeschwüre, 51 Ulcera am Trochanter major. Elf Druckgeschwüre im Bereich des Tuber ischiadicum und 8 Fersenulcera. Lediglich bei 4 Patienten (3%) konnte durch das zweizeitige Vorgehen keine Ausheilung erzielt werden.

Schlußfolgerung

Durch die geringe Keimdichte zum Zeitpunkt der Weichteildefektdeckung ist beim zweizeitigen Vorgehen eine bessere Voraussetzung für das infektfreie Einheilen des Lappens gegeben.

Versorgungsmöglichkeiten von Liegeschwüren – konservativ – operativ

G.D. Giebel, K. Jaeger und V. Nutz

Chirurgische Universitätsklinik (Direktor: Prof. Dr. Dr. F. Stelzner), Sigmund-Freud-Straße, D-5300 Bonn-Venusberg

Decubitalgeschwüre gehören zu den Hauptursachen für Infektionen beim älteren Menschen. Unbehandelt sind sie wegen der Gefahr der umfangreichen Nekrosen, Abszeßbildungen, Amyloidosen und schließlich der Sepsis lebensgefährlich. Trotz adäquater antibiotischer Behandlung liegt die Mortalität in der Sepsis mit 48% hoch. Weiterhin sind Patienten mit einer Querschnittsymptomatik betroffen und zunehmend treten Liegegeschwüre bei Patienten auf, die intensivmedizinisch betreut werden. Trotz aufwendiger pflegerischer Maßnahmen, kann hier nicht immer wirkungsvoll der peripheren Minderperfusion – verursacht durch kreislaufwirksame Pharmaca – begegnet werden. Die vom klinischen Erscheinungsbild ausgehende Einteilung nach Reddy (1983) hat sich zum Erstellen eines Behandlungsplanes bewährt. Ulcera des Grades I–III heilen in der Regel unter konservativer Therapie ab. Eine Abheilung kann bei I.-gradigen Veränderungen innerhalb von zwei Tagen, bei II.-gradigen in ein bis zwei Wochen, und bei III.-gradigen Drucknekrosen meist in ein bis drei Monaten erreicht werden. Ulcerationen des IV. oder V. Grades heilen unter konservativer Therapie, wenn überhaupt, meist nach Jahren mit breiter, instabiler Narbe, die zum Rezidiv neigt. Sie sind daher die Domäne der chirurgischen Therapie. Eine Indikationseinschränkung für die Operation besteht bei Patienten mit ausbehandelten progredienten Malignomen oder anderen finalen Krankheitsbildern. Präoperativ sollte durch konsequente Therapie ein sauberes und infektfreies Ulcus angestrebt werden. Bei unklarem, unübersichtlichem Wundgrund ist die präoperative röntgenologische Darstellung von Fisteln hilfreich. Bedarf jedes Liegegeschwür seiner eigenen Operationsstrategie, so lassen sich doch einige allgemeine Richtlinien empfehlen: Um dem häufigsten Fehler zu begegnen – der zu kleine Lappen – wird der zu umschneidende Lappen ebenso angezeichnet wie die Ränder des auszuschneidenden Geschwürs. Eine suffiziente Weichteildeckung ist in der Regel durch Rotationslappen zu erreichen, entweder mit begleitender Muskelunterfütterung oder als myocutane Schwenklappen. Knöcherne Widerlager und insuffiziente Bursae werden aggressiv abgetragen, um dem Rezidiv zu begegnen. Zusätzliche Haut kann durch den Einsatz von Haut-Expander-Prothesen gewonnen werden. Korrekturen der Haut dürfen beim Rotationslappen wegen der Durchblutung nicht an der Basis erfolgen. Der häufigsten Komplikation – dem Hämatom – ist durch großzügige Drainage zu begegnen.

Der Biceps-femoris-Muskelschwenklappen zur Behandlung rezidivierender Sitzbeinulcera

J.R. Rether, J. Müller, A. Frunder und H. Bilow

Berufsgenossenschaftliche Unfallklinik (Direktor: Prof. Dr. S. Weller), Schnarrenbergstraße 95, D-7400 Tübingen

Die operative Behandlung rezidivierender Druckulcera bei Querschnittgelähmten wird häufig dadurch erschwert, daß unmittelbar benachbarte Hebeareale durch Voroperationen erschöpft sind. Im Falle des rezidivierenden Sitzbeinulcus ist es darüber hinaus wünschenswert, den Defekt mit gut vascularisiertem Gewebe auszufüllen, um Wundinfekten und Rezidiven vorzubeugen. In dieser Situation steht die Verwendung des Musculus biceps femoris als Schwenklappen zur Verfügung.

Nach großzügiger en bloc-Resektion des gesamten Ulcusareals und Abtragung prominenter Sitzbeinanteile wird das Caput longum des Biceps femoris von distal nach proximal präpariert. Dabei muß auf die dominante Gefäßversorgung durch zwei bis drei Rami perforantes geachtet werden, deren distaler etwa 15 cm unterhalb des Tuber ossis ischii zu erwarten ist. Nach temporärer Abklemmung zur Beurteilung der Durchblutung kann meist auch der mittlere Gefäßstiel abgesetzt werden, um Länge zu gewinnen. Nach Absetzen des Muskels am Übergang zum distalen sehnigen Anteil wird er subfascial in den Defekt verlagert und eingenäht. Der Hautverschluß über dem Defekt ist häufig primär möglich, bei größeren Defekten kann ein Hautinsellappen von der Rückseite des Oberschenkels mitgenommen werden.

Bei 10 Biceps-femoris-Schwenklappenplastiken kam es zweimal zur Sekundärheilung infolge eines Haematoms, was wir auf die perioperative Verwendung von Hydroxi-Aethyl-Stärke zurückführen. Acht Patienten sind nach primärer Wundheilung innerhalb eines Nachbeobachtungszeitraumes von durchschnittlich 8 Monaten rezidivfrei.

Bei zwei Patienten erwies sich intraoperativ der Biceps femoris als atrophiert, sodaß der Musculus semitendinosus mit verwendet wurde. Die alleinige Verwendung des Muskels ist auch dann nicht möglich, wenn seine ausreichende Durchblutung beide proximalen Gefäßstiele erfordert.

Mit dieser Einschränkung halten wir die Biceps-femoris-Schwenklappenplastik für eine empfehlenswerte Alternative zur Behandlung rezidivierender Sitzbeinulcera.

Der myocutane Rectus-femoris-Lappen zur Deckung ausgedehnter praetrochanterer Gewebsdefekte

A. Lehmköster[1], E. Leerkotte[2], J. Masurczak[2] und Ch. Zimmermann[2]

[1] St.-Marien-Hospital, Chirurgische Abteilung (Chefarzt: Dr. R. Roeper), An 4 Lindeken 100, D-4426 Vreden
[2] St.-Agnes-Hospital, Abteilung für Unfallchirurgie (Chefarzt: Dr. W. Chmielewski), Basloer Weg 125, D-4290 Bocholt

Der myocutane Rectus-femoris-Lappen ist zur Deckung praetrochanterer Defekte geeignet, da er über seiner Muskelmasse ein bis zu 40 cm langes und 15 cm breites Hautareal zu ernähren in der Lage ist, leichter und blutungsärmer als der V.L. zu präparieren ist und auch bei großen Defekten, die den TFL mit einbeziehen, angewandt werden kann.

Bei 6 angewandten RFL bei Paraplegikern bzw. Patienten mit Beinlähmung wurde eine totale oder partielle Lappennekrose nicht beobachtet, alle Defekte heilten aus.

Der RF ist ein Typ-I Muskel nach Nahai und Mathes, d.h. er besitzt ein dominantes und konstantes Gefäß, welches ca. 10 cm unterhalb des Leistenbandes von medial an die Unterseite des Muskels herantritt (Ast der A. circumflexa fem. lat.).

Darüber hinaus ist der RFL sensibel, wenn die ihn versorgenden Hautäste des N. fem. intakt sind und geschont werden.

Der funktionelle Ausfall des RF als Schlußstrecker des Kniegelenks kann durch Medialisieren der Mm. VL und VM kompensiert werden, in aller Regel ist ein primärer Verschluß des Hebedefektes möglich.

Der "Arc. of Rotation" reicht von weit über die trochantere Region nach hinten, deckt vollständig den Unterbrauch bis über die S.i.a.s. der Gegenseite und reicht cranial bis zu Xiphoid.

Die Behandlung außergewöhnlich großer oder krebsig entarteter Druckgeschwüre mit multiplen musculocutanen Lappenplastiken

U. Bötel

Chirurgische Univ.-Klinik und Poliklinik der Berufsgenossenschaftlichen Krankenanstalten "Bergmannsheil", Abteilung für Rückenmarkverletzte (Leiter: Dr. U. Bötel), Hunscheidtstraße 1, D-4630 Bochum

Druckgeschwüre sind kein ganz seltenes Ereignis im Verlauf der Behandlung der Querschnittlähmung, obwohl sie in den meisten Fällen vermeidbar sind. Über 80% aller festgestellten Druckgeschwüre betreffen den Beckenbereich. Ebenso wie eine konsequente Prophylaxe die Entstehung der Druckgeschwüre überhaupt vermeiden kann, ist auch eine zielgerichtete frühe konsequente Therapie ausreichend, um tiefgreifende operative Behandlungsverfahren zu vermeiden, trotzdem stellen Druckgeschwüre einen erheblichen Anteil der notwendigen Wiederaufnahmen in einem Zentrum für Querschnittgelähmte dar. Im "Bergmannsheil" Bochum wurden deshalb in den vergangenen 10 Jahren über 1400 Hautschäden verschiedenster Lokalisation bei Querschnittgelähmten stationär behandelt, wovon der überwiegende Anteil auch einer plastisch-chirurgischen Therapie unterzogen werden mußte. Über 200 excidierte Druckgeschwüre wurden dabei eingehend histologisch untersucht, wobei sich der überraschend hohe Anteil von knapp 10% ergab, in dem erhebliche Zellveränderungen im Randbereich nachgewiesen werden konnten, die durchaus als Praecancerosen aufzufassen waren, wenngleich ein tatsächliches Plattenepithelcarcinom noch nicht nachweisbar war.

Nur in 2 Fällen ließ sich klinisch wie röntgenologisch ein Plattenepithelcarcinom nachweisen, wie es bei chronischen Wunden und Fistelbildungen auch im Zusammenhang mit anderen chronischen Narbenbildungen, insbesondere bei posttraumatischer Osteitis sowie nach Bestrahlungsschäden bekannt ist. Beide Plattenepithelcarcinome beziehen sich auf langfristig vorhandene und nicht hinreichend therapierte Hautschäden, die in einem Fall 18 Jahre, im anderen 20 Jahre bestanden. Plattenepithelcarcinome, die auf dem Boden von chronischen Narben und Fistelbildungen beruhen, sind gekennzeichnet durch eine relativ seltene Fernmetastasierung, die allerdings einer Strahlentherapie oder cytostatischen Behandlung unzugänglich sind, gleichzeitig weisen diese Carcinome jedoch eine außerordentliche lokale Rezidivhäufigkeit auf.

Eine konsequente Behandlung der narbenbedingten Plattenepithelcarcinome ist erst seit Entdeckung der Verwendung musculocutaner Lappenplastiken möglich, da extreme Gewebsdefekte nur mit Hilfe dieser plastisch-chirurgischen Maßnahmen aus dem unmittelbaren Defektbereich erst ermöglicht werden und hierdurch auch extrem große Gewebsdefekte im sacralen Bereich nur hinreichend sicher zu decken sind. Die Verwendung musculocutaner multipler Lappenplastiken macht es auch erst möglich, das Tumorgebiet im non-touch-Verfahren zu excidieren. Die Erfahrung in einem Fall hat gezeigt, daß ein histologisch gesichertes Plattenepithelcarcinom trotz mehrfacher ausgedehnter Excisionen, scheinbar im Gesunden, 5mal rezidiverte, ehe in einem radikalen non-touch-Verfahren mit Rectumresektion, Resektion des Kreuzbeins von S 2 bis zum Steißbein und des gesamten Hautfettmuskelareals zum langfristigen, jetzt 4jährigen Ausheilungsstadium führte. Die

Deckung des extremen Defektes waren durch Bildung von 4 myo-cutanen Insellappen auf dem Boden des oberen und unteren Anteiles des Glutaeus maximus sowie von der Oberschenkelrückseite möglich. Bei der extremen Größe des Defektes war es erforderlich, die Hebedefekte sekundär mit Meshgraftplastiken zu decken.

In einem anderen Fall erlaubte die ausgeprägte Infiltration des Plattenepithelcarcinoms bis zur Außenseite der Rollhöcker eine radikale Excision nicht mehr, so daß zwar die primäre Deckung des ausgedehnten excisionsbedingten Defektes mit Hilfe von 5 myo-cutanen Lappenplastiken möglich war, die radikale Excision des infiltrierend wachsenden Plattenepithelcarcinoms jedoch nicht mehr gewährleistet werden konnte. Trotz der unzureichenden Radikalität des Eingriffes besteht die bisherige Überlebenszeit über ein Jahr, der letale Ausgang ist jedoch kaum zu bezweifeln.

Zweifellos gehört das Plattenepithelcarcinom zu den seltenen Komplikationen chronischer Hautschäden durch Druckgeschwüre bei Querschnittgelähmten, bedarf jedoch nichtsdestoweniger einer radikalen und zielgerichteten Therapie, um das Überleben zu sichern. Die wirksamste Prophylaxe besteht darin, Druckgeschwüre entweder gar nicht entstehen zu lassen, oder frühzeitig radikalchirurgisch zu sanieren. Die große Zahl metaplastisch veränderter Zellen im Geschwürsbereich weist auf diese Notwendigkeit hin.

Decubitalulcera am Olecranon – Ursachen und Behandlung

R. Babayan

Diakonissen- und Jerusalem-Krankenhaus, Moorkamp 2, D-2000 Hamburg 6

Die Olecranonregion ist als Predilektionsstelle für die Decubitalgeschwüre bekannt. Dennoch kommen hier die Druckgeschwüre bei langzeitbettlägerigen Patienten selten vor. Diesen Umstand verdanken wir den Fortschritten in der Intensivmedizin und Patientenpflege.

In den letzten fünf Jahren erlebten wir trotzdem bei fünf Patienten Druckgeschwüre am Olecranon. Sie waren querschnittgelähmt, jedoch nicht bettlägerig. Als Ursache gaben die Patienten eine übermäßige Belastung der Olecranonregion im Berufsleben sowie im Rollstuhl an. Zunächst vernachlässigten die Patienten die notwendige Wundpflege. Die später eingeleiteten ärztlichen Maßnahmen reichten nicht aus. Beim klassischen Bild eines Decubitalgeschwürs (Abb. 1, b) ist das konservative Vorgehen alleine zeitraubend und kaum heilungsversprechend. Für die chirurgische Therapie gilt auch hier:

1. Die Excision des Ulcus und der umgebenden Narbe.
2. Entfernung aller bindegewebigen Narben, welche die Wundhöhle auskleiden und
3. sorgfältige Blutstillung.
4. Eine Resektion der am Wundgrund liegenden Knochenvorsprünge ist nicht notwendig. Sie setzt jedoch eine intakte Knochenstruktur voraus.

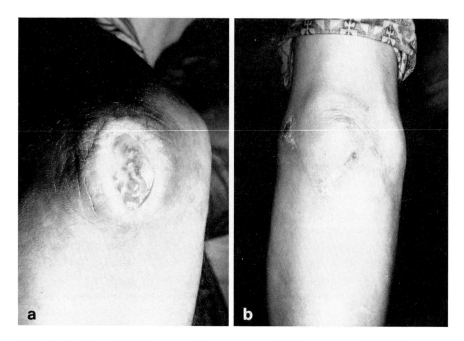

Abb. 1a, b. Decubitalulcera am Olecranon nach Versorgung mit Limberg-Lappen. **a** präoperativ, **b** postoperativ

Ein eventuell möglicher, direkter Wundverschluß gewährt auf die Dauer selten einen Erfolg. Zur Deckung des Defektes bedarf es vitalen und belastungsstabilen Gewebes. Hier hat sich eine Kombination von Cutisfettgewebe bewährt. Das methodische Vorgehen sollte eine spannungsfreie Plazierung der vascularisierten Gewebsanteile am Defekt ermöglichen. Darüber hinaus dürfte keine Narbe unmittelbar über dem Druckbereich entstehen. Schließlich muß eine Ruhigstellung des Armes im Ellenbogenbereich für die Dauer der Wundheilung möglich sein.

Unter den vielen operativen Verfahren gaben wir dem Limberg-Lappen den Vorzug. Sein Entwurf ist nicht kompliziert. Die Flexibilität seiner Handhabung erlaubt, die Entnahmestelle und damit den Rotationswinkel des Lappens den lokalen Gegebenheiten anzupassen. Hiermit wird es möglich, die maximale Dehnbarkeit der Haut voll auszuschöpfen. Zudem fällt es leicht, den Narbenverlauf den Hautlinien entsprechend festzulegen. Desweiteren bleiben den Patienten zusätzliche Narben an anderen Körperstellen als Folge der Gewebsentnahme erspart. Schließlich ist die isolierte Ruhigstellung des Armes am Ellenbogengelenk nicht kompliziert und erschwert nicht die Mobilität des Patienten. Wir versorgten alle unsere Patienten mit Limberg-Lappen erfolgreich.

Podiumsdiskussion zum Hauptthema IV
Decubitalulcera

Decubitalulcera

J. Probst

BG-Unfallklinik (Ärztlicher Direktor: Prof. Dr. J. Probst), Prof.-Küntscher-Straße 8, D-8110 Murnau

Die erfolgreiche, d.h. insbesondere die dauerhafte Beseitigung des Decubitalulcus setzt die Entfernung des nicht mehr regenerationsfähigen Decubitusgrundes und die Ausschaltung der Infektion voraus; nach der chirurgischen Sanierung muß die dauernde funktionelle Entlastung dieses Bereiches konsequent gehandhabt werden. Die Beobachtungen aller Autoren laufen darauf hinaus, daß noch mehr als bisher die Verhütung der Entstehung des ersten Decubitus anzustreben ist; die Möglichkeiten hierzu sind gegeben durch sorgfältige Pflege, Lagerungsbehandlung, Speziallagerung im druckentlastenden Bett; eine besondere Rolle spielt auch die Verhütung, ggf. die Behandlung des Blaseninfekts, der zu den Schrittmachern des Decutibus gehört. Die Prophylaxe ist auch auf den Decubitus incipiens auszudehnen, der den Unerfahrenen freilich häufig über seine wirkliche Tiefenausdehnung täuscht; umso nachhaltiger sind entgegenwirkende Maßnahmen durchzuführen. Der Decubitus ist eine chirurgische Wund- und Allgemeinkrankheit und dementsprechend zu behandeln; konservierende Behandlung ohne chirurgisches Konzept wird allgemein als wirkungslos erachtet. Die definitive chirurgische Sanierung folgt plastisch-chirurgischen Behandlungsgrundsätzen und den Erfahrungen der Gewebe- und Transplantatqualität. Unter letzteren genießen die freien cutanen Lappen das geringste Vertrauen, in der Regel werden die ortsständigen Vollgewebslappen (Schrudde) angewandt. Mikrovasculäre Anschlüsse sind in Auflagebereichen (Sacrum) z. Z. noch als problematisch zu beurteilen, während sie anderenorts funktionsbezogen vorteilhafter sein können als ortsständige Gewebetransfers. Lebhafte Diskussionen rufen rechtsmedizinische Erörterungen hervor, weil von klinischer Seite die Anforderungen der Rechtsprechung für zu weitgehend und praxisfremd angesehen werden. Dem generalisierenden juristischen Machbarkeitsanspruch muß die individuelle Dokumentation entgegengestellt werden, um den Pauschalvorwurf auf das Maß der erwiesenen Versäumnisse zurückdrängen zu können.

Vorlesung

Verletzungen des Gesichtes

R. Schmelzle

Universitätskrankenhaus Eppendorf, Nordwestdeutsche Kieferklinik, Abt. Mund-, Kiefer-, Gesichtschirurgie (Direktor: Prof. Dr. Dr. R. Schmelzle), Martinistraße 52, D-2000 Hamburg 20

1 Einleitung

Den Verletzungen der Mund-, Kiefer- und Gesichtsregion kommt aus vielerlei Gründen große Bedeutung zu. Im Vordergrund stehen oft funktionelle Störungen Atmung, Schluck- und Kaufunktion betreffend. Wichtige Nerven und Gefäße ziehen bekanntlich durch die Gesichtsweichteile, Ober- und Unterkiefer. Verletzungen, die nicht sachgemäß versorgt werden, führen oft zu erheblichen ästhetischen und funktionellen Nachteilen. Entstellende Verletzungen können zu psychischen Veränderungen führen, kommt doch dem Gesicht als "Siegel der Identität" große Bedeutung zu.

Die modernen, technisch und zeitlich oft aufwendigen Operationsverfahren umfassen sowohl die Therapie von Luxationen und Frakturen als auch von Weichteilverletzungen einschließlich der Mikrochirurgie verletzter Nerven und der Replantationschirurgie. Aufwendige Operationen sind an bestimmte Voraussetzungen gebunden, die in der Regel nur in großen Krankenhäusern gegeben sind. Die interdisziplinäre Zusammenarbeit mit Nachbargebieten ist selbstverständlich. Die enge anatomische Beziehung zu Hirnschädel und Wirbelsäule erklärt, daß Verletzungen des Gesichtes häufig mit Verletzungen des Zentralnervensystems im Sinne von Commotio, Contusio und Compressio cerebri kombiniert sind, außerdem mit Frakturen der Halswirbelsäule, Schädelbasis, Schädelkalotte und HWS. Dem Gesichtsschädel kommt in traumatologischer Hinsicht die wichtige Funktion einer Knautschzone zu, so daß auf den Gesichtsschädel einwirkende Kräfte — indem der Gesichtsschädel frakturiert — nur teilweise, also in geringerem Umfang, auf den Gehirnschädel fortgeleitet werden. Verletzungen des Gehirns wären ohne diese Knautschzone schwerwiegender.

2 Krankengut und Unfallursachen

Der Sicherheitsgurt hat keine wesentliche zahlenmäßige Änderung der durch Straßenverkehrsunfälle verursachten Verletzungen gebracht. Sicherlich fand bezogen auf den Straßenverkehrsunfall eine Verlagerung des Unfallortes statt in dem Sinn, daß die Verletzungen im Mund-, Kiefer- und Gesichtsbereich, welche früher im Ortsgebiet bei niedrigeren Geschwindigkeiten auftraten, heute seltener, Hochgeschwindigkeitsunfälle dagegen häufiger sind.

Der PKW-Unfall steht an erster Stelle der Unfallursachen. Es folgen Arbeitsunfälle und besonders an Wochenenden Verletzungen durch Roheitsdelikte und Sportunfälle. Beim Fußballspiel sind es Verletzungen durch Kopfstoß, Schlag mit Ellenbogen, Knie oder Fußballstiefel, die in etwa 20% zu Unterkiefer- und 80% zu Mittelgesichtsfrakturen (meist isolierte Jochbeinbrüche) führen. Besonders schwere, nicht selten lebensbedrohliche Verletzungen sehen wir durch Winter- und Pferdesport. Sportverletzungen haben insgesamt in den letzten 10 Jahren um über 100% zugenommen.

Gefährlich sind oft auch Schuß- und Explosionsverletzungen. Besonders gefürchtet sind die Gewebezerreißungen durch Sekundärgeschosse wie Zähne, Knochenstücke, Kronen-, Füllungs- und Prothesenteile. Bei Explosionsverletzungen stehen Zerreißungen und Verbrennungen der Gewebe im Vordergrund.

3 Probleme, Formen und Therapie von Gesichtsverletzungen

3.1 Weichteilverletzungen

Schwere Verletzungen des Gesichtes stellen kein isoliertes nur diese Region betreffendes Problem dar, oft folgen Gefahren allgemeiner Art. Diese entstehen durch Blutungen und Instabilitäten. Volumen-Mangelschock, Aspiration von Blut, Erbrochenem, Zahn- und Prothesenteilen, Hämatome und Ödeme von Zunge, Mundboden, Gaumen, Recessus piriformis, Glottis- und Epiglottis sind Beispiele von Komplikationen, die zu schwerer Atembehinderung führen können. Häufig sind bei Verletzungen der Weichteile und der Knochen Vitalfunktionen ohne Intubation, Blutstillung und Volumenauffüllung nicht aufrechtzuerhalten. Gefäßverletzungen können innerhalb von wenigen Minuten zur Entblutung führen. Blutungen sind oft unmittelbar nach Schnittverletzungen relativ gering, weil es zunächst zu einer Kontraktion durchtrennter Gefäße kommt oder zu einem Blutdruckabfall auf Grund orthostatischer Dysregulation. Läßt die Kontraktion der verletzten Gefäße nach oder kommt es im Zuge der Kreislaufstabilisierung zur Blutdruckerhöhung, kann es selbst über die kleinen Gesichtsarterien zu Entblutungen kommen. Schwellungen, Blutungen und Hämatome geben wichtige Hinweise auf Art und Lokalisation von Verletzungen. Bei Weichteilverletzungen im Mund-, Kiefer- und Gesichtsbereich sollten neben der äußeren Inspektion auch ausgiebige Untersuchungen der Mundhöhle und des Rachens erfolgen. Besonders die Weichteilverletzungen des Mundbodens und der Zunge und des Gaumens sind leicht zu übersehen. Bedrohliche Spätblutungen und Schwellungen können die Folge sein (Abb. 1). Pfählungsverletzungen treten besonders im Kleinkindesalter auf, wenn Kinder mit einem spitzen Bleistift in der Hand oder mit anderen Geräten stürzen und sich durch den geöffneten Mund hindurch am Übergangsbereich vom harten zum weichen Gaumen verletzen. Wundrevisionen sind unerläßlich, um erstens Fremdkörper zu erkennen und zweitens eine exakte Versorgung der Wunde zu erreichen. Wundrevisionen sind auch bei extraoralen Wunden indiziert.

3.2 Frakturen und Luxationen

Brüche des Gesichtsschädels treten entweder isoliert oder kombiniert mit Weichteilverletzungen auf. Wir unterscheiden Frakturen des Mittelgesichts, des Unterkieferkörpers

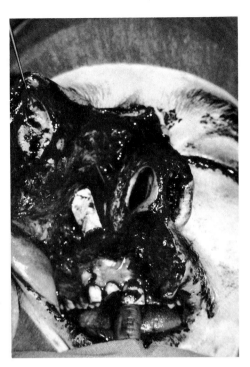

Abb. 1. Gesichtsverletzungen erfordern grundsätzlich eine subtile Wundrevision. Im Beispiel eine Schnittverletzung des rechten Gesichtes durch PKW-Unfall mit Fremdkörper (Zigarettenrest), 20jähriger Patient

und Unterkieferastes sowie der Zähne. Zu den Frakturen des Unterkieferastes gehören auch Brüche von Gelenkhals und Gelenkkopf, die nicht selten mit Luxationen des Gelenkkopfes oder Frakturen des Kieferkörpers kombiniert sind.

3.3 Therapeutische Richtlinien

3.3.1 Allgemeine Gesichtspunkte
Zeitpunkt und Art der Behandlung von Gesichtsverletzungen richten sich u.a. nach Lokalisation, Schweregrad, Allgemeinzustand und den örtlichen Umständen. Wird eine primäre definitive Versorgung durchgeführt, so gilt das Prinzip, von "Innen" nach "Außen" vorzugehen. Diese Versorgung überschreitet dann meist die Möglichkeiten eines speziell zahnärztlich-chirurgisch tätigen Kollegen und erfordert die Betreuung des Patienten durch den Mund-Kiefer-Gesichtschirurgen. Liegt beim Polytrauma die Priorität auf anderen Gebieten oder müssen diagnostische Maßnahmen der definitiven Versorgung vorangestellt werden, so muß man sich auf Notmaßnahmen beschränken. Darunter versteht man Intubation, ggf. Tracheotomie, Blutstillung, Schockprophylaxe oder Schockbekämpfung.

Sind Intubation und Blutstillung auf Grund ungünstiger Umstände nicht möglich, so kommt der Lagerung des Patienten große Bedeutung zu, um Aspiration oder Verschlucken des Blutes zu verhindern. Bei äußeren Blutungen werden Verbände angelegt. Blutende Gefäße werden abgeklemmt oder unterbunden. Liegen Substanzdefekte vor, ist die Suche nach abgetrennten Weichteilen und Knochen nicht nötig. Die mikrovascular-chirurgische Technik setzt uns in die Lage, auch kleine Gefäße unter dem Mikroskop zu vereinigen, so daß Gewebe erfolgreich replantiert werden können. Für den Gewebetransport gelten die von Handchirurgen empfohlenen Richtlinien. Auch Zahnreplantationen sind bei bestimmten Voraussetzungen erfolgreich. Zähne sollen in sterilen, mit physiologischer Kochsalzlösung befeuchteten Tupfern transportiert werden.

3.3.2 Versorgung von Weichteilverletzungen
Teilweise wird immer noch fälschlicherweise die Wundausschneidung bei Gesichtsweichteilverletzungen zur Begradigung der Wundränder empfohlen. Es sollen lediglich nekrotische Bereiche entfernt werden, Ausschneidungen vitaler Gewebe sind zu unterlassen. Defekte der Schleimhäute und Haut und insbesondere der Zunge und der Lippen dürfen nicht der Sekundärheilung über die offene Granulation überlassen werden. Die primäre definitive Versorgung durch gestielte oder freie Transplantate ist, sofern Replantationen unmöglich sind, notwendig. Die Versorgung der Lippen ist ganz besonders aufwendig. Mitunter ist es schwierig, die einzelnen Gewebsschichten (Haut, Subcutis, Muskelschicht, Drüsenschicht und Mucosa) einwandfrei zu differenzieren. Es wird dann wie bei der Lippenspalt-Chirurgie die mikrochirurgische Versorgung nötig sein. Auch die Versorgung verletzter Nerven (Nn. alveolaris inferior, lingualis, hypoglossus, facialis und accessorius) erfolgt mikrochirurgisch.

Frakturen des Mittelgesichtes sind — sieht man von schweren Zertrümmerungen ab — von einer bestimmten Typologie gekennzeichnet.

Bekannt sind die Ebenen nach Le Fort. Le Fort I bedeutet, daß Oberkieferanteile, die aus dem Kieferfortsatz, den Zähnen, dem Kieferhöhlenboden und dem Nasenboden bestehen, vom übrigen Gesichtsschädel abgetrennt werden. Bei der Le Fort II-Fraktur handelt es sich um eine pyramidale Aussprengung des gesamten Mittelgesichtes mit Frakturlinien, die durch die Crista zygomatico alveolaris, durch die Orbita und bis zur Übergangsregion von Mittelgesicht zu Schädelbasis überlaufen. Die Le Fort III-Fraktur schließt den Abriß des lateralen Mittelgesichtes, also der Jochbein-Jochbogenregion mit ein, so daß daraus eine Abtrennung des Gesichtsschädels vom Hirnschädel resultiert. Hinzu kommen sagittale Brüche entweder in der medianen Ebene des Gaumens oder paramedian.

Teilweise entziehen sich Mittelgesichtsfrakturen radiologischer Untersuchungstechnik. Aufschlußreicher ist oft die Palpation der Konturen des Gesichtsschädels, wobei teils bimanuell, teils mit einer Hand, teils intraoral, teils extraoral oder kombiniert die Konturen des Gesichtsschädels beurteilt werden. Kommt es z.B. zur Jochbeinaussprengung, so findet man am Übergang vom Alveolarfortsatz des Oberkiefers zum Jochbein im Bereich der Crista zygomatico alveolaris, am Stirnbeinpfeiler, intraorbital und am Jochbogen Schmerzpunkte und oft auch Stufenbildungen. Wichtig ist die Überprüfung der Sensibilität. Bei Jochbeinfrakturen verläuft die mediale Frakturenlinie oft im Kanal des N. infraorbitalis am Orbitaboden, was zur Nervenläsion führen kann.

3.3.3 Konservative Frakturversorgung
Die konservative Kieferbruchbehandlung kennt verschiedene dentalgetragene Schienenverbände und Prothesenschienen. Weit verbreitet ist die Drahtbogen-Kunststoffsprossenschiene nach Schuchardt und Pfeiffer, die mit Einzelligaturen an den Zähnen fixiert und mit Kunststoff verkleidet wird. Die Sprossen der Schienen des Ober- und Unterkiefers können intermaxilläre Drähte oder Gummizüge aufnehmen, welche Reposition und Ruhigstellung der Fragmente ermöglichen. Konservativ versorgte Unter- oder Oberkieferfrakturen werden wenigstens 4 Wochen ruhiggestellt. Daran schließt sich eine 2-wöchige funktionelle

Behandlung an. Die konservative Frakturversorgung durch Schienenverbände hat heute trotz Entwicklung von Osteosyntheseverfahren immer noch einen großen Indikationsbereich, besonders bei geschlossenen Frakturen.

3.3.4 Operative Frakturversorgung

Die Osteosynthese hat auch bei Gesichtsschädelverletzungen einen breiten Anwendungsbereich (Abb. 2a–c). Besonders die offenen Frakturen des Unterkieferkörpers werden in der Regel operativ versorgt. Die Fragmente werden unter Sicht des Auges reponiert, adaptiert und mit entsprechenden Osteosynthesemitteln fixiert. Drähte, Klammern, Platten und Schrauben stehen zur Verfügung. Wir bevorzugen meist die interne Skelettfixation und verzichten somit in der Regel auf äußere Fixierungselemente. Es gibt mehrere Osteosyntheseverfahren, wobei auf die Literatur verwiesen wird [1–10]. Die früher häufig propagierte Methode der percutanen Jochbeinhebung ohne Inspektion der Frakturlinien sollte man heute nicht mehr durchführen. Orbitaboden und ggf. auch der Stirnbeinteiler werden operativ freigelegt und versorgt.

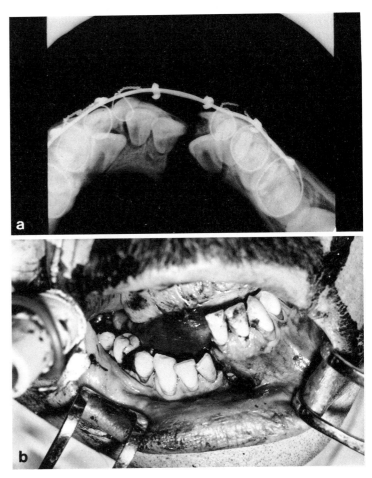

Abb. 2a, b

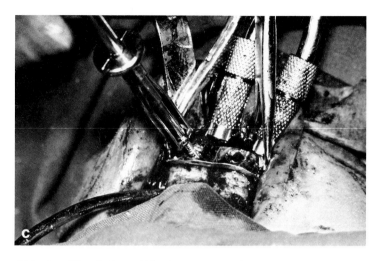

Abb. 2. a Kinnfraktur dislociert und provisorisch mit Schienenverband ruhiggestellt; Indikation zur Plattenosteosynthese, **b** Stark dislocierte Kinnmittenfrakturen. Die operative Therapie wird von intraoral durchgeführt, **c** Druckplattenosteosynthese bei Kinnfraktur von intraoral mit einer AO-4-Loch 45° DCP nach Spiessl und Niederdellmann

Kleine Defekte der Orbitawandungen werden mit lyophisilierter Dura abgedeckt. Diese wird bindegewebig organisiert und innerhalb von etwa 40 Tagen durch körpereigenes Bindegewebe ersetzt. Es entsteht dann eine defektüberbrückende Narbe. Große Knochendefekte werden durch autologe oder homologe Knorpel- und Knochentransplantate überbrückt oder alloplastisch versorgt (Abb. 3a, b). Wird der Defekt nicht geschlossen, besteht über die Kommunikation von Orbita und Kieferhöhle die Gefahr aufsteigender Infektion. Einklemmungen von Fett und Muskulatur führen zu Motilitätsstörungen des Auges.

Bei polytraumatisierten Patienten mit Frakturen des Gesichtsschädels wird man sich zunächst auf Notmaßnahmen beschränken. Provisorische Schienung des Oberkiefers, Fixierung des Gesichtsschädels an die Schädelbasis durch craniofaciale Aufhängungsdrähte — auch ohne jegliche Berücksichtigung der Occlusion — sind Maßnahmen, die innerhalb kurzer Zeit sehr effektiv Blutungen zum Stillstand bringen.

Zusammenfassung

Die sehr speziellen Probleme der Gesichtsverletzungen haben schon vor Jahrzehnten die Entwicklung der Mund-Kiefer-Gesichtschirurgie beeinflußt. Schwere Verletzungen dieser exponierten Körperregion erfordern ein breites Spektrum chirurgischer Möglichkeiten. Richtlinien der Not- und Definitiv-Versorgung werden dargestellt.

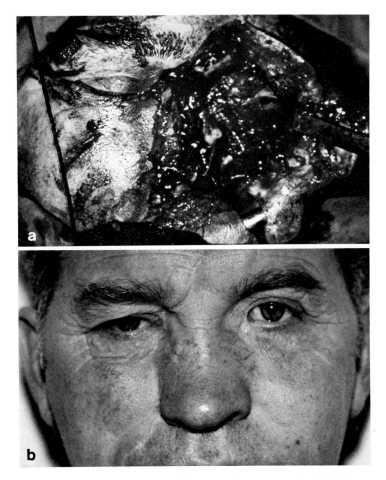

Abb. 3. a Schwere kombinierte Knochen-Weichteil-Gesichtsverletzung nach Unfall mit einer Planierraupe, **b** Patient von Abb. a 16 Monate nach einzeitiger Versorgung

Literatur

1. Champy M, Lodde J-P, Muster D et al. (1977) Les osteosyntheses par plague vissees miniaturisees en chirurgie faciale et crannienne. Ann Chir Plast 22:261
2. Gruss JS, McKinnon SE (1986) Complex maxilliary fractures: Role of buttress reconstruction and immediate bone graft. Plast Reconstr Surg 78:21
3. Luhr HG (1972) Die Kompressions-Osteosynthese bei Unterkieferfrakturen. Hanser, München
4. Prein J, Hammer AB (1988) Stable Internal Fixation of Midfacial Fractures. Fac Plast Surg 5; 3:222
5. Schilli W, Ewers R, Niederdellmann H (1981) Bone fixation with screws and plates in the maxillofacial region. Int J Oral Surg (Suppl) 10:329
6. Schwenzer N (1967) Zur Osteosynthese bei Frakturen des Gesichtsskeletts. Thieme, Stuttgart

7. Schwimmer AM, Greenberg AM (1986) Management of mandibular trauma with rigid internal fixation. Oral Surg 62, 6:630
8. Spiessl B (1976) New concepts in maxillo-facial bone surgery. Springer, Berlin Heidelberg New York
9. Spiessl B (1983) Maxillo-facial Injuries in Polytrauma. World J Surg 96
10. Stoll P, Schilli W (1988) Primary Reconstruction with AO-Miniplates after Severe Cranio-Maxillofacial Trauma. J Cranio-Max Fac Surg 16:18

V. Trauma bei Vorschäden

Vorsitz: K.-P. Schmit-Neuerburg, Essen; J. Poigenfürst, Wien

Frakturprobleme beim chronischen Alkoholiker

H. Kuderna, J. Eschenberger und F. Russe

Unfallkrankenhaus Meidling (Vorstand: Prim. Univ.-Doz. Dr. H. Kuderna), Kundratstraße 37, A-1120 Wien

Daß chronische Alkoholiker im traumatologischen Krankengut überrepräsentiert sind, ist jedem Unfallchirurgen geläufig [4]. Daß sich der chronische Alkoholiker aber nicht nur häufiger Knochenbrüche zuzieht, sondern daß diese auch schlechter heilen, ist weniger bekannt. Soweit diese Tatsache bisher registriert wurde, wurde sie auf Refrakturen durch erhöhtes Unfallrisiko, verminderte Schmerzempfindlichkeit bzw. alimentäre Mängen zurückgeführt [3, 5, 6].

Zunächst zwei klinische Fallbeispiele für den Verlauf einer derartig gestörten Bruchheilung:

Fall 1: 42jährige Patientin, offener Unterschenkelbruch vor 2 Jahren durch Kollision mit einem Passanten, Marknagelung. Der Marknagel war zu lang, verursachte Kniebeschwerden und wurde 1 1/2 Jahre nach der Operation entfernt in der Meinung, der Bruch sei geheilt. Die Patientin kam erstmals mit dem Wunsch zu uns, sich die in Frakturhöhe ausgebildete Callusbrücke zwischen Tibia und Fibula entfernen zu lassen. Intraoperativ stellte sich heraus, daß eine Pseudarthrose bestand, deshalb zugleich Decortication und Wadenbeinosteotomie (eine Spanentnahme war nicht vereinbart worden). Weiterbehandlung konservativ, weil sie sich zunächst einer neuerlichen Marknagelung widersetzte. Nach mehrmonatiger Gipsbehandlung schien auch in der Computertomographie ausreichend Callus sichtbar, dennoch kam es bei einem relativ geringfügigen Trauma beim Heruntersteigen von einem Waggon zur Refraktur, die dann mit Verriegelungsnagel versorgt wurde und derzeit immer noch nicht einwandfrei durchgebaut ist.

Fall 2: 41jährige Hausfrau, Sturz im Alkoholrausch mit per- und subtrochanterer Fraktur, Stabilisierung mit Ender-Nägeln und Drahtschlingen. Nach 6 Wochen Beginn mit Teilbelastung. In den Kontrollen nach 6 Monaten und nach 9 Monaten im distalen Bruchbereich unverändert nicht fest, nach 1 3/4 Jahren Reoperation, erst nach 2 1/2 Jahren knöcherne Heilung.

Es stellt sich die Frage, wie weit denn eine falsche Behandlung zu diesem Verlauf geführt hat, gerade diese Frage ist aber für die Komplikationen beim Alkoholiker typisch. Immerhin sind vermutlich schon hunderte Marknägel mit ähnlichen Röntgenbefunden nach 1 1/2 Jahren und früher entfernt worden, Schwarz hat 1982 unter 64 subtrochanteren Frakturen, die mit Ender-Nägeln und Cerclagen versorgt worden waren, keine einzige Bruchheilungsstörung gefunden [8].

1984 hat Jänicke-Lorenz hier in Berlin die gestörte Osteogenese durch chronische Alkoholalimentation im Tierexperiment nachgewiesen [2]. Saville hat schon 1965 die Verringerung der Knochenmassen an Leichen von Alkoholikern nachgewiesen [7]. Wir sind anhand klinischer Fälle der Frage einer Störung des Knochenumbaus beim Alkoholiker in unserem Forschungsinstitut für Osteologie nachgegangen.

Die aus dem Darmbeinkamm entnommene Knochenprobe wird für die Untersuchung in isotonem, gepufferten Formol fixiert, in Metacrylat eingebettet, für Färbungen in einer Schichtdicke von 3 Mikron hart geschnitten und für die Anfertigung einer Mikroradiographie auf eine Schichtdicke von 100 und 30 Mikron geschliffen. Die vom Präparat mit 30 Mikron Schichtdicke gemachte Mikroröntgenaufnahme wird im Scanningmikroskop über 60 000 Meßpunkte digital abgetastet und daraus wird im Computer ein Osteogramm erstellt [1].

Im Vergleich zum normalen Osteogramm (Abb. 1), besteht beispielsweise bei der Osteoporose eine Rarefizierung des Knochens. In seinem Aufbau ist der osteoporotische Knochen dem normalen Knochen aber nicht unähnlich. Der Kurvenverlauf gleicht daher dem des normalen Knochens, bis auf einen etwas höheren Mineralisationsgrad, der Knochenanteil im Präparat ist insgesamt geringer und damit auch der Hydroxylapatitgehalt im Gesamtknochen. Die spezifische Oberfläche (die nur auf Knochensubstanz, ohne Knochenmark, bezogene Oberfläche) ist erhöht (Abb. 2). Bei der Osteomalacie hingegen findet sich ein wesentlich höherer Anteil unreifen Knochens und dementsprechend das Kurven-

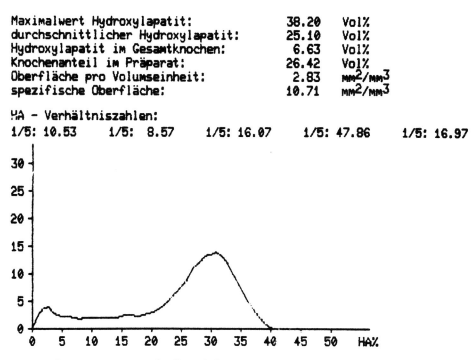

Abb. 1. Osteogramm normaler Darmbeinspongiosa

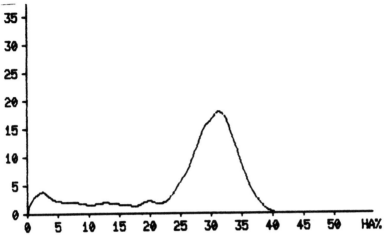

```
Maximalwert Hydroxylapatit:            38.40   Vol%
durchschnittlicher Hydroxylapatit:     26.34   Vol%
Hydroxylapatit im Gesamtknochen:        4.89   Vol%
Knochenanteil im Präparat:             18.52   Vol%
Oberfläche pro Volumseinheit:           2.80   mm²/mm³
spezifische Oberfläche:                15.12   mm²/mm³

HA - Verhältniszahlen:
1/5: 10.30    1/5: 6.59    1/5: 8.99    1/5: 53.73    1/5: 20.39
```

Abb. 2. Osteogramm von Darmbeinkammspongiosa bei Osteoporose

bild einer "Linksverschiebung" im Osteogramm, davon unabhängig die Werte einer eventuellen Rarefizierung (Abb. 3).

Beim Alkoholiker ist die Knochenmasse im Präparat oft nicht in gleicher Weise vermindert, man sieht aber schon in der Vergrößerung der Mikroradiographie, daß es im angebauten und nicht einmal noch ausreichend mineralisierten Knochen schon wieder zur Osteoclase kommt, dementsprechend ist der Anteil an normal mineralisiertem Knochen stark herabgesetzt und es findet sich ein erhöhter Anteil an mindermineralisiertem, osteoidem Knochen (Abb. 4, 5).

Daß diese Knochenveränderungen beim Alkoholiker selbstverständlich auch lokal relevant sind, zeigt das *Fallbeispiel 3* einer 45jährigen chronischen Alkoholikerin mit einem Oberarmbruch, der erst am 9. Tag mit Platte versorgt wurde und im weiteren Verlauf zwar zunächst komplikationslos heilte, doch stürzte die Patientin nach 3 Monaten neuerlich, dabei brach der Oberarm am unteren Plattenende. Bei der Operation wurde lokal eine Knochenprobe entnommen, auch diese zeigt in der Mikroradiographie wiederum das Bild einer vermehrten Osteoclase, sowie, noch besser in HE- und Goldnerfärbung zu sehen, wieder dieses für den Alkoholiker typische, breit angebaute minderminieralisierte Osteoid.

```
Maximalwert Hydroxylapatit:              40.20     Vol%
durchschnittlicher Hydroxylapatit:       21.91     Vol%
Hydroxylapatit im Gesamtknochen:          4.21     Vol%
Knochenanteil im Präparat:               19.18     Vol%
Oberfläche pro Volumseinheit:             4.51     mm²/mm³
spezifische Oberfläche:                  22.86     mm²/mm³

HA - Verhältniszahlen:
1/5: 15.80     1/5: 13.15     1/5: 29.03     1/5: 26.70     1/5: 15.33
```

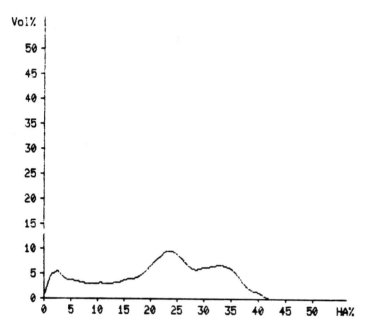

Abb. 3. Osteogramm von Darmbeinkammspongiosa bei Osteomalacie

Für die Relevanz dieser Veränderungen auf den klinischen Verlauf noch zwei Fallbeispiele mit jeweiligen Gegenbeispielen:

Fall 4: 50jähriger Arbeitsloser, der in der Wohnung vom Sessel gekippt ist mit einer pertrochanteren Fraktur vom Typ A1/1 nach Müller, die auf den Frakturtyp — nicht auf diesen Patienten — bezogen, mit DHS und 135°-Zweilochplatte ausreichend stabilisiert schien, nicht ganz zu Unrecht, wie am Gegenbeispiel *Fall 5* einer 30jährigen Angestellten mit pertrochanterere Fraktur vom Typ A2/1 und gleichartiger Versorgung demonstriert werden kann. Beim Alkoholiker ist die Platte ausgerissen, er wurde mit einer 6-Lochplatte reoperiert, unter Ausbildung von vermehrtem Callus ist es zum Zusammensintern in der Fraktur gekommen (Abb. 6).

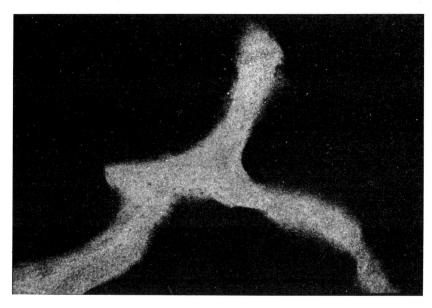

Abb. 4. Mikroradiographie vom Darmbeinkamm eines Alkoholikers: Osteoclase im frisch angebauten, mindermineralisierten Knochen, bevor dieser zu normal mineralisiertem Knochen ausgereift ist

Fall 6: 64jährige alkoholkranke Epilektikerin, bei der eine per- und subtrochantere Fraktur mit DHS und 150°-Vierlochplatte stabilisiert wurde. Auch in diesem Fall Zusammensintern in der Fraktur unter Ausbildung von lange Zeit nicht tragfähigen, wolkigen Callusmassen (Abb. 7). Im Vergleich dazu *Fall 7,* eine osteoporotische 81jährige Patientin, bei der eine ganz gleichartige Fraktur mit gleicher Versorgung anstandslos geheilt ist (Abb. 8).

Fazit: Der Alkoholiker hat eine in typischer Weise gestörte Knochenbruchheilung. Bei erhöhtem Knochenumbau wird untermineralisierter, osteoidartiger, wenig tragfähiger Knochen gebildet. Der Anteil an reifem, gut mineralisiertem mechanisch belastbaren Knochen ist beim chronischen Alkoholiker deutlich herabgesetzt. Bei konservativer Frakturbehandlung ist deshalb mit der Notwendigkeit verlängerter Immobilisationszeiten zu rechnen. Wird eine Fraktur operiert, dann ist auf eine biomechanisch einwandfreie, möglichst belastungsstabile Osteosynthese zu achten. Übungsstabile Osteosynthesen bedürfen einer längerdauernden Entlastung als üblich.

Maximalwert Hydroxylapatit: 40.20 Vol%
durchschnittlicher Hydroxylapatit: 24.65 Vol%
Hydroxylapatit im Gesamtknochen: 4.55 Vol%
Knochenanteil im Präparat: 18.47 Vol%
Oberfläche pro Volumseinheit: 3.66 mm^2/mm^3
spezifische Oberfläche: 19.81 mm^2/mm^3

HA - Verhältniszahlen:
1/5: 14.31   1/5: 12.90   1/5: 12.53   1/5: 32.11   1/5: 28.15

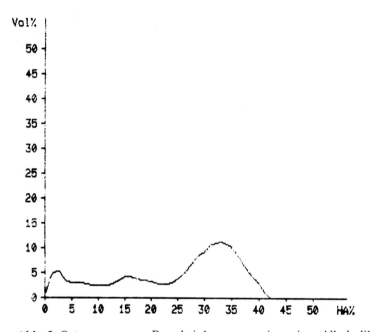

Abb. 5. Osteogramm von Darmbeinkammspongiosa eines Alkoholikers

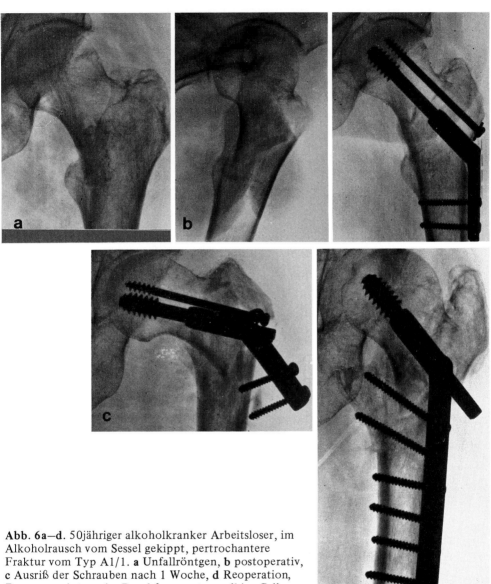

Abb. 6a–d. 50jähriger alkoholkranker Arbeitsloser, im Alkoholrausch vom Sessel gekippt, pertrochantere Fraktur vom Typ A1/1. **a** Unfallröntgen, **b** postoperativ, **c** Ausriß der Schrauben nach 1 Woche, **d** Reoperation, Zusammensintern der Bruchfragmente, wolkige Callusmassen nach 4 1/2 Monaten

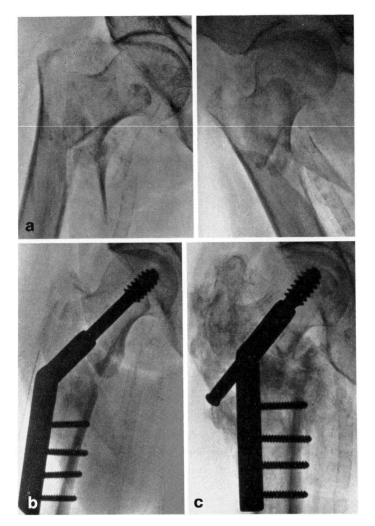

Abb. 7a–c. 64jährige alkoholkranke Epileptikerin, per- und subtrochantere Fraktur. **a** Unfallröntgen, **b** postoperativ, **c** Zusammensintern der Bruchfragmente, wolkige Callusmassen nach 5 Monaten

Literatur

1. Eschberger J, Hartenstein H (1977) Bestimmung der quantitativen Verteilung von Hydroxylapatit im Knochengewebe. Mikroskopie 33:2–10
2. Jänicke-Lorenz J, Lorenz R (1984) Alcoholism and Fracture Healing. A Radiological Study in the Rat. Arch Orthop Trauma Surg 103:286–289
3. Karlström G, Olerud S (1974) The management of tibial fractures in alcoholics and mentally disturbed patients. J Bone Joint Surg (Br) 56:730–734
4. Machata G (1978) Alkohol und Unfall. Hefte Unfallheilkd, 130. Springer, Berlin Heidelberg New York, S 179–182

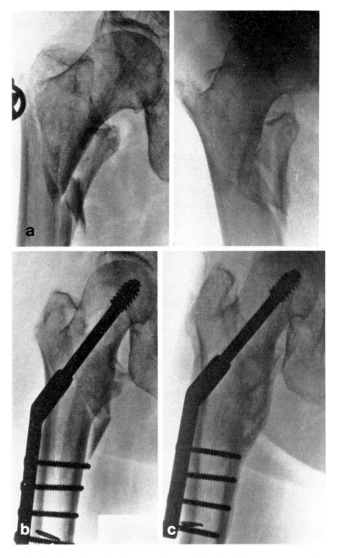

Abb. 8a–c. 81jährige Patientin mit gleichartiger Fraktur wie in Abb. 3, Osteoporose, knöcherne Konsolidierung mit gleichartiger Osteosynthese. **a** Unfallröntgen, **b** postoperativ, **c** nach 4 Monaten

5. Nilsson BE (1970) Conditions contributing to fracture of the femoral neck. Acta Chir Scand 136:383–384
6. Oppenheim WL (1977) The "Battered Alcohol Syndrome". J Trauma 17:850–856
7. Saville PD (1965) Changes in Bone Mass with Age and Alcoholism. J Bone Joint Surg (Am) 47:492–499
8. Schwarz N (1982) Die Stabilisierung subtrochanterer Oberschenkelbrüche durch Ender-Nagelung und Drahtcerclagen. Unfallheilkunde 85:244–249

Die Fraktur im osteoporotischen Knochen

R. Szyszkowitz und W. Seggl

Chirurgische Univ.-Klinik, Department für Unfallchirurgie (Leiter: Prof. Dr.
R. Szyszkowitz), Auenbrugger Platz 5, A-8036 Graz

Grundsätzlich soll zwischen der *physiologischen* Osteopenie, die im höheren Alter zu erwarten ist und der *pathologischen* Osteoporose unterschieden werden.
  Die Osteoporose wird als ein erworbenes Defizit an Knochenmasse gegenüber der alters- und geschlechtsentsprechenden Norm definiert, bei der Spontanfrakturen schon eingetreten sind (Deutsche Gesellschaft für Endokrinologie). Die Mineralisation des Knochengewebes ist zwar normal, die Corticalis und die Spongiosabälkchen sind aber dünner und entsprechend die Lacunen größer. Die osteoporotische Bruchgrenze – z.B. im Wirbelkörper oder im proximalen Oberschenkel – liegt bei 180 mg Hydroxylapatit pro ml Knochen, das sind ungefähr 35% des normalen Hydroxylapatit-Gehaltes. Wird dieser Wert unterschritten, entstehen in der Regel Spontanfrakturen.
  Die einzigen Medikamente, die zum Aufbau osteoporotischer Knochen so beitragen, daß sich eine Reduktion der Häufigkeit von Spontanfrakturen nachweisen läßt, sind die Fluoride (Ziegler 1985), die in einer Dosis von 50–125 mg NaF pro Tag durch etwa 2 Jahre bei gleichzeitigen Bewegungsübungen und physiologischer Aktivität verabreicht werden müssen (Jesserer 1982).
  Wenn bei lokalisierten Schmerzen röntgenologisch eine Hypertransparenz der Wirbelsäule bzw. des Skeletts bzw. sogar Kompressions- oder Spontanfrakturen zu sehen sind, soll aber nicht nur an die Osteoporose gedacht werden, sondern müssen auch aufgrund der Laborwerte in erster Linie der Hyperparathyreoidismus, die Osteomalacie und das Myelom als Differentialdiagnosen ausgeschlossen werden.
  Von der senilen Osteoporose ist die präsenile Postmenopause-Osteoporose zu unterscheiden, die weder den Schädel noch die Extremitätenknochen befällt. Die Diagnose kann also röntgenologisch mit Vergleichsaufnahmen gestellt und durch eine entsprechende Hormonbehandlung verhindert werden.
  Ätiologische Faktoren der sekundären Osteoporose können endokriner Genese sein (Morbus Cushing, Hyperthyreose, Hypogonadismus, sekundärer Hypoparathyreoidismus), medikamentöser Genese (Corticosteroide, Heparin), genetischer (Osteogenesis imperfecta) oder sonstiger Genese (Diabetes mellitus, Paraplegie, Immobilisation, Mangelernährung, Lactoseintoleranz, renale Faktoren, Vitamin D-Mangel, Caciummalabsorption, andere diätetische Faktoren usw.).
  Spontanfrakturen der Wirbelsäule und andere stabile Frakturen werden ätiologisch-kausal, symptomatisch-analgetisch und mit zunehmenden Bewegungsübungen behandelt. Eine Ruhigstellung zum Beispiel im Mieder wird vermieden, wann immer dies möglich ist.
  Neben der konservativ-funktionellen Behandlung sind die operativen Möglichkeiten bei den unstabilen Frakturen sowie bei intra- und juxtaarticulären verschobenen Brüchen und Schaftbrüchen zu diskutieren.
  Bei subcapitalen Oberarmbrüchen ziehen wir in der Regel die Verspickung, bei intracapitalen die Endoprothese oder Verplattung, bei sogenannten Eierschalenknochen mit zusätzlich intramedullär implantierten Knochenzement vor.

Bei den unstabilen Brüchen am distalen Oberarm ziehen wir die Verplattung der Verspickung vor, da die Verspickung (und zusätzlich notwendige äußere Schienung) doch eine stark eingeschränkte Funktion gegenüber der eher funktionell nachzubehandelnden Plattenosteosynthese aufweist. Ausnahmsweise haben wir bei einem 81jährigen Patienten mit Serienrippen- und Beckenbrüchen die Condylen reseziert und nach 3 Tagen funktionell weiterbehandelt, was sich sehr gelohnt hat.

Bei den distalen Stauchungsfrakturen des Radius wird der Fixateur externe mit oder ohne Verspickung häufiger als üblich angewendet.

Im Bereich des Hüftgelenkes verschrauben wir die nicht verschobenen Schenkelhals-Spontan- und Abduktionsbrüche, implantieren eine Kopfendoprothese bei den Adduktionsbrüchen und stabilisieren bei Hüftpfannenluxationsbrüchen möglichst mit 2 Platten. Bei den pertrochanteren Oberschenkelbrüchen ist die dynamische Hüftschraube das Implantat der Wahl, eventuell auch die Winkelplatte, die ebenso wie die DHS mit Knochenzement kombiniert werden kann. Bei den subtrochanteren und Schaftbrüchen hat sich der Verriegelungsnagel bewährt, während bei Fehlstellungen, bei liegendem Implantat oder im 5. Fünftel wieder die Platte bzw. die Winkelplatte mit dem intramedullären Knochenzement als Stabilisierungsmöglichkeit — und der zusätzlichen Spongiosaplastik — vorgezogen wird.

Müller hat 1962 die Verbundosteosynthese mit Winkelplatte und Knochenzement angegeben, eine Technik die bei hochgradiger Osteoporose oft den letzten Ausweg darstellt und die sich sowohl klinisch als auch tierexperimentell bewährt hat (Szyszkowitz et al. 1975).

Auch am Unterschenkel wird der Fixateur externe sowie die Verbundosteosynthese — wieder in Kombination mit der Spongiosaplastik — angewendet. Gelegentlich genügt der Trick, Knochenzement in die Schraubenkanäle zu drücken und erst beim Aushärten die Schrauben anzuziehen, damit diese — oft überraschend gut — die Fraktur stabilisieren. Bei unstabilen, osteoporotischen Verrenkungsbrüchen im Sprunggelenk werden diese oft geschlossen reponiert; durch transarticuläre Spickdrähte von der Sohle durch den Calcaneus und den Talus in die Tibia gelingt es, die Retention im Gipsverband zu unterstützen und öfter als sonst üblich, konservativ mit gutem Ergebnis weiterzubehandeln.

An der Wirbelsäule steht mit dem Fixateur interne (mit oder ohne Knochenzement bzw. Spongiosaplastik) ein hervorragendes Implantat bei entsprechender Indikation zur Verfügung.

Zusammenfassend ergibt sich, daß durch die dargestellte Kombination der konservativen, operativen und medikamentösen Behandlung, auch bei hochgradiger Osteoporose bzw. bei "pathologischen" Frakturen, eine adäquate Frakturbehandlung mit guten Ergebnissen möglich ist.

Literatur

Jesserer H (1982) Fortschritte in der Behandlung der Osteoporose. Wien Klin Wochenschr 94:135

Müller ME (1962) Die Verwendung von Kunstharzen in der Knochenchirurgie. Arch Orthop Unfallchir 54:513

Müller ME, Allgöwer M, Schneider R, Willenegger H (1977) Manual der Osteosynthese. Springer, Berlin Heidelberg New York

Szyszkowitz R (1971) Einbei und Abbau von Knochenzement bei Kombinationsosteosynthesen im Tierversuch. Arch Orthop Unfallchir 71:71

Szyszkowitz R, Weiss H, Westermann C (1974) Pathophysiologie der Verbundosteosynthese. Act Traumatol 4:235

Szyszkowitz R, Muhr G, Tscherne H (1975) Die Verbundosteosynthese bei pertrochanteren Frakturen. Monatsschr Unfallheilkd 79:354–360

Ziegler R (1985) Die physiologische Rolle des Kalzitonins. Therapiewoche 35:972

Häufigkeit sowie operative Behandlung knöcherner Verletzungen bei Stoffwechselerkrankungen des Skeletts

H.J. Hesselschwerdt und J. Heisel

Orthopädische Universitätsklinik und Poliklinik (Direktor: Prof. Dr. H. Mittelmeier), D-6650 Homburg/Saar

Lokalisierte und generalisierte Stoffwechselerkrankungen des Skeletts (chondroektodermale Dysplasien, Chondrodystrophien, fibröse Dysplasien, Osteogenesis imperfecta, Rachitiden, Mucopolysaccharidosen, M. Paget uva.) führen einerseits teilweise zu erheblichen korrekturbedürftigen Deformierungen, begünstigen andererseits aber auch durch Schwächung der Knochenstruktur die Entstehung von Spontanfrakturen bzw. Störungen der Knochenheilung. Die hier vorgelegte *katamnestische Studie* der orthopädischen Universitätsklinik Homburg/Saar der Jahre 1965 bis 1986 umfaßt *insgesamt 156 Verlaufsbeobachtungen* stationär behandelter Patienten, bei denen unterschiedliche generalisierte Knochenstoffwechselerkrankungen des Skeletts vorlagen. Erfaßt wurden zunächst sowohl die Häufigkeit primärer Spontanfrakturen, Störungen der Knochenbruchheilung als auch das Auftreten von Refrakturen bzw. Pseudarthrosen im weiteren Behandlungsverlauf nach Versorgung frischer knöcherner Verletzungen bzw. nach Korrekturosteotomien.

Bei insgesamt 41 beobachteten Fällen mit *rachitischen Deformitäten* wurden in der Anamnese nie irgendwelche Frakturen verzeichnet; die meist durchgeführten achskorrigierenden Eingriffe im Bereich der unteren Extremität waren im Hinblick auf Heilverlauf sowie spätere Refrakturgefahr völlig unauffällig. Bei 22 beobachteten Verläufen mit *M. Ollier* handelte es sich zumeist um lokale Enchondromausräumungen, die ebenfalls keine wesentlichen Komplikationen mit sich brachten. Prä- oder postoperative Spontanfrakturen wurden nicht verzeichnet. Bei 16 beobachteten Verläufen mit *M. Paget* lag 5mal eine Spontanfraktur (LKW 1, Tibia, Radius) vor. Der Heilverlauf nach Defektausräumung war jeweils ungestört; auch nach Durchführung achskorrigierender Eingriffe kam es zu keinerlei Konsolidierungsproblemen. Bei 36 Verlaufsbeobachtungen eines *M. Jaffe-Lichtenstein* handelte es sich 4mal um Spontanfrakturen, 2mal wurde darüber hinaus nach lokaler Herdausräumung ein Knochenbruch beobachtet. Sieben der insgesamt 16 Fälle mit *Osteogenesis imperfecta* kamen zur osteosynthetischen Versorgung von Spontanfrakturen zur stationären Aufnahme. Fünfmal (2mal nach Versorgung frischer Frakturen, 3mal nach Korrekturosteotomien) wurden im weiteren Heilverlauf Refrakturen gesehen. Bei insgesamt 2 Fällen mit *Neurofibromatose (v. Recklinghausen)* war einmal der Heilverlauf einer

Korrekturosteotomie im Tibiabereich durch eine hartnäckige Pseudarthrose kompliziert. Darüber hinaus sind als *Einzelfallbeobachtungen* eine intraoperative Femurfraktur bei TEP bei *M. Morquio* zu erwähnen, eine postoperative Tibiafraktur nach Schienbeinpendelosteotomie bei *M. Ellis-van-Creveld* sowie zwei postoperative Femurfrakturen nach Verlängerungsosteotomie bei *metaphysärer Chondrodystrophie*. Die katamnestischen Beobachtungen bei *multiplen epiphysären Dysplasien* und ähnlichen Krankheitsbildern (18 Fälle) waren jeweils unauffällig.

Zusammenfassed bleibt festzustellen, daß bei M. Jaffe-Lichtenstein sowie M. Paget häufiger mit Spontanfrakturen und der Notwendigkeit einer osteosynthetischen Versorgung gerechnet werden muß; derartige Komplikationen spielen bei Rachitis sowie M. Ollier nach unseren Erfahrungen kaum eine Rolle. Wie erwartet wurden auch in unserem Krankengut häufige Spontanfrakturen sowie komplizierte postoperative Verläufe bei der Osteogenesis imperfecta gesehen, was im Hinblick auf Art der osteosynthetischen Versorgung sowie postoperativen Nachbehandlung beachtet werden muß.

Die Ermüdungsfraktur als Ergebnis vasculärer beziehungsweise metabolischer Vorschäden

E. Orthner[1], F. Ortner[2], K. Moser[3], M. Wagner[2] und R. Plenk[3]

[1] I. Univ.-Klinik für Unfallchirurgie (Vorstand: Prof. Dr. E. Trojan), Alser Straße 4, A-1097 Wien
[2] Landeskrankenanstalten, Abteilung für Unfallchirurgie (Vorstand: Prim. Prof. Dr. M. Wagner), Müllner Hauptstraße, A-5020 Salzburg
[3] Laboratorium für Biomat. und Stützgewebsforschung am Institut für Histologie und Embryologie der Universität, Schwarzspauerstraße 17, A-1097 Wien

Unter dem Sammelbegriff Ermüdungsfrakturen werden Spontanfrakturen, die auf eine mechanische Überlastung des Knochens zurückgeführt werden, zurückgeführt. Da Zweifel an der rein mechanischen Genese dieser Spontanfrakturen sowohl beim jungen als auch beim alten Menschen bestehen, haben wir Knochenschliffpräprate miteinander verglichen. Es handelt sich dabei um das Präparat einer 37jährigen Patientin, bei der eine subtrochantere OS-Fraktur mit einem Schenkelhalsdiaphysenwinkel von 80° ausgeheilt war. Nach Aufnahme der Vollbelastung war, nach knöchernem Durchbau der Fraktur eine Ermüdungsfraktur aufgetreten, die wir als Folge der mechanischen Fehlbelastung interpretieren. Histologisch fanden sich auch ausgedehnte Umbauvorgänge, eine lebhafte Osteoblasten und Osteoclastentätigkeit und periostale Callusbildung. Während dies mit der mechanischen Genese gut vereinbar war, ließen sich ebenfalls gefundene markraumnahe gelegene Nekroseinseln durch eine rein mechanische Ursache nicht erklären. Eine mögliche Erklärung fand sich bei der Untersuchung einer einseitig aufgetretenen Ermüdungsfraktur einer 80jährigen Patientin. Bei dieser Patientin ohne metabolische Auffälligkeiten war es, bei normaler OS-Achse zu einer spontanen subtrochanteren Fraktur gekommen, ohne neoplastische Genese. Im histologischen Bild fanden sich neben zarten Umbauvorgängen und reparativen Vorgängen eine zentral gelegene Nekrosezone, die im Übersichtsbild keilförmigen Charakter besaß. Die Osteocytenhöhlen waren in diesem Bereich leer, eine frakturbedingte Osteonekrose deswegen auszuschließen, als Erklärung hierfür bot sich eine vasculäre Ursache an, ebenso wie für die markraumnahen Nekroseinseln unserer jungen Patientin. Eine Bestätigung fand unsere Hypothese in der Publikation von Li (Am J Sportmedicine 1985), der nach Extrembelastungen bei Kaninchen vor dem Auftreten von Osteonekrosen Durchblutungsstörungen und vasculäre Veränderungen fand. Nicht in Übereinstimmung konnten wir mit dieser vasculären Hypothese die Häufigkeit beidseitiger Ermüdungsfrakturen bzw. Zonen unter unseren alten Patienten mit medialen Schenkelhalsfrakturen bzw. pertrochanteren OS-Frakturen finden. Da diese oft mit Looserschen Umbauzonen kombiniert waren, bestimmten wir den Serumspiegel der Vitamin D-Metaboliten. Bei den bisher untersuchten 12 Patienten mit beidseitiger Ermüdungsfraktur bzw. Ermüdungszone war bei allen der Serumspiegel auf bis 1/6 des unteren Normalwertes erniedrigt. Wir haben uns deswegen in letzter Zeit zu einer Therapie dieses Vitamindefizites entschlossen und therapieren zur Zeit bei normalen Nierenparametern und nach Ausschluß einer Nephrolithiasis initial mit 100 000 i.E. Vitamin D 3 und anschließend mit 1000 i.E. per die. Monatliche Kontrolle der Vitamin D-Metaboliten bestimmen bei erreichen des physiologischen Serumspiegels das Ende der Therapie. Vierteljährliche Kontrollen schließen sich an. Da größere Erfahrungen zur Zeit noch fehlen, ist dieses Konzept nicht als Empfehlung anzusehen.

Die pathologische Fraktur

L. Hovy[1], H.-U. Langendorff[2], G. Goll[2] und G. Leineweber[2]

[1] Orthopädische Universitätsklinik und Poliklinik "Friedrichsheim" (Direktor: Prof. Dr. W. Heipertz), Marienburgstraße 2, D-6000 Frankfurt 71
[2] Universitätskrankenhaus Eppendorf, Abteilung für Unfallchirurgie (Direktor: Prof. Dr. K.H. Jungbluth), Martinistraße 52, D-2000 Hamburg 20

Lokalrezidive nach Palacos-Verbundosteosynthesen (L. Hovy)

Durch die Erhöhung der Gesamtüberlebenszeiten bei verschiedenen Malignomerkrankungen muß zunehmend mit dem Auftreten von Lokalrezidiven nach Verbundosteosynthesen gerechnet werden.

An der Orthopädischen Universitätsklinik Frankfurt konnten von insgesamt 35 Verbundosteosynthesen an den Extremitätenknochen in den Jahren 1980 bis 1987 26 Patienten mit 27 Verbundosteosynthesen zwischen 3 und 45 Monaten postoperativ nachuntersucht werden. Bei 8 von 27 Patienten entwickelten sich zwischen 6 und 45 Monaten (durchschnittlich nach 18 Monaten) Lokalrezidive im Bereich der Verbundosteosynthese. Das entspricht einer Häufigkeit von 29,6%.

Ein Drittel der Patientinnen mit Mamma-Carcinom und die Hälfte der Patienten mit einem Hypernephrom hatten ein lokales Rezidiv. In den meisten Fällen war eine Reoperation erforderlich. Eine Verbesserung der lokalen Metastasenbehandlung z.B. durch den Einsatz von Methotrexat-Palacos erscheint daher wünschenswert.

Therapie mit Methotrexat-Palacos (H.-U. Langendorff)

Lokale Rezidive nach palliativer Stabilisierung von Skelettmetastasen lassen sich durch eine postoperative Strahlentherapie nicht zuverlässig verhindern.

Nachuntersuchungen von 254 lokal bestrahlten Metastasen bei Mamma-Carcinom zeigten in 46% eine weitere Progredienz, die in 14% mit einer pathologischen Fraktur einhergingen. Es wurde deshalb versucht, durch Einsatz eines cytostaticahaltigen Knochenzementes (MTX-Palacos) dem lokalen Rezidiv vorzubeugen. In 30 Fällen wurde dieser Zement eingesetzt. Nachuntersuchungen – im Mittel nach 12 Monaten – zeigten radiologisch keinen Hinweis auf lokale Rezidive.

Histologische Untersuchungen bestätigten die Tumorwirksamkeit des aus dem Zement freigesetzten Cytostaticums.

Die funktionellen Ergebnisse waren in 21 Fällen sehr gut bis gut.

In 3 Fällen kam es zu einer oberflächlichen Wundheilungsstörung, in einem Fall zu einem tiefen Infekt.

Die Indikation für den Einsatz von MTX-Palacos erscheint unseres Erachtens immer dann gerechtfertigt, wenn eine radikal-chirurgische Entfernung des Tumors nicht möglich ist, oder fraglich erscheint.

Der Einfluß von Durchblutungsstörungen auf die chronische posttraumatische Osteomyelitis

E. Wernet und M. Kayser

Chirurgische Univ.-Klinik und Poliklinik der Berufsgenossenschaftlichen Krankenanstalten "Bergmannsheil" (Direktor: Prof. Dr. G. Muhr), Hunscheidtstraße 1, D-4630 Bochum

Chronische Osteomyelitiden werden von Durchblutungsstörungen stark beeinflußt. Dies wirkt sich besonders bei der chronischen narbigen Osteomyelitis mit ihrem grau-weißen Narbengewebe, das mikroskopisch wenig Rundzellen und Capillaren enthält, aus. Die Corticalis ist sklerotisch, der Markraum narbig fibrosiert und das periossäre Weichgewebe narbig verdickt. Stoffwechselerkrankungen, hier insbesondere Diabetes mellitus, Leberfunktionsstörungen und Durchblutungsstörungen beeinflussen die Wundheilung negativ. Da die Osteomyelitis meist bei jungen Patienten beginnt, führen diese Stoffwechselveränderungen erst später zu den negativen Auswirkungen.

Am "Bergmannsheil" Bochum konnten in 5 Jahren 19 Patienten mit chronischer Osteomyelitis und gleichzeitiger Durchblutungsstörung versorgt werden. Viermal war die Rekonstruktion in der Beckenetage, 15mal in der Oberschenkeletage notwendig. Hierdurch konnte die aktuelle Verschlimmerung bei 16 Patienten verbessert werden, 1 Patient mußte wegen Bypass-Thrombose sekundär amputiert werden. Bei 2 weiteren war ein positiver Einfluß auf den Verlauf der Osteomyelitis nicht möglich. Die Indikation zur Amputation soll nur bei irreparabler Sensibilitätsstörung, bei nicht korrigierbarer Durchblutungsstörung oder fortgeschrittener Dystrophie der Weichteile erfolgen.

Die fortschreitende Arteriosklerose kann zur Aktivierung einer alten Osteomyelitis führen, daher sollten bei allen reaktivierten Knochenentzündungen Durchblutungsstörungen ausgeschlossen oder behandelt werden, sie sind als Ergänzung zum bewährten Konzept der chronischen Osteomyelitis anzusehen.

Der Ermüdungsbruch — Komplikationen nach infizierten Frakturen

M. Kayser, A. Lies und C. Josten

Chirurgische Universitätsklinik der Berufsgenossenschaftlichen Krankenanstalten "Bergmannsheil" (Direktor: Prof. Dr. G. Muhr), Hunscheidtstraße 1, D-4630 Bochum 1

Als Ermüdungsbruch nach infizierten Frakturen bezeichnen wir nicht traumatisch bedingte Diskontinuitäten in einem Knochenabschnitt in dem ein Knochendefekt stattgefunden hat.

Von 1978 bis 1987 behandelten wir 449 Patienten mit Refrakturen und Ermüdungsbrüchen. In 25% handelte es sich um von Osteomyelitis betroffene Knochenabschnitte. Hauptlokalisation war der Unterschenkelschaft mit 72 Ermüdungsbrüchen gegenüber 37 am Oberschenkel und 5 an der oberen Extremität. 80% der Frakturen traten innerhalb der ersten 5 Monate nach Metallentfernung ein.

Röntgenologisch unterscheiden wir drei Frakturformen; die stabile, benigne, nicht dislocierte Frakturform und die instabile Form einerseits nach nachweisbaren Bruchzonensequestern, andererseits bei vollständiger Instabilität mit Sekundärfragmentdislokation in Achsenfehlstellung. Am Ober- sowie Unterschenkel erfolgt bei röntgenologisch stabiler Fraktur die gedeckte Fixierung mit Fixateur externe. Instabile Bruchformen bei guten Weichteilverhältnissen werden durch interne Osteosynthese stabilisiert, bei schlecht vascularisierten Weichteilen erfolgt die Stabilisierung mit Fixateur externe und Spongiosaplastik. Röntgenologisch sichtbare Bruchzonensequester müssen ausgeräumt werden. Je nach Größe des entstandenen Defektes erfolgt eine Defektüberbrückung mit Spongiosaplastik.

Es zeigen sich deutliche Differenzen in der Versorgung der Ermüdungsfraktur abhängig vom Extremitätenabschnitt und der damit verbundenen Weichteilsituation. Am Oberschenkel wurde überwiegend eine interne Osteosynthese insbesondere Plattenosteosynthese angewandt, gefolgt von der gedeckten Stabilisierung mit lateralem externen Klammerfixateur. Die Versorgung der Ermüdungsbrüche am Unterschenkel erfolgt überwiegend nach Sequesterdebridement und Spongiosaplastik mit Fixateur externe. Unter Gipsruhigstellung kam keine Ermüdungsfraktur nach Knocheninfekt zur Ausheilung.

Die Ermüdungsbrüche waren durchschnittlich nach 4,3 Monaten bei stabilen und 8,1 bei instabilen Frakturformen röntgenologisch fest überbaut. Komplikationen und Probleme traten in 30% auf. Neun Ermüdungsbrüche waren therapieresistent. Hier erfolgte eine sekundäre Amputation. Ein Verfahrenswechsel war in 9 Fällen erforderlich. Fünf Patienten erlitten einen zweiten Ermüdungsbruch im selben Knochenabschnitt. Weitere Komplikationen waren Wundheilungsstörungen und Metallockerung.

Der Ermüdungsbruch bei der infizierten Fraktur ist Ausdruck der gestörten lokalen Durchblutung. Die stabile Knochenfixation, die Sequesterausräumung sowie die Wiederherstellung eines gut durchbluteten Weichteilmantels sind die Voraussetzungen für die Frakturheilung.

Das "HWS-Schleudertrauma" – Über die Rolle degenerativer Vorschäden

N.M. Meenen, M. Stein, S. Held und K.H. Jungbluth

Universitätskrankenhaus Eppendorf, Abteilung für Unfallchirurgie (Direktor: Prof. Dr. K.H. Jungbluth), Martinistraße 52, D-2000 Hamburg 20

Bei HWS-Schleudertraumen wird aufgrund von Mangel an objektivierbaren Zeichen der Verletzung dem Röntgenbild mit vermeintlich spezifischen traumatischen Veränderungen eine zentrale Rolle bei der Beurteilung der Verletzungsschwere und der Spätschäden zugeordnet. Besonders bei der Nativ-Röntgendiagnostik ins Auge springende degenerative Veränderungen sind Quelle von Fehlbeurteilungen, wenn sie unkritisch herangezogen werden: Sie sollen die Verletzungsschwere bestimmen, den Heilungsverlauf verzögern und die Unfallfolgen verschlimmern. Andererseits entspricht es dem Kausalitätsbedürfnis, dem Trauma eine entscheidende Rolle bei der Entstehung von degenerativen Veränderungen beizumessen. Um diesen wechselseitigen Zusammenhang zu klären, haben wir eine Nachuntersuchung unseres Patientenguts durchgeführt.

Von Oktober 1981 bis April 1983 wird bei 354 Patienten die Diagnose HWS-Schleudertrauma gestellt. Nach Überprüfung der Ausschlußkriterien verbleiben 126 Verletzte in der Studie, die nach radiologischen Kriterien in 2 Gruppen geteilt werden: Patienten mit oder ohne degenerative Vorschäden. Zur Nachuntersuchung erscheinen 60 Patienten, die bezüglich Alter, Geschlechtsverteilung und Prozentualität degenerativer Vorschäden einen präzisen Ausschnitt aus dem Gesamtkollektiv darstellen. Die Patienten mit degenerativen Veränderungen sind im Mittel 15 Jahre älter, es besteht bei dieser Gruppe eine gering höhere Incidenz an Grad II Verletzungen. In der Akutphase weisen die Beschwerden im Sinne eines cervicobrachialen Syndroms mit Parästhesien und Schulter-Arm-Schmerz bei diesen Patienten auf eine erhöhte Vulnerabilität der degenerativ veränderten unteren HWS-Segmente. Auch Schwindel und Übelkeit sind degenerationsbedingter Einengung der A. vertebralis des Sympaticus in den Segmenten C4–C7 zugeordnet. Bei nicht Vorgeschädigten treten in der Akutphase stärkere Beschwerden auf, die durch Nociceptoren der Kopfgelenke vermittelt sind. Die Röntgenbilder bei der Nachuntersuchung zeigen Verschlimmerung der spondylotischen und uncovertebralarthrotischen Vorveränderungen, hier muß angenommen werden, daß es sich aber um den schicksalsmäßigen Verlauf der Erkrankung handelt. Nur drei Patienten ohne radiologisch nachweisbare degenerative Vorschäden entwickelten 5 Jahre nach dem Unfall gering ausgeprägt spondylotische Veränderungen. Damit ist die Schrittmacherfunktion des HWS-Schleudertraumas für neu entstehende degenerative Veränderungen sehr unwahrscheinlich. Tatsache ist, daß ab dem 30. Lebensjahr kaum eine HWS nicht degenerativ verändert ist, was sich nicht in jedem Fall radiologisch oder klinisch niederschlägt. Deshalb ist die Beurteilung von Vorschaden und Unfallfolgen im Röntgenbild fragwürdig. Das entscheidende Kriterium ist die Schilderung des Beschwerdebildes durch den Patienten, seine Glaubwürdigkeit ist nicht primär in Zweifel zu ziehen.

Halswirbelsäulentrauma bei erworbenen und angeborenen Vorschäden

P. Knöringer

Bezirkskrankenhaus, Abteilung für Neurochirurgie der Universität Ulm (Direktor: Prof. Dr. K. Schmidt), Ludwig-Heilmeyer-Straße 2, D-8870 Günzburg

Von 1978 bis 1988 wurden 185 Halswirbelsäulen-Rückenmarksverletzungen operativ versorgt. Bei 22 Patienten bestanden erworbene oder angeborene Vorschäden, die sich auf die Verletzungsfolgen ausschlaggebend auswirkten.

Sechs Verletzungen bei Morbus Bechterew kamen zur Beobachtung, eine atlanto-axiale Instabilität nach Schleudertrauma mit medullären Erscheinungen und 5 Luxationsfrakturen der unteren HWS nach relativ geringfügigen Traumen. Bei 4 der 5 Patienten mit Luxationsfrakturen konnte durch einen dorso-ventralen Entlastungs-, Repositions- und Stabilisierungseingriff eine Rückbildung der neurologischen Ausfälle mit entscheidender Korrekturverbesserung bei stabiler HWS erreicht werden. Ein Patient, der nur von ventral ohne Erreichung einer Reposition operiert wurde, verstarb an den Operationsfolgen.

Viermal wurden traumatische Bandscheibenvorfälle ohne Dislokation bei stabiler Wirbelsäule gefunden. Hierbei zeigte in einem Fall ein sagittaler Wirbelkörperbruch deutlich die Gewalteinwirkung an. Bei allen Patienten waren vor dem Unfall rezidivierende Nackenhinterkopfschmerzen und bei zweien intermittierend auftretende radiculäre Schmerzen vorhanden gewesen. Klinisch standen medulläre Symptome im Vordergrund und eine frühzeitige Dekompression und Fusion von ventral brachte immer eine deutliche Besserung der Ausfälle.

Die größte Gruppe unter den erworbenen Vorschäden bildeten 10 Patienten mit degenerativ entstandener cervicaler Spinalstenose. Bei diesen Patienten kam es durch das Unfallereignis durch uni- oder polysegmentale greifzangenartige Gewalteinwirkung zur medullären Schädigung im Sinne einer Kontusion der Medulla spinalis und der Radiculärnerven. Die Behandlung bestand in dekompressiver Laminektomie, Foraminotomie und intraduraler Revision unter Umständen mit Durchtrennung der Ligamenta denticulata und Erweiterung des Duraraums durch Patch sowie ventraler Dekompression mit Osteophytenentfernung und Fusion. Bei 9 Patienten, die frühzeitig diagnostiziert und operiert wurden, konnten deutliche Verbesserungen der Neurologie erzielt werden. Ein Patient, der nach 6wöchiger Ruhigstellung mit Halofixateur operiert wurde, zeigte nur wenig Besserungstendenz.

Bei den angeborenen Vorschäden kam ein Fall von multipler Blockwirbelbildung nach Sprung in ein Schwimmbecken mit inkompletter Querschnittlähmung zur Beobachtung. Ein Greifzangenmechanismus C5/6 mußte aufgrund des myographischen Befundes verantwortlich gemacht werden. Durch Laminektomie und Fusionsoperation nach Cloward mit Plättchenosteosynthese konnte ein gutes Langzeitresultat erreicht werden. Ein Patient mit relativer Spinalstenose durch angeborene Hypoplasie des Arcus posterior atlantis erlitt nach Schleudertrauma der Halswirbelsäule schwere medulläre und cerebelläre Ausfälle, die nach verspätet ausgeführter Laminektomie C1 eine gewisse Besserung zeigten, ohne daß wieder eine Berufsfähigkeit erreicht werden konnte.

Die Bedeutung von erworbenen oder angeborenen Vorschäden beim Halswirbelsäulentrauma wird häufig noch nicht entsprechend gewürdigt, so daß keine adäquate Behandlung erfolgt. Bei rechtzeitiger suffizienter Diagnostik und Therapie, die in der Regel in dekomprimierenden und erforderlichenfalls stabilisierenden Maßnahmen besteht, sind durchaus Besserungen medullärer und radiculärer Ausfälle erreichbar.

Wirbelsäulenfrakturen bei der Spondylitis ankylosans (M. Bechterew)

I. Michiels und R. Apel

Orthopädische Universitätsklinik der Johannes Gutenberg-Universität (Direktor: Prof. Dr. J. Heine), Langenbeckstraße 1, D-6500 Mainz 1

Die Spondylitis ankylosans ist keine seltene Erkrankung. Durch gezielte rheumatologische bzw. orthopädisch-chirurgische Maßnahmen kann die Behinderung durch die Erkrankung weitgehend zurückgedrängt werden. Dennoch müssen die Beschwerden differenziert werden. So können sie Ausdruck des rheumatologisch-entzündlichen Prozesses sein, oder es kann sich im späteren Verlauf der Erkrankung um Myotendinosen handeln. Bei der schon knöchern durchbauten Wirbelsäule muß ein Schmerz immer besonders ernst genommen werden.

Bei Patienten mit M. Bechterew im Spätstadium mit radiologisch nachweisbaren Veränderungen im Sinne einer "Bambusstabwirbelsäule" müssen Schmerzen im Bereich der Wirbelsäule auch nach Bagatelltraumata immer bis zum Beweis des Gegenteils an eine Fraktur denken lassen.

Dabei ist die Rate neurologischer Komplikationen im Vergleich wesentlich höher. Ursächlich können hierfür drei Faktoren verantwortlich gemacht werden:

1. die ausgeprägte Osteoporose der Wirbelkörper,
2. das Fehlen von energieabsorbierenden Bewegungssegmenten,
3. der knöcherne Durchbau der ligamentären Strukturen.

Schilling prägte hier den Begriff des "spröden Stabes". Dieser "spröde Stab" mit seinen ungünstigen biomechanischen Eigenschaften bricht an seiner schwächsten Stelle. An der HWS liegt diese Stelle aufgrund der Hebelgesetze im Bereich der unteren Segmente.

Die Frakturen verlaufen hierbei meist durch die Bandscheibe und die verknöcherten hinteren Elemente, so daß jede Wirbelsäulenfraktur des Bechterew-Patienten als instabil angesehen werden muß.

Die Diagnose kann schwierig sein, da einmal die Fraktur im osteoporotischen Knochen nur schwer darstellbar ist, zum anderen, weil herkömmliche Einstelltechniken bei den eingesteiften Patienten nicht durchführbar sind.

Hier hilft die Szintigraphie, die die Lokalisation der Fraktur ermöglicht. Bei entsprechender Therapie kommt es wegen der schon von Schilling beschriebenen, beim M. Bechterew vorliegenden Verknöcherungsdiathese zum raschen knöchernen Durchbau der Fraktur. Je nach Lokalisation sind bei konservative Maßnahmen, wie Ruhigstellung im Mieder oder eine dorsale Spondylodese indiziert.

In der Literatur werden immer wieder sogenannte "Bechterew Spondylitiden" erwähnt, bei denen es sich häufig jedoch um Pseudarthrosen bei spät diagnostizierten Frakturen handelt. Dennoch sind bakterielle Spondylitiden in jedem Falle auszuschließen, auch hier hilft die Knochenszintigraphie bei der Differentialdiagnose.

Langzeitverlauf nach Tibiakopffraktur am arthrosegeschädigten Knie

P. Lobenhoffer und H. Tscherne

Unfallchirurgische Klinik der Medizinischen Hochschule (Direktor: Prof. Dr. H. Tscherne), Konstanty-Gutschow-Straße 8, D-3000 Hannover 61

Die Frage, ob ein arthrotisch vorgeschädigtes Gelenk auf eine Gelenkfraktur mit einem besonders ungünstigen Verlauf und einer massiven Arthroseprogredienz reagiert, wird kontrovers diskutiert. Wir gingen diesem Problem anhand der Tibiakopffraktur nach.

Material

Wir untersuchten retrospektiv 171 konsekutiv stationär behandelte Patienten mit Tibiakopffraktur aus dem Zeitraum 1981 bis 1985. 72% der Patienten wurden klinisch und radiologisch kontrolliert. 101 Fälle waren operiert worden. Die mittlere Nachuntersuchungszeit betrug 4,2 Jahre, die Frakturen wurden nach AO- und Moore-System klassifiziert. Der initiale und jetzige Röntgenbefund wurde auf einer 5stufigen Arthroseskala eingestuft. 37 Patienten wiesen bereits beim Unfall eine Gonarthrose Grad 1 und 2 auf und wurden als Arthrosegruppe separat ausgewertet. Alle wesentlichen Parameter bis auf das Alter waren in beiden Gruppen vergleichbar (A.: 59, keine A.: 42 Jahre).

Ergebnisse

Im Langzeitverlauf zeigten arthrotisch vorgeschädigte Knie keinerlei Unterschiede in der Arthroseentwicklung zum Restkollektiv (A.: + 1.23, keine A.: + 1.22 Grade der Arthroseskala). Der Lysholm-Score war in beiden Gruppen vergleichbar (A.: 67, keine A.: 67). Ungünstige Ergebnisse in der Arthrosegruppe waren eindeutig auf Achsenfehler und Gelenkinkongruenz zurückzuführen.

Schlußfolgerung

Durch exakte Reposition und frühfunktionelle Nachbehandlung lassen sich auch beim Arthroseknie nach Tibiakopffraktur gute Ergebnisse ohne wesentliche Arthroseprogredienz erzielen.

Vorschaden/Trauma – Konsequenzen für die Begutachtung in der gesetzlichen Unfallversicherung

E. Ludolph und G. Hierholzer

Berufsgenossenschaftliche Unfallklinik (Direktor: Prof. Dr. G. Hierholzer), Großenbaumer Allee 250, D-4100 Duisburg 28

Der Vorschaden ist abzugrenzen von der Schadenslage. Der Vorschaden ist eine unfallunabhängige Gesundheitsstörung, die klinisch manifest ist. Die Schadensanlage – Konstitution, Anomalien, degenerative Veränderungen – ist ein schadensgeneigter Vorzustand, der bis zu dem zu diskutierenden Ereignis keine Funktionseinbuße begründet. Die Frage nach der Schadensanlage ist die Frage nach der Kausalität. Die Frage nach dem Vorschaden ist die Frage nach der Einschätzung der MdE. Dies ist eine in Theorie und Praxis wichtige

Unterscheidung. Die fehlerhafte Diskussion des Vorschadens zur Kausalität führt wiederholt zu Fehlbeurteilungen.

Zum Vorschaden sind bei Einschätzung der MdE 3 Fallgruppen zu unterscheiden:

1. Vorschaden und Trauma betreffen verschiedene Organe, die in funktioneller Wechselwirkung stehen.
2. Die Unfallfolgen überlagern den Vorschaden.
3. Die Unfallfolgen verschlimmern den Vorschaden.

Einzuschätzen ist der individuelle Funktionsverlust bezogen auf die Vorerwerbsfähigkeit, die mit 100% anzusetzen ist.

Freie Vorträge zum Hauptthema V
Trauma bei Vorschäden

Vorsitz: U. Heim, Muri-Bern; J. Harms, Karlsbad

Operative Therapie der Osteogenesis imperfecta – Erfahrungen aus 105 Korrekturen

O. Wörsdörfer, R. Brenner und U. Vetter

Klinik für Unfallchirurgie, Plastische und Wiederherstellungschirurgie der Universität (Direktor: Prof. Dr. C. Burri), Steinhövelstraße 9, D-7900 Ulm

Die Osteogenesis imperfecta ist eine seltene angeborene Erkrankung des Binde- und Stützgewebes unterschiedlichster Expressivität. Die klinischen Zeichen sind eine ausgeprägte Osteopenie, abnorme Knochenbrüchigkeit, Skelettdeformierungen und ein oft grotesker Minderwuchs. Daneben finden sich fakultativ Kontrakturen oder eine Erschlaffung des Bandapparates.

Das im Vordergrund stehende orthopädische Problem stellt zum einen die Reduzierung der erhöhten Frakturrate und die Korrektur und Vermeidung von Skelettdeformierungen mit Funktionsausfall dar. Die bisher übliche Therapie durch Plattenosteosynthesen oder Soffield-Nägel konnten das Problem am wachsenden Skelett nicht lösen. Die Einführung des Teleskopnagels nach Bailey-Dubow eröffnete große Fortschritte in der operativen Therapie.

Ergebnisse

An insgesamt 39 Patienten mit vorwiegend schwer verlaufenden Formen der Osteogenesis imperfecta wurden insgesamt 105 korrigierende Osteotomien durchgeführt. Es wurden dabei am Oberschenkel 68 Nägel, am Unterschenkel 29, am Oberarm 6 und am Unterarm 2 Nägel implantiert. Wegen der speziellen Verankerungsprobleme am Unterschenkel wurden hierfür ausziehbare Schraubnägel entwickelt, von denen bisher 12 implantiert wurden. Allgemeine Komplikationen sind bei 2 Kindern mit maligner Hyperthermie (1) und intraoperativer Lungenembolie aufgetreten. Die lokalen Komplikationen sind: fehlendes Ausziehen (3), Auswandern (2) des Nagels am Unterschenkel, Infekt (1) und Pseudarthrose (2). Aufgrund der fehlenden Rotationsinstabilität treten bei multiplen Korrekturen im Oberschenkel Außenrotationsfehler (75%) auf.

Bei allen Kindern konnte eine Verbesserung der motorischen und funktionellen Entwicklung sowie des Wachstums erreicht werden.

Zusammenfassung

In der operativen Behandlung von Frakturen und Deformitäten bei Kindern mit Osteogenesis imperfecta sind durch die intramedulläre Schienung mit ausziehbaren Nägeln gute Ergebnisse zu erzielen. Plattenosteosynthesen oder Fixationen nach der Soffield-Technik werden wegen der hohen Versagerquote von uns abgelehnt.

Erfahrungen mit Knochenbrüchen bei Morbus Paget

E. Sim, J. Dremsek und H. Matuschka

Unfallkrankenhaus Meidling (Vorstand: Prim. Univ.-Doz. Dr. H. Kuderna), Kundratstraße 37, A-1120 Wien

Im Zeitraum von 1958–1986 wurden 37 Patienten mit Knochenbrüchen bei Morbus Paget behandelt: 21 Oberschenkel-, 6 Schienbein- und 4 Oberarmfrakturen, je 1 Kniescheiben-, Schädel-, Hüftpfannen-, Speichenschaft-, Unterarm- und Ellenfraktur.

Die Fallzahlen sind klein, lassen aber bei den Oberschenkelfrakturen eine Aussage über den Behandlungserfolg zu.

Geschlechts- und Altersverteilung: Oberschenkelfrakturen: 13 weiblich, 8 männlich.

Patienten-Durchschnittalter: weiblich 74,7 Jahre, männlich 71,3 Jahre, gesamt: 73,4 (36–87).

Schienbeinfrakturen: 2 weiblich, 4 männlich, Patienten-Durchschnittsalter: weiblich 62 Jahre, männlich 63,7 Jahre, gesamt: 63,1 (54–73).

Oberarmfrakturen: 2 weiblich, 2 männlich, Patienten-Durchschnittsalter: weiblich 80 Jahre, männlich 76,5 Jahre, gesamt: 78,2 (76–81).
    Überraschenderweise fanden sich keine pertrochanteren oder Schenkelhalsfrakturen.

Bruchformen: Bis auf einen subtrochanteren Oberschenkeldrehbruch fanden sich ausschließlich Biegungsbrüche, inkomplette Frakturen fanden sich an der Konvexität der Schienbeine.

Frakturlokalisationen: Oberschenkel: 7 im proximalen, 7 im mittleren Schaftdrittel, 5 subtrochanter, 1 im distalen Schaftdrittel, 1 supracondylär.

Schienbein: 3 inkomplette Konvexitätsfrakturen, 2 im mittleren Schaftdrittel, 1 infracondylär. *Oberarm:* 2 im mittleren, 2 im distalen Schaftdrittel.

Behandlung: Oberschenkelfrakturen: proximales Schaftdrittel (7): 5mal offene Oberschenkelmarknagelung und Cerclagen, 1mal statische, 1mal dynamische Verriegelungsnagelung. *Mittleres Schaftdrittel (7):* 3mal offene OSMN und Cerclagen, 2mal gedeckte OSMN, 1mal elastische Condylennägel, 1mal keine Therapie (Umbauzone). *Subtrochanter (5):* 4mal offene OSMN und Cerclagen, 1mal steile Platte. *Distales Schaftdrittel (1):* offene OSMN und Cerclagen. *Supracondylär (1):* Extension. *Schienbeinfrakturen (6):* 5mal konservativ mittels Oberschenkelgipsverband, 1mal Unterschenkelmarknagelung. *Oberarmfrakturen (4):* 3mal konservativ (U-Schiene), 1mal Verplattung.

Die Kniescheiben-, Schädel- und Hüftpfannenfraktur sowie die Frakturen am Unterarm werden wegen der zu geringen Fallzahl nicht weiter abgehandelt.

Komplikationen: 1 Implantatbruch (steile Platte) bei subtrochanterer Oberschenkelfraktur (Ausheilung nach Valgisierung und Reosteosynthese mit Condylenplatte), 1 verzögerte Knochenbruchheilung nach offener OSMN (Ausheilung nach Phemisterspananlagerung, Nagelentfernung − neuerliche Konvexitätsfraktur − Keilresektion, Oberschenkelmarknagelung − Ausheilung).

Infektionen: traten in keinem der operativ behandelten Fälle auf.

Bei den Oberschenkelfrakturen lag in allen 21 Fällen ein inadäquates Trauma, bei den Oberarmfrakturen (6) 5mal ein adäquates, 1mal ein inadäquates Trauma, bei den Oberarmfrakturen (4): 3mal ein adäquates, 1mal ein inadäquates Trauma.

Zusammenfassung-Behandlung:

1. Die intramedulläre Stabilisierung stellt beim Oberschenkelbruch die Therapie der Wahl dar,
2. Korrekturosteotomien sind zu erwägen − die Multimorbidität des überalteten Patientengutes läßt dies jedoch kaum zu,
3. Plattenstabilisationen bei Oberschenkelfrakturen sind zurückhaltend zu beurteilen,
4. inkomplette Konvexitätsfrakturen sind konservativ schwer zur Ausheilung zu bringen,
5. Oberarmfrakturen können sowohl konservativ als auch operativ mit gutem Erfolg behandelt werden,
6. die Knochenbruchheilung ist bei der Osteodystrophia deform. nicht verzögert,
7. Marknägel sollen nicht entfernt werden.

Erfahrungen mit der Bündelnagelung bei pathologischen Humerusfrakturen

Th. Sennerich, W. Kurock und G. Ritter

Klinik und Poliklinik für Unfallchirurgie der Universität (Direktor: Prof. Dr. G. Ritter), Langenbeckstraße 1, D-6500 Mainz

Pathologische Humerusfrakturen werden in erster Linie durch osteolytische Metastasen, seltener durch primäre Knochenmalignome verursacht. Im Gegensatz zu den traumatischen Frakturen des Humerus kann hierbei der schmerzhafte Funktionsverlust nur operativ beseitigt werden. Operationstechnisch bietet sich bei humeruskopfnaher Lokalisation die Resektion mit endoprothetischem Ersatz an. Im Schaftbereich kommen üblicherweise Plattenosteosynthesen, meist in Verbindung mit Knochenzement als Verbundosteosynthese, oder aber Diaphysenprothesen zur Anwendung. Dabei ergeben sich insbesondere bei ausgedehntem Tumorbefall oder bei multiplen Osteolysen operationstechnische Schwierigkeiten durch die notwendige langstreckige Freilegung des Knochens. In jedem Fall ist der Nervus radialis gefährdet. Zusätzlich können Veränderungen des Hautweichteilmantels infolge der Grunderkrankung oder durch eine vorausgegangene Bestrahlung die Wundheilung in Frage stellen.

Auf Grund dieser Nachteile bevorzugen wir zunehmend auch bei pathologischen Humerusschaftfrakturen die Bündelnagelung als Osteosyntheseverfahren. Im eigenen Krankengut der Jahre 1978 bis 1988 waren unter 27 pathologischen Humerusfrakturen bei malignen Knochenerkrankungen 18 im Schaftbereich lokalisiert. Hierunter ließ sich lediglich im Falle eines Fibrosarkoms eine kurative Behandlung durch Exarticulation im Schultergelenk durchführen. Bei 14 Patienten war nur ein Palliativeingriff zur Frakturstabilisierung möglich. Dabei kam dreimal eine Verbundosteosynthese mit breiter AO-Platte und einmal eine Diaphysenprothese zur Anwendung. In 10 Fällen wurde die aufsteigende Bündelnagelung durchgeführt, darunter einmal als Verbundosteosynthese und einmal in Kombination mit Plattenosteosynthese und Knochenzement. Drei pathologische Humerusschaftfrakturen betrafen Patienten in stark reduziertem Allgemeinzustand, so daß keine Operation mehr möglich war.

Morbus Bechterew und HWS-Frakturen

Ch. Josten, M. Kayser und G. Muhr

Chirurgische Univ.-Klinik der Berufsgenossenschaftlichen Krankenanstalten "Bergmannsheil" Bochum (Direktor: Prof. Dr. G. Muhr), Hunscheidtstraße 1, D-4630 Bochum

Von 1982 bis 1987 wurden 11 Patienten mit einer instabilen Halswirbelsäulenfraktur in Kombination mit der Bechterewschen-Erkrankung behandelt. Das Durchschnittsalter belief sich auf 52,8 Jahre. Unfallursache war in 6 Fällen ein banaler häuslicher Sturz, in 3 Fällen in Kombination mit Alkohol.

Die Verletzungen verteilten sich wie folgt:

HWK 2/3	1 Verletzung,
HWK 4/5	2 Verletzungen,
HWK 5/6	3 Verletzungen und
HWK 6/7	5 Verletzungen.

Auffallend gering war die Zahl an Begleitverletzungen. Nur bei einem Patienten lag eine mehrfache Verletzung vor.

Über 70% der Patienten wies ein neurologisches Defizit auf, wobei in 6 Fällen eine inkomplette Tetraplegie und nur in 2 Fällen eine komplette Tetraplegie vorlagen. Ohne Neurologie waren 3 Patienten, wobei bei einem Patienten die Diagnose erst mehrere Wochen nach dem Unfall gestellt wurde. Die Patienten ohne neurologische Ausfallserscheinungen wurden konservativ mit dem Halo-Fixateur behandelt. Die durchschnittliche Dauer der Montage belief sich auf 3,3 Monate. Bei 6 Patienten mit neurologischen Ausfällen erfolgte die Operation, wobei in 5 Fällen die ventrale und in einem Fall die ventrale und dorsale Spondylodese zur Anwendung kam. Drei Patienten verstarben nach dem Unfall.

An Komplikationen in der Akutphase hervorzuheben ist die epidurale Blutung. Hier kann die schnelle Dekompression zum Rückgang der Neurologie führen. Zu beachten ist bei der primären Lagerung das Einhalten der kyphotischen Stellung, da eine weitere Dislokation zu einer zusätzlichen Schädigung des Rückenmarks führt.

Zusammenfassung

Die Behandlung einer wenig verschobenen HWS-Fraktur bei Morbus Bechterew ohne begleitende Neurologie kann im Hinblick auf die erhöhte osteogenetische Potenz konservativ durchgeführt werden. Beachtet werden müssen dabei unbedingt lagerungstechnische Probleme. Bei begleitender Neurologie ist die operative Stabilisierung im Hinblick auf die damit beschleunigte Rehabilitation angezeigt. Pulmonale und kardiale Faktoren (eingeschränktes Ventilationsvolumen, Herzrhythmusstörungen) führen zu nicht unerheblichen Problemen. Zu achten ist auf eine mehrsegmentige Fixation.

Der traumatische Bandscheibenvorfall bei degenerativ vorgeschädigter Bandscheibe

R. Steffen[1], H.R. Wittenberg[1], U. Oppel[1] und U. Bötel[2]

[1] Orthopädische Univ.-Klinik (Direktor: Prof. Dr. J. Krämer), Gudrunstraße 56, D-4630 Bochum
[2] Chirurgische Univ.-Klinik der Berufsgenossenschaftlichen Krankenanstalten "Bergmannsheil" (Direktor: Prof. Dr. G. Muhr), Hunscheidstraße 1, D-4630 Bochum

Beim Bandscheibenvorfall verlagern sich nach Zerreißung des Faserringes Nucleus- sowie feste Faserring- und ggf. Knorpelplattenbestandteile. Dies kann sowohl als Folge einer Gewalteinwirkung, als auch ohne besondere Ursache erfolgen.

Probleme in der Begutachtung ergeben sich aus folgenden Punkten: Der histologische Untersuchungsbericht hält nahezu regelmäßig eine Bandscheibendegeneration fest. Ursache ist die früh einsetzende Degeneration des Bandscheibengewebes, sodaß bereits ab dem dritten Lebensjahrzehnt bei fast allen Menschen entsprechende histologische Veränderungen nachweisbar sind. Dies ist auf die besondere Ernährungssituation der Bandscheibe zurückzuführen. Der Degenerationsnachweis kann so zur Klärung der Entstehungsursache nicht beitragen.

Nur bei schweren neurologischen Ausfällen wird die Diagnose unmittelbar nach dem Unfall gesichert. Der klinische Erstbefund ist häufig unzureichend dokumentiert. Die Diagnosesicherung von Bandscheibenvorfällen im Bereich der HWS erfolgte bei geringen neurologischen Ausfällen bis zu zehn Monate nach dem auslösenden Ereignis. *Die Auswertung der Gutachten,* die zur Anerkennung eines traumatischen Bandscheibenvorfalls führten, ergab vier cervicale und zehn lumbale Bandscheibenvorfälle. Die Unfallanalyse zeigte schwere Torsionsverletzungen ggf. unter Last. Bei fünf Patienten erfolgte bis zum Zeitpunkt der gutachterlichen Untersuchung eine konservative Behandlung, neun Patienten wurden operiert. Bei der Bewertung der MdE wurden anhaltende Funktionsausfälle und Operationskomplikationen wie das Postdiscotomiesyndrom berücksichtigt. Faßt man die Auswertung unserer Gutachten sowie die der Literatur zusammen, so sind wesentliche Kriterien für die Anerkennung eines traumatischen Bandscheibenvorfalls ein adäquates Trauma, ein enger zeitlicher Zusammenhang zwischen Beginn der klinischen Symptome und dem Unfall sowie ein diagnostischer Prolapsnachweis. Die Bandscheibendegeneration ist ab dem 30. Lebensjahr regelmäßig nachweisbar und kann somit zur Klärung der gutachterlichen Fragestellung nur unwesentlich beitragen.

Ein traumatischer Bandscheibenvorfall muß bei geeignetem Unfallmechanismus auch bei vorgeschädigter Bandscheibe anerkannt werden. Zum Nachweis des Vorschadens kann nicht allein auf den histologischen Degenerationsnachweis zurückgegriffen werden, hier ist auf eine entsprechende Anamnese oder sekundäre röntgenologische Zeichen eines Bandscheibenleidens Wert zu legen. Dies führt jedoch lediglich in der privaten Unfallversicherung zu einer Minderung der MdE.

Die Schulterprellung bei degenerativen Vorschäden der Rotatorenmanschette

F.W. Thielemann und U. Holz

Katharinenhospital (Chefarzt: Prof. Dr. U. Holz), Kriegsbergstraße 60, D-7000 Stuttgart 1

Die Diagnose einer Schulterprellung beim älteren Menschen führt häufig zu einer langanhaltenden Schmerzsymptomatik und Arbeitsunfähigkeit, zu deren Behebung eine Vielzahl therapeutischer Maßnahmen getroffen wird, die in einem Teil der Fälle nicht den gewünschten Erfolg bringen.

In unserem Krankengut gaben 60 von Hundert Patienten ein Unfallereignis in der Vorgeschichte an. Der Zeitraum seit diesem Ereignis wurde mit 4 Wochen bis 6 Jahren, im Durchschnitt mit 9 1/2 Monaten, angegeben. Überwiegend fand sich ein Defekt der Rotatorenmanschette, gefolgt von einer Tendinosis calcarea meist mit einer reaktiven Bursitis subacromialis. Wenn man nun analysiert, welche Diagnosen durch eine alleinige klinische Untersuchung zu stellen sind, so ist dies nur beim Impingement und der Ruptur der LBS der Fall. Bei den übrigen Diagnosen ist die Hinzuziehung weiterer diagnostischer Verfahren notwendig.

Dabei bietet die Röntgenuntersuchung wenig spezifische Hinweise, die Sklerose des Tub. majus ist ein uncharakteristischer Befund, die Omarthrose oder AC-Gelenkarthrose sind keine entscheidenden Hinweise. Lediglich die AC-Gelenkarthrose wird häufiger bei einer gleichzeitigen Ruptur der Rotatorenmanschette gefunden.

Die Hinzuziehung der Sonographie bietet spezifische Informationen. Die Diagnose der Partialruptur oder Ruptur der Rotatorenmanschette kann mit hoher Sicherheit durch die Sonographie gestellt werden. Die Ruptur wurde immer arthrographisch bestätigt.

Die obligate Mituntersuchung der gegenseitigen Schulter ergibt eine gute Information über die individuelle Degeneration der Schultergelenkweichteile, wie sie sich durch die alltäglichen Belastungen des Arbeitslebens entwickelt haben. Hier finden sich einige Rupturen und Partialrupturen, die symptomatisch sind. Vor allem bei Begutachtungen der Zusammenhangsfrage zwischen Trauma und Defektbildung im Bereich der Rotatorenmanschette erscheint uns dies hilfreich, da in der Mehrzahl der Fälle bei einer vorhandenen Ruptur auf der zu beurteilenden Seite eine Partialruptur oder Ruptur auf der Gegenseite vorliegt, die jedoch keine Beschwerden verursacht.

Eine exakte Anamneseerhebung und eine korrekte klinische Untersuchung des Schultergürtels und der Nachbarstrukturen sollte am Anfang jeder Diagnostik stehen. Die diagnostische Trefferrate von 40% kann durch die Auswertung von korrekt angefertigten Röntgenaufnahmen auf 80% erhöht werden. Mit einer Sonographie kann die diagnostische Sicherheit weiter erhöht werden (92%) und die Indikation für die invasiven Untersuchungsmethoden kann zuverlässiger gestellt werden und ist in einer geringeren Zahl nötig.

Die Rekonstruktion der Rotatorenmanschette beim Vorschaden

P. Habermeyer, P. Krueger und L. Schweiberer

Chirurgische Klinik Innenstadt und chirurgische Poliklinik der LMU (Direktor: Prof. Dr. L. Schweiberer), Nußbaumstraße 20, D-8000 München 2

Im Zeitraum 6/1963 mit 6/1987 wurden an der Chirurgischen Klinik Innenstadt der LMU München 130 Patienten mit Rupturen der Rotatorenmanschette versorgt. In der Anamnese hatten 30% der Patienten ein direktes, adäquates Trauma aufzuweisen, 70% ein Bagatelltrauma. Schlüsselt man das Erkrankungsalter entsprechend der bei der Operation gefundenen Defektgröße auf, so bestand ein direkter Zusammenhang zwischen Alter und Defektausmaß. Um Rupturen bis 3 cm Größe (Grad I und II nach Bateman) handelt es sich bei 40% der Patienten in einem Durchschnittsalter von 50 Jahren. Defekte größer als 3 cm (Grad III und IV nach Bateman) hatten 60% der operierten Patienten, ihr Durchschnittsalter betrug 56 Jahre. Aus dem relativ hohen Prozentsatz von degenerativen Rupturen und dem Anstieg der Defektgröße mit wachsender Jahreszahl zeigt sich, daß es sich um eine Verletzung auf dem Boden eines degenerativen Vorschadens handelt. Vor diesem Hintergrund sollen die Ergebnisse von 101 Rekonstruktionen der Rotatorenmanschette des Zeitraumes 1984 mit 1986 kritisch bewertet werden. Die Nachuntersuchung erfolgte nach der algo-funktionalen Analyse von Patte und Duplay, entsprechend den Vorschlägen der Europäischen Gesellschaft für Schulter- und Ellenbogenchirurgie (maximal erreichbare Punktezahl: 100).

Es zeigte sich, daß das Ergebnis von der Operationstechnik abhängig ist. Eine einfache, direkte Sehnennaht erzielte im Durchschnitt 87,6 Punkte, die transossäre Sehnennaht 79,9, der technisch anspruchsvolle Sehnentransfer 65,3 Punkte und die nicht rekonstruktive Dekompressionsoperation nach Apoil und Dautry 68 Punkte. Der Erfolg korreliert aber auch mit dem Defektausmaß: Rupturen Grad I erzielten im Durchschnitt 89 Punkte, Grad II 82,3, Grad III 85 und die ausgedehnte Ruptur Grad IV nur 70 Punkte.

Op-Indikation nach Zweittrauma bei vorbestehender stummer Scaphoid-Pseudarthrose

J. Schaff, K. Werber und B. Claudi

(Manuskript nicht eingegangen)

Die Rolle des Traumas bei Vorschaden im Handgelenk insbesondere bei unerkannten Kahnbeinpseudarthrosen

P. Reill und S. Kruft

(Manuskript nicht eingegangen)

Der Einfluß des Vorschadens auf die Verfahrenswahl bei Fraktur des coxalen Femurendes

P.-M. Hax und E. Ludolph

Berufsgenossenschaftliche Unfallklinik (Direktor: Prof. Dr. G. Hierholzer), Großenbaumer Allee 250, D-4100 Duisburg 28

An der Berufsgenossenschaftlichen Unfallklinik Duisburg-Buchholz wurden von 1978 bis Mitte 1988 52 Patienten wegen einer Fraktur am coxalen Femurende behandelt, von denen 34 einen lokalen und 18 einen nicht lokalen, für die Behandlung aber relevanten Vorschaden aufwiesen. Es handelte sich um 30 Schenkelhals-, 13 per- und 9 subtrochantere Frakturen. Die Vorschäden und ihre jeweilige Häufigkeit sind in der Tabelle 1 aufgelistet. Selbstverständlich sind auch Kombinationen verschiedener Vorschäden denkbar.

Tabelle 1. Hüftgelenknahe Fraktur bei Vorschaden (n = 52)

	n
Arthrose	14
Prothese	7
Maligne Osteolyse	6
Benigne Osteolyse	3
Zustand nach Poliomyelitis	2
Schalenprothese	1
Coxa vara	1
Osteoporose	10
Amputation	5
Para-/Hemiplegie	3

Die besonderen Gesichtspunkte der Verfahrenswahl, der Bestimmung des zeitlichen Behandlungsablaufes und der Prognose werden anhand typischer Fallbeispiele erörtert.

Probleme der Therapie distaler Femurfrakturen bei Vorschäden

H.-G. Breyer und R. Rahmanzadeh

Klinikum Steglitz der FU, Abteilung für Unfall- und Wiederherstellungschirurgie (Direktor: Prof. Dr. R. Rhamanzadeh), Hindenburgdamm 30, D-1000 Berlin 45

Frakturen im Kniegelenksbereich erfordern in der Regel eine exakte Rekonstruktion, um Spätfolgen für das Gelenk zu verhindern. Liegt bereits ein Vorschaden im Sinne einer Arthrose vor, so wird, abhängig vom Arthrosegrad, zwischen den Alternativen der Gelenkrekonstruktion und dem endoprothetischen Gelenkersatz entschieden werden müssen. Weitere lokale Vorschäden wie Achsenfehlstellungen, Bandinstabilitäten, Kniesteife, Osteoporose, Zustand benachbarter Gelenke u.a. sind zusätzlich zu berücksichtigen.

Bei den 83 Patienten, die in den Jahren von 1975 bis 1988 in unserer Klinik wegen distaler Femurfrakturen behandelt wurden, lagen in 26 Fällen lokale oder systemische Skeletterkrankungen vor, davon in 11 Fällen eine manifeste Gonarthrose und in 13 eine höhergradige Osteoporose.

Trotz der Vorschäden wurde der Rekonstruktion des Kniegelenkes der Vorzug gegeben. Von den 83 Patienten wurden nur 4 konservativ behandelt. Die 24 Patienten mit lokalen Vorschäden wurden alle operiert. Bei 23 Patienten erfolgte die Rekonstruktion und die Osteosynthese mit 95°-Condylen- oder -Abstützplatten, wobei häufig zusätzliche Maßnahmen wie Cerclagen, zusätzliche Plattenosteosynthesen, autologe Spongiosaplastik oder die Implantation von Zementplomben im Sinne der Verbundosteosynthese zur Anwendung kamen. Nur in einem besonderen Fall wurde primär eine Kniegelenkprothese implantiert.

Die Verläufe bei 53 nachuntersuchten Patienten zeigen, daß die Gelenkrekonstruktion trotz der Vorschäden sinnvoll ist, weil die Komplikationsrate der Osteosynthese gering ist und der degenerative Gelenkschaden nach dem Trauma keine wesentliche Progredienz zeigt.

Arthroskopische Befunde bei erneutem Knietrauma und alter vorderer Kreuzbandruptur

T. Tiling, K. Röddecker, J. Klein und M. Edelmann

(Manuskript nicht eingegangen)

Behandlungsprobleme der Tibiakopffraktur beim alten Menschen

L. Gotzen, M. Sangmeister und H.O. Breithaupt

Klinik für Unfallchirurgie der Philipps-Universität (Direktor: Prof. Dr. L. Gotzen), Baldinger Straße, D-3550 Marburg

Von 38 Patienten über 60 Jahre mit einer Tibiakopffraktur aus dem Zeitraum Januar 1985 bis August 1988 waren 2/3 weiblichen und 1/3 männlichen Geschlechts. Das Durchschnittsalter lag bei 71 Jahren. Bei der Aufschlüsselung nach dem Frakturtyp überwogen bei weitem mit 20/38 die lateralen Impressions- und Spaltimpressionsfrakturen. Während von allen anderen Frakturen (18/38) 11 konservativ und nur 7 operativ versorgt wurden, ergab sich bei 17 von den 20 Impressions- und Spaltimpressionsbrüchen die Notwendigkeit zur Operation. Charakteristisch für dieses Krankengut ist eine hohe Polymorbidität, ausgeprägte Osteoporose und meist erheblich Destruktion des lateralen Tibiaplateaus. Die Gelenkflächen sind nicht nur tief imprimiert und stark abgekippt, sondern meist auch multipel in sich zerbrochen. Die Randpartien des lateralen Tibiakopfes bleiben meist als dünne zerbrechliche Schale stehen. Hinzu kommen die altersbedingten Schwierigkeiten der Nachbehandlung.

Für die Hebung der zerbrochenen Gelenkflächen hat sich bei uns neben der Stößeltechnik ganz besonders die Meißeltechnik bewährt. Hierbei wird in genügendem Abstand von der Einstauchungszone parallel zum Imprimat ein Meißel entsprechender Breite vorsichtig zur Gegenseite eingeschlagen, mit dem die Gelenkfläche dann auf das korrekte Niveau angehoben wird. Nach Heben der Gelenkfläche verbleiben große Defekte in der osteoporotischen Tibiakopfspongiosa zurück. Es bedarf einer kompakten Defektauffüllung und soliden Abstützung der Gelenkflächen, wenn das Repositionsergebnis gehalten werden soll. Wir verwenden hierzu Span- und Blocktransplantate aus allogenem Knochenmaterial. Sie werden zur Defektauffüllung und Gelenkflächenabstützung in den Tibiakopf eingebolzt.

Bei zehn Frakturen wurde neben der üblichen Abstützungsosteosynthese mit L- oder T-Platte eine zusätzliche Ringplatten-Abstützung vorgenommen. Hierbei handelt es sich um eine aufgebogene Halbrohrplatte, die, unter die L- oder T-Platte plaziert, bandartig um den lateralen Tibiakopf angelegt wird und das Plateau zusammenhält. Nur mit dieser Technik läßt sich oftmals eine ausreichende Stabilität erzielen.

Vorschaden und Trauma — Ihre Wertigkeit bei der Begutachtung der Patellaluxation bei Kindern und Jugendlichen

E. Ludolph und P.M. Hax

Berufsgenossenschaftliche Unfallklinik (Direktor: Prof. Dr. G. Hierholzer), Großenbaumer Allee 250, D-4100 Duisburg 28

Im allgemeinen Sprachgebrauch umfaßt der Begriff "Vorschaden" den die Schadensentstehung und den Schadensverlauf beeinflussenden Vorzustand. Versicherungsrechtlich ist für die gesetzliche Unfallversicherung zwischen Vorschaden und Schadensanlage zu unterscheiden. Der Vorschaden ist problematisch bei Einschätzung der MdE, die Schadensanlage bei Beurteilung der Kausalität. Die Patellaluxation im jugendlichen Alter wird in aller Regel mitverursacht durch Normabweichungen des Kniegelenkes. Zu gewichten ist die Teilursächlichkeit von äußerem Ereignis und Schadensanlage. Keine Argumente für die Begründung der Kausalität eines versicherten Ereignisses ist der Hinweis, daß die individuelle Erwerbsfähigkeit versichert sei, daß das Gelenk viele Jahre Beanspruchung und Belastung toleriert habe, daß das Verletzungsbild eindrucksvoll sei. Entscheidend ist der Verletzungsmechanismus. Zu den einzelnen schädigenden Einwirkungen besteht in der Literatur keine volle Übereinstimmung. Abzustellen ist auf eine gewaltsame, überraschende Beanspruchung des Gelenkes in Valgus-Außenrotation oder Innenrotation-Extension.

Der gesetzlich versicherte Krankenhausunfall bei unabhängigen Vorschäden — Eine Abgrenzung der gesetzlichen Haftung und gutachterlichen Aspekte

K.H. Müller

Klinik für Unfall- und Wiederherstellungschirurgie (Leiter: Prof. Dr. K.H. Müller), Klinikum Barmen der Stadt Wuppertal, Hausnerstraße 40, D-5600 Wuppertal 2

Nach § 539 der RVO sind Personen gegen Arbeitsunfall versichert, denen von einem Träger der *gesetzlichen* Krankenversicherung oder der ihnen gleichgestellten Kassen stationäre Behandlung gewährt wird. Für den Kreis der Versicherten ist in der Regel die Verwaltungs-Berufsgenossenschaft zuständig. Nicht versichert sind Unfälle während stationärer Behandlung, für die eine Privatkasse Kostenträger ist. Dabei ist es unerheblich, ob der Patient Leistungen einer privaten Zusatzversicherung in Anspruch nimmt oder Mehrkosten einer anderen Pflegekasse selbst zahlt. Umgekehrt besteht bei Selbstzahlern mit Wahlleistung Arzt, wenn sie die allgemeine Pflegeklasse in Anspruch nehmen, Versicherungsschutz, weil dann die Krankenkasse die stationäre Behandlung gewährt. Leistungspflicht entfällt, wenn der Kostenträger ein Sozialhilfeträger, ein Versorgungsamt oder eine gesetzliche Unfallversicherung ist. Die versicherte Tätigkeit des Patienten besteht grundsätzlich darin, daß er sich zur Durchführung der medizinischen Behandlung in dem ihm fremden Gefahrenbereich einer Heilbehandlungsstätte aufhält und bei der Durchführung der Behandlung mitwirkt. Zwischen dieser "Tätigkeit" und dem Unfall muß ein ursächlicher Zusammenhang bestehen. Eine haftungsbegründende Kausalität besteht nicht bei Tätigkeiten, die rechtlich wesentlich allein dem privaten Bereich zuzuordnen sind, also nur zufällig mit dem stationären Aufenthalt in Verbindung stehen (*Beispiel:* Kioskbesuch). Eine an sich privaten Interessen dienende Tätigkeit wird jedoch zu einer versicherten, wenn sie selbst ein wesentliches Moment der stationären Behandlung ist (*Beispiel:* Parkspaziergang als Erholung, auch ohne ärztliche Verordnung). Allgemein bekannt ist, daß kein Versicherungsschutz bei Unfällen aus innerer Ursache besteht (*Beispiel:* Sturz bei Kreislaufkrise). Ein Unfall aus innerer Ursache liegt nicht vor, wenn er ursächlich auf das Wegrutschen einer Gehstütze zurückzuführen ist. Nicht versichert ist das medizinische Behandlungsrisiko sowohl aus der ärztlichen Behandlung selbst, wie auch durch medizinisches Personal, die als Hilfskräfte des Arztes tätig werden. Dies gilt unabhängig, ob menschliches oder technisches Versagen vorliegt (*Beispiel:* Schaden durch Kurzschluß eines Elektrocauters). Die Einbeziehung stationärer Behandlung in die gesetzliche Unfallversicherung hat nicht zu einer heimlichen Ablösung der Arzthaftung geführt. Es besteht Versicherungsschutz, wenn der Unfallverletzte besonderen, mit einem Krankenhaus verbundenen Gefahren erlegen ist, denen er normalerweise bei den häuslichen Gegebenheiten nicht begegnet wäre und die der Heilbehandlung dienen. Hierunter fällt auch das Krankenhausbett, weil es gegenüber den häuslichen Verhältnissen überdurchschnittlich hoch ist. Eine Anerkennung aus defekten Gerätschaften scheidet ebenso aus, wie die Anerkenntnis von Unfällen, wenn der krankheitsbedingte Zustand vorausschauend zusätzliche Behandlungsmaßnahmen erfordert hätte. Versichert sind Wege von und zu stationären Behandlungen und Unfälle bei Arbeitsübungen als Belastungserprobung und Arbeitstherapie. Ein Anspruch auf Verletztenrente besteht nur dann nicht, wenn völlige Erwerbsunfähigkeit zum Unfallzeitpunkt vorgelegen hat. Verfügt der Versicherte unter Ausnutzung der Arbeitsgelegenheit über eine im allgemeinen Berufsleben verwertbare Erwerbsfähigkeit, dann ist eine Einschätzung der MdE im Sinne der RVO anzunehmen.

VI. Experimentelle Unfallheilkunde

Vorsitz: C. Burri, Ulm; K.M. Stürmer, Essen

Periostschädigung oder Stress-protection als Ursache der Porose im Plattenlager? Ein tierexperimenteller Rechts-Links-Versuch

K.M. Stürmer und H.J. Scholten

Universitätsklinikum Essen, Abteilung für Unfallchirurgie (Direktor: Prof. Dr. K.P. Schmit-Neuerburg), Hufelandstraße 55, D-4300 Essen

Nach Plattenosteosynthese kommt es zu einer ausgeprägten Umbautätigkeit und Porose des Knochens im Plattenlager. Es stehen sich zwei unterschiedliche Erklärungen für dieses Phänomen gegenüber: biomechanisch durch "Stress-protection" des Knochens unter unelastischen Metallplatten oder biologisch durch Knochennekrose wegen vasculärer Periostschädigung.

Zur Klärung dieser Fragen wurde in zwei Rechts-Links-Versuchen an der Tibia bei 40 über 5 Jahre alten Schafen der Knochenumbau unter herkömmlichen Metallplatten (6-Loch-AO mit 4,5 mm Schrauben) mit demjenigen unter gleichartigen hochelastischen Teflonplatten quantitativ verglichen. Der Elastizitätsmodul der Teflonplatte ist um das 400fache kleiner, als derjenige von AO-Stahl (E-Modul AO-Stahl $\approx$ 200 000 N/mm^2, Knochen $\approx$ 20 000 N/mm^2, PTFE [Teflon] $\approx$ 540 N/mm^2), so daß die "Stress-protection" durch die Teflonplatte praktisch zu vernachlässigen ist. Bei der ersten Versuchsgruppe wurde das Periost unter der Platte erhalten, bei der zweiten wurde es mit Schablone exakt im Plattenlager reseziert. Alle Schrauben wurden rechts und links mit einem einheitlichen Drehmoment von 30 kp · cm eingesetzt. Hierzu dienten Metallbuchsen in den Teflonplatten. Das gesamte Plattenlager wurde bei Versuchsende nach 8 Wochen unentkalkt in Serien-Schnitten quer aufgearbeitet: polychrome Fluorescenzmarkierung, Fuchsinfärbung, Mikroangiographie, Mikroradiographie.

Im corticalen Plattenlager sieht man eine gut abgegrenzte Umbauzone mit allen Phasen des Haversschen Umbaus. Die übrige corticale Circumferenz ist nahezu ohne frische Umbauvorgänge. Unmittelbar unter der Platte findet sich meist noch ein Anteil völlig reaktionslosen Knochens. Der ursprüngliche Knochen der Umbauzone erweist sich bei der Beurteilung der Zellstrukturen als avasculäre Nekrose, erkennbar an den lytischen und pyknotischen Osteocyten. Es handelt sich also um einen Umbau zur Regeneration von totem Knochen. Die Nekrosezone stimmt mit der Ausdehnung der Umbauzone exakt überein. Schont man das Periost, so ist die Umbauzone im Plattenlager bereits optisch deutlich kleiner als bei reseziertem Periost.

In der Umgebung der Schrauben findet zusätzlich ein allein durch die Schrauben bedingter Umbau statt, der die eigentlich gesuchten Effekte der "Stress-protection" und der

Periostschädigung überlagert. Nur im Mittelsegment unter der Platte besteht eine 10 mm lange Strecke ohne Irritation durch Schraubeneffekte. Daher wurden nur die Mittelsegmente mit dem Microvideomat-II (Zeiss) quantitativ ausgewertet und einer zweifaktoriellen Varianzanalyse unterworfen. Zwischen dem Umbau unter Metall und Teflon ergibt sich statistisch im Rechts-Links-Vergleich kein Unterschied; die Wahrscheinlichkeit beträgt 50% für jede Gruppe. Bei Schonung des Periosts ist dagegen der Umbau signifikant geringer als bei Resektion, wobei sogar $p < 0{,}005$ ist. Bei reseziertem Periost beträgt der Anteil der Umbauzone am Cortex unter Metall 11,15% und unter Teflon 10,30%, bei Schonung des Periosts unter Metall 4,16% und unter Teflon 3,80%. Bezogen auf die Wanddicke der Corticalis wird entweder 1/5 oder über die Hälfte der Schicht nekrotisch.

Für die klinische Praxis ergibt sich aus diesen Beobachtungen die Forderung, das Periost intraoperativ peinlich zu schonen und nicht subperiostal, sondern epiperiostal zu präparieren. So wird nicht nur die spätere Porosierung des Knochens vermindert, sondern auch die Infektionsgefahr entscheidend gesenkt; denn der aus der Klinik bekannte Plattenlagerinfekt erfaßt auch im Tierversuch exakt die beschriebene Nekrosezone. Als weitere Konsequenz aus diesen Untersuchungen muß allerdings die kritische Frage gestellt werden, ob es überhaupt sinnvoll ist, nach elastischeren Materialien für Osteosyntheseplatten zu suchen? Bezogen auf den Untersuchungszeitraum von 8 Wochen ist eindeutig die Nekrose infolge Periostschädigung und nicht die "Stress-protection" des Knochens durch die unelastische Platte Ursache der Porose im Plattenlager.

Überbrückung größerer Knochendefekte mit verschiedenen Implantatmaterialien

H.-J. Wilke, L. Claes und A. Meschenmoser

Labor für experimentelle Traumatologie der Abteilung Chirurgie III (Leiter: Prof. Dr. L. Claes), Universität Ulm, Oberer Eselsberg 7, D-7900 Ulm

In den letzten Jahren wurde eine Vielzahl verschiedener Implantatmaterialien mehr oder weniger erfolgreich eingesetzt, um größere Knochendefekte zu überbrücken.

Diese tierexperimentelle Untersuchung sollte zeigen, welche Bedeutung die spezifischen Eigenschaften verschiedener Implantatmaterialien für die Fähigkeit einer Knochendefektüberbrückung haben. Die schalenförmigen Implantate beinhalteten in Längsrichtung 4 Kanäle und entsprachen in Form und Größe dem zu überbrückenden und zu ersetzenden corticalen Knochendefekt. Fünf verschiedene Implantatmaterialien wurden getestet: Tricalciumphosphat (TCP, Xeros 82) und Hydroxylapatit (HA, Xeros 80), beides hochdichte Keramiken mit einer Restporosität von weniger als 2%, Titan, ein PMMA Knochenzement (Sulfix) und Polyacetalharz (PAH). Bei je fünf Schafen pro Implantattyp wurde über den halben Durchmesser in der Diaphyse des rechten Metatarsus ein 20 mm langer Defekt gesetzt und mit einem Implantat überbrückt. Nach 16 Wochen wurden die Tiere getötet und von der Defektzone unentkalkte knochenhistologische Präparate hergestellt, die histomorphometrisch ausgewertet wurden. Einwachsen von gut vascularisiertem Gewebe in die Kanäle konnte bei allen Materialien festgestellt werden. Quantitative Bestimmungen des prozentualen Knochenanteils im Gewebe, das sich in den defektüberbrückenden Kanälen der Implantate gebildet hatte, zeigten signifikante Unterschiede. Der höchste Knochenanteil konnte für TCP mit 68,5% gefolgt von HA mit 63,3% festgestellt werden. Im Vergleich dazu wurde für Titan 22,9%, für PAH nur 6,1% und für PMMA-Knochenzement 17,7% neugebildeter Knochen gemessen. Diese Knochenneubildung fand bei den Keramikimplantaten hauptsächlich an der Gewebe-Implantatgrenze statt, während sich bei den anderen Implantaten nur vereinzelte Knocheninseln im Inneren der Kanäle formierten. Bei allen nichtkeramischen Materialien zeigte sich eine starke Bindegewebsschicht mit vielen Fibroblasten und einigen Fremdkörperriesenzellen.

Nach diesen Ergebnissen ist nicht nur die Vorgabe einer defektüberbrückenden Struktur (Leitschiene), sondern auch der materialspezifische Einfluß von Implantaten entscheidend.

Tierexperimentelle Untersuchungen zur Knochenmarkembolie

K. Wenda, G. Ritter, J. Ahlers und J. Rudigier

Klinik und Poliklinik für Unfallchirurgie (Direktor: Prof. Dr. G. Ritter), Universitätsklinikum, Langenbeckstraße 1, D-6500 Mainz 1

Mit der intraoperativen transösophagealen Echokardiographie konnten in den letzten Jahren große, mehrere Zentimeter lange sonographische Echos bei der Passage des rechten Herzens während Hüftprothesenimplantationen [1] und Marknagelungen [2] nachgewiesen werden. Die Echos traten immer nach Druckerhöhungen in der femoralen Markhöhle auf. Unklar war das Substrat dieses Echos. Einerseits erschien die Einschwemmung von Knochenmarkbestandteilen der beobachteten Größe durch die Gefäßkanäle des Femur unwahrscheinlich, andererseits fehlte eine andere plausible Erklärung.

Zur Klärung des Substrates der sonographischen Echos wurden im Tierexperiment definierte Drucke auf die femorale Markhöhle des Schafes appliziert, eine Sonographie der distalen Vena cava inferior durch eine Laparotomie durchgeführt und das Blut weiter proximal aus derselben Vene entnommen.

Mit der Versuchsanordnung konnten die großen sonographischen Echos als "gemischte Emboli" aus einem Knochenmarkskern und umgebender Apposition von thrombotischem Material identifiziert werden.

Die Beobachtungen erklären vielfach beobachtete pulmonale Beeinträchtigungen nach Druckerhöhungen in der femoralen Markhöhle und lassen eine Beteiligung der Knochenmarkeinschwemmungen bei der Thrombogenese möglich erscheinen.

Literatur

1. Ulrich et al. (1986) Intraoperative Transesophageal Two-dimensional Echocardiography in Total Hip Replacement. Arch Orthop Trauma Surg 105:274–278
2. Wenda et al. (1988) Zur Genese pulmonaler Komplikationen nach Marknagelosteosynthesen. Unfallchirurg 91:432–435

Mit allogenem Knochen armiertes myocutanes "composite graft" zum mikrochirurgischen Transfer. Tiermodell und Studie am Leichenpräparat

C. Braun, L.T. Dambe, H. Seiler und V. Bühren

Chirurgische Universitätsklinik, Abteilung Unfallchirurgie (Direktor: Prof. Dr. O. Trentz), D-6650 Homburg/Saar

Zur Lösung zweier Probleme der Transplantation von allogenen Knochensegmenten, dem verzögerten Ein- und Umbau des Transplantats und der Notwendigkeit eines gut vascularisierten Lagers, haben wir das ossär armierte myocutane "composite graft" konzipiert: In einem mikrochirurgisch transplantierbaren Muskel wird ein Knochensegment implantiert. Nach einigen Wochen zum vasculären Aufschluß des Knochens kann dieses "composite graft" transferiert werden.

Zur experimentellen Prüfung dieses vasculären Aufschlusses haben wir ein gestieltes Muskelbündel der Adductorenmuskulatur in ein allogenes Knochensegment eingezogen. Spendertiere waren DA-Ratten, Empfänger 20 beidseits zu operierende Lewis-Ratten. Die Auswertung erfolgte histologisch, fluorescenzmikroskopisch, mikroradiographisch und mikroangiographish bei 10 Tieren nach 6 Wochen, bei weiteren 10 Tieren nach 12 Wochen.

Mit allen Methoden ist bereits nach 6 Wochen eine deutliche Gefäßinvasion des Knochens und Besiedelung mit vitalen Zellen nachweisbar. Nach 12 Wochen ist die Vascularisation etwas stärker, es besteht erhebliche Knochenresorption.

Als Trägermuskel bei klinischer Anwendung wäre der M. latissimus dorsi praktikabel. Seine Gefäßversorgung wurde makroskopisch, angiographisch und histologisch an 20 Tuscheinjektionspräparaten untersucht. Angiographisch zeigt sich in allen Präparaten eine Zweiteilung der A. thoracodorsalis im Muskel. Konstant verläuft am Vorderrand des Muskels ein großes Gefäß. Auch die interstitielle Gefäßversorgung ist im vorderen Abschnitt in die Markhöhle eines Knochensegments. Nach Vascularisation kann der gesamte Muskel mikrochirurgisch transferiert werden.

Eine histologische Studie zur vascularisierten Kniegelenktransplantation im isogenen Rattenmodell

H. Rewitzer, G. Regel, F. Siemers und H. Tscherne

Medizinische Hochschule, Unfallchirurgische Klinik (Direktor: Prof. Dr. H. Tscherne), Konstanty-Gutschow-Straße 8, D-3000 Hannover 61

Einleitung

Die Transplantation von nicht-vascularisierten allogenen osteochondralen Gewebeanteilen hat sich in der Tumor- und Unfallchirurgie als klinisch anwendbar erwiesen. Die Überlebensfähigkeit dieser Transplantate ist mit zahlreichen Problemen verbunden. Primär vascularisierte Transplantate könnten von Vorteil sein; hierüber besteht jedoch kaum Erfahrung.

Methodik

Als Versuchsmodell wurde die Transplantation eines kompletten Kniegelenks an isogenen Ratten verwendet. Dazu wurden 24 Lewis-Ratten (12 vascularisiert, 12 nicht-vascularisiert) untersucht. Die Osteosynthese erfolgte mittels intramedullärer Schienung und axialer Knochencerclage. Der Gefäßstiel wurde von der Arteria und Vena femoralis isoliert und mikrovasculär anastomosiert. Die Anastomose wurde präterminal angiographisch dargestellt. Die Versuchsdauer betrug 8 Wochen. Die histologische Auswertung von Weichteilen und Knorpel-Knochen-Präparaten erfolgte in entkalkter und unentkalkter Technik mittels Mikrotomschnitten sowie Sägeschliffen und Oberflächenfärbungen. Die Auswertung wurde semiquantitativ durchgeführt.

Ergebnisse

Alle nicht-vascularisierten Transplantate zeigten frühzeitige Knochenheilungsstörungen in den ersten Wochen, mit Infekten und Nekrosen im gesamten Transplantatbereich. Periostale Knochenneubildung zeigte sich nur von der Empfängerseite und in keinem Fall am Transplantatknochen. Die Gelenkstruktur war zu zwei Dritteln deformiert oder zerstört, die Knorpelschicht überwiegend nekrotisch und zum Teil abgeschert. Die Muskulatur war in erhöhtem Maße cellulär infiltriert und ließ Faseratrophien erkennen. Bei den vascularisierten Transplantaten fanden sich in der Hälfte der Fälle eine vollständige oder partielle Osteotomieheilung sowie eine Kongruenz der Gelenkflächen. Die Anzahl der histologisch anfärbbaren Osteocyten war in dieser Gruppe deutlich erhöht, Aufbau und Zellformation des Gelenkknorpels vermehrt regulär. Die Muskulatur zeigte zu zwei Dritteln eine normale Faserstruktur mit geringeren cellulären Infiltraten. Komplikationen von Seiten der Osteosynthese waren in beiden Gruppen zu ca. 20% nachweisbar.

Schlußfolgerung

Die Studie läßt in Hinblick auf die Überlebensfähigkeit eines Gesamtgelenktransplantates bei isogenen Tieren die Vorteile eines mikrovasculären Gefäßanschlusses erkennen, allerdings sind zur endgültigen Beurteilung noch Langzeitergebnisse abzuwarten.

Experimentelle Erfahrungen mit einem bovinen, anorganischen Knochenersatzmaterial

W. Schlickewei[1], E.H. Kuner[1], Ch. Pauli[1] und R. Schenk[2]

[1] Chirurgische Universitätsklinik, Abteilung Unfallchirurgie (Direktor: Prof. Dr. E.H. Kuner), Hugstetterstraße 55, D-7800 Freiburg
[2] Anatomisches Institut der Universität (Vorstand: Prof. Dr. R. Schenk), CH-3000 Bern

Durch die Infektionsproblematik der homologen Spongiosaplastik gewinnen sterilisierbare, anorganische Knochenersatzmaterialien an Stellenwert. Mit einem neuen anorganischen bovinen, fein kristallinen Hydroxylapatit (Bio-Oss) liegt eine weitgehend von anorganischem Material freie Substanz vor, die weder immunologische noch entzündliche Veränderungen hervorruft. Die Struktur zeigt große Ähnlichkeit zu biogenem Knochenmaterial. Zur Anwendung liegen Corticalisgranulate, Spongiosagranulate und Spongiosablöcke vor.

An standardisierten, 5 mm im Durchmesser großen Bohrlöchern am distalen Femur bzw. der proximalen Tibia von Kaninchen wurden die verschiedenen Aufbereitungen des bovinen Hydroxylapatits eingebracht und im Verlauf mit polychromer Sequenzmarkierung der Knochenanbau markiert. Entsprechend wurde bei den Leerversuchen vorgegangen. Die Auswertung wurde nach 4 Wochen und 24 Wochen vorgenommen, um zusätzlich eine Aussage zum Abbau des eingebrachten Materials nach knöchernem Einbau treffen zu können. Die Präparate wurden histologisch ausgewertet. Die Resultate zeigen, daß im ersatzstarken Lager dem bovinen Hydroxylapatit (Bio-Oss) eine gute osteokonduktive Wirkung zugeschrieben werden kann. Die Leerversuche zeigen zudem, daß Defekte über einer bestimmten Bohrlochgröße beim Kaninchen nicht spontan regenerieren.

Insgesamt scheint sich aufgrund der vorliegenden Befunde eine klinische Anwendungsberechtigung im ersatzstarken Lager abzuzeichnen.

Poröse Kunststoffe als potentielle Knochenersatzmaterialien

T. Otterbach[1], H. Richter[1], W. Küpper[2] und Ch. Mittermayer[1]

[1] Abteilung für Pathologie (Direktor: Prof. Dr. Ch. Mittermayer), Klinikum RWTH, Pauwelsstraße, D-5100 Aachen
[2] Abteilung für Versuchstierkunde (Leiter: Prof. Dr. W. Küpper), Klinikum RWTH, Pauwelsstraße, D-5100 Aachen

Die Implantatverankerung bei permanenten Knochenersatzmaterialien ist ein noch nicht zufriedenstellend gelöstes Problem.

Neben mechanischen Fixationsmethoden (z.B. Verschraubung etc. oder Verankerung mit PMMA-Knochenzement) sind zwei weitere Methoden denkbar:

1. die direkte Implantation eines porösen Implantates in den Knochen und
2. der Einsatz von Composites aus biologisch abbaubaren Polymeren.

In der vorliegenden Arbeit werden 3 Polymere mit Hilfe von Zellkultur- und Tierversuchen auf ihre Biokompatibilität und das Einwachsverhalten des Gewebes in die Poren untersucht.

1. Dacron: PETP-patches, verwebt, Maschengröße ca. 200–300 µm
2. Vestolit: PVC-Folie 1 mm, ohne Weichmacher, Porengröße ca. 50 µm
3. 'BOP': Biocompatible Orthopaedic Polymer, Copolymer aus N-Vinyl-pyrrolidon-Methyl-metacrylat und Calciumgluconat mit Polyamidfasern verstärkt, Faserstrangstücke

Alle Materialien erwiesen sich in Zellkulturversuchen nach morphologischer, autoradiographischer Auswertung und Bestimmung der DNA- und Proteinsynthese als gut verträglich.

Die Ergebnisse der Tierexperimente nach subcutaner Implantation bei Inzuchtmäusen ergaben unterschiedliche Qualitäten.

Dacron ist ein lockerer, beweglicher Verbund, der eine längere Entzündungsreaktion und stärkere, bindgewebige Abkapselung induziert als die anderen Materialien.

Vestolit wurde sehr schnell von Bindegewebe infiltriert und ergab eine oberflächenrauhigkeitsbedingte Gewebereaktion. BOP zeigte die geringste Entzündungsreaktion. BOP und Vestolit stehen weitgehend mit dem umgebenden Gewebe ohne trennende Bindegewebsschicht im Verbund.

In allen drei Materialien wurde ausreichende Capillarneubildung festgestellt, die eine Gewebsernährung sicherstellt. Knochenimplantationen von BOP zeigen, daß sich bei diesem Material Zweiteingriffe zur Nagelentfernung erübrigen.

Die Ergebnisse lassen für Vestolit und BOP ein breites Anwendungsspektrum zur Defektauffüllung und zum Knochenersatz bzw. -aufbau wahrscheinlich werden.

Eignet sich Autoklavierung zur Sterilisation von Bankknochen? Experimentelle Untersuchungen

E. Lenz[1], R. Ascherl[2], H. Knaepler[3], B. Claudi[4] und G. Blümel[2]

[1] Kreiskrankenhaus, Chirurgische Abteilung (Chefarzt: Prof. Dr. F. Lechner), Auenstraße 6, D-8100 Garmisch-Partenkirchen
[2] Institut für Experimentelle Chirurgie der Technischen Universität (Leiter: Prof. Dr. G. Blümel), Ismaninger Straße 22, D-8000 München 80
[3] Klinik für Unfallchirurgie der Philipps-Universität (Direktor: Prof. Dr. L. Gotzen), Baldinger Straße, D-3550 Marburg/Lahn
[4] Chirurgische Klinik und Poliklinik rechts der Isar der Technischen Universität (Direktor: Prof. Dr. R. Siewert), Ismaninger Straße 22, D-8000 München 80

Besonders bei langstreckigen Defekten von Röhrenknochen stellt sich die Frage nach der Anwendungsmöglichkeit (konservierter) Corticalistransplantate (CTx). Bezüglich unterschiedlicher Ausgangssituationen (Trauma, Infektion, Tumor) sind verschiedene Konservierungsverfahren in Erwägung zu ziehen.

In den vorliegenden Versuchen wurden autoklavierte Corticalissegmente aus der Tibia von erwachsenen, männlichen Wistar-Ratten entnommen, bei 134°C autoklaviert und anschließend autogen bzw. allogen transplantiert. Als Kontrollgruppe dienten autogene bzw. allogene Frischtransplantate. Parameter für die Transplantatheilung waren radiologische Verlaufskontrollen, sowie histologische Untersuchungen an entkalkten und nicht entkalkten Schnitten (polychrome Sequenzmarkierung).

Nach der Beobachtungszeit von 12 Wochen sind die CTx sämtlicher Gruppen radiologisch, makroskopisch und mikromorphologisch knöchern eingeheilt. Die knöcherne Konsolidierung der allogenen CTx (frisch und autoklaviert) erfolgt im Vergleich mit den autologen CTx retardiert. Resorptions- und Revascularisationsvorgänge verlaufen nur sehr zögernd. Nach 12 Wochen ist vor allem in einigen präformierten Gefäßsystemen der Corticalis Revascularisation erkennbar, gefolgt von perivasculärer Osteogenese. Die Resorption vollzieht sich vor allem im Bereich der periostalen und endostalen Oberflächen der CTx.

Aufgrund der vorliegenden Ergebnisse ist es als sinnvoll zu erachten, durch Autoklavierung konservierte CTx in extremen klinischen Situationen anzuwenden (Tumoren, kontaminierte Fragmente, endoprothetische Operationen).

Die Induktionstheorie wird durch die Versuche in Frage gestellt, da nicht alle osteoinduktiven Substanzen hitzestabil sein können.

Zur Einheilung von allogener Corticalis unter Immunsuppression mit Cyclosporin A

R. Ascherl[1], R. Hipp[1], P. Gerl[3], K. Geißdörfer[1], M.L. Schmeller[1], B. Claudi[2] und G. Blümel[1]

[1] Institut für Experimentelle Chirurgie der Technischen Universität (Leiter: Prof. Dr. G. Blümel), Ismaninger Straße 22, D-8000 München 80
[2] Chirurgische Klinik und Poliklinik rechts der Isar der Technischen Universität (Direktor: Prof. Dr. R. Siewert), Ismaninger Straße 22, D-8000 München 80
[3] Kreiskrankenhaus, Chirurgische Abteilung (Chefarzt: Prof. Dr. F. Lechner), Auenstraße 6, D-8100 Garmisch-Partenkirchen

Fragestellung

Kältekonservierung, reduziert die Immunogenität von Bankknochen nicht; eigene experimentelle Untersuchungen (Spyra et al. 1988) belegen die Antigenität von Bankknochen. Gerade bei Massivtransplantaten könnte eine gleichzeitige Immunsuppression die Heilung beeinflussen. Am experimentellen Modell sollte daher die Transplantatheilung unter Immunsuprression mit Cyclosporin A überprüft werden.

Material und Methoden

Die Versuche erfolgten an erwachsenen Bastardkaninchen, bei denen ein 2 cm langer Diaphysendefekt im Bereich des mittleren Femur mit entsprechenden Corticalistransplantaten und Plattenosteosynthese überbrückt wurde. Als Parameter für die Transplantatheilung dienten die Dreiphasen-Skelettszintigraphie (^{99m}Tc-MDP), radiologische Verlaufskontrollen sowie mikromorphologische Untersuchungen an entkalkten und nicht entkalkten Präparaten. Die fluorochrome Markierung erfolgte 14tägig bis zur 8. Woche mit den Farbstoffen Xylenol-Orange, Tetracyclin, Calcein0Grün und Alizarin-Komplexon. Die autogenen und allogenen Frischtransplantate sowie die allogenen, kältekonservierten Bankknochen wurden jeweils mit und ohne Cyclosporin A-Gabe untersucht. Die Immunsuppression erfolgte über 4 Wochen mit einer täglichen intramusculären Dosis von 20 mg/kg KG. Als Standard wurde eine 7. Gruppe mit Leerdefekt ohne Transplantation mitgeführt.

Ergebnisse

Die Transplantatheilung von allogener Corticalis verläuft gegenüber dem autologen Transplantat grundsätzlich verzögert, dies betrifft auch die Resorptions- und Umbauvorgänge. Das Aktivitätsmaximum aller Transplantatgruppen liegt um die 4. postoperative Woche. Unterschiede ergeben sich nach 6 bis 8 Wochen insofern, als die allogenen Transplantate in der Spätphase ein noch erhöhtes Aktivitätsniveau aufweisen. Der direkte Vergleich zwischen den jeweils immunsupprimierten und unbehandelten Transplantaten ergibt in den

Cyclosporin A-Gruppen eine raschere Rückkehr zu physiologischen Aktivitätsniveaus, entsprechend den autologen Kontrollen.

Die mikromorphologischen Untersuchungen ergeben eine Einheilung an den Kontaktzonen zwischen Wirt und Transplantat in allen Gruppen. Verzögert wirkt sie, wie auch der Transplantatumbau, bei den allogenen Transplantaten. Die polychrom markierten Schnitte der immunsupprimierten Transplantate wirken gegenüber unbehandelten Tx etwas günstiger.

Schlußfolgerung

Eine gleichzeitige Immunsuppression freier allogener Corticalis mit Cyclosporin A erscheint klinisch insofern sinnvoll, als offensichtlich die Transplantatheilung verbessert wird. Andererseits wäre sie schon deshalb gerechtfertigt, weil das Transplantat nur bis zu seinem endgültigen Umbau eine zeitlich limitierte Immunsuppression braucht.

Osteoinduktive Eigenschaften HIV-inaktiver allogener Spongiosa

H.K. Mandelkow, H. Stützle, K.H. Hallfeldt und S. Kessler

Chirurgische Klinik Innenstadt der Universität München (Direktor: Prof. Dr. L. Schweiberer), Nußbaumstraße 20, D-8000 München 2

Ein entscheidender Nachteil der Fremdspongiosaübertragung ist die Gefahr der Infektion des Empfängers, insbesondere durch HIV. Die erste HIV-Infektion durch ein allogenes Knochentransplantat ist jetzt dokumentiert (MMWR 37, Oktober 1988).

Ziel der vorliegenden Untersuchung ist, Fremdspongiosa chemisch oder physikalisch so zu behandeln, daß HIV sicher inaktiviert wird, ohne daß die osteoinduktiven Eigenschaften der Knochenmatrix zerstört werden.

Material und Methode

Bei 7 Merinoschafen wurde in 8 standardisierte Tibiabohrungen von 6 mm Durchmesser allogene Spongiosa eingebracht, die 3 verschiedene HIV-Inaktivierungsverfahren unterzogen wurde:

1. Behandlung mit 80% Äthanol über 30 min bei 4°C, dann Lyophilisation.
2. Behandlung mit 25% Äthanol über 30 min bei 4°C, dann Lyophilisation.
3. Hitzebehandlung bei 60°C über 30 min im Wasserbad, Lyophilisation.

Zusätzlich implantierten wir unbehandelte allogene Spongiosa sowie frische autogene Spongiosa. Als Vergleich diente die Leerbohrung. Nach Markierung mit Calceingrün bestimmten wir morphometrisch 6 Wochen p. op. die Fläche des neugebildeten Knochens anhand fluorescenzoptischer, mikroradiographischer und histologischer Schnitte. Die Fläche des neugebildeten Knochens im Verhältnis zur Bohrfläche wird in Prozent angegeben.

Ergebnisse

Nach Implantation autogener Spongiosa war der Defekt 6 Wochen p. op. zu 92% ± 2,1 SEM durchbaut. Allogene Spongiosa füllte den Defekt zu 74% ± 8,5 SEM ohne signifikanten Unterschied zu alkoholbehandelter Spongiosa (76% ± 5,2 SEM nach 80% Äthanolbehandlung, 63% ± 5,2 SEM nach 25%-Äthanolbehandlung). Nach Hitzebehandlung war die Knochenneubildung gegenüber der Alkoholbehandlung vermindert (56% ± 8,5 SEM). Die spontane Knochenneubildung der Leerbohrung betrug 25% ±3,6 SEM.

Eine HIV-Inaktivierung allogener Spongiosa erscheint möglich, ohne die osteogene Potenz des Transplantats zu vermindern. Allerdings fehlt bisher der direkte Nachweis einer Virus-Inaktivierung im Knochengewebe.

Abhängigkeit der osteoinduktiven und osteostimulativen Kapazität allogener Knochengelatine von der Serum Ca-, P-, Calcitonin- und Parathormon-Konzentration

J.M. Rueger, P. Konold, J. Windolf und A. Pannike

Klinikum der Johann-Wolfgang-Goethe-Universität, Zentrum für Chirurgie, Unfallchirurgische Klinik (Direktor: Prof. Dr. A. Pannike), Theodor-Stern-Kai 7, D-6000 Frankfurt

Einleitung

Knochengelatine (KG) ist ein acellulärer Knochenmatrixextrakt, der nach allogener Implantation in der Muskulatur eine Osteoinduktion auslöst und bei Einbringen in Knochendefekte bestimmte Species dort die Reparation im Sinne einer Osteostimulation begünstigen soll. Um die Abhängigkeit dieser durch KG auszulösenden Effekte vom Calcium- und Vitamin D3-Gehalt der Nahrung zu überprüfen, wurde die Aktivität der KG nach ihrer Implantation in Ratten, die mit Kontrolldiäten ernährt worden waren, histomorphologisch und histmorphometrisch bestimmt. Weiter sollte festgestellt werden, ob durch den Einsatz von KG die in einer mangelernährten Tiergruppe zu erwartende Beeinträchtigung der knöchernen Heilung positiv beeinflußt werden könnte, und ob die Implantation von KG zu meßbaren Veränderungen von Serumparametern im Vergleich zu nichtimplantierten Kontrollen führen würde.

Material und Methode

Achtundvierzig adulte Spraque-Dawley Ratten wurden zwei Monate vor Versuchsbeginn auf Kontrolldiäten gesetzt. Die eine Hälfte der Tiere erhielt eine calciumfreie, Vitamin D3-arme Diät, die andere Hälfte eine Ernährung, die Calcium und Vitamin D3 in standardisierten Mengen enthielt; Haltung bei Kunstlicht. Zum Versuchsbeginn wurden bei allen Tieren sechs Bauchmuskeltaschen und bilaterale diaphysäre Femurbohrlochdefekte angelegt.

Die Tiere wurden in vier Gruppen zu jeweils 12 Tieren aufgeteilt:
Experimentelle Gruppe 1: Mangeldiät + Implantation der Bauchmuskeltaschen und Bohrlochdefekte mit KG. *Kontrollgruppe 1:* Mangeldiät ohne Implantation. *Experimentelle Gruppe 2:* Standarddiät + Implantation. *Kontrollgruppe 2:* Standarddiät ohne Implantation. Am Op-Tag bzw. 21 und 60 Tage postoperativ wurden bei allen Tieren die Serumspiegel der alkalischen Phosphatase, Calcium, anorganisches Phosphat, Calcitonin und Parathormon bestimmt. Jeweils sechs Tiere aus jeder Gruppe wurden am Tag 21 bzw. 60 getötet und unentkalkte Schnitte der Bauchmuskelimplantate und Femurpräparate hergestellt, die nach Anfärbung histomorphologisch und histomorphometrisch ausgewertet wurden.

Ergebnisse

Serumparameter: In Bezug auf alle bestimmten Serumparameter kann in beiden experimentellen Gruppen kein systemischer Effekt, ausgelöst durch die Implantation der KG, im Vergleich zu den jeweiligen Kontrollen beobachtet werden. Der langanhaltende Calcium- und Vitamin D3-Mangel führt in beiden mangelernährten Gruppen üer die Zeit zu einem Anstieg der anorganischen Phosphat- und Parathormon-Konzentration bei parallel dazu verlaufendem Abfall der Calcium- und Calcitonin-Konzentration im Serum. Ungeklärt ist der Anstieg der AP nach 60 Tagen in beiden implantierten experimentellen Gruppen.

Osteoinduktion: In den nichtimplantierten Kontrollgruppen kann in keinem Muskelpräparat eine Knochenbildung nachgewiesen werden. Nach 21 Tagen sind die Struktur- und Anbauparameter in der experimentellen Gruppe 1 größer als in der experimentellen Gruppe 2, dagegen zeigen sich nach 60 Tagen höchste Werte in den implantierten standardernährten Tieren. Die Resorptionsparameter sind zu jedem Zeitpunkt in den mangelernährten implantierten Gruppen am niedrigsten.

Osteostimulation: Bei der Bestimmung der Struktur- und Anbauparameter finden sich höchste Werte nach 21 Tagen in den Kontrollgruppen 1, 2. Nach 60 Tagen treten erstmals KG Effekte auf, d.h. oben genannte Parameter sind in der implantierten mangelernährten Gruppe größer als in der mangelernährten Kontrollgruppe, insgesamt jedoch deutlich kleiner als in beiden standardernährten Tiergruppen; hier ist die nicht implantierte Kontrollgruppe 2 der experimentellen Gruppe 2 in der Knochenbildung überlegen. Die Resorptionsparameter liegen nach 60 Tagen in beiden experimentellen Gruppen deutlich über den Kontrollen.

Diskussion, Zusammenfassung

Aufgrund der Ergebnisse ist davon auszugehen, daß der osteoinduktive Effekt von KG unabhängig, die osteostimulative Wirkung dieser Substanz sehr wohl vom Calcium und Vitamin D3-Gehalt der Nahrung abhängig ist. Der Beeinträchtigung der knöchernen Reparation in mangelernährten Tieren kann KG nur begrenzt gegensteuern. Der Versuch bestätigt erneut, daß KG ein starker Osteoinduktor ist, wogegen eine positive Beeinflussung der knöchernen Reparation ausbleibt.

Die Bedeutung der cellulären Abwehr bei Knochentransplantaten

F.W. Thielemann, U. Holz, G. Schwaiger und G. Herr

Katharinenhospital (Chefarzt: Prof. Dr. U. Holz), Kriegsbergstraße 60, D-7000 Stuttgart 1

Immunologisch differente Knochenzellen können in einem Empfänger nicht überleben. Für die immunogene Matrix ist anzunehmen, daß ihr Abbau nach der Transplantation ebenfalls eine Immunreaktion hervorruft. Diese Abwehrreaktion kann das wirksame Prinzip eines allogenen Knochentransplantates, nämlich die induktive Knochenbildung durch die Transplantationsmatrix, blockieren.

Um diese Fragestellung zu klären, haben wir in Ratten induktive Knochenmatrix vom Schwein implantiert und die Histologie der Knochenbildung verfolgt. Zusätzlich erfolgte eine immunhistochemische Charakterisierung der invadierenden Lymphocyten nach B- und T-Lymphocyten sowie der Makrophagen. Am Versuchsende wurde außerdem ein Antikörpersuchtest in Form eines Ouchterlony Immundiffusionstestes im Blut der Tiere vorgenommen.

Die Tiere wurden in 2 Gruppen eingeteilt, eine mit Gabe von Cyclosporin und die andere ohne jede Immunsuppression. Der reguläre Ablauf der induzierten Knochenbildung nach Implantation osteoinduktiver Matrix kann mit einer metaplastischen Knochenbildung umschrieben werden, die innerhalb von 20 Tagen abläuft.

In der Gruppe der nicht immunsupprimierten Tiere fand sich in der Implantatregion eine deutliche Infiltration von T- und B-Lymphocyten über den gesamten Versuchszeitraum. Auch die unspezifische celluläre Abwehr war in Form von Makrophagen bis zum Ende des Beobachtungszeitraumes nachweisbar. Gegen Ende nahm die Zahl ab, entsprechend einer zunehmenden Resorption des Implantates. Humorale Antikörper gegen die induktive Matrixfraktion konnten 24 Tage nach der Implantation nicht nachgewiesen werden. Eine Knochenneubildung war histologisch nicht nachzuweisen.

Die zweite Versuchsgruppe erhielt Cyclosporin A als Immunsuppressivum, das die Entstehung und Aktivierung von T-Lymphocyten verhindert.

Bei dieser Gruppe konnte nun eine Unterdrückung der T- und B-Lymphocyteninvasion festgestellt werden. Lediglich initial war eine wohl uncharakteristische Ansammlung solcher Zellen nachweisbar. Die unspezifische Abwehr war bei dieser Versuchsgruppe nicht beeinflußt. Humorale Antikörper waren nicht nachweisbar. Histologisch fand sich jetzt jedoch eine ungestörte induzierte Knochenneubildung, die der Implantation der xenogenen Matrix innerhalb der regulären Zeiträume folgte.

Zusammenfassend kann festgestellt werden, daß xenogene Matrix in der Ratte eine induzierte Knochenbildung auslöst. Diese induzierte Knochenbildung wird durch eine celluläre Immunität des Empfängers blockiert. Die Gabe von Cyclosporin A verhindert diese Blockierung und läßt damit die osteoinduktive Wirkung eines Transplantates/Implantates wieder zur Wirkung kommen.

Die Reaktion des Knochenlagers auf methotrexathaltigen Knochenzement – Tierexperimentelle Untersuchungen

J. Rudigier[1], J. Degreif[2], L. Rudig[2] und H. Wahlig[2]

[1] Klinik und Poliklinik für Unfallchirurgie (Direktor: Prof. Dr. G. Ritter), Langenbeckstraße 1, D-6500 Mainz
[2] Fa. E. Merck, Medizinische Forschung, D-6100 Darmstadt

Zur Verbesserung der Behandlungsmöglichkeiten bei pathologischen Frakturen infolge Tumormetastasen wurde von der Fa. E. Merck ein PMMA-Knochenzement entwickelt, der das Cytostaticum Methotrexat (MTX) enthält und diese Substanz in das umgebende Knochen- und Weichteillager abgibt. Im Hinblick auf die Frage, ob der MTX-haltige Knochenzement bei einer Verbundosteosynthese belassen werden kann oder wegen einer Schädigung des vom Tumor nicht befallenen Knochenlagers wieder entfernt werden muß, wurden MTX-haltige Knochenzemente in die rechte Femurmarkhöhle vom Kaninchen implantiert und nach 4 und 8 Wochen histologisch und mikroradiographisch im Vergleich mit der linken Seite, in die zusatzfreier Knochenzement implantiert worden war, untersucht. Die Fluorochrommarkierung der Tiere erlaubt mit Hilfe der Fluorescenzmikroskopie gemeinsam mit der mikroradiographischen Auswertung der speziell aufgearbeiteten unentkalkten Knochenschnitte eine Aussage über Art und Zahl der Umbauzonen und zudem eine quantitative Auswertung der Umbauzonen mit Hilfe elektronischer Histomorphometrieverfahren. Dabei waren die Mittelwerte auf beiden Seiten nahezu gleich, so daß kein Hinweis auf einen hemmenden Einfluß des zugemischten MTX auf die Umbauvorgänge im gesunden, nicht tumorbefallenen Knochenlager vorliegt.

Dies bedeutet, daß bei gesundem Knochenlager keine Bedenken gegen die Anwendung cytostaticahaltigen Knochenzementes bestehen.

Plastische Versorgung großer Hautdefekte durch kultivierte autologe Keratinocyten

O. Abri, P. Pleyer, V. Sakoman und E. Kraas

Krankenhaus Moabit, I. Chirurgische Abteilung (Chefarzt: Prof. Dr. E. Kraas), Turmstraße 21, D-1000 Berlin 21

Eine Möglichkeit zur plastischen Versorgung von Hautdefekten ist die Transplantation primär entnommener autolog kultivierter Plattenepithelien. Bedingung ist ein Kulturverfahren zur schnellen und sicheren Vermehrung von Keratinocyten. Gleichzeitig muß der Nachweis erbracht werden, daß transplantierte kultivierte Keratinocyten ein qualitativ verbessertes Ergebnis aufweisen.

Material und Methode

Nach Entnahme von 2 cm^2 Vollhaut erfolgte die Aufarbeitung als Explantatkultur in unterschiedlichen Nährmedien (Eagle, MEM, Ham F 12, M 199, RPMI 1640) mit verschiedenen Wachstumsfaktoren (Cholera-Toxin, EGF, Kälberserum) und Adhäsionsfaktoren (Poly-L-Lysin, autologem Plasma-clot, Fibrinkleber). Nach Ablösung des konfluierend gewachsenen Epithelrasens vom Flaschenboden wurden verschiedene Carriersysteme (Oleo-Tüll, Adaptic, Cuticerin) zur Übertragung auf das vorbereitete Wundbett überprüft. Bei 21 Patienten beiderlei Geschlechts zwischen 35 und 79 Jahren mit Ulcera cruris oder tiefen zweit- bzw. drittgradigen Verbrennungen erfolgte die alleinige Transplantation kultivierter Keratinocyten als auch die Transplantation kultivierter Keratinocyten in Kombination mit einer autologen Maschentransplantation (1:1,5/1:3).

Ergebnisse

Die kürzeste Anzuchtzeit von $T = 20 \pm 5$ Tagen eines mehrschichtigen Epithelrasens von $X = 25$ cm^2 setzte folgende Bedingungen voraus: Temp. = 37°C, pH = 7,4;

Adhäsionsfaktor: autologer Plasma-clot,
Nährmedium: RPMI 1640 mit 10%igem FKS und EGF und Cholera-Toxin,
Carrier: Cuticerin-Gaze.

Bei 17 Patienten mit epithelialen Wunden kam es zum vollständigen Wundverschluß bei gleichmäßiger Epithelialisierung der mit Zellkulturen versorgten Wundflächen. Im Vergleich dazu zeigten die lediglich steril abgedeckten epidermalen Hautdefekte verzögerte Wundheilung mit histomorphologisch nachgewiesener unregelmäßiger Epithelialisierung. Die dermal mit Mesh-graft und Zellkulturen transplantierten Wunden zeigten gegenüber den nur mit Mesh-graft gedeckten Wundanteilen ein regelrecht differenziertes, mehrschichtiges Plattenepithel mit leichter Hyperkeratose und deutlich vermehrtem Anteil elastischer

Fasern. In 4 von 21 Fällen kam es zum Verlust des Transplantates durch Infektion und Nachblutung.

Zusammenfassung

Die Transplantation kultivierter autologer Keratinocyten ergibt einen qualitativ und quantitativ adäquaten Hautersatz.

Allogene Keratinocytenkulturen zur Wunddeckung – Methode und erste klinische Ergebnisse

B. Strittmatter, B.U. von Specht, N. Böhm und E.H. Farthmann

Chirurgische Universitätsklinik, Abteilung für Allgemeinchirurgie (Direktor: Prof. Dr. E.H. Farthmann), Hugstetter Straße 55, D-7800 Freiburg

Ein nach wie vor ungelöstes Problem ist die frühzeitige Defektdeckung bei großflächigen Verbrennungen. Die ursprüngliche Idee der freien Epidermistransplantation stammt von Reverdin aus dem Jahre 1869. Seine auf Granulationsgewebe transplantierten Epidermisinseln zeigten zentrifugales Wachstum. Rheinwald und Green haben eine Methode zur Züchtung von Keratinocyten entwickelt und konnten somit die Epithelschicht in der Zellkultur herstellen. Gallico gelang es 1984 erstmals großflächige Verbrennungswunden mit kultivierten Epithelien zu decken. Da die Züchtung autologer Keratinocyten ca. 3 bis 4 Wochen dauert, ist eine frühzeitige Defektdeckung bei Verbrennungspatienten nur mit allogener, auf Vorrat gezüchteter Haut möglich. Bisher wurden 15 Patienten mit einer Erfolgsrate von 50% transplantiert. Probleme liegen in der bakteriellen Besiedelung der Transplantate. Es konnten bisher keine eindeutigen Abstoßungsreaktionen gefunden werden, wobei die Abstoßungsfragen noch offen diskutiert werden. Eine mögliche Erklärung ist, daß in der Kultur die Langerhans-Zellen, die für die Abstoßungsreaktion verantwortlichen Klasse II-Antigene bilden, zu Grunde gehen. Die histologische Untersuchung aller Biopsien aus dem Bereich der Keratinocytentransplantation zeigt eine flache Hautnarbe, regelrecht geschichtetes Plattenepithel, eine glatte Basalmembran, keine Reteleisten und wenig kollagene Fasern und kaum Entzündungsreste. Meshgraft hingegen zeigt histologisch eine hypertrophe Hautnarbe mit Hyperplasie und Hyperkeratose des Epithels, normale Reteleisten, eine gewellte Basalmembran und vermehrte kollagene Fasern mit Zeichen der chronischen Entzündung.

Die klinische Anwendung ist noch in der Evaluierungsphase. Es ist der Beginn einer neuen Möglichkeit, die das Problem der großflächigen Hautdeckung vielleicht einmal lösen kann. Die Zukunft liegt sicherlich in der Züchtung von vollwertigem Hautersatz mit den epidermalen Anhangsgebilden.

Freie Verträge zum Hauptthema VI
Experimentelle Unfallheilkunde

Vorsitz: G. Friedebold, Berlin; N. Haas, Hannover; L. Gotzen, Marburg; D. Wolter, Hamburg; H.U. Langendorff, Hamburg; V. Hendrich, Freiburg; G. Ritter, Mainz; K.-H. Müller, Wuppertal

Die Bedeutung der Revascularisierung eines freien Patellarsehnentransplantates (PST) für die Nachbehandlung beim hinteren Kreuzbandersatz

U. Bosch[1], W. Kasperczyk[1], H.-J. Oestern[2] und H. Tscherne[1]

[1] Unfallchirurgische Klinik der Medizinischen Hochschule (Direktor: Prof. Dr. H. Tscherne), Konstanty-Gutschow-Straße 8, D-3000 Hannover 61
[2] Allgemeines Krankenhaus Celle, Abteilung für Unfallchirurgie (Chefarzt: Prof. Dr. H.-J. Oestern), Siemensplatz 4, D-3100 Celle

Kenntnisse über die postoperative morphologisch-funktionellen Veränderungen sind von entscheidender Bedeutung für die Nachbehandlung von Kreuzbandrekonstruktionen. Wesentlich ist dabei die möglichst schnelle Revitalisierung, d.h. Revascularisation und Repopulation des Transplantates mit Zellen. Fragestellung dieses Versuches war: Mit welcher Dynamik erfolgt die Transplantatrevascularisation und Faserneubildung?

Material und Methodik

Bei 6 zweijährigen Schafen wurde das hintere Kreuzband standardisiert durch ein freies PST ersetzt. Die Nachbehandlung erfolgte frühfunktionell (Vollbelastung/freie Beweglichkeit 6 Wochen postoperativ). 2, 12, 16 und 26 Wochen postoperativ wurden die Tiere getötet, die Transplantate standardisiert, getrennt nach peripheren und zentralen Abschnitten zu 6 µm-Schnitten aufgearbeitet und histologisch-morphometrisch nach dem Punkte-Zähl-Verfahren in 30 peripheren und 70 zentralen Gesichtsfeldern/Tier ausgewertet (vitale Gefäßanschnitte/Faserneubildung). die Makroangiographie mit Mikropaque wurde 26 Wochen postoperativ unmittelbar prae mortem durchgeführt.

Ergebnis

Periphere-zentrale Verteilung von Gefäßen/Faserneubildung

postoperativ		2 Wochen	12 Wochen	16 Wochen	26 Wochen
Gefäße	(%)	6,67:4,4	4,53: 5,3	5,86: 7,23	4,53:3,43
Fasern neu	(%)	10,53:6,23	11,46:10,4	31,6 :25,28	0,6 :1,66

Makroangiographisch ist ein längsorientiertes Gefäßnetz im Verlauf des Transplantates zu erkennen.

Folgerung

Die Transplantatrevitalisierung ist bei dosierter frühfunktioneller Behandlung möglich. Infrapatellare Fettkörper und Synovia sind wichtige Quellen für die von peripher nach zentral verlaufende Revascularisation. Die Diffusion ist bei ausgedehnten Transplantatnekrosen initital unbedeutend. Der Revascularisierungsprozeß und die starke Faserneubildung zentral zwischen der 12. und 16. Woche erlauben eine Intensivierung des Belastungstrainings zur Strukturierung des Ersatzgewebes.

Patellarsehnentransplantation mit PDS-Augmentation zur Rekonstruktion des vorderen Kreuzbandes

W. Holzmüller[1], K.E. Rehm[1], S.M. Perren[2] und A. Wentzensen[3]

[1] Chirurgische Universitätsklinik, Abteilung für Unfall-, Hand- und Wiederherstellungschirurgie (Leiter: Prof. Dr. K.E. Rehm), Josef-Stelzmann-Straße 9, D-5000 Köln 41
[2] Labor für experimentelle Chirurgie, Schweizerisches Forschungsinstitut (Leiter; Prof. Dr. S.M. Perren), CH-7270 Davos
[3] Berufsgenossenschaftliche Unfallklinik (Direktor: Priv.-Doz. Dr. A. Wentzensen), Ludwig-Guttmann-Straße 13, D-6700 Ludwigshafen/Rhein

Das vordere Kreuzband stellt für das Kniegelenk eine der biomechanisch wichtigsten Strukturen dar. Die bisher beste Methode zur Rekonstruktion war unserer Meinung nach die Jones-Plastik, wobei das zentrale Patellarsehnendrittel als freies Transplantat Verwendung findet. Das Bestreben, diese Methode zu verbessern, ließ uns das Prinzip der Augmentation aufgreifen. Hierbei wird das Transplantat durch eine gedoppelte, 2 mm starke Kordel aus resorbierbarem Polydioxanon verstärkt, welche als temporärer Kraftträger dient.

Auf diese Weise operierten wir im Labor für Experimentelle Chirurgie Davos 13 Schafe. Verglichen wurde diese Gruppe mit 12 Tieren, bei denen das ACL durch eine modifizierte Jones-Plastik ersetzt wurde. Die Modifikation bestand in einer Vorspannung aller Transplantate von 50 N über 1 mm PDS-Nähte.

Ein Jahr postoperativ zeigten sich bei Sektion der Knie dicke Transplantate mit ausgeprägtem Synovialüberzug.

Sechs "Jones"-Plastiken und 8 PDS-Augmentationen wurden mechanisch getestet und die Gruppen untereinander, sowie mit einer Kontrollgruppe aus 14 Knien verglichen.

Die ermittelte Bruchlast der Kontrollgruppe lag bei 1429 N. Die "Jones"-Plastiken erreichten 54% der Kontrolle, bei erheblicher Streuung der Einzelwerte. Nach PDS-Augmentation wurden 16% Bruchlast erreicht, hier lagen die Einzelwerte wesentlich homogener. Ein ähnliches Verhalten lag mit 53% und 60% bei der Maximallast vor. In der Steifigkeit unterschieden sich beide Gruppen mit 64% bzw. 63% kaum.

Histologisch war in den Bohrkanälen ein inniger Kontakt zwischen Sehne und Knochen feststellbar, sowie eine Ausrichtung der Knochentrabekel in Zugrichtung des Kreuzbandtransplantates. An den Insertionspunkten zeigte die Histologie kaum einen Unterschied zu einem unverletzten Kreuzband und auch im interligamentären Verlauf entsprach die Ausrichtung der Einzelfasern denen einer Kontrolle. Der Patellarsehne gelingt somit ein Jahr postoperativ die Imitation des vorderen Kreuzbandes.

Aufgrund der geringeren Streubreite der Einzelwerte, sowie wegen der um 7% höheren Bruch- bzw. Maximallast stellt die PDS-Augmentation eine Verbesserung gegenüber der alleinigen Patellarsehnentransplantation dar.

Bedeutung des Versorgungszeitpunktes nach Bandverletzungen

A. Lies, H. Jablonski, H.-F. Bär und G. Muhr

Chirurgische Universitätsklinik der Berufsgenossenschaftlichen Krankenanstalten "Bergmannsheil" (Direktor: Prof. Dr. G. Muhr), Hunscheidtstraße 1, D-4630 Bochum

In welcher Zeit nach Bandverletzung eine Versorgung noch sinnvoll ist, wird in der Literatur unterschiedlich beantwortet. In einer großangelegten tierexperimentellen Studie führten wir Bandnähte am 1., 2., 3., 5., 7., 9. und 14. Tag post laesionem durch und entnahmen die Bänder zur feingeweblichen Untersuchung nach Zeiträumen von 3, 7, 14, 21, 28, 35 und 42 Tagen. Bei den Revisionsoperationen zur verspäteten Bandnaht fiel zuerst auf, daß mit zunehmender Verzögerung eine kontinuierliche Zunahme der Defektdehiscenzen festzustellen waren. So betrug beispielsweise bei der sekundären Versorgung nach einem Tag die durchschnittliche Dehiscenz 1,82 mm, die nach 14 Tagen 5,17 mm. Die durchschnittliche Dehiscenzbildung bei Versorgung nach 1–3 Tagen ergab eine durchschnittliche Dehiscenz von 1,97 mm, nach 5–7 Tagen eine durchschnittliche Dehiscenz von 3,87 mm und nach 2 Wochen versorgt eine Dehiscenz von 4,57 mm. Hieraus geht hervor, daß eine wesentliche Zunahme der Dehiscenzbildung vor allem in der Serie nach 5–7 Tagen festzustellen ist, somit dies als ein sehr ungünstiger Versorgungszeitpunkt anzusehen ist. Unter dem Gesichtspunkt der Dehiscenzentwicklung muß man feststellen, daß ein Versorgungszeitpunkt nach 3 Tagen nicht mehr empfohlen werden kann. Weiterhin wurden die sekundär versorgten Bänder einem biomechanischen Test unterzogen. Hier stellte sich heraus, daß die primär versorgten Bänder auch qualitativ ein besseres Ergebnis erzielten und eine höhere Reißfestigkeit erbrachten. Aufgrund unserer tierexperimentellen Ergebnisse kommen wir zu dem Schluß, daß die frühestmögliche Versorgung nach Bandläsion auch die besten Heilergebnisse erbringt.

PDS (Polydioxanon)-Augmentation der vorderen Kreuzbandrekonstruktion – Eine experimentelle Stabilitätsuntersuchung

R. Hoffmann, P. Lobenhoffer, C. Krettek und H. Tscherne

Unfallchirurgische Klinik der Medizinischen Hochschule (Direktor: Prof. Dr. H. Tscherne), Konstanty-Gutschow-Straße 8, D-3000 Hannover 61

Die knöcherne Verankerung des PDS-Materials (Bänder/Kordeln) zur Augmentation der vorderen Kreuzbandrekonstruktion ist problematisch. In der Frühphase der Fixierung führen neben einer materialspezifischen Nachdehnung sowie Elastizität auch unterschiedliche Verankerungstechniken zum Abfall der Vorspannung und damit zu einem Stabilitätsverlust. Der initiale Stabilisierungseffekt verschiedener PDS-Augmentationsplastiken wurde im Reißmodell und am Leichenknie überprüft. Die Augmentationen wurden nach Fixierung unter Vorspannung in Längsrichtung kontinuierlich auf Zug belastet. Einwirkende Kraft sowie Materialdehnung wurden rechnergestützt registriert (Tabelle 1):

Tabelle 1

	Materialdehnung bei 200 N (mm)	Reißkraft (N)
PDS-Kordel 1,5 mm/ gedoppelt/Knotenfixation	25,9 ±7,9	395
PDS-Band 10 mm/einfach/ Knotenfixation	20,3 ±6,4	515
PDS-Band 100 mm/einfach/ Klemmhülsenfixation	6,5 ±0,2	205
PDS-Band 7,5 mm/gedoppelt/ Knotenfixation	9,8 ±5,6	535

Der Einsatz der PDS-Kordel erscheint aufgrund der Materialdehnung problematisch. Eine PDS-Bandfixierung mit Klemmhülsen führt über eine Materialschwächung zum Reißkraftverlust, ist jedoch bezüglich des Dehnungsverhaltens stabiler als bei Knotenfixation.

Experimentelle Stabilitätsmessung von Kreuzbandersätzen und Augmentationen

R. Schabus, M. Fuchs und O. Kwasny

1. Univ.-Klinik für Unfallchirurgie (Vorstand: Prof. Dr. E. Trojan), Alserstraße 4, A-1097 Wien

Einleitung

Die Voraussetzung für die frühfunktionelle Behandlung nach VKB-Rekonstruktionen ist die sichere Belastbarkeit der Transplantatstrukturen. Das mittlere Drittel des Lig. patellae als Knochen-Band-Transplantat (KBK) wird auf Grund der besten mechanischen Primärfestigkeit und der geringen Schwächung des Streckapparates als die autologe VKB-Ersatzstruktur der ersten Wahl empfohlen. Der Trend, autologe VKB-Ersätze mittels Kunststoffbänder zu augmentieren, setzt sich immer mehr durch. Die Kunststoffbandverstärkung soll eine sichere frühe Belastbarkeit der VBK-Rekonstruktion erlauben, um eine gipsfreie Nachbehandlung und anschließende Sportreintegration zu gewährleisten. Wir haben daher verschiedene Funktionstechniken für das KBK-Transplantat und für ein Augmentationsband mechanisch im Leichexperiment getestet.

Material und Methoden

A) In 15 distalen Femurenden wurde ein typischer Knochentunnel (ϕ = 10 mm) für die Aufnahme von 45 KBK-Transplantaten (ϕ = 8 mm) aus dem Lig. patellae präpariert. Drei Fixationstechniken: 1. Interferenzverschraubung (6,5 mm x 30 mm), 2. Krallenplättchen (Burri) und 3. die Befestigung des Knochenblocks mittels zweier Fäden (Sutupak - 2), die um einen Schraubenhals geknüpft wurden, sind auf ihre Primärstabilität in einer Universalprüfmaschine axial belastet worden, indem der gegenüberliegende Knochenblock in den korrespondierenden Haltebacken eingespannt wurde.

B) An weiteren 15 distalen Femurenden wurden 6 verschiedene Fixationsarten für das Kennedy-LAD mechanisch geprüft: 1. Schraubenfixation mit Beilagscheibe (Öse), 2. Schraubenfixation mit Krallenbeilagscheibe (LAD nur um den Schraubenhals gewickelt), 3. Krallenplättchen (Burri), 4. 1 Knochenklammer, 5. 2 parallele Knochenklammern, 6. 2 Knochenklammern in der "Gürtelschnallen"-Technik. Die Fixation des LADs wurde an der lateralen Corticalis des distalen Femurendes supracondylär durchgeführt. Das LAD wurde over the top durch die Fossa intercondylaris geführt und in den korrespondierenden Haltebacken eingespannt. Durch Verkippung der Femureinspannung in der servomechanischen Prüfmaschine wurde eine sagittale Translationsbelastung simuliert.

Ergebnisse

A) Die Interferenzverschraubung mittels der 6,5 mm AO-Schraube als Verblockung zeigte mit 581,5 ± 120,5 N die beste Primärstabilität. Die Befestigung des Knochenblocks mittels Burri-Plättchens (356,5 ± 75,8 N) und die Fadenfixation (310,8 ± 48,3 N) waren signifikant schwächer.

B) Die Fixation des LADs mittels Schraube durch eine Öse war die signifikant stabilste Verankerung (1270 ± 24,5 N), die Befestigungstechniken mittels Burri-Plättchen (772 ± 105 N), Krallenbeilagschreibe (886 ± 23,8 N) und die Knochenklammerbefestigung in der "Gürtelschnallentechnik" (842,6 ± 123,3 N) zeigten geringere Belastungsstabilität und die Fixation mittels 1 (376 ± 166 N) und 2 parallel (462 ± 43,8 N) gesetzten Knochenklammern wiesen bereits bei kleiner Belastung ausgeprägten Fixationsschlupf auf.

Diskussion und Schlußfolgerungen

Belastungswerte von ungefähr 500 N treten am normalen VKB bei normalen Tätigkeiten im Alltag auf. Daher sind Primärstabilitäten der Fixationstechnik für das KBK-Transplantat nur von der Interferenzverschraubung gewährleistet. Hier ist die exakte Präparation der Knochenblöcke von entscheidender Bedeutung, um die Effektivität auf Grund zu großer Querschnittsdifferenzen zu mindern. Die Ligamentisation des Transplantates benötigt mindestens 6–18 Monate. In diesem Zeitraum und auch bereits während der frühen postoperativen Rehabilitation kommt es bereits zu forcierten Belastungen, die durch die Augmentation zum Teil abgefangen werden muß. Das Verstärkungsband soll ähnlich rheologische Eigenschaften wie das VKB aufweisen, um die kollagene Umstrukturierung positiv zu beeinflußen. Die Belastungsstabilität des LADs muß mindestens 750 N sein, um auch die Effektivität des Kunststoffbandes zu garantieren. Daher ist die LAD-Befestigung mit der bicorticalen Schraube mit Beilagscheibe durch eine Öse im LAD die optimale Verankerung.

Literatur

Schabus R (1988) Acta Chir Austr 20 (Suppl) 76
Schabus R (1988) Unfallchirurg 91

Isolierte vordere Kreuzbandruptur — Argumente zur operativen Versorgung

W. Holzmüller[1], S.M. Perren[2], K.E. Rehm[1] und K.H. Schultheis[3]

[1] Chirurgische Universitätsklinik, Abteilung für Unfall-, Hand- und Wiederherstellungschirurgie (Leiter: Prof. Dr. K.E. Rehm), Josef-Stelzmann-Straße 9, D-5000 Köln 41
[2] Labor für experimentelle Chirurgie, Schweizerisches Forschungsinstitut (Leiter: Prof. Dr. S.M. Perren), CH-7270 Davos
[3] Klinikum Nürnberg, Chirurgische Klinik (Direktor: Prof. Dr. Ch. Gebhardt), Flurstraße 17, D-8500 Nürnberg

Eine vergleichende tierexperimentelle Studie an 50 Schafknien im Labor für Experimentelle Chirurgie Davos ermöglichte, 6 Knie nach Miniarthrotomie ohne Kreuzbanddurchtrennung, 15 Miniarthrotomien mit Resektion des ACL, sowie 10 Knie nach Resektion des ACL und modifizierter Jones-Plastik und 11 Knie nach Resektion des ACL und PDS-Augmentation miteinander zu vergleichen.

Nach ausschließlicher Miniarthrotomie waren keinerlei Arthrosen zu verzeichnen. Die Jones-Plastiken zeigten 2mal schwere Arthrosen im Femoro-Tibialgelenk. Bei den PDS-Augmentationen kamen nach Verkalkungen in den Patellarsehnen 2mal schwere Arthrosen des Femoro-Patellargelenkes vor, während die Femoro-Tibialgelenke unauffällig waren. Die Incidenz der Arthrosen im Femoro-Patellar- und Femoro-Tibialgelenk war nach Resektion des ACL mit 2 geringen, 5 mittelgradigen und 8 schweren Verläufen am höchsten.

Gehaltene Röntgenaufnahmen mit 50 N Belastung nach 3, 6 und 12 Monaten zeigten eine zunehmende Subluxationsstellung der Tibia, was nach Rekonstruktion des ACL nicht der Fall war. Der Abstand der Tibia-Hinterkante zum Hinterrand des Femurcondylus ging von 22 mm 3 und 6 Monate postoperativ auf 29 mm nach einem Jahr (Kontrollgruppe 18 mm).

Instabilitäten im Sinne einer vorderen Schublade waren nach 3 und 6 Monaten festzustellen, nach 1 Jahr bestand eine fixierte Subluxationsstellung ohne auslösbare vordere Schublade. Nach Jones-Plastik blieb der Abstand mit 20 mm nach 3 Monaten, 19 mm nach 6 Monaten und 20 mm nach einem Jahr gleich, nach PDS-Augmentation nahm er von 20 mm 3 und 6 Monate postoperativ auf 18,5 mm nach einem Jahr geringfügig ab.

Zusammengefaßt entsprechen diese Befunde einer zunehmenden vorderen Instabilität mit progredienter degenerativer Veränderung nach isolierter Durchtrennung des vorderen Kreuzbandes, welche in der Folgezeit nicht selten mit einer Globalinsuffizienz (1) des Kniegelenkes endet. Bei Insuffizienz des vorderen Kreuzbandes besteht daher eine Indikation zur Rekonstruktion.

Schwächt die Jones-Plastik die Patellarsehne?

W. Holzmüller[1], K.E. Rehm[1], S.M. Perren[2] und H. Ecke[3]

[1] Chirurgische Universitätsklinik, Abteilung für Unfall-, Hand- und Wiederherstellungschirurgie (Leiter: Prof. Dr. K.E. Rehm), Josef-Stelzmann-Straße 9, D-5000 Köln 41
[2] Labor für experimentelle Chirurgie, Schweizerisches Forschungsinstitut (Leiter: Prof. Dr. S.M. Perren), CH-7270 Davos
[3] Unfallchirurgische Universitätsklinik (Leiter: Prof. Dr. H. Ecke), Justus-Liebig-Universität, Klinikstraße 29, D-6300 Gießen

Zur Rekonstruktion des vorderen Kreuzbandes hat sich in den letzten Jahren die Rekonstruktion nach Jones als eine der am besten geeigneten Methoden herauskristallisiert. Hierbei wird das zentrale Drittel der Patellarsehne als freies Transplantat verwandt. In einer tierexperimentellen Serie wurde an 25 Schafknien diese Methode nach Resektion des ACL durchgeführt. Zur Beantwortung der Frage, ob das zentrale Patellarsehnendrittel ohne Schaden für das Gelenk entnommen werden darf, testeten wir die Patellarsehnen einer Kontrollgruppe, direkt nach Entnahme des zentralen Drittels, sowie 1 Jahr nach Rekonstruktion bzw. Resektion des ACL. Die Bruchlast ging nach Entnahme des zentralen Drittels auf 67% zurück und erreicht 1 Jahr postoperativ 89% der Kontrollgruppe. Bei Knien, die ein Jahr nach Resektion des ACL instabil waren, hatten die Patellarsehnen die höchste Bruchlast mit 115% der Vergleichsgruppe; eine biomechanische Erklärung gibt es dafür noch nicht. Die Werte für Maximallast und Steifigkeit waren 77% und 83% nach Entnahme eines Drittels, 109% und 93% ein Jahr nach Rekonstruktion des ACL, sowie 135% und 105% ein Jahr nach Resektion des ACL.

Makroskopisch fiel eine deutliche Verschwielung ventral der Patellarsehne auf, auch war eine Narbenbildung ein Jahr postoperativ erkennbar. Ferner stellten wir in Einzelfällen eine ausgeprägte Verkalkung der Sehne fest, wie sie bei Operationen am Schafsknie allgemein relativ häufig beschrieben wird.

Auch die histologischen Untersuchungen bestätigten diese Befunde. Obwohl nach mechanischer Testung die Patellarsehne ein Jahr nach Entnahme des zentralen Drittels annähernd die Ausgangswerte erreicht, erscheint eine Wiederholung dieses Procedere problematisch, da erstens die Gefahr besteht, bei Verwendung von Narbengewebe ein minderwertiges Transplantat zu erhalten, zweitens trotz guter mechanischer Daten ein Jahr postoperativ in der frühen postoperativen Phase eine Schwächung der Sehnen besteht. Dies zeigte sich in einer Patellarsehnenruptur mit Luxation der Patella, was auch klinisch beschrieben wird.

Beschleunigter Heilungsverlauf durch Hoffa-Ummantelung bei Kreuzbandoperationen – eine mikroangiographische und histologische Studie an Kaninchen

J.V. Wening, M.W. Hoffmann, R. Apel und K.H. Jungbluth

Abteilung für Unfallchirurgie (Direktor: Prof. Dr. K.H. Jungbluth), Universitätskrankenhaus Eppendorf, Martinistraße 52, D-2000 Hamburg 20

Fast alle in den letzten Jahrzehnten als neu vorgestellten Operationsverfahren bei Kreuzbandrissen sind in ihren Grundzügen zwischen 1900 und 1933 beschrieben worden. Heute erreichen wir durch Verfeinerung der Technik, Verbesserung der Instrumente, der Nahtmaterialien und der Nachbehandlungen bis zu 95% gute Resultate. Bei realistischer Einschätzung sind die Langzeitergebnisse in 5 bis 15% für Patient und Arzt unbefriedigend. Ziel unserer Untersuchung war es zu prüfen, ob durch eine Synovia/Hoffa-Ummantelung des genähten Kreuzbandes beim Kaninchen bzw. eines freien Sehnentransplantates das Heilungsverhalten positiv beeinflußt wird. Operiert wurden 56 "deutsche Riesen" mit einem Körpergewicht von 3–4,5 kg in Rompun/Ketanest-Narkose. Die Tiere wurden in Einzelkäfigen gehalten und ad libitum mit Getränken und Nahrung versorgt. Vier Tiere verstarben in tabula, 3 an postoperativen pulmonalen Infekten. Es wurden jeweils 2 Gruppen mit 14 Tieren gebildet. In Gruppe I A wurde das Kreuzband proximal durchtrennt und über einen Bohrkanal refixiert. In der Gruppe I B ummantelten wir den genähten Defekt mit einer Hoffa-Manschette. Gruppe II A bestand aus 14 Kaninchen, bei denen der Flexor hallucis longus als freies Transplantat ohne Hoffa-Manschette durch das Knie gezogen wurde. Gruppe II B wurde in gleicher Technik operiert, wobei das Transplantat zusätzlich mit einer Hoffa-Manschette versehen wurde. Alle Gruppen wurden "augmentiert", so daß in der postoperativen Phase eine freie Beweglichkeit gegeben war.

Nach 4–16 Wochen wurden die Tiere im Abstand von 4 Wochen nach Injektion von Micropaque in die Arteria femoralis mit einer Verdünnung von 1/5, 1/3, 12/ geopfert und die gewonnenen Präparate histologisch und mikroangiographisch beurteilt. Bei der makroskopischen Beurteilung war der hohe Prozentsatz der Atrophien auffällig. Bei den Knien mit nicht funktionsfähigem Kreuzband fand sich eine deutliche Instabilität mit Knorpelveränderungen und Osteophyten. Die umhüllten Präparate waren in 70% eingebettet. Der proximale nicht gedeckte Anteil wurde von einer synoviaähnlichen Bindegewebsschicht überzogen. Dies gilt für beide Gruppen. Mikroangiographisch ließ sich nach 4 Wochen in den einzelnen Gruppen kein Unterschied erkennen. Es kommt in allen Fällen zu einer stärkeren Durchblutung mit weiten Gefäßen bis auf eine avasculäre Zone im Durchtrennungsbereich. Nach 8 Wochen ist bei den ummantelten Präparaten ein auffällig weitlumiges zentrales Blutgefäß zu erkennen, aus dem anliegend reich vascularisierten Fettkörper ziehen querverlaufende Äste in das Kreuzband. Die nicht ummantelten Bänder wiesen einen geringeren Vascularisationsgrad auf. Diese Situation bleibt bis zur 12. Woche bestehen. In der 16. Woche ähneln die Befunde denen des normalen Kreuzbandes. Die nicht ummantelten Gruppen zeigen in der 16. Woche noch eine ungeordnete Vascularisation, während die Hoffa-bedeckten Bänder bereits wieder ihren physiologischen Verlauf erkennen lassen. Die histologische Beurteilung korreliert im wesentlichen mit den Mikroangiographien. Nach 4 Wochen sind alle Präparate mit mesenchymalen Zellen durchsetzt. Vereinzelt finden sich Fibroblasten und polymorphkernige Leukocyten. Im Nahtbereich findet sich fragmentiertes Kollagen im Granulationsgewebe. Die ummantelten Präparate sind von einer mehrschichtigen reich vascularisierten Synovialmembran bedeckt. Nach 8 Wochen nimmt in den ummantelten Präparaten die Zellzahl im Vergleich ab, die Kollagenfasern sind longitudinal orientiert, entsprechen aber noch nicht dem normalen Kreuzband. Bei den nicht ummantelten Bändern fällt zu diesem Zeitpunkt die persistierende Praedominanz mesenchymaler Zellen und ungerichtetes Kollagenfasergewebe auf. Die Vascularität ist vermindert. Nach 16 Wochen erinnern die ummantelten Präparate deutlich mehr dem physiologischen Befund als die Vergleichspräparate. Unter Berücksichtigung der möglichen Fehlerquellen in der Beurteilung, glauben wir sagen zu können, daß die Ummantelung mit Hoffa eine verstärkte Vascularisation und schnellere Ausreifung des Heilungsprozesses ermöglicht. Dies gilt sowohl für das freie Sehnentransplantat, als auch für die genähte Kreuzbandverletzung. Die Kombination von histologischer Beurteilung und Mikroangiographie erlauben am Kaninchen diesen Prozeß zu verfolgen.

Unsere Ergebnisse geben zu der Empfehlung Anlaß, nach jeder Kreuzbandnaht eine Synovial/Hoffa-Plastik durchzuführen.

Neue Wege im alloplastischen Bandersatz mit der Kardanprothese

C. von Hasselbach[1] und U. Witzel[2]

[1] Philippusstift Essen-Borbeck (Chefarzt: Dr. A. Spickermann), Hülsmannstraße 17, D-4300 Essen 11
[2] Forschungsgruppe Biomechanik im Institut für Konstruktionstechnik (Direktor: Prof. Dr. ing. F. Jarchow), Ruhr-Universität, D-4630 Bochum

Der Einsatz alloplastischer Bandprothesen für die Versorgung chronischer Knieinstabilitäten bei fehlendem vorderen Kreuzband hat in den frühen 80er Jahren zu großen Erwartungen bei Behandlern und Patienten geführt. Neben der Aussicht auf eine wiederhergestellte physiologische Kinematik des Kniegelenkes schien darüberhinaus die Möglichkeit der endoskopischen Implantation sowie die frühfunktionelle Behandlung mit möglichst raschem Wiedereintritt der Sportfähigkeit bestechend.

Diese Hoffnungen wurden jedoch innerhalb von nur wenigen Jahren bitter enttäuscht. Der größte Teil der seinerzeit implantierten Kreuzbandprothesen mußte zwischenzeitlich wegen Ruptur oder anderer Komplikationen wieder entfernt werden. Auch im eigenen Krankengut mußte ein niederschmetterndes Ergebnis hingenommen werden:

Von den 1984 und 1985 eingesetzten Dacronprothesen (n = 17) waren nach 13,4 Monaten Verweildauer 53% (n = 9) rupturiert und weitere 23,5% (n = 4) teilrupturiert. Kontrollarthroskopien und die notwendigen Revisionsoperationen ergaben neben 2 Rupturen an der tibialen Ausleitungsstelle der Prothese ausnahmslos ein Versagen des Implantates an der Umlenkung der Dacronprothese in den femoralen Bohrkanal. Das Polyesterband war an dieser Stelle regelrecht abgeschert worden.

Histologische Untersuchungen der Synovia im polarisierten Licht deckten darüber hinaus auf, daß abgeriebene Polyäthylenterephtalatpartikel in die gesamte Synovialschleimhaut incorporiert worden waren und zu Fremdkörperriesenzellgranulomen geführt hatten.

Claes [1, 2] fand beim Einsatz von Dacronprothesen in Schafen, daß Abriebpartikel des Polyäthylenterephtalats sogar weiter in die inguinalen Lymphknotenstationen und möglicherweise auch in die parenchymatösen Organe verschleppt wurden und dort zu ausgeprägten Granulomen geführt hatten.

Diese klinischen Resultate veranlaßten uns, den Versagensmechanismus alloplastischer Kreuzbandprothesen experimentell zu untersuchen. Zu diesem Zweck wurde ein Kniesimulator konstruiert, der in Abb. 1 schematisch dargestellt ist [8]. Die Konstruktion wurde so konzipiert, daß sämtliche Belastungs- und Bewegungsparameter einschließlich frei wählbarer Randbedingungen meßtechnisch reproduzierbar einzustellen sind. Unseres Wissens neuartig daran ist, daß sich das Kniegelenk festgelenklos nach antomischem Vorbild frei im vorgespannten räumlichen Bandapparat bewegt. Die Vorspannung ist analog zum auftretenden Normaldruck im Artikulationsraum frei wählbar. Über einen Kurbeltrieb wird eine Viergelenkkette in Form eines räumlich überschlagenen Doppelschwingengetriebes bewegt, so daß das nachgebildete Femur relativ zur Tibia eine veränderbare Schwenkbewegung mit unterschiedlichen Frequenzen ausführen kann. Über Federanschläge ist in der Streckstellung und bei maximaler Beugung eine in weiten Grenzen variierbare zusätzliche Bandbelastung aufbringbar, wie sie bei unterschiedlichen Bewegungsabläufen, zum Beispiel beim Gehen, Laufen, Hinsetzen und Treppensteigen auftreten kann.

Die Versuchseinrichtung erlaubt Untersuchungen mit unterschiedlichen Aufweitungen, Radien und Materialeinsätzen sowie Versuche in Luft als auch in beliebigen Fluiden. Die

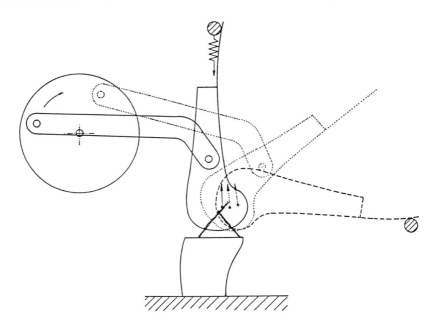

Abb. 1. Kniegelenksimulator, schematische Darstellung

Bedeutung eines solchen Simulators liegt in der Möglichkeit, unterschiedlichste Kreuzband- und Seitenbandkonstruktionen aus verschiedensten Materialien unter identischen Versuchsbedingungen vergleichend bis zum Versagen zu beanspruchen. Damit ist ein objektiver Vergleich von alloplastischem Kniebandersatz unter angenähert anatomischen Bedingungen möglich geworden, der klinisch niemals in dieser Strenge erreichbar wäre.

Besondere Vorteile zeichnen sich bei der Erprobung von Bandvarianten und Bandneukonstruktionen ab, bei denen im vorklinischen Feld ohne menschliche Belastung umfangreiche Prüfungen im Relativvergleich zu bereits klinisch erprobten Bändern durchgeführt werden können und erreichbare Lastspielgrenzen bestimmbar sind.

Der jeweils gewählte Lastcyclus wird durch das Federsystem vorgegeben. Aufgrund fester kinematischer Beziehungen ist daraus die winkelabhängige Bandbelastung rechnerisch zu bestimmen oder über applizierte Dehnungsmeßstreifen synchron mittels eines schnellen x-y-Schreibers zu plotten, bzw. mit einem Speicheroszillographen darzustellen und zu speichern, um die Ergebnisse anschließend mit einer gedehnten Zeitachse ohne instrumentelle Trägheitsprobleme fehlerfrei aufzeichnen zu können.

Bei der Auswertung der Dehnungsmeßstreifensignale war auffällig, daß die Kreuzbänder während des Belastungsspiels höher frequente Belastungsüberlagerungen erfahren, die sie zusätzlich dynamisch beanspruchen.

Die ersten Versuchsläufe bestätigten eindrucksvoll die klinischen Befunde, nämlich, daß dem Eintritt der Bandprothese in den femoralen Bohrkanal eine entscheidende Bedeutung

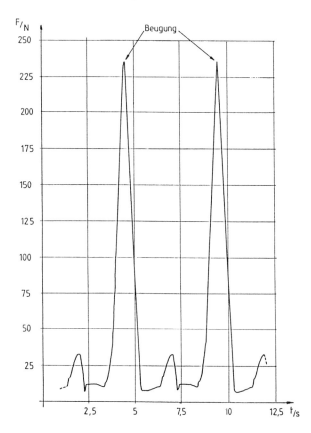

Abb. 2. Zeitliche Belastung des vorderen Kreuzbandes

für das Verschleißverhalten des Bandes unter Last und Bewegung zukommt. Die Abb. 2 zeigt die Belastungsgrößen bei Streckung und Beugung, mit welchen die Kreuzbandprothese im Kniesimulator nach vorangegangener Eichung beaufschlagt wurden. Bei der Einstellung der Belastungsgrößen orientierten wir uns an den in der Literatur angegebenen, experimentell ermittelten Größen für die Reißfestigkeit des menschlichen vorderen Kreuzbandes [3, 4, 5, 6, 7]. Bei einem Lastenwechselcyclus von 1/2 Herz (das entspricht 30 Lastwechseln pro Minute) rupturierte beispielsweise die Dacronprothese der Fa. Stryker bei einem Wert von 355 105 Lastwechseln. Die ebenfalls aus Polyäthylenterephtalat hergestellte Bandprothese aus Trevira-Hochfest kam bei einer Lastwechselzahl von 1,5 Millionen zum Bruch. Alle Bänder rupturierten an der femoralen Einleitungsstelle der Prothese.

Unstrittig liegt hier der größte Schwachpunkt des gesamten Systems. Dies beweist auch die ebene und räumliche Analyse des Kreuzbandgetriebes (Abb. 3). Die Winkelbeziehungen der Kreuzbänder untereinander wie auch gegenüber der Femur- und der Tibiaschaftachse bzw. den knöchernen Grenzlamellen der Bandinsertionspunkte sind in der Abb. 3 geo-

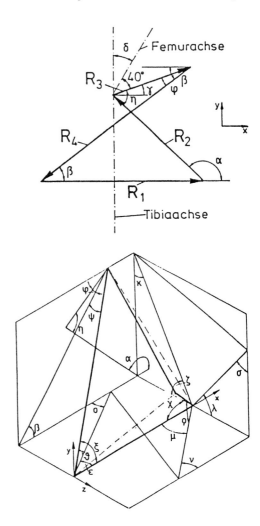

Abb. 3. Ebene und räumliche Analyse des Kreuzbandgetriebes

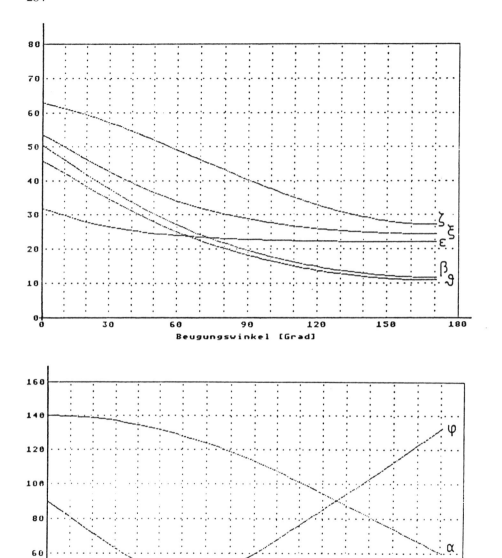

Abb. 4. Über dem Beugewinkel aufgetragene Winkelveränderungen der Kreuzbänder. Beachte Winkelveränderung von φ

metrisch dargestellt. Besonderes Augenmerk ist dabei dem Winkel phi zu widmen, der über dem Beugewinkel aufgetragen die größten Veränderungen zeigt (Abb. 4).

Dieser Winkel phi liegt an der femoralen Insertionsstelle des vorderen Kreuzbandes und wird von der Längsachse des vorderen Kreuzbandes einerseits und von der intercondylären knöchernen Grenzlamelle des äußeren Femurcondylus andererseits gebildet. Die enorme Winkeländerung zwischen 0 und 140 Grad bedeutet konkret, daß an der femoralen Insertion des vorderen Kreuzbandes erhebliche Rotations- und Scherkräfte realisiert werden, welche in der physiologischen Torquierung der einzelnen Faserbündel des vorderen Kreuzbandes ihre konstruktive Entsprechung haben. Bei Durchführung eines Bandes in einem femoralen Bohrkanal muß deshalb an dieser Stelle zwangsläufig eine enorme Scher- und Kerbwirkung auf das Implantat einwirken. Ein progredienter abrasiver Verschleiß textiler Bandmaterialien ist deshalb bei den derzeitigen Konstruktionen nicht zu vermeiden, auch bei idealer Implantation der Prothese im isometrischen Punkt.

Angesichts dieser klinischen und experimentellen Resultate lag es nahe, ein Kreuzband zu konstruieren, welches die Schwachpunkte bisheriger Systeme vermeidet. In einer experimentellen Studie wurden daher an den Punkten des abrasiven Verschleißes Kardan- oder Raumgelenke in das Band eingefügt, so daß die eigentliche Kreuzbandprothese nur noch auf Zug beansprucht wird. Eine solche "Kardanprothese" zeigt die Abb. 5. In den knö-

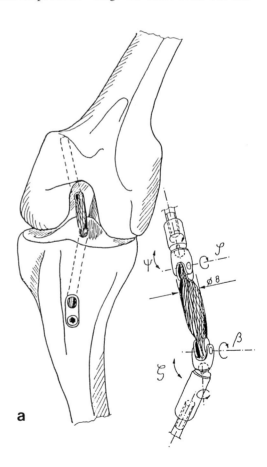

Abb. 5a. "Kardanprothese"

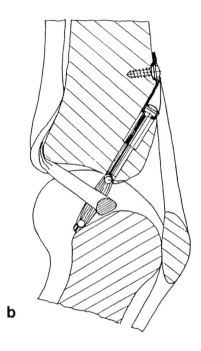

Abb. 5a, b. Schema eines kardanisch gelagerten vorderen Kreuzbandes

chernen Bohrkanälen wird eine Metallhülse mit Innengewinde fest verankert. In diese Metallhülse wird eine Schraube mit aufsitzendem Raumgelenk eingebracht, in welches die Kreuzbandprothese eingehängt wird. Dreh- und Scherkräfte werden durch die verschleißarmen Raumgelenke aufgefangen. Die optimale Spannung des Kreuzbandes kann individuell durch das Anziehen der Schrauben eingestellt werden. Erste Versuche auf dem Kniesimulator zeigten, daß die Kardanprothese auch bei extrem hohen Krafteinleitungen und beliebigen Lastwechselzahlen nicht zerstört werden kann.

Literatur

1. Chen EH, Black J (1980) Materials design analysis of the prosthesis anterior cruciate ligament. J Biomed Mater Res 14:567
2. Claes L, Burri C, Neugebauer R, Piehler J, Mohr W (1983) Tierexperimentelle Untersuchung zum Vergleich verschiedener alloplastischer Materialien für den Bandersatz. In: Burri C, Claes L (Hrsg) Alloplastischer Bandersatz. Huber, Bern Stuttgart Wien, S 109–115
3. Claes L, Neugebauer R (1985) In vivo and in vitro investigation of the long-term behavior and fatique strength of carbon fiber ligament replacement. Clin Orthop Rel Res 196: 99–111
4. Kennedy JC, Hawkins RJ, Willis RB et al. (1976) Tension studies of human knee ligaments, yield poit, ultimate failure and disruption of the cruciate and tibial collateral ligaments. J Bone Joint Surg (Am) 58:350–355

5. Kennedy JC, Hawkins RJ, Willis RB (1977) Strain gauge analysis of knee ligaments. Clin Orthop Rel Res 129:225
6. Noyes FR, Torvik PJ, Hyde WB, DeLucas JL (1974) Biomechanics of ligament failure. II. An analysis of immobilization, exercise, and reconditioning effects in primates. J Bone Joint Surg (Am) 56:1406
7. Noyes FR, Grood ES (1976) The strength of the anterior cruciate ligament in humans and rhesus monkeys. J Bone Joint Surg (Am) 58:1074
8. Witzel U, Hasselbach C v (1987) Die mechanische Belastbarkeit des Trevirabandes als vorderes und hinteres Kreuzband im Kniesimulator. 1. Arbeitstagung: Alloplastischer Bandersatz aus Trevira Hochfest, Frankfurt

Die Patellarsehne nach Transplantatentnahme zur Kreuzbandrekonstruktion – Eine tierexperimentelle biomechanische Studie

W. Kasperczyk[1], U. Bosch[1], S. Rosocha[1] und H.J. Oestern[2]

[1] Unfallchirurgische Klinik der Medizinischen Hochschule (Direktor: Prof. Dr. H. Tscherne), Konstanty-Gutschow-Straße 8, D-3000 Hannover 61
[2] Allgemeines Krankenhaus Celle, Abteilung für Unfallchirurgie (Chefarzt: Prof. Dr. H.J. Oestern), Siemensplatz 4, D-3100 Celle

Das Patellarsehnentransplantat (PT) ist eines der bevorzugten autologen Transplantate zum Ersatz des vorderen und hinteren Kreuzbandes. Rupturen der Patellarsehne nach Entnahme sind sehr selten, häufiger werden Degenerationen im ehemaligen Entnahmebereich gesehen. Das Ziel der vorliegenden Studie war die Untersuchung der biomechanischen Eigenschaften der verbliebenen Patellarsehne im Verlauf eines Jahres nach Transplantatentnahme.

Material und Methode

Plastischer Ersatz des linken, hinteren Kreuzbandes an 24 ausgewachsenen, weiblichen Schafen durch ein frisches PT bei frühfunktioneller Nachbehandlung. PT: zentral, 5 mm Breite = ca. 40% der Patellarbreite. Defektverschluß: Fassen der Defektränder, fortlaufende Naht, Polyglactinfäden. Biomechanische Testung als uniaxialer Zerreißtest bei 200 mm/min. Zwick-Universalprüfmaschine Typ 1487. Nichtoperierte rechte Seite = Kontrollseite. Zeitpunkte: 0, 8, 26 und 52 Wochen postoperativ. Längendifferenzmessung vor und nach Sehnendefektverschluß (n = 8). Statistik: Paarweise t-Test ($p < 0,05$).

Ergebnisse

	L (mm)	A (mm²)	Fmax (N)	S (N/mm²)	E. modul (N/mm²)
	O-op/OP	O-op/OP	O-op/OP	O-op/OP	O-op/OP
0 Wochen	60,3/59,3	35,0/19,7	1603/865*	45,7/44,1	334/347
8 Wochen	61,2/57,8	37,1/56,6*	1730/1106*	47,2/23,3*	356/160*
26 Wochen	58,9/56,8	34,8/42,6*	1586/1282*	51,1/26,4*	342/223*
52 Wochen	59,8/55,2*	35,9/44,7*	1680/1410	46,3/32,3*	320/240*

* = statistisch signifikante Differenz.

Längendifferenz nach Sehnendefektverschluß < 1 mm.

Diskussion

Eine Verkürzung der Patellarsehne führt zum Bild der Patella baja. Die Patella baja gilt als prädisponierender Faktor des retropatellaren Knorpelschadens (Bandi 1981; Hehne 1983). Ursache der Verkürzungen könnte der Verschluß der Transplantatentnahmestellen per se sein oder ein Schrumpfungsprozeß als Folge einer Degeneration und Narbenbildung.

In der vorliegenden Untersuchung waren die Patellarsehnen 1 Jahr postoperativ signifikant um 4,6 mm verkürzt. Dies entspricht einer Längenminderung von 7,7% im Vergleich zur nichtoperierten Seite. Da die Längendifferenz nach Defektverschluß vernachlässigt werden kann, sehen wir die Patellarsehnenverkürzung als Folge der Degeneration und Narbenbildung.

Die Ergebnisse zeigen weiterhin, daß die maximale Belastbarkeit der Patellarsehne 1 Jahr postoperativ der nichtoperierten Sehne gleicht. Dies ist jedoch nur durch Vermehrung des Sehnenquerschnittes möglich. Die anhaltende Verminderung der biomechanischen Materialeigenschaften (Spannung, E. modul) deutet auf ein qualitativ geringwertigeres Ersatzgewebe hin.

Die Folgeerscheinungen der Patella baja könnten die, häufig selbst nach erfolgreicher Kreuzbandrekonstruktion, auftretenden femoropatellaren Beschwerden erklären.

Der kombinierte Ersatz des antero-medialen Kniebandapparates mit 4 verschiedenen Bandersatzmaterialien

L. Claes, H. Kiefer und L. Dürselen

Labor für experimentelle Traumatologie der Abteilung Chirurgie III (Leiter: Prof. Dr. L. Claes), Universität Ulm, Oberer Eselsberg 7, D-7900 Ulm

Bei 30 Schafen erfolgte der kombinierte Ersatz des vorderen Kreuzbandes und des medialen Seitenbandes am Kniegelenk mit folgenden Bandersatzmaterialien: Dacron-Prothese (Stryker), Kohlenstoffasern (Braun), Rindersehne (Xenotec), Polydioxanon/Dura (Ethikon). Pro Implantattyp, mit Ausnahme von Dacron (n = 6), wurden 8 Tiere operiert. Der Untersuchungszeitraum betrug 1 Jahr. Die explantierten Kniegelenke wurden auf die Stabilität (vordere Schublade), die Bandersatzstrukturen auf Reißfestigkeit und Gewebeproben auf histologische Reaktionen untersucht. Die Dacron-Prothese wies in 50% aller vorderen Kreuzbänder Rupturen auf, die anderen Bandersatzmaterialien in 12,5%. Die vorderen Schubladen der operierten Kniegelenke lagen stets über den Werten der Kontrollseiten. Die günstigsten Ergebnisse wurden für den Kohlenstoffbandersatz (4,2 mm) gefunden, die schlechtesten für die Polydioxanon/Dura-Kombination (5,5 mm). Die Reißfestigkeit der medialen Seitenbandverankerung war am höchsten für den Kohlenstoffaserbandersatz (362 N) und am geringsten nach Verwendung von Rindersehnentransplantaten (143 N). Die histologischen Untersuchungen ergaben, daß größere Abriebpartikel in der Synovialmembran und kleinere Partikel (< 15 μm) in den Lymphknoten gespeichert wurden. Das Polydioxanon war vollständig resorbiert und nicht mehr nachweisbar. Die Reaktionen in der Synovialmembran und den Lymphknoten waren auf Kohlenstoffaserbruchstücke gering (leichte Synovitis) und auf Dacronfasern und die Rindersehne stark (Synovialfibrosen, Fremdkörpergranulome).

Untersuchungen zur primären Stabilität vorderer autoplastischer Kreuzbandplastiken — Ergebnisse einer modifizierten Technik mit dem mittleren Patellarsehnendrittel und frühfunktioneller gipsfreier Nachbehandlung

E. Lais, T. Hasselbeck, M. Bernhard und P. Hertel

Universitätsklinikum Rudolf Virchow der FU, Abteilung für Unfallchirurgie (Direktor: Prof. Dr. P. Hertel), Augustenburger Platz 1, D-1000 Berlin 65

Die Ergebnisse der intraarticulären vorderen Kreuzbandersatzplastiken mit autologem Material konnten verbessert werden und übertreffen deutlich die Resultate nach einfacher primärer Naht. Dennoch bleibt das optimale Ergebnis mit einer echten Restitutio ad integrum selten. Selbst bei völliger Zufriedenheit der Patienten, läßt der objektive Befund oft noch Wünsche offen. Häufige Ursachen liegen im ungenügenden Wiedergewinn der Beweglichkeit und in Reststabilitäten. Deshalb war es naheliegend, nach Methoden zu suchen, die eine frühfunktionelle und gipsfreie Nachbehandlung ermöglichen.

Material und Methode

An 20 Amputationspräparaten und 60 Sektionsleichen wurden verschiedene autologe Ersatzplastiken auf Stabilität geprüft. Voruntersuchungen an isolierten Femur-Tibia-

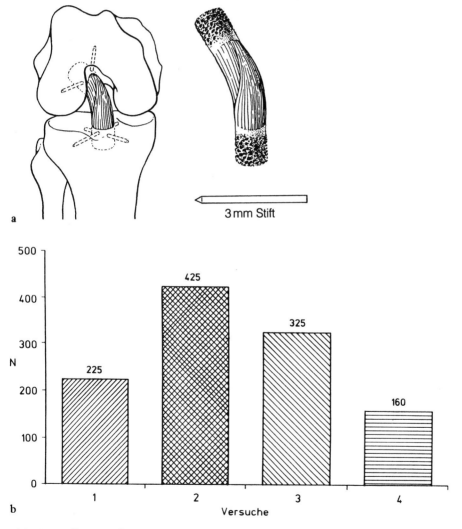

Abb. 1a, b. Primäre Festigkeit von autologen Kreuzbandtransplantaten (Stabilisierung mit 3 mm Kunststoffstiften gekreuzt)

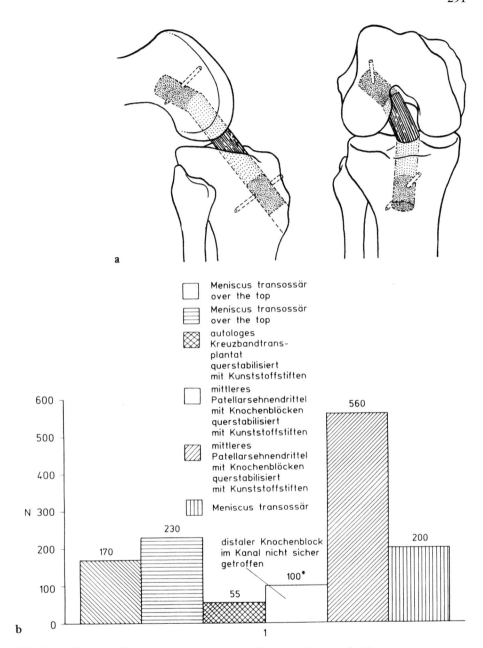

Abb. 2a, b. Primäre Festigkeit von autologen Kreuzbandersatzplastiken

präparaten-Bandersatz hatten die höchsten Reißfestigkeiten für transplantierte Knochen-Kreuzband-Knochenpräparate (Abb. 1a, b) und Transplantate aus dem mittleren Patellarsehnendrittel mit Knochenblöcken mit proximaler und distaler Verankerung durch Kunststoffstifte (Fa. Ethicon) von 3 mm Durchmesser oder Schrauben ergeben (Abb. 2a, b). Die Stabilitätsmessungen am erhaltenen Gelenk zeigten, daß eine Verankerung des proximalen

Knochenblockes durch Verklemmung und eine Abweichung der Zugrichtung am Band von der Richtung des Bohrkanals im Femurcondylus ausreichend ist. Der mit Hilfe eines Stößels in einen 8–10 mm weiten Bohrkanal getriebene Knochenblock aus der Tuberositas tibiae ist so stabil, daß eine frühfunktionelle und gipsfreie Nachbehandlung möglich wird. Der distal implantierte Knochenblock, der aus der Patellavorderfläche stammt, wird durch einen entsprechend weiten und flachen Kanal am Tibiakopf gezogen und von ventral mit einer Schraube in den Hebedefekt an der Tuberositas tibiae refixiert (Abb. 3a, b). Für diese einfache und sichere Technik eignen sich Kreuzbandtransplantate nicht, da die am Kreuzband hängenden Knochenzylinder nur eine dünne Corticalislamelle aufweisen und die Spongiosa keine stabile Fixation zuläßt.

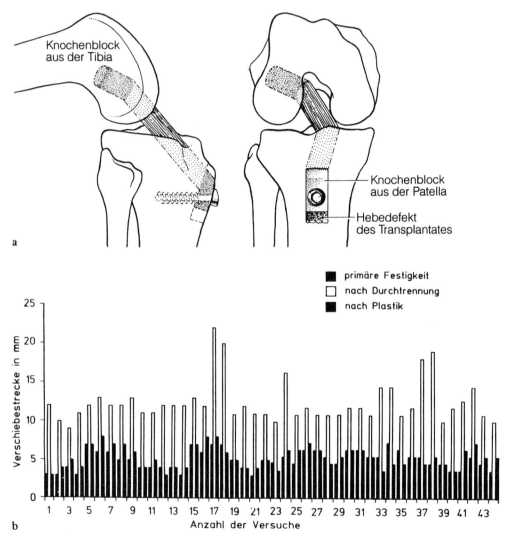

Abb. 3a, b. Primäre Festigkeit des mittleren Patellarsehnendrittels als Kreuzbandersatzplastik (proximal verblockt, distal verschraubt)

Tabelle 1a, b. Ergebnisse der bisher nachuntersuchten, nach der neuen Technik operierten, 18 Patienten

a) Mittleres Patellarsehnendrittel – Neue Technik. V 62 Marshall-Untersuchung: Stabilität – Vorne

Value Label	Value	Frequency	Percent	Valid Percent	Cum Percent
Schublade 5–10 mm	3	1	3,1	5,6	5,6
Schublade bis 5 mm	4	9	28,1	50,0	55,6
Normal	5	8	25,0	44,4	100,0
		14	43,8	Missing	
Total		32	100,0	100,0	

b) Mittleres Patellarsehnendrittel – Neue Technik. V 47 Marshall: Rehabilitation bei Sport und Arbeit

Value Label	Value	Frequency	Percent	Valid Percent	Cum Percent
Keine Aktivität möglich	0	1	3,1	5,6	5,6
Andere Aktivität	1	2	6,3	11,1	16,7
Mit Einschränkung	2	8	25,0	44,4	61,1
Volle Rehabilitation	3	7	21,9	38,9	100,0
		14	43,8	Missing	
Total		32	100,0	100,0	

Ergebnisse

Die Nachuntersuchungen der so versorgten Patienten zwischen 7 und 11 Monaten postoperativ zeigten bis auf einen Fall, wo der distale Knochenblock von der Schraube nicht sicher gefaßt wurde, sehr stabile Verhältnisse (Lachman-Test sicher negativ – "knöcherner Anschlag", und geringe Verschiebestrecke). Ebenso sahen wir eine schnelle Remobilisierung der frühfunktionell nachbehandelten Gelenke und eine so gute Rehabilitation, daß sich einige der Patienten nicht an unser Nachbehandlungsschema hielten und bereits nach 6 Monaten wieder an Ballsportarten teilnahmen (Tabelle 1a, b).

Untersuchungen zur Oberflächenaktivität von Kunststoffen im lebenden Organismus mit Hilfe hämostasiologischer Parameter

W. Kramer[1], W. Heller[1], D. Veihelmann[2] und A. El-Mouaaouy[1]

[1] Chirurgische Universitätsklinik Tübingen (Direktor: Prof. Dr. H.D. Becker), Calwer Straße 7, D-7400 Tübingen
[2] Städtisches Krankenhaus, Chirurgische Klinik, Abteilung für Unfallchirurgie (Chefarzt: Prof. Dr. D. Veihelmann), Virchowstraße 10, D-7700 Singen

Fremdoberflächen bewirken eine große Zahl von Reaktionen am hämostasiologischen System. Das Komplement-System wird dem Antigen-unspezifischen Abwehrsystem zugerechnet. Es ist permanent im Plasma und bedarf der Aktivierung, um in Funktion zu treten.

Lyosomale Enzyme der Granulocyten, wie die PMN-Elastase, besitzen ein Destruktionspotential, in dem diese Proteasen Gewebeschäden bewirken können. PMN-Elastase wiederum bildet aus Faktoren des Komplementsystems die entsprechenden Anaphylatoxine. Wenn Blut in Kontakt mit Fremdoberflächen kommtm, kommt es zu einem Anstieg dieser Granulocytenelastase.

Es sollten verschiedene Parameter des plasmatischen Gerinnungssystems auf das Einbringen von Kunststoffen geprüft werden.

Material und Methode

Von jeweils 10 Probanden wurden 20 ml Serum in siliconisierte Gefäße eingebracht. In je 4 Gefäße wurden Methylmethacrylat (hot und cold), Polyamid 11 und Polyethylenterephalat (PETP) als Kunststoffproben verwendet. Das Untersuchungsgut wurde bei 37° steril inkubiert, die Probenentnahmen erfolgten nach 0–5 min, nach 30 min, nach 24 h und nach 48 h.

Ergebnis

Im Kallikrein-Kinin-System fanden sich keine wesentlichen Veränderungen der Werte. Im fibrinolytischen System, geprüft am Antithrombin III, stellten wir ebenfalls keine Veränderungen fest.

Im Komplement-System kam es bei Faktor C1q zu einer Aktivierung bei allen Polymeren, am deutlichsten beim heißen Zement. Beim Faktor C3 bestand allseits eine konstante Aktivierung, beim Faktor C5 eine solche vor allem bei den sog. "auspolymerisierten" Kunststoffen. Die Zemente haben offensichtlich neben der Aktivierung auch einen Verbrauch bewirkt, vermutlich als Folge einer Denaturierung der C5-Moleküle durch Restmonomerfreisetzung oder Hitze (MMA hot). Bei der PMN-Elastase, die das Komplementsystem aktiviert (C1 → C1q etc.), kam es zu einer unterschiedlich ausgeprägten Reaktionslage bei heiß und abgekühlt eingebrachtem Zement. Dies entspricht der Aktivierungsgruppe C5.

Vor allem die Reaktionen des Kompartmentsystems und der PMN-Elastase sprechen deutlich und differenziert auf den Oberflächenkontakt mit den Kunststoffen an. Inwieweit sich dies auf die tatsächlichen Begebenheiten in vivo übertragen läßt, muß durch weitere Untersuchungen geklärt werden.

Synoviaabtragung am Kaninchen-Kniegelenk mit dem gepulsten Argon-Laser

P. Richter[1], V. Lange[1], G. Baretton[2] und K.O. Möller[1]

[1] Klinik für Chirurgie der Medizinischen Universität (Direktor: Prof. Dr. F.-W. Schildberg), Ratzeburger Allee 160, D-2400 Lübeck
[2] Institut für Pathologie der Medizinischen Universität (Direktor: Prof. Dr. U. Löhrs), Ratzeburger Allee 160, D-2400 Lübeck

Mit einem gepulsten Optilase-Argon-Laser wurde die Synovia von 6 Kaninchen-Kniegelenken bestrahlt und im postoperativen Verlauf auf ihre pathologisch-histologischen Veränderungen untersucht.

Den Versuchen lag die Vorstellung zugrunde, eine wenig traumatisierende Technik zu finden, mit der z.B. auch entzündlich veränderte Synovia abgetragen werden könnte.

Der Versuchsaufbau bestand aus dem Laser mit einer Lichtleitfaser und einem Fußschalter zum Öffnen des Lichtweges.

Nach lateraler Arthrotomie ist es mit dem feinelastischen Lichtleiter des Lasers mühelos möglich, das freiliegende Gelenk auszustrahlen. Die Sonde wird dabei im Abstand von 1–2 mm zur Deckzellschicht gehalten und diese im gepulsten Verfahren bestrahlt. Als günstigste Impulsdauer ermittelten wir 0,2 s, als geeignetste Sondenausgangsleistung 5 W. Die Intervalllänge zwischen den Impulsen wurde mit ebenfalls 0,2 s so gewählt, daß eine ausreichende Abkühlung des Gewebes gewährleistet war. Nach 1–2 Impulsen mit dieser Einstellung trat eine Coagulationsnekrose auf, die gut an einer vollständigen Abblassung des Gewebes erkennbar war. Die so behandelte Kniegelenkhaut wurde unmittelbar postoperativ sowie nach 2, 4, 7 und 42 Tagen untersucht.

Pathologisch-histologische Beurteilung

Im postoperativen Verlauf konnte man die verschiedenen Stadien der Entzündung nach Laserung verfolgen. So zeigten sich unmittelbar postoperativ unterschiedlich tiefgreifende, scharf abgegrenzte Gewebsdefekte der Synovialisdeckzellen sowie des darunterliegenden lockeren Binde- und Fettgewebes, jedoch keine Schäden der Gelenkkapsel. Nach zwei Tagen kam es dann zu einer granulocytären Demarkierung der Nekrosen, nach weiteren 2 Tagen erfolgte im Gelenkkapselbereich eine Einsprossung von capillarreichem Granulationsgewebe als Zeichen der beginnenden Organisation und Reparation. Nach insgesamt

7 Tagen hatte das Granulationsgewebe die Nekrosen weitgehend organisiert, nach 6 Wochen war eine fast vollständige Regeneration der Synovialzellschicht eingetreten.

Der Einfluß der Oberflächenrauhigkeit zylinderischer Implantate aus Titan und Ti6A14V auf die Verankerung im trabeculären Knochen der distalen Femurepiphyse von Kaninchen

W. Knarse[1], Ch. Voigt[1], J. Fritz[2], Ch. Müller-Mai[2], U. Gross[2] und G. Fuhrmann[3]

[1] Klinikum Steglitz, Abteilung für Unfall- und Wiederherstellungschirurgie (Direktor: Prof. Dr. R. Rahmanzadeh), Hindenburgdamm 30, D-1000 Berlin 45
[2] Klinkum Steglitz, Institut für Pathologie (Direktor: Prof. Dr. H. Stein), Hindenburgdamm 30, D-1000 Berlin 45
[3] Bundesanstalt für Materialprüfung, Unter den Eichen 87, D-1000 Berlin 45

Titanimplantate und Titanbeschichtungen finden in der Endoprothetik häufige Anwendung. Makrostrukturierte Oberflächen führen trotz Verzahnung und Retention im trabeculären Knochen zur Lockerung, wenn die celluläre Grenzschicht am Knochenimplantatverbund bindegewebig umgewandelt wird.

Zylindrische Implantate aus Reintitan mit drei unterschiedlichen Oberflächenrauhigkeiten (1 μm, 20 μm, 100 μm) und ein Ti6A14V-Zylinderimplantat (Rauhtiefe 0,5 μm) wurden in die distale Femurepiphyse des Kaninchens, durch das Patellagleitlager im "Pressfit"-Verfahren eingebracht. Die Liegezeit betrug 84 und 168 Tage. Pro Implantatdesign wurden 6 Prüfkörper für die Histologie und 10 Prüfkörper für Zugfestigkeitsprüfungen untersucht. Fertigungstechnisch wurden die Rauhtiefen durch Schleifen/Polieren (0,5–1 μm), Sandstrahlung (20 μm) und Spritzbeschichtung (100 μm) hergestellt. An Implantaten mit glatter Oberfläche aus Titan (1 μm) und Titanlegierung (0,5 μm) entwickelte sich im wesentlichen ein Rahmen aus mineralisiertem, trabeculären Knochen, von dem aus flache, füßchenförmige Protuberanzen abstützend an die Oberfläche der Implantate reichen. In unmittelbarer Umgebung des Implantats, dem Interface, erfolgte allerdings keine Mineralisation des Knochens. Die 20 μm Reintitanimplantate zeigten ein ähnliches Bild mit etwas dickeren Trabekeln, die implantopetal vom knöchernen Köcher abstützend auf die Implantatoberfläche verlaufen. Rauhe Titanimplantate (100 μm) haben eine pfeilerförmige Anordnung der Trabekel ermöglicht. Die konzentrische, knöcherne Rahmenbildung aus trabeculärem Knochen wird vermißt. Eine Verankerung der Knochentrabekel in der Porosität der Implantatoberfläche ist eingetreten, zwischen den Trabekeln reicht das Fettmark bis zur Materialoberfläche.

Die biomechanische Testung des Knochenimplantatverbundes erfolgte in einer standardisierten Zugfestigkeitsprüfung. Als Zugfestigkeit wurde die Höchstlast F max in N (Newton) auf die Abzugsfläche A in mm^2 berechnet, nach DIN 53288 in N/mm^2. Nur die rauhe Titanoberfläche (100 μm) ergab positive Werte, mit 5,35 N/mm^2 ± SEM 0,4 für 84

Tage Liegezeit und 4,74 N/mm² ± SEM 0,55 für 168 Tage Liegezeit. Die übrigen Implantate ließen eine positive Zugfestigkeit vermissen.

Titan, ein "inertes Material" zeigt im spongiösen Knochen eine lastübertragende Eigenschaft, welche vom Mikrorelief der Implantatoberfläche abhängig ist. Die Krafteinleitung wird über die Spongiosa auf das Implantat ein- und fortgeleitet. Glatte Oberflächen haben einen knöchernen Köcher ausgebildet. Dies läßt vermuten, daß diese Implantate primär keine ausreichende Verblockung und Verankerung hatten und damit die mechanische Ruhe zur Knochenbildung nicht gegeben war. Das Oberflächenrelief mit 100 µm Rauhtiefe führt zu einer Retention und primär stabilen Verankerung, die einen ungestörten Einbau gewährleistet.

Technische Modifikation der Verschiebecorticotomie nach Ilizarov

K. Klingler, K. Käch, X. Zhang, H. Eberle und G. Uhlschmid

Universitätsspital, Klinik für Unfallchirurgie (Direktor: Prof. Dr. H. Eberle) und Forschungsabteilung, Rämistraße 100, D-8081 Zürich

Einleitung

Der russische Orthopäde G.A. Ilizarov (Kurgan, UdSSR) entwickelt seit 1951 einen Kompressions-Distraktions-Apparat zur Anwendung bei Frakturen, Pseudarthrosen, Knochenverlängerungen, Knochendeformitäten und Knochendefekten. Ergänzt durch umfangreiche experimentelle Arbeiten konnte gezeigt werden, daß es bei der Distraktion eines Gewebes unter Einwirkung von einer Zugspannung zur Stimulation der Gewebebildung kommt (Gesetz nach Ilizarov). Die Problematik der Behandlung von Knochendefekten wird bei Ilizarov durch einen sog. *Knochentransport* gelöst. Dabei wird ein Knochenstück corticotomiert und durch percutan außen geleitete Kirschner-Drähte kontinuierlich durch den Defekt gezogen. Der Defekt wird durch einen biomechanisch vollwertigen Röhrenknochen geschlossen. Autogene oder allogene Spongiosa- oder Knochentransplantationen werden hinfällig.

Bestehen gleichzeitig ausgedehnte Weichteildefekte, erscheint uns die Durchführung des Knochentransports mit percutanen Kirschner-Drähten problematisch. Die Verwendung einer *internen Zugvorrichtung mit konstanter Austrittsstelle des Transportdrahts* kann auch nach primärer Rekonstruktion des Weichteilmantels mit freien Haut-Muskel-Transplantaten verwendet werden.

Material und Methode

An Schäferhunden (n = 10) wurde nach vorgängiger Stabilisation des Femurs mit einem unilateralen Fixateur externe (Aesculap, AO, Orthofix) ein *Knochendefekt von 6 cm Länge* gesetzt. Ein 2,5 cm langes Knochenstück wurde distal oder proximal *corticotomiert* und mit einer kontinuierlichen Verschiebegeschwindigkeit von *1 mm/Tag* (n = 6) oder mehr als 1 mm/Tag (n = 3) transportiert. In einem Kontrolltier wurde die gleiche Operation durchgeführt, jedoch das corticotomierte Knochenstück nicht verschoben. Radiologische Kontrollen erfolgten zunächst in wöchentlichen (4 Wochen), dann in 2wöchentlichen Abständen. Nach vollständiger Defektüberbrückung erfolgten die Endkontrollen, wobei mikroradiographische und histologische Untersuchungen (polychrome Sequenzmarkierung) durchgeführt wurden.

Resultate

Im Kontrolltier erfolgte ohne Distraktion keine Defektüberbrückung. Bei Verschiebegeschwindigkeiten von mehr als 1 mm/Tag beobachtete man keine oder nur eine minderwertige Defektheilung. Bei allen Tieren (n = 6) mit einem Knochentransport von 1 mm/Tag kam es zur *vollständigen Defektheilung.* In 2 Tieren wurde das transportierte Knochenstück akzidentell osteotomiert statt corticotomiert, der Knochentransport konnte in gleicher Weise durchgeführt werden, die Verschiebegeschwindigkeit mußte jedoch reduziert werden (0,5 mm/Tag). Mikroradiographisch und histologisch zeigte sich, daß die Vascularisation des transportierten Knochenstücks durch das bei der Corticotomie geschonte Knochenmark erfolgte. Werden die Markgefäße geschädigt, wird die Gewebeneubildung erheblich gestört, der neugebildete Knochen bleibt biomechanisch minderwertig. Ein besonderes Problem stellte nach Beendigung der Distraktion der Übergang Corticotomiestück zum Femur dar. Nur durch eine stabile Kompression von mehr als 3 Monaten kam es zur Abheilung dieser pseudarthroseähnlichen Zone. Eine autologe Spongiosaplastik und Stabilisation mit einer kleinen Platte könnte diese Heilungsphase verkürzen.

Folgerungen

Durch Ausnützung des Regenerationspotentials des Knochens kann durch Verwendung einer einfachen internen Zugvorrichtung der Knochentransport nach Ilizarov auch bei komplexen Defektfrakturen mit großen Weichteildefekten durchgeführt werden. Die Defektüberbrückung erfolgt mit einem *vollwertigen Röhrenknochen*, der biomechanisch minderwertigen Transplantaten (Spongiosa, freie Fibula, etc.) überlegen ist.

Nichtinvasive Messung der Mineralisation des Frakturcallus mittels hochauflösender Single-Photon Absorptiometry (SPA)

H. Aro[1], B. Wippermann[1], S. Hodgson[2], H. Wahner[1], D. Lewallen[2] und E. Chao[2]

[1] Unfallchirurgische Klinik der Medizinischen Hochschule Hannover (Direktor: Prof. Dr. H. Tscherne), Konstanty-Gutschow-Straße 8, D-3000 Hannover 61
[2] Mayo Clinic, Rochester, Minnesota 55905/USA

Eine nicht invasive und quantifizierbare Beurteilung der Mineralisation des Frakturcallus wäre auch für die klinische Frakturbehandlung von großer Bedeutung. Mit dem an der Mayo Clinic entwickelten hochauflösenden SPA Verfahren kann die regionale Callusmineralisation auch in sehr kleinen Arealen genau bestimmt werden. An 26 Ratten wurde eine geschlossen erzeugte Unterschenkelfraktur mit einem intramedullären Implantat versorgt. Nach 7, 14, 21, 28, 35 und 42 Tagen wurden jeweils 4 Ratten geopfert und an den isolierten Frakturen mit und ohne Weichteilmantel die SPA (^{125}I-Quelle) durchgeführt. Mittels eines Eindruckversuches an einer Materialprüfmaschine wurde die Brinellsche Härte des Callusgewebes bestimmt. Außerdem wurde mit einem Trokar vom selben Areal eine Gewebsprobe gewonnen und darin der Calciumgehalt ermittelt. Wir fanden, daß die SPA das Fortschreiten der Callusmineralisation sehr gut darstellen konnte, ohne daß der Weichteilmantel die Messungen wesentlich beeinflußte. Die mit SPA ermittelte Knochendichte ergab eine gute Korrelation mit dem invasiv bestimmten Calciumgehalt in Gewebsproben des Callus (r = 0,786, p < 0,001) und der Callushärte (r = 0,907, p < 0,001). Wir folgern aus unseren Ergebnissen, daß mit der SPA neben der nicht invasiven Bestimmung des Mineralgehaltes des Frakturcallus auch eine Aussage über die mechanischen Eigenschaften des Gewebes möglich ist.

Maximal- und Explosivkraftverhalten immobilisierter Muskulatur unter Elektrostimulation

P. Münst[1] und A. Kible[2]

[1] Chirurgische Universitätsklinik, Abteilung für Unfallchirurgie (Direktor: Prof. Dr. E.H. Kuner), Hugstetterstraße 55, D-7800 Freiburg
[2] Institut für Sportmedizin der Universität (Direktor: Prof. Dr. J. Keul), D-7800 Freiburg

Nach Rekonstruktion von Kapselbandverletzungen des Kniegelenkes ist eine Immobilisation im Gipsverband meist unumgänglich. Dies führt zu Muskelatrophie sowie einem Verlust von Kraft und Koordinationsfähigkeit. Wir haben in einer randomisierten Studie den Einfluß elektrischer Muskelstimulation während der Immobilisation und der Rehabilitationsphase auf das isometrische Maximalkraft- und Explosionskraftverhalten der Beinstreckmuskulatur untersucht. Die Stimulationsgruppe führte über einen Zeitraum von 12 Wochen zum isometrischen Training eine Behandlung mit niederfrequentem Reizstrom bei einer Reizfrequenz von 40–50 Hertz durch. Es erfolgten täglich 6 Übungseinheiten zu je 15 min. Eine Kontrollgruppe führte lediglich isometrische Übungen durch.

Acht und 12 Wochen sowie 6 Monate nach der Operation erfolgte eine Beinkraftmessung mit gleichzeitiger Oberflächen-EMG-Ableitung in beiden Gruppen.

Die Stimulationsgruppe wies sowohl in der Explosivkraft als auch in der isometrischen Maximalkraft ein signifikant höheres Kraftniveau auf. Im Vergleich zur Kontrollgruppe lag die Maximalkraft nach 8 Wochen 34%, nach 12 Wochen 28% und nach 6 Monaten immer noch 22% über der Maximalkraft der Kontrollgruppe. Im Vergleich zu einem gesunden Kontrollkollektiv betrug der Maximalkraftverlust nach 8 Wochen 37%, in der nicht stimulierten Gruppe dagegen 60%. Nach 6 Monaten zeigte die Stimulationsgruppe normalisierte Kraftwerte, die Kraftwerte der Kontrollgruppe lagen mit 12% für die isometrische Maximalkraft und 20% für die Explosivkraft noch signifikant niedriger. Ein positiver Krafteffekt konnte auf das nicht verletzte Bein der Stimulationsgruppe festgestellt werden. Die abgeleiteten EMGs zeigten deutliche Korrelationen zum Kraftverhalten. Eine besonders günstige Beeinflussung zeigte der Vastus medialis in der Stimulationsgruppe. Die Kraftergebnisse nach 6 Monaten wurden mit dem klinischen Ergebnis anhand des Larsonscoring-scale sowie einer subjektiven skalierten Einschätzung von Kraft und Stabilität durch den Patienten verglichen. Die Kraftwerte der Stimulationsgruppe zeichneten sich auch durch überwiegend sehr gute und gute Ergebnisse in den Tests aus, während die nicht stimulierte Gruppe sowohl im objektiven Scale als auch in der subjektiven Einschätzung neben wenigen guten überwiegend befriedigende aber auch schlechte Ergebnisse zeigte.

Das Kompartment-Syndrom der Planta Pedis nach intraarticulärer Calcaneusfraktur

Th. Mittelmeier[1], G. Lob[1], G. Mächler[1] und W. Mutschler[2]

[1] Chirurgische Klinik der Universität, Klinikum Großhadern, Abteilung für Unfallchirurgie, (Leiter: Prof. Dr. G. Lob), Marchioninistraße 15, D-8000 München 70
[2] Klinik für Unfallchirurgie, Hand-, Plastische und Wiederherstellungschirurgie der Universität (Direktor: Prof. Dr. C. Burri) Steinhövelstraße 9, D-7900 Ulm

Nach intraarticulärer Calcaneusfraktur wird selbst bei optimaler Frakturenversorgung nicht selten ein Spätschaden im Bereich der Weichteile mit Ausbildung von Kontrakturen der kurzen plantaren Beugermuskulatur beobachtet. Pathognomonisch für eine Calcaneusfraktur ist häufig die charakteristische Ausbildung eines Frakturhämatoms, das sich zwischen dem Ursprung der Plantaraponeurose am Tuber calcanei und dem distalen Ansatz im Bereich der Metatarsalköpfchen ausbreitet [1]. Das anatomische Korrelat dieses Phänomens ist eine Dreiteilung der plantaren Muskellogen, wobei das zentrale Kompartment, das die Mm. flexor digitorum brevis, quadratus plantae und adductor hallucis sowie die

Sehne des M. flexor digitorum longus enthält, das Frakturhämatom aufnimmt. Untersuchungen an Füßen mit frischer Calcaneusfraktur sowie Vergleichsstudien an unverletzten Füßen mit Hilfe der Kernspintomographie bestätigen die Bedeutung der Plantaraponeurose für die Verteilung des Frakturhämatoms.

Kompartmentdruckmessungen an 13 Patienten mit insgesamt 15 Calcaneusfrakturen 3 h bis 30 Tage nach Unfall mit bis zu 6 Wiederholungsmessungen im zentralen plantaren dorsalen Kompartment zeigen einen signifikant erhöhten Mitteldruck von 45 ± 10 mmHg binnen der ersten 24 h (Stryker, S.T.I.C.). Der somit mit Punctum maximum 24 h nach Trauma auftretende erhöhte Fascienlogendruck beginnt in der Regel erst nach 3 Tagen wieder abzufallen und kann somit ischämische Läsionen im betroffenen Kompartment bewirken [2]. Vergleichsmessungen an 16 Füßen eines Normalkollektivs mit frischen Traumata an Knie und oberem Sprunggelenk zeigten dagegen einen entsprechenden Kompartmentmitteldruck von 14 ± 3 mmHg.

Eigene Untersuchungen an Leichenpräparaten zeigen, daß bereits mit 25–50 ml Flüssigkeitsmenge ein Druckanstieg im zentralen plantaren Kompartment bis über 100 mmHg erzielt werden kann. Spontan fällt nach Injektion von 25–50 ml 0,9% NaCl der Druck im zentralen plantaren Kompartment binnen des Versuchszeitraumes von 30 m lediglich bis zu 50% des Ausgangswertes ab. Ein Ausweichen der Flüssigkeit in das mediale oder laterale plantare Kompartment bzw. in die Fascienlogen des Unterschenkels wird nicht beobachtet. Erst eine Fasciotomie am medialen Fußrand zwischen Innenknöchelspitze bis in die Region zwischen Metatarsale I und II [3] bringt eine Druckentlastung auf Drucke um 20 mmHg und scheint auch unter klinischen Bedingungen nach intraarticulärer Calcaneusfraktur zur Vermeidung ischämischer Spätschäden sinnvoll.

Literatur

1. Richman JD, Barre PS (1986) The plantar ecchymosis sign in fractures of the calcaneus. Clin Orthop 207:122–125
2. Echtermeyer V (1985) Das Kompartment-Syndrom. In: Hefte Unfallheilkd, 169. Springer, Berlin Heidelberg New York Tokyo
3. Loeffler RD Jr, Ballard A (1980) Plantar fascial spaces of the foot and a proposed surgical approach. Foot Ankle 1:11–14

Nervennähte, vasculär gestielte und freie Nerventransplantate; mikroangiographische und histologische Befunde

M. Greulich[1], W. Henrich, P. Röll, E. Klensz, G. Kriegel[2] und W. Gubisch

[1] Marienhospital, Klinik für Plastische und Wiederherstellungschirurgie (Chefarzt: Prof. Dr. Dr. H. Reichert), Böheimstraße 37, D-7000 Stuttgart 1
[2] Chirurgische Universitätsklinik (Direktor: Prof. Dr. E. Kern), Josef-Schneider-Straße 2, D-8700 Würzburg

Die Versuche wurden am Nervus ischiadicus des Kaninchens durchgeführt. Seine Gefäßversorgung erlaubt die Isolierung eines gefäßgestielten Segmentes. Neben Nervendrähten und freien interfasciculären Nerventransplantaten konnten somit auch vasculär gestielte Transplantate durchgeführt werden. Nach einer Woche und nach sechs Wochen wurden die Tuschemikroangiographie und anschließend die histologische Aufarbeitung vorgenommen.

Ergebnisse

1. Das epineurale und das interfasciculäre Gefäßmuster lassen sich gut unterscheiden.
2. Bei idealer Coaptation der Faszikel läßt sich nach einer Woche die vasculäre Kontinuität sowohl im Epineurium als auch intrafasciculär nachweisen.
3. Die nicht ideale Coaptation der Faszikel findet sich in der Form Verwerfung, Dehiscenz und Prolaps.
4. Bei freier Transplantation ist ein integraler Anschluß des Gefäßmusters des Transplantates nach einer Woche möglich.
5. Gute epineurale Füllung bei gleichzeitiger intrafasciculärer Ischämie kommt sowohl bei freien als auch bei vasculär gestielten Transplantaten vor.

Die Wirkung von Somatomedin-C, epidermalem und Fibroblasten-Wachstumsfaktor auf die Matrixsynthese des verletzten Gelenkknorpels

J.J. Neidel

Orthopädische Universitätsklinik (Direktor: Prof. Dr. M.H. Hackenbroch), Josef-Stelzmannstraße 9, D-5000 Köln 41

Die Reaktion des Gelenkknorpels auf eine Läsion ist abhängig von der Tiefe der Verletzung. Kommt es zu einer Beschädigung des subchondralen Knochens, so wird der Defekt von einem zellreichen Gewebe aus dem Markraum gefüllt, welches später knorpelähnlich oder zu einer fibrösen Narbe ausdifferenzieren kann. Handelt es sich dagegen um eine oberflächliche Verletzung, so bleibt der Verschluß eines solchen Defektes in der Regel aus.

Somatomedin-C, epidermaler und Fibroblasten-Wachstumsfaktor stimulieren die Knorpelmatrix-Synthese in vitro über getrennte Receptoren, möglicherweise synergistisch.

Ziel der vorliegenden Untersuchung ist die Beantwortung der Frage, ob sich durch intraarticuläre Applikation von SM-C, EGF und FGF eine Förderung der Heilung von Gelenkknorpeldefekten im Tierexperiment erreichen läßt.

Unsere Studie umfaßt 16 männliche Kaninchen. Longitudinale Knorpeldefekte in voller Stärke, von 1,2 x 8 mm Ausdehnung, wurden im gewichttragenden Anteil aller vier Femurcondylen gesetzt. Postoperativ injizierten wir 41 ng SM-C, 1360 ng EGF und 540 ng FGF in 0,25 ml einer phosphatgepufferten Kochsalzlösung intra-articulär einseitig an jedem Wochentag. Auf der Gegenseite wurde eine entsprechende Kontrollösung ohne Wachstumsfaktoren verabfolgt.

Nach einem Zeitraum von 3 Tagen, bzw. 2, 4 und 8 Wochen wurden die Kaninchen getötet, nachdem der Knorpel zuvor mit radioaktivem Sulfat markiert worden war. Die Auswertung erfolgte histologisch, autoradiographisch und durch Szintillationszählung, die Daten wurden mit dem Wilcoxon-Test geprüft.

Ergebnisse

Nach drei Tagen ist an den Flanken des Knorpeldefektes ein Areal mit toten Zellen nachweisbar, die Defektfüllung ist noch gering. Zwei Wochen postoperativ ist es zu einem Einwachsen von Gewebe aus dem Markraum gekommen, welches im Gegensatz zum Knorpel eine hohe Mitose-Aktivität aufweist. Nach 8 Wochen sind manche Defekte vollständig, andere nur teilweise gefüllt, das zellreiche Markraumgewebe hat sich dabei in einigen Fällen in ein knorpelähnliches Gewebe differenziert.

Die Gesamtdefektfüllung betrug bei den mit Wachstumsfaktoren behandelten Kniegelenken durchschnittlich 41,2% (9,5), bei den Kontrollen 45,7% (9,1) (nicht signifikant).

Die Aufnahme von ^{35}S in den Knorpel lag unter dem Einfluß der Peptide mit 396 (48) counts/min/mg Trockengewicht signifikant ($p = 0,0249$) unter dem Kontrollwert von 873 (175) cpm/mg; die visuelle Gradierung der Autoradiographien ergab ein identisches Ergebnis.

Diskussion

Unsere Daten deuten auf eine verminderte Proteoglycansynthese der Chondrocyten in vivo unter dem Einfluß von SM-C, EGF und FGF hin, obwohl unsere Faktorenpräparation in Gewebekultur den bekannten stimulierenden Effekt auf die Proteoglykansynthese zeigte. Die Gesamtdefektfüllung tendierte ebenfalls leicht niedriger; hier gehen neben Matrixbestandteilen noch die Anteile des Markgewebes und des Fibrins ein. Diese überraschenden Beobachtungen bedürfen der weiteren Untersuchung. Insbesondere muß an eine mögliche Mehrsekretion hemmender Stoffe durch das Synovialgewebe gedacht werden.

Op-Methodik

Biomechanische Voraussetzungen für Kompressionsosteosynthesen mit dem neuen AO-Universal-Marknagel

G. Ritter

Klinik und Poliklinik für Unfallchirurgie (Direktor: Prof. Dr. G. Ritter), Klinikum der Johannes Gutenberg-Universität, Langenbeckstraße 1, D-6500 Mainz 1

Neben den bekannten Formen der Verriegelung bietet der neue AO-Universal-Marknagel eine weitere, besonders interessante Möglichkeit der Osteosynthese, die dynamische Verriegelung mit Kompression der Fragmente. Durch dieses mechanische Prinzip läßt sich eine besonders hohe Stabilität der Osteosynthese erzielen. Dieses Osteosyntheseverfahren wurde an unserer Klinik bei dafür geeigneten Quer- und kurzen Schrägbrüchen sowie entsprechenden Etagenbrüchen seit mehreren Jahren mit bestem Erfolg erprobt. Die Kompressionsosteosynthese wird durch konstruktive Besonderheiten des Nagels ermöglicht:

1. durch einen etwa 6 cm unterhalb des oberen Nagelendes sich befindenden Längsschlitz, durch den die proximale Verriegelungsschraube eingesetzt wird.
2. Über das vorhandene Gewinde kann zum Spannen des Osteosynthesesystems ein Druckbolzen in den Nagel und gegen die proximale Verriegelungsschraube eingedreht werden.

Das Funktionsprinzip wird an Hand von Abbildungen demonstriert, die biomechanischen Voraussetzungen diskutiert. Bei der Kompressionsosteosynthese kommt der Druckübertragung zwischen gespanntem Osteosynthesemittel und Knochen entscheidende Bedeutung zu. Die Ergebnisse eigener experimenteller Untersuchungen zur Frage, welche Druckkräfte über eine Verriegelungsschraube in den verschiedenen Abschnitten sicher auf den Knochen übertragen werden können, ohne daß dieser nachgibt, werden dargestellt. Die Ergebnisse statischer und dynamischer Experimente machen deutlich, daß im Schaftbereich von Femur und Tibia über eine einzelne Schraube sehr hohe Kräfte dauerhaft übertragen werden können. Die quere Anordnung von Verriegelungsschrauben ist bei der Kompressionsosteosynthese besonders günstig, da hierbei die Corticales auf beiden Seiten gleichermaßen an der Kraftübertragung beteiligt werden. Im spongiösen Knochen ist eine ausreichend stabile Verankerung von Schrauben nicht möglich, die Spongiosa hat eine hundertfach geringere Druckbelastbarkeit als die Corticalis. Kritisiert werden muß an dem neuen AO-Universal-Femur-Marknagel, daß die unteren Verriegelungsbohrungen so weit distal eingebracht sind, daß bei korrekter Lage des Nagels im distalen Femurfragment die Verriegelungsschrauben in der nur gering tragfähigen Spongiosa zu liegen kommen, wobei durch die große Länge sich die Verriegelungsschrauben verbiegen können. In der Klinik des Autors wird deshalb in dem AO-Nagel im gleichen Abstand, wie ihn die jetzigen distalen Verriegelungslöcher haben, eine dritte, weiter proximal gelegene Bohrung angebracht mit dem Vorteil, daß die Verriegelungsschraube hier stabil cortical verankert, und das serienmäßige Zielgerät zum Einbringen der Verriegelungsschrauben weiter benutzt werden kann. Die klinischen Ergebnisse solcher Kompressionsosteosynthesen mit vorzüglicher Frakturheilung haben die theoretischen Erwartungen bestätigt.

Biomechanische Untersuchungen über die interfragmentären Kompressionskräfte mit einem neuen kombinierten Kompressions-Verriegelungsnagel

H. Mittelmeier, M. Trennheuser und W. Mittelmeier

Orthopädische Universitätsklinik (Direktor: Prof. Dr. H. Mittelmeier), D-6650 Homburg

Die Fixierung des Original-Marknagels nach G. Küntscher basiert auf dem Prinzp der zylindrischen Aufbohrung und federnd transversalen Verklemmung des geschlitzten Kleeblattprofils. Die Aufbohrung ist zeitaufwendig und für die Durchblutung des Knochens ungünstig. Mangelnde Stabilität beinhaltet vor allem die Gefahr von Rotationsfehlern. Bei den moderneren Verriegelungsnägeln ist die Aufbohrung zwar immer noch erforderlich, das Auftreten grober sekundärer Rotationsfehler jedoch vermeidbar; infolge mangelnder axialer Fragmentkompression bestehen jedoch noch Mikrobewegungen und mechanische Null-Durchgänge für das Material mit der Gefahr von Implantatbrüchen.

Frühere Kompressions-Nägel konnten sich nicht allgemein durchsetzen.

Hier wird nun ein neuer Verriegelungsnagel vorgestellt, der bei stabilisierbaren einfachen Brüchen auch als *Kompressions-Nagel* Verwendung finden und vielleicht die Markraumaufbohrung vermeiden läßt. Sein Prinzip beruht auf der longitudinalen Schubwirkung einer im proximalen Nagelende einbringbaren Spannschraube auf die proximale transversale, in einem Langloch steckende Verriegelungsschraube, so daß das proximale Fragment mit hoher Kraftwirkung gegen das distale Fragment gedrückt wird. Zur Erhöhung der Nagelstabilität ist derselbe *un*geschlitzt, aber kanneliert, so daß Verwindungen ausgeschlossen werden. Auf diese Weise ist auch das Einbringen der Verriegelungsschrauben mit einer Bohrlehre wesentlich erleichtert und weniger röntgenabhängig.

Biomechanische Untersuchungen an Leichenknochen ergaben, daß mit dem neuen kombinierten Kompressions-Verriegelungsnagel bei stabilisierbaren Brüchen problemlos die wünschenswerten axialen Kompressionskräfte am Femur von etwa 250 kp und an der Tibia von etwa 150 kp erreicht werden können.

Beziehungen der Marknageleinschlagkraft zur Unterschenkelmarkraumform

W.-D. v. Issendorff, J. Ahlers, K. Wenda und W. Kurock

Klinikum der Johannes Gutenberg-Universität, Klinik und Poliklinik für Unfallchirurgie (Direktor: Prof. Dr. G. Ritter), Langenbeckstraße 1, D-6500 Mainz

Die Markhöhle isolierter Tibiae wird mit einem Kindergastroskop, jeweils vor und nach dem Aufbohren und vor und nach Einbringen von Unterschenkelmarknägeln, inspiziert. Nach Eröffnung mit dem Pfriem stößt das Endoskop nach vier Zentimetern auf eine

Spongiosabarriere, die noch hinter der Tuberositas tibiae die Markhöhle versperrt. Nach Eröffnen mit dem Bohrdorn kann das Endoskop in die zunehmend glatte Markhöhle vordringen, um bei 15 Zentimetern mit seinem Durchmesser von neun Millimetern stecken zu bleiben. Nach dem Aufbohren findet sich an der Rückwand der proximalen Spongiosa ein tiefer Graben. Im mittleren Anteil sind an der Innenwand der Corticalis spiralförmig die Schliffspuren des Bohrkopfes zu erkennen. Nach Entfernen des Nagels findet sich an der Rückwand im proximalen Anteil ein Grat, verursacht durch den Nagelschlitz. Im distalen Anteil ist in die lockere Spongiosa hufeisenförmig der Abdruck der Nagelspitze neben dem Eindruck der Bohrdornspitze zu sehen.

Die Einpreßkräfte werden mit einer Materialprüfmaschine gemessen (v. Issendorff et al. 1987). Der Knochen hängt beweglich an Ketten, um zusätzliche Biegekräfte zu vermeiden. Im proximalen Anteil entsteht die Reibung beim Einpressen vor allem an drei Punkten: der Vorderkante des Tibiaplateaus, der Rückwand der Tuberositas tibiae und der dorsalen inneren Wand der Markhöhle an der Nagelspitze. Durch diese Drei-Punkt-Führung erfährt der Nagel eine Biegung, die in der ersten Hälfte des Nagelweges hauptsächlich für die Reibungskräfte verantwortlich ist. Im weiteren Verlauf kommt die zunehmende Enge des Markrohres hinzu. Der engste Punkt liegt bei etwa 20 Zentimetern Eindringtiefe (Ahlers 1986). Dann nimmt die Reibung wieder ab, weil die Biegung des Nagels in dem Maße zurückgeht, in dem die proximale Krümmung des Nagels in den Knochen eingleitet. Schließlich steigt die notwendige Kraft wieder an, während die Nagelspitze distal aufsitzt. Die Kräfte liegen in Größenordnungen von etwa 1 kN.

Literatur

Ahlers J (1986) Die Verformung von AO-Unterschenkelmarknägeln. Habilitationsschrift, Medizinischer Fachbereich Universität Mainz

Issendorff von W-D, Ahlers J, Ritter C, Wenda K (1984, 1987) Untersuchungen zu den Kräften beim Einschlagen von Unterschenkelmarknägeln. Teil I, Unfallchirurg 90:201–205 (1987); Teil II, Unfallchirurg 90:206–211 (1984)

Analyse des Versagensverhaltens verschiedener Verriegelungsnägel mittels Finite-Elemente-Methode

M. Börner

Berufsgenossenschaftliche Unfallklinik (Direktor: Prof. Dr. H. Contzen), Friedberger Landstraße 430, D-6000 Frankfurt 60

Nach klinischer Erfahrung sind folgende konstruktive Mängel an herkömmlichen Verriegelungsnägeln festzustellen:

1. Rißbildungen an den proximalen Perforationen,
2. Rißbildungen am Schlitzende,
3. Rißbildungen an den distalen Bohrlöchern.

Mittels der Finite-Elemente-Methode wurden die Ursachen dieser Rißbildungen ermittelt und entsprechende Konsequenzen zu einer Änderung des Profils für einen optimal erscheinenden Verriegelungsnagel gezogen:

1. Die Bohrlochachse für die Verriegelung im *proximalen* Nagelabschnitt sollte so schräg als möglich angebracht werden, um
    a) kerbspannungsmindernde Langlöcher zu erreichen,
    b) das laterale Langloch proximalwärts in niedrigere Bereiche von Zugspannungen zu plazieren und
    c) pro Querschnittniveau jeweils nur 1 Bohrloch anzubringen.
2. Der Marknagel sollte mit einem von End-zu-End *durchgehenden Schlitz* gestaltet werden, um
    a) eine ausreichende Anpassung des Nagels an die Markhöhle zu gewährleisten und
    b) am Schlitzende sonst auftretende Kerbspannungen zu vermeiden.
3. Gestaltung eines ermüdungsfesten kreisförmigen Nagel-Profils mit lokaler wulstförmiger Verdickung der Wandung, um
    a) an den Perforationen sowohl am proximalen als auch am *distalen* Nagelende gezielte Kerbspannungen abzubauen,
    b) trotzdem die Anpassungsfähigkeit des Nagels an die unterschiedliche Markform zu erhalten,
    c) die Verwindung vor allem des distalen Nagelanteiles beim Einschlagen zu verhindern, damit
    d) die Torsionsstabilität des Nagels zu erhöhen und in der Praxis dessen distale Verriegelung zu vereinfachen.

Lochschrauben-Osteosynthese der Dens-Fraktur – Experimentelle Stabilitätsmessungen

H. Schöttle[1], G. Schönecker und K.H. Jungbluth[2]

[1] Krankenhaus Nordwest, Abteilung für Unfallchirurgie (Leiter: Prof. Dr. H. Schöttle), Steinbacher Hohl 2–26, D-6000 Frankfurt a.M. 90
[2] Universitätskrankenhaus Eppendorf, Abteilung für Unfallchirurgie (Direktor: Prof. Dr. K.H. Jungbluth), Martinistraße 52, D-2000 Hamburg 20

Fragestellung

Es wurden die Stabilität von 3 verschiedenen experimentellen Dens-Schraubenosteosynthesen an 33 Leichenpräparaten, an denen Densfrakturen gesetzt wurden, geprüft.

Methodik

Bei der Erzeugung der Frakturen mit einem Gewichtspendel mit einem Impuls von 14,9 Ns entstanden 14 Frakturen vom Typ 1 und 19 Frakturen vom Typ 2 nach Anderson [1]. Die Präparate wurden gleichmäßig, auch was die Alters- und Geschlechtsverteilung betrifft, auf die 3 Gruppen verteilt.

In Gruppe 1 wurden Osteosynthesen in der von J. Böhler beschriebenen Technik mit *zwei* kleinen AO-Spongiosaschrauben (Gewindedurchmesser 4 mm) durchgeführt [2].

In Gruppe 2 wurde für die Osteosynthese *eine* axial perforierte Schraube mit selbstschneidendem Gewinde (Lochschraube) mit einem Gewindedurchmesser von 5 mm verwendet.

In Gruppe 3 erfolgt die Osteosynthese mit *einer* AO-Spongiosaschraube (Gewindedurchmesser 4 mm).

Die Stabilitätsprüfungen erfolgten an den frakturierten und durch Osteosynthese versorgten Wirbelpräparaten, die zur Fixierung und zur Durchführung der Messungen im Materialprüfstand am Körper und am Dens in Methylmetacrylat, unter Freilassen der Schrauben, eingebettet wurden.

Alle Präparate wurden folgenden Prüfungen unterzogen:

Rotationsprüfung A: In 1 cm Abstand von der Densachse und von der Densspitze wird eine definierte Kraft von 50 N zuerst nach rechts und dann nach links ausgeübt und jeweils die Auslenkung des Dens in mm gemessen (Abb. 1).

Rotationsprüfung B: Es wird die Kraft gemessen, die erforderlich ist, um eine Auslenkung des Dens um 0,5 mm durch Rotation im und entgegen den Uhrzeigersinn zu bewirken.

Hyperextensions- und Hyperflexionsprüfung: Im Anschluß an die Rotationsprüfungen wird die Kraft gemesssen, die erforderlich ist, die jeweilige Dens-Osteosynthese in Extensions-

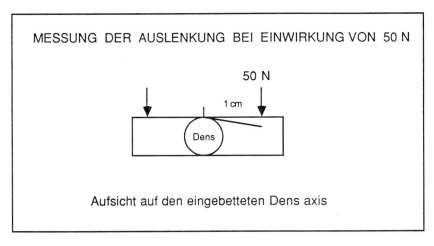

Abb. 1. Rotationsprüfung A

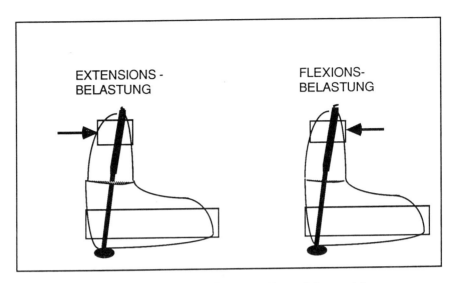

Abb. 2. Hyperextensions- und Hyperflexionsprüfung, Seitenansicht

bzw. Flexionsrichtung zu zerstören. Hier werden die 3 Gruppen nach dem Alters- und Geschlechtskriterium willkürlich in jeweils 2 Untergruppen aufgeteilt. Die Kraft wird axial in 1 cm Abstand von der Densspitze eingeleitet (Abb. 2).

Ergebnisse

Es ergaben sich zwischen den verschiedenen Gruppen keine signifikanten Unterschiede hinsichtlich der Stabilität der durchgeführten Osteosynthesen. Die Meßergebnisse sind synoptisch in den Tabelle 1—3 dargestellt. Die statistischen Prüfungen wurden mit dem U-Test von Mann und Whitney durchgeführt.

Zusammenfassung

Die experimentelle Stabilitätsprüfung von 3 verschiedenen Schrauben-Osteosynthesen ergab, daß mit einer einzigen Schraube eine ebenso große Stabilität bei der Densfraktur erzielt wird, wie mit zwei Schrauben.

Da der Densdurchmesser nach eigenen Messungen im Mittel nur 10 mm beträgt (n = 35, min. 8, max. 12 mm sd 0,09) kann es sehr schwierig oder gar unmöglich sein, 2 Schrauben mit einem Gewindedurchmesser von 4 mm im Dens axis korrekt zu plazieren, ohne die seitliche Corticalis zu beschädigen.

Wie unsere Untersuchungen zeigen, wird mit einer einzigen Schraube, auch bei den Rotationsprüfungen, eine ebenso hohe Stabilität wie mit 2 Schrauben erzielt, da diese optimal zentral plaziert werden kann. Die Rotationsstabilität wird durch die Kompression der verzahnten Fraktur erreicht. Damit eine Kompression erreicht wird, muß die Schraube die Corticalis der Densspitze fassen.

Tabelle 1. Ergebnisse Rotationsprüfung A (Auslenkung in mm bei Einwirkung von 50 N)

	Gruppe 1	Gruppe 2	Gruppe 3
Links	0,66 ± 0,37	0,71 ± 0,54	0,88 ± 0,47
Rechts	0,60 ± 0,29	0,67 ± 0,51	1,01 ± 0,77

Tabelle 2. Ergebnisse Rotationsprüfung B (zur Auslenkung um 0,5 mm benötigte Kraft in N)

	Gruppe 1	Gruppe 2	Gruppe 3
Links	51,95 ± 21,13	47,81 ± 25,90	35,81 ± 22,24
Rechts	51,21 ± 20,14	51,52 ± 24,20	40,51 ± 24,54

Tabelle 3. Ergebnisse der Stabilitätsprüfung (max. erreichbare Kraft in N)

	Gruppe 1	Gruppe 2	Gruppe 3
Extension	264,50 ± 119,46	263,67 ± 115,54	313,17 ± 212,53
Flexion	217,40 ± 82,07	119,60 ± 58,35	173,60 ± 48,06

Aufgrund unserer Untersuchungen empfiehlt es sich, die Dens-Osteosynthese mit einer selbstschneidenden *Lochschraube* durchzuführen, da hierdurch eine wesentliche Vereinfachung, bei zumindest ebenso großer Sicherheit, wie mit dem bisher üblichen Operationsverfahren nach Böhler zu erreichen ist.

Es wurde für unsere Operations-Technik ein spezielles Instrumentarium für die Dens-Osteosynthese entwickelt.

Literatur

1. Anderson LD, d'Alonzo RT (1974) Fractures of the odontoid process of the axis. J Bone Joint Surg (Am) 56:1663–1674
2. Böhler J (1981) Schraubenosteosynthese von Frakturen des Dens axis. Unfallheilkunde 84:221–223

Einsatz der Arthroskopie und des intraoperativen Ultraschalls bei der Therapie der posttraumatisch rezidivierenden Schulterluxation

A. Schmid, F. Schmid. M. Fuchs und Th. Tiling

Allgemeinchirurgische Universitätsklinik (Direktor: Prof. Dr. H.J. Peiper), Robert-Koch-Straße 40, D-3400 Göttingen

Der abgerissene Limbus, zusammen mit dem überdehnten Ligamentum inferius, werden bei einer posttraumatisch rezidivierenden Schulterluxation als kausal für die Rezidivluxation angesehen. Eine Hill-Sachs-Delle ist Schadensfolge der Luxationen und begünstigt andererseits die Rezidivluxation. Nicht die Verhakung der Delle am Pfannenrand bei maximaler Außenrotation hebelt den Humeruskopf heraus. Anamnestische Angaben, CT-Analysen, sonographische Untersuchungen und Versuche an Leichenschultern sprechen für folgenden Wirkmechanismus: Eine tiefe Hill-Sachs-Delle entrundet den Humeruskopf und läßt im betroffenen Humerussegment eine schiefe Ebene entstehen. Ohne Verhakung, schon bei alleiniger Einstellung der Delle in die Pfanne veranlaßt Muskelanspannung das Herausgleiten des Humeruskopfes aus der Pfanne. Das überdehnte Ligamentum inferius bietet dagegen keinen Widerstand. Unter arthroskopischen Bedingungen lassen sich die ventralen Strukturen refixieren. Diese experimentelle Pilotstudie sollte zeigen, daß mit Hilfe der Arthroskopie und intraoperativer Sonographie die Hebung der Hill-Sachs-Delle möglich ist und damit beide Kausalfaktoren der Rezidivluxation gedeckt angegangen werden können.

An Schultergelenken von Leichen wurde an typischer Stelle eine Hill-Sachs-Delle gesetzt. Bei Innenrotation des Humerus wurde die Delle mit einem auf die Haut applizierten, sterilisierbaren Schallkopf (5 MHz) aufgesucht und unter Sono-Kontrolle mit einem 1,6 mm Bohrdraht percutan markiert. Eindeutig läßt sich das Tuberculum majus neben der langen Bicepssehne sonographisch aufsuchen und ebenfalls mit einem Bohrdraht markieren. Ein Halbkreis-Zielbohrgerät läßt sich aufsetzen. Gefahrlos kann man das Zentrum der imprimierten Delle vom Tuberculum majus aus transossär orthograd anbohren. Das Zielgerät wird entfernt. Unter arthroskopischer und sonographischer Kontrolle wird die Impression mit dem Spongiosastössel (Dick, Wirbelsäulen-Fixateur externe) gehoben. Geraspelte Spongiosa wird über den Spongiosatrichter eingefüllt, verfestigt und das Bohrloch am Tuberculum majus mit einem Knochenspan verbolzt. Zielgenau konnte sonographisch durch den Weichteilmantel hindurch der Bohrkanal zur Hebung der Delle bestimmt und die Anhebung kontrolliert werden. Durch Sägeschnitte ließ sich ein vollständiges Unterfüttern mit Spongiosa nachweisen. Gefäß-, Nerven- und Sehnenläsionen lassen sich sicher vermeiden. Die vorgestellte Operations-Technik könnte praktizierte Verfahren mit hohem intraoperativen und Folgerisiko ablösen.

Experimentelle Untersuchungen zur Stabilität von PDS-Montagen bei Schultereckgelenkluxationen

G. Hohlbach, R. Meyer und F.W. Schildberg

Klinik für Chirurgie der Medizinischen Universität (Direktor: Prof. Dr. F.W. Schildberg), Ratzeburger Allee 160, D-2400 Lübeck

Einleitung

Die Verwendung biodegradabler Implantate zur temporären Retention von luxierten Akromioclaviculargelenken (ACG) hat gegenüber metallischen Implantaten die Vorteile der Vermeidung eines Reeingriffes zur Metallentfernung; außerdem werden metallbedingte Komplikationen — wie Metallockerungen und -brüche — vermieden. Offen blieb bis jetzt die Frage, welche Form der Implantation biodegradabler Implantate gewählt werden muß, um eine optimale Retention des luxierten ACG bis zum Abschluß der Bandheilungsphase zu erreichen.

Methodik

Wir haben an 5 anatomischen Präparaten in 90 Versuchsserien 6 verschiedene Fixierungsverfahren der coraco- und acromioclaviculären Umschlingung überprüft. Die wesentlichen Fixierungsmerkmale bestanden in der akromioclavicularen achtertourförmigen, rundtourigen und kombinierten Umschlingung sowie der coracoclavicularen Umschlingung und der Kombination dieser verschiedenen Verfahren. Als Referenzmethode wurde die coracoclaviculare Verschraubung mit der Bosworth-Schraube durchgeführt.

Prüfkriterium war die Dislocierbarkeit im Akromioclaviculargelenk nach cranial sowie nach ventral und dorsal. Geprüft wurde bei einer dislocierten Kraft bis 25 kp; die dislocierte Wegstrecke über dem ACG wurde mit einem elektronischen Kraftwegaufnehmer gemessen; die Auswertung wurde für die dislocierte Kraft von 10 kp vorgenommen.

Ergebnisse

Am stabilsten erwiesen sich dabei folgende Montageformen: Nr. 2 = achtertourige coracoclaviculare Umschlingung mit ebensolcher Umschlingung im ACG, Nr. 6: wie Nr. 2, jedoch akromioclaviculare Umschlingung achter- und rundtourig kombiniert.

Dislokation (mm) ($x \pm SD$)	Montage Nr. 2	Montage Nr. 6	Bosworth-Schraube
cranial	0,89 ± 0,60	0,83 ± 0,65	0,58 ± 0,47
ventral	1,90 ± 0,76	1,84 ± 0,60	1,56 ± 0,76
dorsal	1,29 ± 1,24	1,30 ± 1,20	1,25 ± 0,94

Schlußfolgerung

Mit den geprüften Montageformen Nr. 2 und 6 kann eine der Bosworth-Schraube vergleichbare Stabilität, die für eine ungestörte Heilung der gerissenen Bänder notwendig ist, erreicht werden.

Untersuchungen zur Überprüfung von Operationsverfahren bei der Behandlung der Schultereckgelenksprengung

G. Herold, D. Hofmann, Ch. Maus und H. Ecke

Justus-Liebig-Universität, Zentrum für Chirurgie, Unfallchirurgische Klinik und Poliklinik (Direktor: Prof. Dr. H. Ecke), Klinikstraße 29, D-6300 Gießen

Das Schultereckgelenk stellt ein wichtiges Bindeglied in der Funktion des Schultergürtels dar. Die operative Behandlung der Schultereckgelenksprengung ergibt sich aus der Stadieneinteilung nach Tossi. Die Tatsache, daß über 60 operative Verfahren angegeben werden, zeigt letztlich die Unsicherheit, welches das Richtige sei. Wir haben von 1978 bis 1987 58 Patienten mit Schultereckgelenksprengungen operativ versorgt. Zur Verwendung kam die Bosworth-Schraube, die Zuggurtung, die Rahmanzadeh-Platte sowie kombinierte Verfahren und in den letzten Jahren die hier inaugurierte Versorgung mit der PDS-Kordel bei insgesamt 30 Patienten. 1986 berichtete die Ulmer Arbeitsgruppe über den stabilisierenden Effekt verschiedener Implantate. Freundlicherweise wurde uns die Halteapparatur zur Verfügung gestellt. Uns hat interessiert, ob das Verfahren mit der PDS-Kordel eine mit anderen Implantaten vergleichbare Schutzfunktion auf die Bandrekonstruktion hat. Nach zahlreichen Vorversuchen zeigte sich die Notwendigkeit, einen für alle Verfahren gleich guten Versuchsknochen zu finden. Mit dem sogenannten Sawbone, den wir mit einem Polyesterlaminat beschichteten, konnten wir quasi im Trockenen vergleichbare Messungen durchführen, Versuchsbelastung 100 Newton. Wir beobachteten die AC- und CC-Stufe in 10er-Schritten und ließen per Wegaufnehmer über den Rechner Graphiken erstellen. Die Versuchsserien umfaßten bis jetzt die dreimalige Messung jedes Verfahrens am Kunststoffpräparat. An 12 unausgesuchten Leichenpräparaten wurden dann die Verfahren getestet, jeweils mit Bandrekonstruktion. Am Kunstknochen ließ sich die nahezu komplette Luxation beim Verfahren mit einfacher PDS-Umschlingung erzielen. Leichte Besserungen ergaben sich am Leichenknochen. Bei der doppelten PDS-Umschlingung zeigte sich eine wesentlich geringere Luxationstendenz fast um die Hälfte besser als vorher. Die Durchbohrung von Caracoid und Clavicula erbrachten hingegen keine wesentliche Werteverbesserung. Die metallischen Implantate schnitten allesamt mit guten Meßergebnissen ab.

Biomechanische Untersuchung zur Stabilisierung medialer Schenkelhalsfrakturen mittels DHS und Zugschraube bzw. alleiniger Zugschraubenosteosynthese

E. Orthner, R. Maier, F. Ortner und H. Hertz

I. Univ.-Klinik für Unfallchirurgie (Vorstand: Prof. Dr. E. Trojan), Alser Straße 4, A-1097 Wien

Die Nachuntersuchung der Patienten der Jahre 1981–1986, bei denen ein medialer Schenkelhalsbruch (m. SH) kopferhaltend stabilisiert wurde, zeigte eine Senkung der Kopfnekroserate bei Garden I + II Frakturen von 27,0% auf 14,7% alleine durch Wechseln von der SH-Verschraubung auf die DHS und Zugschrauben (DHS und ZS). In unserem biomechanischen Vergleich beider Methoden verwendeten wir paarweise entnommene Oberschenkelknochen zum Rechts-Links-Vergleich. Am intakten Präparat wurde unter Bildwanderkontrolle entweder eine DHS und ZS oder 3 ZS parallel implantiert. Das Osteosynthesematerial wurde anschließend wieder entfernt, die Femora in 30°, 50° oder 70°-Winkel osteotomiert, in den mit Knochenwachs abgedichteten Bruchspalt Druckmeßfolien der Fa. Fuji eingelegt und die Osteotomien wieder stabilisiert. Beim Anziehen der Schrauben wurde der unterschiedlichen Steifung der Schrauben und dem Einfluß des dadurch bedingten unterschiedlichen Druckaufbaues Rechnung getragen. Nach 2 min konstanter Kompression wurden die Folien entnommen und im Densitometer der Fa. Fuji analysiert.

30° Osteotomie: Der maximal erreichbare Druck bei der SHV betrug 40 kp und war lediglich im Bereich der Corticalis und der angrenzenden Spongiosa meßbar. Im Zentrum des SH ließ sich kein meßbarer Druck aufbauen. Bei Verwendung der DHS und ZS konnten Druckspitzen bis über 100 kp/cm^2 gemessen werden und der meßbare Druck erstreckte sich annähernd über die gesamte Osteotomie.

50° Osteotomie: Auch hier konnte mit der DHS und ZS ein deutlich höherer interfragmentärer Druck aufgebaut werden, die Verteilung war gleichmäßig über die gesamte Osteotomie. Bei der SHV konnte zwar caudal ein hoher, eher punktförmiger Druck aufgebaut werden, die Verteilung jedoch inhomogen und an vielen Punkten ließ sich mittels der Folien kein Druck im Meßbereich der Folien messen.

70° Osteotomie: Hier ließ sich sowohl mittels SHV als auch mit der DHS und ZS ein hoher interfragmentärer Druck erzeugen, er war jedoch auch hier bei der SHV niedriger und weniger homogen verteilt als bei Verwendung der DHS und ZS.

Belastungsversuche

Am Anschluß an die Messung des interfragmentären Druckes bestimmten wir noch die Stabilität der Montagen in einer Materialprüfmaschine. Als vergleichbares Maß nahmen wir die Bewegung im Bruchspalt bei Belastung in 50 kp-Schritten bis zur Desintegration des Systems. Auch hier zeigte sich, daß die DHS und ZS deutlich stabiler ist als die alleinige ZS-Osteosynthese.

Tabelle 1. Stabilitätsverlust bei alleiniger Zugschraubenosteosynthese im Vergleich zur DHS und craniale Zugschraube

30° Osteotomie	47%
50° Osteotomie	180%
70° Osteotomie	75%

Zusammenfassung

Die Ergebnisse der interfragmentären Druckmessung als auch der Belastungsversuche bei Osteotomien am Schenkelhals, entsprechend der Einteilung nach Pauwels, zeigen die biomechanische Überlegenheit der DHS und Zugschraube gegenüber der alleinigen Zugschraubenosteosynthese bei der Versorgung medialer Schenkelhalsfrakturen. Die DHS und Zugschraube ist deswegen als ein zur kopferhaltenden Versorgung medialer Schenkelhalsfrakturen sehr geeignetes Implantat anzusehen.

Literatur

Orthner E et al. (1988) DHS versus Zugschraubenosteosynthese zur Versorgung med. SH-Frakturen. In: Hefte Unfallheilkd. Springer, Berlin Heidelberg New York Tokyo

Dynamische Condylenschraube (DCS) und Condylenplatte bei Frakturen des distalen Femurendes — Eine experimentelle Studie

C. Krettek, R. Hoffmann und N. Haas

Unfallchirurgische Klinik der Medizinischen Hochschule (Direktor: Prof. Dr. H. Tscherne), Konstanty-Gutschow-Straße 8, D-3000 Hannover 61

Material und Methode

Für die Untersuchungen wurden paarweise entnommene, kältekonservierte, humane Leichenfemora verwendet und im Rechts-Linksvergleich untersucht. Als Frakturmodell diente eine T-förmige, supra-diacondyläre Osteotomie mit einer standardisierten, supracondylären Defektzone, die einer Typ C2 Fraktur nach der Klassifikation von Müller entspricht. Die Implantatabmessungen waren mit einer Condylenklingen- bzw. Condylenschraubenlänge von 70 mm in allen Testosteosynthesen gleich. Die Osteosynthesen wurden mit der 95°-DCP-Condylenplatte und der DCS in der jeweiligen Standardtechnik ausgeführt. Es wurden paarige Testosteosynthesen im Rechts-Linksvergleich untersucht. Die Präparate wurden mit dem Condylenbereich in eine Halterung mit schnellhärtendem Kunststoffzement eingegossen, wobei der Osteosynthesebereich ausgespart wurde. Anschließend wurden die fest an der Unterlage fixierten Präparate einer Kraft ausgesetzt und die Deformierung registriert.

Ergebnisse

Bei der axialen Belastung bis 900 N zeigte die Condylenplattenosteosynthese eine signifikant größere Deformierung gegenüber der DCS-Osteosynthese. Im Torsionsversuch wird über einen Torsionsarm ein biegemomentfreies Torsionsmoment um die Längsachse des Präparates ausgeübt, während der Condylenbereich fest an der Unterlage fixiert ist. Bei einem maximal ausgeübten Moment von 6 Nm ergab sich für die Condylenplattenosteosynthese ein signifikant erhöhter Rotationswinkel gegenüber der DCS-Osteosynthese. Bei Biegung in Frontalebene deformiert sich die Condylenplattenosteosynthese signifikant stärker als die DCS-Osteosynthese.

Bei Krafteinwirkung in Sagittalebene ist die DCS-Osteosynthese instabiler als die Condylenplatte. Bei einem entsprechenden Frakturmodell (Osteoporose, knöcherne Defekte) mit unsicherer Verankerung der distalen Platten-Spongiosaschraube ist die DCS-Osteosynthese hochsignifikant instabiler als die Condylenplattenosteosynthese.

Diskussion

Die Stabilität der DCS Osteosynthesen bei axialer Belastung, Torsion und Biegung der Frontalebene ist signifikant höher, was auf die höhere Festigkeit der DCS sowie Unterschiede in der Implantatgeometrie zurückzuführen ist. Die höhere Stabilität der Condylenplattenosteosynthese bei Krafteinwirkung in sagittaler Richtung wird auf den Formschluß der Klinge im Klingenlager zurückgeführt.

Schlußfolgerungen

1. Bei der Osteosynthese kommt der Verankerung der distalen Platten-Spongiosaschraube besondere Bedeutung für die Stabilität zu.
2. Fehlende oder schlechte Verankerung der distalen Platten-Spongiosaschraube führt bei supracondylärer Defektsituation zu erheblichen Stabilitätsverlusten bei sagittaler Belastung.
3. Bei korrekter Lage und Sitz der distalen Platten-Spongiosaschraube ist die Gesamtstabilität der DCS-Osteosynthesen höher als die der Condylenplattenosteosynthesen.

Eine neue Knochenplatte mit hoher Ermüdungsfestigkeit

M. Börner[1] und C. Mattheck[2]

[1] Berufsgenossenschaftliche Unfallklinik (Direktor: Prof. Dr. H. Contzen), Friedberger Landstraße 430, D-6000 Frankfurt a.M. 60
[2] Kernforschungszentrum, Institut für Material- und Festkörperforschung IV, D-7500 Karlsruhe

Unter ungünstigen klinischen Bedingungen können Knochenplatten durch Ermüdungsbruch versagen. Es wurde mit bruchmechanischen Methoden festgestellt, daß die Kerbspannungen am Plattenloch in einem solchen Fall den Schaden verursachen. Durch Plazierung der Plattenlöcher zwischen axiale, wulstartige Wandstärkeverdickungen lassen sich die Kerbspannungen gravierend reduzieren, zumal sich die Plattenlöcher dann überwiegend im Bereich der Druckspannungen der Biegebelastung befinden. Eine dreidimensionale Finite-Elemente-Rechnung konnte den Kerbspannungsabbau nachweisen.

Der Abbau dieser lokalen Spannungsüberhöhungen führte bei gleichen Bedingungen im Ermüdungsexperimente zu einer etwa 10fach höheren Lebensdauer im Vergleich mit der raditionell geformten Knochenplatte. Die Belastung erfolgte dabei durch schwellende Biegung.

Die Plazierung der Löcher in einer Nut zwischen axialen Wandstärkeverdickungen stellt daher eine echte Design-Verbesserung der Knochenplatte dar.

Weiterhin wurde eine Strukturanalyse der traditionellen Winkelplatte durchgeführt. Dabei fand sich, daß am Übergang des U-Profils zum rechteckigen Schaftteil eine Spannungskonzentration unter physiologischer Belastung vorliegt. Das axiale Flächenträgheitsmoment läßt sich durch eine günstigere Querschnittsform erhöhen und damit die Spannung im kritischen Querschnitt der Platte reduzieren. Durch eine Drehung des modifizierten U-Profils von 180° um seine Längsachse läßt sich die Spannung im kritischen Querschnitt um 48% reduzieren und damit die Ermüdungsfestigkeit wesentlich erhöhen.

Sperrwirkung der Fibula als Funktion der Defektform an der Tibia

H.F. Bär, K. Neumann und H. Breitfuß

Chirurgische Universitätsklinik und Poliklinik der Berufsgenossenschaftlichen Krankenanstalten "Bergmannsheil" (Direktor: Prof. Dr. G. Muhr), Hunscheidtstraße 1, D-4630 Bochum

Die Veränderungen der mechanischen Wechselwirkungen des Unterschenkels wurden in einer Serie von 28 Druckversuchen am Knochen-Band-Präparat neu untersucht. Die Auswirkungen verschiedener Defekte (Querosteotomie mit 1 mm und 3 mm Defekt, Schrägosteotomie unter 45° in Tibiamitte) wurden an drei Kriterien gemessen:

1. an der Stabilität d.h. der Knicklast des Präparates,
2. an der Verkürzung des Präparates bezogen auf die Last d.h. der Federkennlinie des Präparates,
3. an den Veränderungen des Kraftflusses mit einer Verlagerung der Beanspruchungsmaxima von Tibia auf Fibula.

Bei intakten Verhältnissen betrug die Knicklast im Durchschnitt 1150 N mit einer Federsteife von 300 N/mm. Die maximale Druckbeanspruchung liegt mit 600 μm/m an der Tibiahinterkante, die Fibula erfährt maximale Dehnungen von 200 μm/m an der Außenseite. Daraus resultiert ein maximaler Anteil am Kraftfluß von 10%. Bei 1 mm-Querosteotomie beträgt die Knicklast 450 N, die Federsteife 65 N/mm. Die Beanspruchungsmaxima der Tibia liegen jetzt mit 600 μm/m an der Vorderkante, die Hinterkante ist weitgehend entlastet. Mit einer deutlichen Biegebeanspruchung mit Zugmaxima von 700 μm/m lateral trägt die Fibula bis zu 25% des Kraftflusses. Bei der 3 mm-Querosteotomie muß eine Kompressionskraft von 58 N aufgewendet werden, um den knöchernen Defekt der Tibia zu überbrücken. In starker Varus- und Rekurvationsstellung beträgt die Knicklast im Durchschnitt 160 N, die Federkennlinie 28 N/mm. Die Beanspruchungsmaxima der Tibia liegen mit 200 μm/m an der Tibiavorderkante, die der Fibula mit 900 μm/m Zugdehnung lateral. Nach 45°-Schrägosteotomie legen sich proximales und distales Segment der Tibia spontan an die Fibula an. Dadurch entsteht eine Gesamtverkürzung von etwa 7 mm, das Präparat kann jedoch bis zu einer Knicklast von 270 N belastet werden. Die Fibula gerät dabei unter erhebliche Biegebeanspruchung mit Zugmaxima lateral bis 2000 μm/m. Wegen der geringen Biegesteifigkeit der Fibula resultiert eine weitere Verkürzung um 18 mm. Knöcherner Kontakt der Segmente tritt erst unter einer Kompressionskraft von 52 N auf. Die Beanspruchungsmaxima der Tibia liegen dabei deutlich unter 100 μm/m.

Klinische Relevanz

Bei isolierten Frakturen der Tibia oder bei Unterschenkelfrakturen mit vorzeitig abgeheilter Fibula bestimmt die Sperrwirkung der Fibula den knöchernen Kontakt der Tibia, Verkürzung und Fehlstellung. Je größer das Volumen des Defektes, desto stärker wird sich die Sperrwirkung ausprägen. Die Fibulaosteotomie ist biomechanisch sinnvoll.

Laserholographische Analyse der mechanischen Reaktion bei axialer Belastung und monolateraler Fixateurstabilisierung der Tibia

D. Pennig[1], H. Podbielska[2], W. Klein[1] und H. Kasprzak[2]

[1] Westfälische Wilhelms-Universität, Klinik für Unfall- und Handchirurgie (Direktor: Prof. Dr. E. Brug), Jungeblodtplatz 1, D-4400 Münster
[2] Institute of Physics, Technical University, Wroczlaw/Polen

In der Behandlung diaphysärer Frakturen der unteren Extremität wird in jüngerer Zeit die Rolle der Dynamisierung zunehmend und kontrovers diskutiert. Wir haben die Methode der holographischen Interferometrie angewendet, um das Verhalten der tibio-fibularen Einheit unter statischer axialer Belastung an acht frischen Kadaverknochen zu studieren. Der Idealfall der transversen Osteotomie, stabilisiert mit einem monolateralen Fixateur (Orthofix 10000) wurde analysiert und mit dem intakten Knochen verglichen. Die Deformation unter statischer wie dynamischer Fixateurapplikation war in ihrer Charakteristik dem nativen Knochen ähnlich, die maximale Deformation mit Fixateur um 40% geringer. Nach der Dynamisierung des Fixateurs kam es nicht zu einem signifikanten Stabilitätsverlust der Einheit Fixateur-Tibia-Fibula. Für die klinische Praxis ist darauf hinzuweisen, daß eine Instabilität der Montage nach Dynamisierung im Sinne einer ungestörten Frakturheilung nicht auftreten sollte.

Resorbierbares Rohr zur Einsparung von Knochentransplantatvolumen bei Röhrenknochendefekten

L. Claes, C. Burri und H. Kiefer

Klinik für Unfallchirurgie, Hand-, Plastische und Wiederherstellungschirurgie, Sektion Unfallchirurgische Forschung und Biomechanik (Leiter: Prof. Dr. L. Claes), Oberer Eselsberg 7, D-7900 Ulm

Bei der Überbrückung großer Defekte am Röhrenknochen besteht häufig ein Mangel an Transplantatknochen. Bei diesen Defektüberbrückungen füllt der Transplantatknochen üblicherweise den Markraum und den Corticalisdefekt auf. Im Verlauf des Knochenumbaus wird jedoch das im Markraum liegende Transplantat wieder resorbiert und nur der Corticalisdefekt knöchern rekonstruiert. Mit einem neu entwickelten resorbierbaren Rohr (Polymer XIX) ist es möglich, den Markraum freizuhalten. Dadurch ist nur noch das geringe Transplantatvolumen nötig, das den Corticalisdefekt schließt. In tierexperimentellen Untersuchungen wurde die Eignung dieses Implantates getestet. Bei 6 Schafen wurde ein Diaphysenhalbdefekt am Metatarsus herausgesägt und das Mark entfernt. Nach Einlegen des resorbierbaren Rohres in den Markraum erfolgte eine Auffüllung des Corticalisdefektes mit autologer Beckenkammspongiosa. Zur Sicherung gegen Muskelbewegungen wurde das Transplantat periostal mit einem resorbierbaren Netz umgeben. Die histomorphologischen Ergebnisse zeigen, daß es mit dem resorbierbaren Rohr und Netz möglich war, eine Rekonstruktion der Corticalis mit einem Minimum an Transplantatvolumen zu erreichen. Die Fremdkörperreaktionen auf das verwendete Polymer XIX waren gering. Die perforierte Gestaltung des Rohres erlaubte eine schnelle Vascularisierung des Transplantates. Die Rohrform des Implantates führte außerdem zu einer schnelleren Wiederherstellung der intramedullären Gefäße, als es bei der Auffüllung des Markraumes mit Transplantat der Fall ist.

Knochenheilung unter dem Einfluß von Cyclosporin – Experimentelle Untersuchungen am Modell des Fixateur externe

W. Siebels, R. Ascherl, H. Brehme, H. Albersdörfer und G. Blümel

Institut für Experimentelle Chirurgie der Technischen Universität (Leiter: Prof. Dr. G. Blümel), Ismaninger Straße 22, D-8000 München 80

Um den Einfluß des Immunsuppressivums Cyclosporin auf biomechanische Parameter der Knochenheilung zu bestimmen, wurde bei 8 Neuseeland-Kaninchen eine einseitige Osteotomie der Tibia mit einer Distanzosteosynthese (1 mm Spalt) aus zwei verbundenen Klammerfixateuren versorgt und beginnend einen Tag vor der Operation täglich 20 mg/kg KG Cyclosporin subcutan verabreicht.

Ab dem 8. postoperativen Tag wurden bei allen Tieren Cyclosporin-Spiegel von mehr als 250 ng/ml festgestellt (therapeutischer Bereich 250–1000 ng/ml). Es kam stets zu einer deutlichen Gewichtsabnahme.

Vom 7.–34. postoperativen Tag wurde in 3tägigen Intervallen die Steifigkeit des neugebildeten Gewebes im Bereich des Osteotomiespalts ermittelt. Dazu wurden durch zwei der Schanzschen Schrauben (⌀ 2,5 mm) Druck- und Zugkräfte auf die Fragmentenden übertragen und die Deformation des Gewebes über die Verbiegung der unbelasteten Schrauben mit Dehnungsmeßstreifen bestimmt.

Tag postop.		7	10	13	16	19	22	25	28
Steifigkeit N/mm	MW	42	101	230	366	507	657	743	>770
	SD	2	72	181	257	205	100	65	
	Min.	40	45	63	123	201	545	610	
	Max.	45	247	500	770	770	770	770	

Bereits nach 19 Tagen hatten zwei Tiere die mit dieser Methode maximal bestimmbare Steifigkeit von 770 N/mm erreicht. Am 10. und 13. Tag ergaben sich statistisch signifikante Unterschiede (p < 0,05 und p < 0,01) zu einer Kontrollgruppe (n = 7) ohne medikamentöse Behandlung.

Röntgenologisch waren 5 Tage frühe (9. Tag postoperativ) eine Callusreaktion zu erkennen. Die meßbare Calluslänge am 21. Tag betrug im Mittel 64 mm im Vergleich zu 43 mm (p < 0,01), der Callusquerschnitt in Höhe des Osteotomiespalts umfaßte 132 mm^2 im Gegensatz zu 90 mm^2.

Makroskopisch überbrückte der Callus den Osteotomiespalt zirkulär. Callusgewebe bildete sich dabei bis über den Bereich der Schanzschen Schrauben hinaus aus.

Histologisch war eine sehr starke periostale Callusbildung zu erkennen. Der Osteotomiespalt war in keinem Fall durchbaut. An den Fragmentenden konnte im Gegensatz zur Kontrollgruppe keinerlei Knochenresorption festgestellt werden. Auffällig waren eine Vielzahl von mehrkernigen Riesenzellen.

Cyclosporin bewirkt bei der Knochenheilung im Kaninchenmodell einen früheren Beginn der Stabilitätszunahme.

Klinische und histologische Untersuchungen zur Regenerationsfähigkeit des Beckenkammes nach Spongiosaentnahme

M. Roesgen und G. Hierholzer

Berufsgenossenschaftliche Unfallklinik (Direktor: Prof. Dr. G. Hierholzer), Großenbaumer Allee 250, D-4100 Duisburg 28

Nach Spongiosaentnahme aus dem Beckenkamm wird in einer randomisierten prospektiven Studie seit 1986 das Regenerationsverhalten der entleerten Beckenkammhöhle untersucht. Zur Defektauffüllung werden Fibrinvlies, Kieler Knochenspan, Tricalciumphosphatkeramik sowie Hydroxylapatitkeramik verwendet. Das Studienprotokoll umfaßt die klinische und röntgenologische Kontrolle, Laborparameter sowie histologische Untersuchung. Der radiologische Verlauf zeigt innerhalb von 12 Monaten einwandfreien Einbau der Knochenkeramiken. Für die Tricalciumphosphatkeramiken ist eine deutliche Degradation erkennbar, die bei der Hydroxylapatitkeramik fehlt. Die Keramikgranula aus TCP sind nach einem Jahr nicht mehr nachweisbar. Der Kieler Knochenspan stellt sich gegenüber der Umgebung deutlich dichter dar, es kommt zu einer Sklerosierung der Beckenkammhöhle. Die nur mit Haemostypticum aufgefüllte Höhle bleibt zunächst leer, weist zu Ende der Kontrollserie jedoch eine dichtere Knochenbälkchenstruktur auf.

Entsprechend dem 1987 vorgestellten Untersuchungsmodell werden anläßlich von Reoperationen nebenbei Beckenkammbiopsien aus dem Implantatareal entnommen. 37 Probebiopsien wurden bisher untersucht. Die Mikroradiographien und die histologischen Befunde zeigen für beide verwendeten Keramiktypen einen einwandfreien Einbau mit direktem Kontakt knöcherner Regenerate zur Keramik. Eine bindegewebige Zwischenschicht fehlt. Sämtliche Poren sind im Schnitt ein halbes Jahr nach der Implantation durchwachsen. Während Hydroxylapatitkeramik von der Umgebung scharf abgrenzbar bleibt und keinerlei Substanzverlust zeigt, ist im Falle der TCP-Keramik eine deutliche Randunschärfe mit Auflösung der Porenwände sowie der Granulaoberfläche zu beobachten. Zahlreiche kleine Degradationspartikel sind im Gefäßlumen sowie in Nachbarschaft der Granula erkennbar.

Bei Anwendung des Kieler Knochenspans findet eine bindegewebige Einscheidung der Knochenfragmente statt. Bei alleiniger Auffüllung der Höhe mit Fibrinvlies ist eine Regeneration der Beckenkammhöhle mit Knochenbälkchen zu erkennen, die nach einem halben Jahr ein Ausmaß erreicht haben, das der Probeentnahme bei nicht voroperiertem Beckenkamm vergleichbar ist. Die Knochenbälkchen weisen eine kräftigere Struktur auf als die aus einem nicht voroperierten Beckenkamm.

Folgende Aussagen sind möglich:

1. Eine knöcherne Integration von Tricalciumphosphat- und Hydroxylapatitkeramik wird erreicht. Es kommt zur Regeneration von Beckenkammspongiosa entlang den Keramikoberflächen.
2. Ein Degradationsverhalten wurde allein für Tricalciumphosphatkeramiken erkennbar. Es ist gegenüber tierexperimentellen Untersuchungen erheblich verzögert.
3. Fragmente vom Kieler Knochenspan bleiben als Sequester erhalten. Eine bindegewebige Einscheidung läßt jeglichen Hinweis auf sog. "Autogenisierung" vermissen.
4. Eine der normalen Spongiosastruktur ähnliche spontane Auffüllung der Beckenkammhöhle ist ein halbes Jahr nach Spongiosaentnahme erkennbar. Eine quantitativ-morphometrische Untersuchung hierzu ist erforderlich.
5. Ein für weitere therapeutische Anwendung verwertbares Knochenregenerat ist frühestens 1 Jahr nach vorgängiger Spongiosaentnahme aus dem Beckenkamm zu erhalten.

Die dreidimensionale Rekonstruktion der Geometrie des Tibiamarkraumes – Möglichkeiten der anatomischen intramedullären Osteosynthese

Th. Mittelmeier[1], K.A. Milachowski[2], K.-H. Englmeier[3] und A. Wieber[3]

[1] Chirurgische Klinik und Poliklinik der Universität (Direktor: Prof. Dr. G. Heberer), Klinikum Großhadern, Marchioninistraße 15, D-8000 München 70
[2] Orthopädische Klinik und Poliklinik der Universität (Direktor: Prof. Dr. H.J. Refior), Klinikum Großhadern, Marchioninistraße 15, D-8000 München 70
[3] medis-gsf, Ingolstädter Landstraße 1, D-8042 Neuherberg

Die intramedulläre Osteosynthese hat durch das Konzept der Verriegelungsnagelung und der Dynamisierung an Bedeutung gewonnen.

Üblicherweise wirkt der intramedulläre Kraftträger nicht als Nagel unter Reibschluß, sondern als steife Biege-Torsionsfeder, wobei der Längsverspannung unter Biegemomenten und sekundär der Querverspannung an singulären, exzentrischen Kontaktstellen wesentliche Bedeutung bei der Verankerung des Implantates zukommt. Die Stabilität der intramedullären Osteosynthese wird dabei in erster Linie von den Materialeigenschaften des Nagels und des umgebenden Knochens, der Nagelgeometrie und der Einspannlänge (Ausdehnung der Nagelkontaktzone) in längsaxialer Richtung determiniert. Trotz Aufbohrens des Markraumes gelingt mit den gängigen Marknageltypen nur eine begrenzte Anpassung zwischen der Geometrie des Nagels und des Knochens, da das mehr oder weniger starre Rohr nur unvollständig den physiologischen Krümmungen des Markraumes folgt. Während nun das Konzept der Verriegelungsnagelung eine Verbesserung der Rotationsstabilität und der Kippfreiheit durch Einführung eines zweiten Bauelementes verfolgt, ist auch eine Optimierung des Kraftschlusses zwischen Implantat und Knochen im Sinne einer Kontaktflächensteigerung durch Anpassung der Nagelgeometrie an die Markraumform vorstellbar.

Am Beispiel des Unterschenkels wurde nun versucht auf der Basis segmentierter CT-Schichten die Markhöhle räumlich zu rekonstruieren und somit die Voraussetzung für einen anatomisch geformten Marknagel zu schaffen.

Nach Vorverarbeitung der Originalbildmatrizen (Dekompression, automatische Segmentierung der Corticalis durch Schwellwertverfahren, Hohlflächenbeseitigung und Konturenglättung) wird die Markraumdetektion durchgeführt und durch ein Polygonzugverfahren (Triangulation) die Approximation der Oberflächen des Markraumes und der Corticalis erzielt. Kriterium der Verbindung der in der Vorverarbeitung definierten Konturlinien ist der minimale Abstand zwischen den Punkten benachbarter Konturlinien. Durch Zuordnung von Materialeigenschaften, Lichtquellenposition, Beleuchtungs- und Schattierungsmodell erfolgt die pseudo-dreidimensionale Darstellung der Tibiaoberfläche und des Markraumes. Mit Hilfe graphischer Methoden kann dann ein Implantat mit angepaßter Geometrie konzipiert werden.

Literatur

1. Englmeier KH, Eckstein W, Hötzinger H, Milachowski KA, Pöppl JS (1987) Pseud-3-dimensional display and its efficiency in medical treatment planning. In: Serios A, O'Moore, Tardini A, Roger FH (eds) Proceedings of the Seventh International Congress "Medical Informatics Europe '87", S 806–813

Stress Protection unter Plattenosteosynthese

F. Eitel[1], L. Brunnberg[2], U. Matis[2], R. Seibold[1] und L. Schweiberer[1]

[1] Chirurgische Klinik Innenstadt und Chirurgische Poliklinik der Ludwig-Maximilians-Universität (Direktor: Prof. Dr. L. Schweiberer), Nußbaumstraße 20, D-8000 München 2
[2] Chirurgische Universitäts-Tierklinik der LMU (Direktor: Prof. Dr. U. Matis), D-8000 München

Fragestellung

Stress protection bezeichnet den Zustand der mechanischen Entlastung, meßbar mit Dehnungsstreifen als Dehnungsverlust an der Knochenoberfläche. Ursache dieser Verminderung der biomechanischen Beanspruchung kann eine am Knochenrohr angeschraubte Osteosyntheseplatte sein. Unbestritten werden unter der Platte morphologisch faßbare Knochensubstanzverluste beobachtet. Die Frage ist, ob diese Strukturveränderungen durch die biomechanische, plattenbedingte Ursache bewirkt werden, im Sinne einer Inaktivitätsatrophie. Eine zweite Erklärung für den Knochensubstanzverlust wäre ein durch die Platte hervorgerufener Zirkulationsschaden, der durch porosierenden Umbau so beseitigt würde, daß eine Schwächung der Diaphyse zurückbliebe.

Methodik

Bei 7 Tricolore-Hunden wurde am Radius durch zweifache Querosteotomie ein Knochensegment gebildet, welches an der einen Extremität durch Kompressionsosteosynthese mit 8-Rundloch-Stahlplatte fixiert wurde, an der anderen Extremität unter Belassung der 3–4 mm breiten Osteotomiespalten so mit 2 Plattenschrauben unter der Platte gehalten wurde, daß kein Kontakt (Distraktion) zu den Hauptfragmenten bestand.

Kontrollgruppe: 4 nicht operierte Radii. Vorversuche im Modell hatten für diese Versuchsanordnung auf der plattengegenseitigen Corticalis einen Dehnungsverlust von durchschnittlich 57% auf der Kompressionsseite und 77% auf der Distraktionsseite bei plattenwärts gerichtetem Biegemoment (2,6 Nm) ergeben.

Untersuchungsmethoden: Klinische und röntgenologische Verlaufsbeobachtung während der 14wöchigen Versuchsdauer, polychrome Sequenzmarkierung 4, 7, 9 und 14 Wochen postoperativ für die Fluorescenzmikroskopie, Histomorphometrie der intracorticalen Porosierung und Osteonenneubildung, Messung der Corticalisdicken mit dem Steromikroskop.

Nullhypothese: Kein Unterschied dieser Zielgrößen in den beiden, randomisiert zugeteilten Versuchsanordnungen (Kompression bzw. Distraktion der Osteotomiespalten).

Test: Wilcoxon-Paradifferenz-Test zweiseitig auf 5% Niveau bzw. U-Test.

Ergebnisse

Die Osteotomieheilung erfolgte in der 4. Woche auf der Kompressionsseite und bis zur 9. Woche postoperativ auf der Distraktionsseite. Instabilitätszeichen lagen klinisch bei Versuchsende nicht vor, die Schraubenlösemomente wiesen bei Versuchsende einen durchschnittlichen Momentverlust gegenüber den Festdrehmomenten von 88% auf der Kompressions- und von 86% auf der Distraktionsseite auf. Für beide Versuchsanordnungen ist die Porose in der 14. Woche erwartungsgemäß gleich, aber topographisch streng unter die Platte lokalisiert. Die Porose ist zweiphasig: Wie aus der Schaltlamellenbildung an bereits neugebildeten Osteonen der 4.–7. Woche erkennbar ist, tritt ein 2. Resorptionsschub in der 7. Woche auf, der zu einer bleibenden intracorticalen Porose unter der Platte führt. Auf der Plattengegenseite kommt es bis zur 4. postoperativen Woche an beiden Versuchsanordnungen zu einer gleichartigen Osteonenneubildung. In der 7. und 9. Woche (bis zum Zeitpunkt der Osteotomieheilung) entstehen plattengegenseitig auf der Kompressionsseite signifikant mehr Osteone als auf der Distraktionsseite. Ein zweiter, seitengleicher Intensitätsgipfel der Osteonenneubildung findet sich in der 14. Woche unter der Platte. Bei Versuchsende ist eine signifikant stärkere Abnahme der Corticalisdicke gegenüber der Platte in Komprimierten Segment meßbar; im distrahierten Segment entspricht die Corticalisdicke dem unverletzten Knochen. Die Corticalis unter der Platte ist in beiden Versuchsanordnungen gleich dick.

Schlußfolgerung

Die vorgelegten Befunde zeigen eine Entkopplung der ARF-Sequenz beim Remodelling zugunsten der Resorption. Auf der Kompressionsseite kommt es in der zweiten Resorptionsphase beim Modelling zu einer bleibenden, signifikanten Ausdünnung der Corticalis, was einem mechanischen Qualitätsverlust entspricht. Die in beiden Versuchsanordnungen gleichartigen Veränderungen des Remodelling der ersten Umbauphase sind nach dem örtlichen und zeitlichen Verlauf gut als Reaktion auf den posttraumatischen Zirkulationsschaden erklärbar. Die unterschiedlichen zeitlichen und örtlichen Strukturveränderungen in der 2. Umbauphase ab der 7. postoperativen Woche sind nicht durch die Devascularisation erklärbar. Demnach könnte die erste Umbauphase durch Devascularisation bedingt und die zweite Umbauphase biomechanisch bedingt sein.

Knochen als Werkstoff für Schrauben — Experimentelle Untersuchungen

R. Ascherl[1], W. Siebels[2], T. Lorenz[2], K. Geißdörfer[2], B. Claudi[1] und G. Blümel[2]

[1] Chirurgische Klinik und Poliklinik rechts der Isar der Technischen Universität (Direktor: Prof. Dr. R. Siewert), Ismaninger Straße 22, D-8000 München 80
[2] Institut für Experimentelle Chirurgie der Technischen Universität (Leiter: Prof. Dr. G. Blümel), Ismaninger Straße 22, D-8000 München 80

Fragestellung

Quer- und längsvernetzte kollagene Matrix und Knochen könnte sich als Osteosynthesematerial dann eignen, wenn bei reduzierter Antigenität das Einheilen und der Umbau dieses biologischen Werkstoffes gewährleistet ist. Bei entsprechender Inkorporation würde sich eine Materialentfernung erübrigen.

Material und Methoden

Die Präparation von xenogenem Knochengewebe erfolgte nach Entwässerung mittels Säurechloriden. In vitro wurden an einer Universalprüfmaschine verschiedene Schritte der Präparationsverfahren hinsichtlich ihres Einflusses auf biomechanische Kenndaten untersucht. Gleichzeitig erfolgte die Konstruktion entsprechender Instrumentarien (Schraubenzieher, Gewindefräser). Die biologische Implantation erfolgte im Modell an erwachsenen Bastardkaninchen (n = 65), wobei Schrauben aus frischem sowie maceriertem Knochengewebe als Kontrollen dienten. Neben der entkalkten Routinehistologie wurden polychrome Sequenzmarkierungen sowie Hartschnittpräparationen vorgenommen.

Ergebnisse

Die biomechanischen Eigenschaften der präparierten Knochengewebe lassen eine sichere Osteosynthese bei Kleinfragmenten zu. Mikromorphologische Untersuchungen zeigen eine langsame Resorption mit schleichendem Ersatz der Implantate, die Heilung im corticalen Knochengewebe vollzieht sich grenzschichtarm, Sequestrationen werden nicht beobachtet. Im Bereich der ehemaligen Haversschen Kanäle der Implantate kommt es sogar zur Revitalisierung mit Knochenneubildung.

Schlußfolgerung

Präparierter, corticaler, xenogener Knochen eignet sich als Werkstoff für Osteosyntheseimplantate. Vor einer klinischen Anwendung allerdings sind weitere Untersuchungen am Großtier mit entsprechenden Langzeitbeobachtungen unerläßlich.

Torsionskräfte am proximalen Femur nach Implantation verschiedener Prothesenschäfte in Abhängigkeit von der räumlichen Stellung

A. Bettermann, T. Martin, H. Ecker und M. Nietert

Justus Liebig-Universität, Unfallchirurgische Klinik und Poliklinik (Direktor: Prof. Dr. H. Ecke), Klinikstraße 29, D-6300 Gießen

Alle bisher entwickelten Hüftendoprothesenschäfte zwingen den Knochen, sich ihrem starren Prinzip anzupassen. Ob und inwieweit sich der Knochen aber dieser veränderten Krafteinleitung anpassen kann, ist ungeklärt. Definition und Quantifikation dieser Kräfte entscheiden über den dauerhaft festen Sitz des Prothesenschaftes. Diese Kräfte werden hier an einem für alle Prothesentypen identischen Implantatlager (Kunststoffnormfemur) untersucht. Dieser entspricht in seinen physikalischen Eigenschaften weitgehend dem natürlichen Knochen. Druck-, Zug- und Torsionskräfte werden über Dehnungsmeßstreifen und ein Computerprogramm visualisiert. Neben der physiologischen Neutral-Null-Stellung werden Abduktion, Adduktion, Ante- und Retroflexion (5°) simuliert. Zeigt der Kunststoffnormknochen die Torsionskräfte fast ausschließlich im petrochanteren Raum, lassen Prothesenschäfte mit Kragenaufsitz und/oder Zugankervorrichtung ein Wandern dieser Torsionskräfte in den distalen Bereich des Knochens (Prothesenstiel) erkennen. Lediglich die dem pertrochanteren Raum angepaßten Prothesen sind in der Lage, dieses Auswandern der Torsionskräfte nach distal zu verhindern. Endoprothesen, die weder durch Verankerungsvorrichtungen, noch durch anatomische Ausformung einen festen Sitz erhalten, zeigen gefährliche Kraftflußentwicklungen im mittleren und distalen Bereich ihrer Stiele. Derartige Streßbelastungen sind Ursache für das Auslockern oder Ausbrechen der Prothesen.

Die Untersuchungen wurden von der DFG unterstützt.

Mikroradiographische Untersuchungen zur Wirkung der Krafteinleitung über Schraubdübel am spongiösen Knochen

W. Kramer, A. Fischer, D. Veihelmann und U. Kuhn

Chirurgische Universitätsklinik, Abteilung Allgemeine Chirurgie (Direktor: Prof. Dr. H.D. Becker), Calwer Straße 10, D-7400 Tübingen

Einleitung

Bei der Schraubenimplantation in die Spongiosa treffen die weit auseinanderliegenden Elastizitätsmodule vom Metall der Schraube und spongiösem Knochen aufeinander mit der Folge von Traumatisierung und daraus resultierender Unruhe im Implantatlager. Daher stellt sich die Frage, wie sich die Krafteinleitung bei der Interposition eines zähelastischen Polymerwerkstoffes zwischen Metall und Spongiosa in der Form eines Kunststoffspreizdübels aus Polyäthylenterephthalat verhält. Die Mikroradiographie eignet sich dabei hervorragend, die Auswirkung dieser Krafteinleitung auf das Trabekelsystem der Spongiosa aufzuzeigen.

Material und Methode

In Werkstattversuchen wurden die Traumatisierung des spongiösen Knochens durch alleinige Dübelimplantation sowie durch das Aufbringen einer maximalen Vorspannkraft mittels einer über einen Dübel eingedrehten AO-Corticalisschraube untersucht. Im Rahmen eines Lastwechselversuchs wurden bis zu 2000 cyclische Wechsellasten auf eine im spongiösen Knochen befestigte Schanzsche Schraube aufgebracht, die einmal direkt und im Vergleich dazu mittels Dübel verankert wurde. In einem Tierversuch an Göttinger Zwergschweinen wurde eine subtrochantere Oberschenkelfraktur mittels T-Platte osteosynthetisch versorgt, wobei die proximale Verankerung in der Spongiosa über 2 Dübel bzw. in einer Kontrollserie über zwei AO-Spongiosaschrauben erfolgte. Nach histologischer Aufarbeitung der Präparate wurden 70 µm dicke Schnitte angefertigt und mikroradiographisch ausgewertet.

Ergebnisse

Die Mikroradiographie zeigte, daß alleinige Dübelimplantation nach vorherigem Gewindeschneiden eine homogene, entlang des gesamten Dübels auf ein bis zwei Trabekelreihen begrenzte Kompressionszone bewirkt. Maximale Dübelbelastung über eine eingedrehte AO-Corticalisschraube erzeugt zwar als Ausdruck der großen Krafteinwirkung Dübelzerstörung im Spitzenbereich, jedoch lediglich eine Zunahme der Kompressionszone des Knochenlagers um eine Trabekelreihe. In den Lastwechselversuchen hatte die in einem Dübel befestigte Schanzsche Schraube auch noch nach 2312 LW völlige Stabilität ohne Zunahme des Bewegungsausmaßes am Knocheneintrittspunkt. Im Gegensatz dazu begann die direkt in der Spongiosa befestigte Schanzsche Schraube bereits nach 970 LW auszuschlagen, mit ausgedehnter Traumatisierung des Knochenlagers im Schraubenspitzenbereich. In den Tierversuchen vermochte die Mikroradiographie nach Implantationszeit von 15 Wochen bei allen 16 operierten Dübeltieren stabile Implantatsituationen mit Knochenneubildung von einer Zone lamellärer bzw. kompakter Spongiosa aus aufzuzeigen. Daneben fanden sich in der mit AO-Spongiosaschrauben versorgten Kontrollegruppe bei 5 von 8 Tieren osteoklastische Resorptionskavernen mit noch aktiver Knochenresorption als Ausdruck der Unruhe im Implantatlager.

Zusammenfassung

Die Mikroradiographie vermag traumatische Strukturzerstörungen an Knochen bis hin zu mikroskopisch sichtbaren Schäden darzustellen, ebenso wie Ausmaß und Verteilung von Knochenneubildung, Knochenresorption und interponiertem Bindegewebe. Bezüglich des

Dübels kann die Mikroradiographie dessen geringe Traumatisierung und homogene Krafteinleitung sowohl bei Implantation als auch bei verschiedenen Belastungsformen aufzeigen. Indirekt läßt sich mit dieser Methode aufgrund direkter Dübelknochenkontakte ein geringer Fremdkörperreiz des verwendeten zähelastischen Kunststoffes feststellen; daneben zeigt sie auch die hohe Fähigkeit zur Energieabsorption dieses zähelastischen Kunststoffes auf.

Operationstechnik und Ergebnisse bei der Stabilisierung von Knöchelfrakturen mit dem resorbierbaren Material Biofix C

M. Leixnering, W. Hintringer und J. Poigenfürst

Unfallkrankenhaus Lorenz Böhler (Vorstand: Prof. Dr. J. Poigenfürst), Donaueschingenstraße 13, A-1200 Wien

Berichtet wird über die Operationstechnik und die Ergebnisse bei der Stabilisierung von 25 Knöchelfrakturen mit dem resorbierbaren Material Biofix C. Es handelt sich dabei um ein selbstverstärkendes Bündel aus Polylactid – Glykolid – Copolymerfasern (Polygalaktin 910), beziehungsweise aus dem in letzter Zeit verwendeten Polyglykolid. Die Erfahrungen bei der Implantation der Biofix-Stäbe (Biorods) unter Verwendung eines von uns entwickelten Führungsinstrumentariums werden vorgestellt. Bis auf zwei Frakturen, bei denen lediglich eine Verschiebung von maximal 2 mm auftrat, heilten alle Frakturen in anatomischer Stellung. Die volle Belastung erfolgte am achten Tag. Die stationäre Aufenthaltsdauer war durchschnittlich fünf Tage, die ambulante Behandlungsdauer acht Wochen. In zwei Fällen kam es zur Ausbildung eines Fremdkörpergranulomes, wodurch eine operative Revision erforderlich wurde. In beiden Fällen waren die Reste der Biorods Ursache der Schwellung, Rötung und Fluktation. In beiden Fällen war der Keimabstrich primär negativ.

Die Indikationsstellung zur Stabilisierung von Knöchenfrakturen mit Biorods muß nach wie vor streng gefaßt werden. Es sollten eher 2 mm starke Biorods verwendet werden, um eine geringere Menge an Fremdmaterial zu implantieren. Bei Frakturen mit kleinen Fragmenten, beziehungsweise mit zusätzlichen Biegungskeilen und Trümmerzonen, sollte von der Stabilisierung mit Biofix C Abstand genommen werden.

Ni-Ti-Memory-Rippenklammern im Test

K.-H. Merling, G. Bensmann und R. Labitzke

Abteilung für Chirurgie der Universität Witten/Herdecke am Evangelischen Krankenhaus (Chefarzt: Prof. Dr. R. Labitzke), Schützenstraße 9, D-5840 Schwerte

Ausgehend von der Erfahrung, daß die Rippenosteosynthese im Falle eines instabilen Thorax lediglich Atemstabilität wiederherstellen muß und keinen starren Verbund herstellen darf, wurden Ni-Ti-Memory-Rippenklammern entwickelt, die in verformtem Zustand über die frakturierte Rippe gedrückt und durch Temperatureinleitung so verformt werden, daß ihre "Krallen" sich um die Rippenkanten legen. Elastizitätsverhalten, Verformungswege und Stabilität wurden gemessen. Daraus konnte die Wandstärke der Memory-Klammer ermittelt werden.

Diese Klammern aus einem Material, das bereits in Traumatologie und Orthopädie an anderer Stelle Eingang gefunden hat, könnte geeignet sein, die Atemphysiologie des Thorax in bester Weise wiederherzustellen.

Ist bei operativ versorgten Bandverletzungen mit anschließender funktioneller Therapie die Augmentation sinnvoll?

A. Lies[1], H. Jablonski[2], F.-H. Bär[3] und G. Muhr[1]

[1] Chirurgische Univ.-Klinik und Poliklinik der Berufsgenossenschaftlichen Krankenanstalten "Bergmannsheil" (Direktor: Prof. Dr. G. Muhr), Hunscheidtstraße 1, D-4630 Bochum
[2] Pathologisches Institut der Berufsgenossenschaftlichen Krankenanstalten "Bergmannsheil" (Direktor: Prof. Dr. K.M. Müller)' Hunscheidstraße 1, D-4630 Bochum
[3] Ruhruniversität, Institut für Funktionelle Morphologie (Direktor: Prof. Dr. H. Preuschoft), Universitätsstraße 150, D-4630 Bochum

In der Behandlung von Bandverletzungen ist ein Wandel eingetreten. Nach konservativer, wie auch operativer Therapie gewinnt die funktionelle Nachbehandlung immer mehr Bedeutung. In einer ausgedehnten tierexperimentellen Untersuchung (n = 327) verglichen wir Banddurchtrennungen ohne operative Versorgung, Banddurchtrennungen mit anschließender Naht sowie Banddurchtrennungen mit Naht und primärer Augmentationsplastik. Wir konnten hierbei feststellen, daß es bis zur 3. Woche sowohl bei den unversorgten, wie auch genähten Bändern zu einer zunehmenden Dehiscenzbildung kommt. Nach 6 Wochen ist der Heilungsvorgang weitgehend abgeschlossen. Es fiel bei den augmentierten Bändern auf, daß es zu keiner nennenswerten Dehiscenzbildung während des Heilprozesses kam. Im Verlauf der 6 Wochen wird das alloplastische Bandmaterial vollkommen resorbiert, die mechanische Funktion kann von dem in der Zwischenzeit gebildeten und auch verheilten Band übernommen werden. Um im Zusammenhang mit der funktionellen Therapie die Notwendigkeit einer Augmentation abzuklären, wurden auch Zugversuche mit den, wie oben beschrieben, versorgten Bändern vorgenommen. Die Ergebnisse zeigen eindeutig, daß die Reißfestigkeit nach primärer Bandplastik mit Vicrylband in den ersten 3 Wochen nach Versorgung wesentlich durch die Bandaugmentation und damit von den Abmessungen des Kunstbandes bestimmt wird. Die primäre Augmentation gewährleistet eine Übungsstabilität und ist der primären alleinigen Naht in allen Phasen der Regeneration mechanisch überlegen. Histologisch konnten wir nachweisen, daß die Versorgung durch Nähte und Bandplastik in Verbindung mit der funktionellen Therapie ein hochwertiges, dem originären Gewebe nahezu gleiches, Regenerat ergibt.

Warum bricht der Talus so häufig am Hals ? – Eine experimentelle Studie

H.L. Lindenmaier und K. Reinbold

Chirurgische Universitätsklinik, Abteilung für Unfallchirurgie (Direktor: Prof. Dr. E.H. Kuner), Hugstetterstraße 55, D-7800 Freiburg i. Br.

Bezogen auf die Frakturlokalisation am Talus führt die Collumfraktur, ihre Häufigkeit wird in der Literatur mit 45–50% angegeben. Typisch für die Entstehung der Talushalsfraktur ist nach klinischen und experimentellen Untersuchungen eine Gewalteinwirkung auf den maximal dorsal extendierten Fuß. Eigene bisher experimentelle Untersuchungen mit der Kugeldeformationsmethode und der dreidimensionalen Spannungsoptik konnten nachweisen, daß im belasteten Talus bei Dorsalextension im hinteren Halsbereich an der typischen Frakturstelle Zugspannungen auftraten, während in Neutralstellung hier nur Druckspannungen festgestellt werden konnten. Nachdem Sägeschnitte im Collumbereich eine verminderte Trabekeldichte ergaben, war hier eine verminderte mechanische Festigkeit zu vermuten. Deswegen wurde an frischen Taluspräparaten die mechanische Festigkeit der Talusspongiosa bestimmt. Hierbei ergaben sich jeweils deutliche Festigkeitswerte der Corpusspongiosa gegenüber der Collumspongiosa in den verschiedenen Altersgruppen. Für die Parameter Elastizitätsgrenze, Bruchspannung und E-Modul fanden sich nur relativ geringe Unterschiede zwischen den verschiedenen Altersstufen. Die mechanische Festigkeit der Talusspongiosa im Halsbereich war gegenüber der Corpusspongiosa um den Faktor 1,5–2 herabgesetzt. Auch die Osteodensitometrie mittels quantitativer Computertomographie ergab in verschiedenen Altersgruppen eine Verminderung der Spongiosadichte des Collum gegenüber dem Corpus um den Faktor 1,5–2.

Diese verschiedenen experimentellen Untersuchungen zeigen, daß der Talus meist am Hals bricht, weil dort eine mechanische Schwachstelle besteht, welche bei Belastung des dorsalextendierten Fußes einer vermehrten Zugspannung ausgesetzt wird, welche bei Überschreitung der Bruchgrenze zur Talushalsfraktur führt.

Erste Ergebnisse einer prospektiven klinischen Studie mit unterschiedlichen Materialien zur temporären Wunddeckung bei Frakturen mit Weichteilschaden

K. Weise[1], G. Döring[2], Chr. Klessen[3] und B. Grosse[1]

[1] Berufsgenossenschaftliche Unfallklinik (Direktor: Prof. Dr. S. Weller), Schnarrenbergstraße 95, D-7400 Tübingen
[2] Hygiene-Institut der Universität (Direktor: Prof. Dr. K. Botzenhart), D-7400 Tübingen
[3] Anatomisches Institut der Universität (Direktor: Prof. Dr. M. Arnold), Oesterbergstraße 3, D-7400 Tübingen

Zwischen 01.11.1987 und 30.09.1988 wurden bei 65 Patienten mit offenen Frakturen bzw. nach Kompartmentspaltung und bei Weichteildefekten 4 unterschiedliche, klinisch bereits längere Zeit eingesetzte Hautersatzmaterialien (HEM) einer prospektiven klinischen Prüfung unterzogen.

Nach einem in 9 Vorversuchen optimierten einheitlichen Untersuchungsschema wurden Adhäsionen des HEM an der Wundoberfläche, Wundtemperatur und Sekretaufnahmevermögen gemessen sowie bakteriologische und histologische Proben entnommen. Die Auswertung der Einzelparameter erfolgte unter dem Gesichtspunkt der therapeutischen Wirksamkeit der HEM hinsichtlich der Wundkonditionierung im Sinne des Schutzes vor Kontamination und der Neubildung von Granulationsgewebe.

Es konnte gezeigt werden, daß zwei nach der klinischen Erfahrung besonders wirksame HEM unter Würdigung dieser Parameter den anderen deutlich überlegen sind.

Aufgrund der Durchsicht und Auswahl von zusammen 35 000 Einzelschnitten konnte herausgearbeitet werden, daß die HEM auf freiliegendem Muskel-, Fett- oder Bindegewebe eine unterschiedlich geartete bzw. vom Ausmaß her differente Neubildung von Granulationsgewebe bewirken.

Untersuchungen zur Dynamik der Niere beim Kollisionstrauma

R.A. Zink[1], P.M. Müsseler, F. Schüler[2], M. Weber und M. Weis[3]

[1] Urologische Klinik der Universität (Direktor: Prof. Dr. H. Frohmüller), Josef-Schneider-Straße 2, D-8700 Würzburg
[2] Institut für Rechtsmedizin der Universität (Direktor: Prof. Dr. G. Schmidt), Voßstraße 2, D-6900 Heidelberg
[3] Institut für Pathologie der Universität (Direktor: Prof. Dr. M. Eder), Thalkirchner-Straße 36, D-8000 München 2

Fragestellung

Die Dynamik der Niere beim Kollisionstrauma, insbesondere die Relativbeschleunigungen des Organs gegenüber seinen Fixationspunkten und die dabei ausgelösten Bewegungsabläufe, konnten bisher nicht exakt gemessen werden. Da diese Vorgänge für das prinzipielle Verständnis des Nierentraumas von Bedeutung sind, sollte eine Versuchsanordnung entwickelt werden, mit deren Hilfe sich diese Größen bestimmen lassen.

Methodik

In Fallversuchen aus 8–10 m Höhe wurden an Schweinekadavern, nach intrarenaler Implantation von Mikroaccelerometern, die während des Aufpralles wirksamen Beschleunigungswerte biaxial gemessen. Als charakteristische Werte für den Aufprall galt eine Geschwindigkeit von ca. 50 km/h, sowie eine Systembeschleunigung von ca. 22 g. – Simultan erfolgten Aufnahmen der Versuchsobjekte mit Hochgeschwindigkeitskameras. Die Bildfrequenz der Aufnahmen lag bei 500 B/s. – Bei den Beschleunigungsaufnehmern handelte es sich um piezoresistive Elemente deren Meßsignale über eine entsprechende Registriereinheit aufgezeichnet wurden, die kinematische Auswertung erfolgte dann mit Hilfe von Spezialprogrammen auf einer Großrechenanlage.

Ergebnisse

Die mittlere Beschleunigung an Skelett bzw. Niere betrug ca. 18–20 g. Die maximale Differenzbeschleunigung zwischen Skelett und Niere bewegt sich je nach Körperlage zwischen 21–28 g. Als maximale Differenzgeschwindigkeit zwischen Niere und Skelett ergaben sich Werte bis zu 1,8 m/s. Die dabei zurückgelegte Wegstrecke der Niere in Bezug auf den Skelettmeßpunkt erreichte 30–50 mm. – Darüberhinaus konnten die Eigenschwingungen der Niere während der Kollision berechnet werden. Sie schwankten je nach Richtung der Krafteinleitung zwischen 17 und 36 Hz. Die Schwingungen sind umso hochfrequenter, je direkter die Niere der Kraft ausgesetzt ist. – Die Bildanalyse der Hochfrequenzaufnahmen korrelierte gut mit den Ergebnissen der Beschleunigungsmessungen.

Folgerung

Als entscheidender Faktor bei der Entstehung von Nierenrupturen muß die, bei der Kollision induzierte Eigenschwingung der Niere berücksichtigt werden. Je nach Krafteinleitung und Ausprägung der Schwingungsvorgänge läßt sich hiermit auch der Mechanismus erklären, der z.B. bei indirektem Trauma, zur Verletzung der kontralateralen Niere führt. Aufgrund der Beschleunigungs- und Wegstreckenmessungen lassen sich nunmehr exakte Zahlen für die, z.B. am Nierenhilus auftretenden Kräfte angeben.

Experimentelle Prüfung eines neuen Metallimplantats zur operativen Versorgung der Schultereckgelenksprengung; erste klinische Erfahrungen

F. Hahn, M. Mittag-Bonsch und T. Möhrke

Kreiskrankenhaus, Abteilung für Unfall- und Wiederherstellungschirurgie
(Chefarzt: Prof. Dr. F. Hahn), D-7080 Aalen

Es wird die sogenannte "Aalener Rüsselplatte" vorgestellt zur Versorgung von frischen und alten Schultereckgelenksprengungen.

An 9 Schultern bei 6 Leichen wurde die Platte probeimplantiert. Drei Fragen wurden schwerpunktmäßig untersucht:

1. Die mechanische Rückhaltekraft und Eigenstabilität des Implantates.
2. Die Rotationsfreiheit der Clavicula mit und ohne Implantat.
3. Die lichte Weite des subakromialenn Raumes.

Zu 1. In Ausreißversuchen wurde mittel einer definierten Kraftmessung die Rückhaltefähigkeit der Platte getestet und erreichte bis durchschnittlich knapp 400 N keine Implantatlockerung sowie keine Aufhebung der craniocaudalen Rückhaltekraft.

Zu 2. In Meßreihen mit und ohne Platte konnte gezeigt werden, daß durch die, bezogen auf die laterale Claviculaachse, symmetrische Geometrie der Platte die physiologische Rotationsfähigkeit voll erhalten blieb.

Zu 3. Die durchschnittliche Weite des subakromialen Raumes reicht zur Aufnahme des Implantates aus, mit Ausnahme sehr zierlicher und alter Menschen.

Der Operationsvorgang wird anhand eines Modells erklärt, die ersten klinischen Erfahrungen werden berichtet: Bei insgesamt 18 Patienten (12mal Tossy III, 4mal laterale Claviculafraktur, 2mal chronische Luxation) wurde die neue Platte implantiert.

Die klinischen Ergebnisse sind vielversprechend: Nach durchschnittlich 3 1/2 Wochen krankengymnastischer Therapie tritt die Arbeitsfähigkeit bereits 5,5 Wochen nach Operation ein, bei freier Beweglichkeit im Schultergelenk. Von 14 nachuntersuchten Patienten zeigten 11 röntgenologisch und klinisch ein sehr gutes, 2 ein gutes, 1 ein ausreichendes Ergebnis.

Zusammenfassend werden als Vorzüge des Implantates beschrieben die einfache Form und Größe, die einfache Operationstechnik mit nur 2 preiswerten Zusatzinstrumenten, die erhaltene freie Rotation, die sichere Retention ohne zusätzliche Ruhigstellung sowie die ausgezeichnete Kosmetik und Akzeptanz seitens der Patienten.

Nebenthema: AIDS in der Unfallchirurgie
Vorsitz: H. Rudolph, Rotenburg; H. Contzen, Frankfurt

Virologische Aspekte

L. Gürtler

Max von Pettenkofer-Institut (Direktor: Prof. Dr. L. Gürtler) der Universität, Pettenkoferstraße 99, D-8000 München 2

Die Gefahr des Chirurgen, sich bei seiner beruflichen Tätigkeit zu infizieren, ist so alt, wie der chirurgische Beruf. Was die HIV-Infektion (HIV = humanes Immunschwäche Virus) und das tödlich verlaufende Spätstadium dieser Infektionskrankheit (AIDS) bewirkt haben, ist eine notwendige Bestandsanalyse des Hygienestandards im chirurgischen Wirkungsbereich.

Wer ist infektiös?

Grundsätzlich ist jeder patient als infektiös zu betrachten – im wesentlichen alle Körperflüssigkeiten, wobei Blut, Liquor cerebrospinalis und Sekrete die meisten Viren enthalten können. Für HIV ist Blut m.E. die am höchsten infektiöse Flüssigkeit, wenn sie durch die intakte Haut gebracht wird. Zwei bis 5 μl können ausreichend sein, um eine HIV-Übertragung zu bewirken.

Es ist vom virologischen Standpunkt aus unerheblich, wann im Verlaufe der HIV-Infektion eine potentielle Infektionsübertragung stattfindet, der Patient ist immer infektiös, auch wenn im Spätstadium der Krankheit die Viraemie am höchsten ist.

Über die Labormeldepflicht sind in Deutschland etwa 30 000 HIV-Infizierte bekannt (ohne Ausschluß der Doppelmeldungen). Bei 60 Millionen Einwohnern entspräche dies einer Wahrscheinlichkeit von 1 : 2000 einen HIV positiven Patienten derzeit zu treffen. Diese Zahl ist weiter im Ansteigen begriffen; diese Zahl ist in Großstädten etwa 1 : 400 bis 1 : 250.

Blutkonserven sind als HIV-infektiös einzustufen mit einer Wahrscheinlichkeit von 1 : 1 Million Blutprodukte (Faktor VIII, PPSB, Antithrombin III, Fibrin u.a.) werden heute in Deutschland von den seriösen Firmen nur zur Anwendung gebracht, wenn das Ausgangsmaterial getestet *und* inaktiviert wurde. Bei den Hämophiliepatienten, die Faktoren z.T. in Litermengen infundiert bekommen haben, ist seit Anfang 1986 keine neue HIV-Infektion mehr aufgetreten. Somit ist mit an Sicherheit grenzender Wahrscheinlichkeit davon auszugehen, daß diese Präparate HIV-infektionsfrei sind.

336

Wie wird die Infektion übertragen?

HIV kann, wie die meisten anderen Viren auch, durch die intakte Haut nicht penetrieren. Es sind keine Infektionsübertragungen über diesen Weg bekannt, wohl aber wenn die Haut ekzematös verändert war oder langdauernder Blutkontakt nach einer Schnittverletzung bestanden hat. Die Infektionsübertragung über die Mundschleimhaut ist bisher nicht vorgekommen (Beispiel Reanimationen), die Übertragungsmöglichkeit über die Conjunctiva muß mit in Betracht gezogen werden. Eine Übertragung von HIV durch Aerosolbildung hat bisher nicht stattgefunden und ist äußerst unwahrscheinlich. Der größte Anteil der 24 weltweit bekannten, in Ausübung eines medizinischen Berufes infizierten Personen hat die HIV-Infektion über Stichverletzungen bekommen, meist bei Kontakt mit bekannt HIV positiven Patienten. Die Wahrscheinlichkeit des Angehens der HIV-Infektion nach Stichverletzungen beträgt etwa 1:200. Eine passive HIV-Hyperimmunglobulingabe ist nicht indiziert, da das Angehen der HIV-Infektion hierdurch begünstigt werden kann. Ein Ausschneiden des Stichkanals ist sicherlich eine weitere Maßnahme zur Infektionsübertragungsminderung, wenn sie sehr zügig nach dem Unfallereignis erfolgt. Vektoren für HIV wie Arthropoden, Insekten, Wasser, etc. sind nicht bekannt und höchst unwahrscheinlich. Das HIV ist humanspezifisch, außer in einigen Primaten kann es sich nicht in anderen Species vermehren. Die Überlebensfähigkeit des HIV ist temperaturabhängig. Bei Raumtemperatur ist mit einer Halbwertszeit um etwa 17 h zu rechnen, in flüssiger Umgebung, die frei ist von Zellen. Bei erniedrigter Temperatur ist die Halbwertszeit verlängert (Abb. 1).

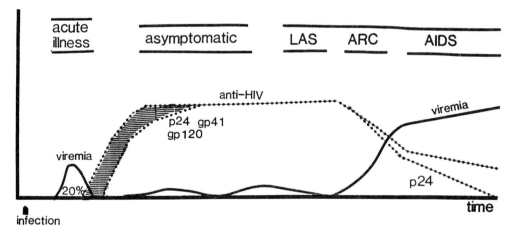

Abb. 1. Schematischer Verlauf der HIV-Infektion. Der Pfeil charakterisiert den Viruseintritt in den Körper. Eine Viraemie kann am Anfang vorhanden sein, dann während der asymptomatischen Phase des Patienten nur undulierend. Sie ist im Spätstadium permanent vorhanden. Die Antikörper gegen verschiedene HIV-Komponenten treten nach einer Latenzzeit von 3 Wochen bis 3–6 Monaten auf. Sie bleiben lebenslang erhalten, können jedoch bei AIDS Patienten in nur geringer Konzentration vorhanden sein. Der Gesamtzeitraum vom Infektionszeitpunkt bis zum Tod durch AIDS kann annähernd 20 Jahre betragen

Wie kann sich der Chirurg vor HIV schützen?

Hier steht an erster Stelle die Einhaltung der Hygienerichtlinien, die zum Schutz vor anderen Infektionserregern ebenso wirksam wie notwendig sind (s. Beitrag von Prof. Werner, Mainz).

An zweiter Stelle steht der mechanische Schutz: hierzu gehören das Tragen von Handschuhen, Brillen (Schutzbrillen und Schutzhelme werden nach unserer Erfahrung nach einer enthusiastischen Anfangsphase abgelegt und dann nicht mehr verwendet) und die Vermeidung von Kontakt mit Körperflüssigkeiten, wann immer das möglich ist.

An dritter Stelle steht die Vermeidung von Tätigkeiten, bei denen es bekanntermaßen immer wieder zu Verletzungen kommt, z.B. Drahtcerclagen von Knochen, Schließen des Sternums nach Herzoperation. Es ist an der Zeit, sich hier auf andere Operationstechniken zu besinnen, oder die Verfahren so zu ändern, daß die Verletzungen unterbleiben. Wo immer dies nicht durchführbar ist, muß der mechanische Schutz verstärkt werden, z.B. durch das Tragen von Metallmanschetten an einzelnen Fingern.

An vierter Stelle steht die Impfung für alle Infektionserreger für die eine Impfung vorhanden ist, z.B. Hepatitis B Virus. Die Unterlassung der Impfung ist nur mit gröbstem Leichtsinn zu vergleichen. An fünfter Stelle steht der anti-HIV-Test. Bei Notfalloperationen kommt der Test zu spät, bei durchgeführtem Test ist die Aussage nicht 100%, da das sogenannte diagnostische Fenster vom Viruseintritt bis zum Auftreten der Antikörper nicht erfaßt werden kann.

Letztlich sollte hier eines eindringlich betont werden: Wenn es zu einer Stichverletzung kommt, dann muß sofort gehandelt werden, mit Induzieren der Blutung im Stichkanal und ausgiebiger sofortiger Desinfektion. Dies ist ein wesentlicher Vorgang, um das Angehen einer Infektion zu verhindern.

Wir stehen heute vor der Aufgabe HIV-Infektionen zu verhindern, wir können diese Aufgabe nur lösen, wenn wir versuchen, die Übertragung aller Infektionserreger zu verhindern.

Aus virologischer Sicht wird AIDS in der Medizin keine Umwälzung bringen, sondern in der Hygiene eine Renovation, in der Chirurgie eine Verfeinerung der Schutzmethoden — vielleicht neue Operationstechniken, in der gesamten Medizin aber ein Rückbesinnen auf die Möglichkeiten und Grenzen des ärztlichen Handelns.

Der Hygieniker

H.P. Werner

Institut für Hygiene der Johannes-Gutenberg-Universität (Direktor: Prof. Dr. J. Borneff), Hochhaus am Augustusplatz, D-6500 Mainz

In kurzer Zeit wurden faszinierende Ergebnisse über den Feinaufbau der Erreger von AIDS erarbeitet. Die Epidemiologie dieser Erkrankung wurde jedoch primär geprägt durch die

Diskussion zwischen Politikern und Juristen, die die althergebrachten Methoden der Seuchenbekämpfung weitgehend unberücksichtigt läßt. So war es üblich, daß z.B. im Falle der Syphilis oder der Tuberkulose durch Reihenuntersuchungen die tatsächliche Ausbreitung erfaßt und darauf aufbauend Gegenmaßnahmen ergriffen wurden. Auch beinhaltete die Aufklärung von Seuchen selbstverständlich die Analyse der Risikofaktoren ohne sich, wie im Falle von AIDS sofort auf Risikogruppen zu konzentrieren — ein Abweichen vom alterprobten wissenschaftlichen Instrumentarium, das heute schon erkennbar einer teilweise unkontrollierten Ausbreitung Vorschub leistet.

Die gemachten Fehler lassen eine dramatische Entwicklung erwarten, bedenkt man, daß von einer Infektion bis zum Auftreten erster klinischer Symptome im Mittel bis zu 10 Jahren verstreichen — die Fehler von heute kommen erst nach langer Zeit zum Tragen.

Da die Statistik des Bundesgesundheitsamtes nur Vollbilder von AIDS, und diese nach freiwilliger Meldung, erfaßt, gibt sie keine Auskunft über die aktuelle Infektionsquote in der Bevölkerung. Auch liefern die Meldungen im Rahmen der Laborberichtspflicht seit September 1987 aufgrund der Freiwilligkeit der Untersuchungen kein ausreichendes Zahlenmaterial, zumal bei diesen Angaben nicht einmal von der Hälfte der Personen Alter und Geschlecht bekannt sind. Trotz der eingeschränkten Aussagekraft erschreckt der ermittelte Wert von derzeit mindestens 20 000 HIV-positiven Personen in der Bundesrepublik Deutschland und West-Berlin. Über die tatsächliche Höhe der Infektionsquote kann nur spekuliert werden. Wie hoch die Unsicherheit ist, veranschaulicht eine Untersuchung aus den USA: Der Vergleich der Ergebnisse bei anonymen, unselektierten Untersuchungen bei Gebärenden in Massachussets erbrachte eine 66mal höhere Durchseuchung als das Resultat bei weiblichen Blutspendern in Massachussetts [6].

Von Frösner [7] wurde darauf hingewiesen, daß in letzter Zeit die Durchseuchung bei Frauen stark zugenommen hat. Der im Rahmen der Laborberichtspflicht ermittelte Prozentsatz HIV-positiver Frauen liegt mit 18,1% dreimal höher als die vom BGA gemeldeten AIDS-Erkrankungen. Wie hoch mag die Zahl vor allem der ahnungslos Infizierten sein?

Es handelt sich bei AIDS um eine vorwiegend durch Blut und Samenflüssigkeit übertragene Infektion, die hinsichtlich der Verbreitung viele Parallelen zur Hepatitis B aufweist — diese und weitere sind unter der Gruppe "durch Blut übertragene Erkrankungen" einzuordnen.

Ihnen allen ist die voll zu unterstützende Aussage bekannt, wonach die Maßnahmen zur Verhütung einer Übertragung von Hepatitis B auch vollkommen ausreichen für die Verhütung einer Verbreitung von HIV. Betrachtet man jedoch die Anzahl der in den Jahren 1984 bis 1987 an die Berufsgenossenschaft für Gesundheitsdienst und Wohlfahrtspflege gemeldeten Hepatitis-Fälle, die trotz Reduktion der Erkrankungen durch die Impfung und die Dunkelziffer der subklinisch verlaufenden Infektion zwischen 533 und 345 lagen, so muß davon ausgegangen werden, daß die erforderlichen Maßnahmen nicht in vollem Umfang eingehalten werden. Der Bericht der Berufsgenossenschaft weist ebenfalls aus, daß von Friseuren, die vergleichsweise geringen Blut- und Serumkontakt haben, in den letzten Jahren zwischen 1 und 3 Hepatitis-Meldungen abgegeben wurden.

Die Risiken einer Infektion durch blutkontaminierte Materialien bestehen nicht nur im Krankenhaus, sondern zumindest in gleichem Ausmaß bei niedergelassenen Ärzten, zumal bei diesen die Möglichkeit einer Beratung durch die Gesundheitsämter in den meisten Ländern innerhalb der Bundesrepublik Deutschland nicht vorgesehen ist.

Ohne zu trennen zwischen der Gefährdung des Personals und des Patienten sind zahlreiche Vorgänge in Krankenhaus und Praxis zu beobachten, die — vielfach unbeachtet — das Risiko einer Infektion mit sich bringen. Es ist nach wie vor in den meisten Krankenhäusern und auch Praxen selbstverständlich, blutiges chirurgisches Instrumentarium oder auch Blutsenkungsröhrchen von Hand zu reinigen — eine Vorgehensweise, die für das Personal das Risiko einer Inoculation von Blutresten mit sich bringt. Hier kann nur Abhilfe geschaffen werden, indem entweder derartige Materialien in geschlossenen Maschinen aufbereitet werden oder als Einwegmaterial zum Einsatz kommen.

Einen besonderen Schwachpunkt stellen endoskopische Untersuchungen [2] dar — vor allem im Hinblick darauf, daß etwa 3/4 der derzeit verwendeten Endoskope weder naß zu reinigen, noch einer suffizienten Desinfektionsmethode zuführbar sind. Endoskopien stellen ein nicht zu unterschätzendes Risiko dar, derartige Untersuchungen werden gehäuft bei Patienten im Vorstadium der klinischen AIDS-Symptomatik durchgeführt. Man kann andererseits jedoch nicht davon ausgehen, daß endoskopierte Patienten sich aufgrund des an ihnen vorgenommenen diagnostischen oder bioptischen endoskopischen Eingriffes freiwillig in eine "Risikogruppe" einordnen und einer HIV-Testung unterziehen. Jedoch sind auch diese Überlegungen bei Fehlen entsprechender Daten als hypothetisch, wenn auch wahrscheinlich, einzustufen, bedürfen aber dringend einer Abklärung.

Nachdem in Amerika [3] über einen Hepatitis-Ausbruch mit 112 Infizierten nach Anwendung einer Impfpistole berichtet wurde, dürften Impfpistolen und Druckinjektionsgeräte keinesfalls weiterhin, sei es in der Anaesthesie, Dermatologie oder zu Massenimpfungen, eingesetzt werden.

Die Übertragung von HIV durch Tonometer oder Probiersätze von Kontaktlinsen kann nicht sicher ausgeschlossen werden, zumal die Übertragung einer Conjunctivitis epidemica über solche Materialien relativ häufig erfolgt.

Besondere und häufig nur schwer zu reduzierende Risiken sind in der Geburtshilfe bzw. in der Neugeborenenperiode festzustellen, leicht ist jedoch ein Risiko innerhalb wie auch außerhalb des Krankenhauses zu verhindern, indem die Placenten wie andere Körperteile entsorgt und nicht mehr in Tiefkühltruhen für die weitere Verwendung, insbesondere für Cosmetica, aufbewahrt werden.

Zu Recht wird in letzter Zeit die Diskussion über die Gefährdung durch biologische Materialien, insbesondere von biologisch aktivem Knochen geführt. Die derzeitige Epidemiologie gebietet eine strenge Indikationsstellung sowie die HIV-Testung des Spenders und aus forensischen Gründen des Empfängers. Vom Arbeitskreis für Krankenhaushygiene [1] wurde die Freigabe der Spende erst nach negativem Ergebnis eines Wiederholungstests nach 3 Monaten verlangt. Lediglich eine anamnestische Befragung des Spenders ist nicht ausreichend, wie sollen dadurch die vielfältigen Risiken hinterfragt werden.

Die Forderung der 2. Testung nach 90 Tagen wurde ebenfalls kürzlich vom Center for Disease Control, Atlanta, erhoben, nachdem ein Fall dokumentiert wurde, bei welchem ein Empfänger vom Knochentransplantat mit HIV infiziert wurde und AIDS entwickelte [5]. Verzichtet man auf die Testung nach 90 Tagen, so nimmt man bewußt eine kleine Zahl dennoch möglicher Infektionen in Kauf.

In der Medizin wird zusätzlich eine große Palette von biologischen Materialien und Organen eingesetzt, unter Abwägung der Risiken ist auch hier eine wesentlich strengere Indikation zu stellen. Als Beispiel ist die Verwendung von Dura mater oder Fascia lata einzuführen. Trotz der Zulassung dieser Handelspräparate ist ein Restrisiko nicht auszuschließen.

Die Liste der Risiken ließe sich beliebig fortsetzen, die genannten Beispiele legen aber nahe, das früher geltende Prinzip, wonach biologische Materialien, Blut und Blutprodukte ein Risiko darstellen, wiederum konsequent zu beachten.

Bei Umgang mit allen Patienten stehen im Vordergrund die Maßnahmen der Verhütung einer Kontamination, was durch das Anlegen von Gesichtsmasken, Augenschutz, undurchlässige Handschuhe und flüssigkeitsdichtes Abdeckmaterial zu erreichen ist. Ein Restrisiko bleibt bei der zweiten Forderung, nämlich nach Verhütung einer Verletzung. Dieses Risiko kann nur durch Entwicklung von Arbeitsabläufen minimiert werden, die weniger Verletzungsrisiken beinhalten. Die dritte Säule der Gegenmaßnahmen, die Desinfektion, stellt hier mit anerkannten Präparaten, vorwiegend auf aldehydischer Basis, wenig Probleme dar. Man muß jedoch hervorheben, daß die meisten Untersuchungen zur Inaktivierung von HIV nicht unter ausreichend praxisnahen Bedingungen durchgeführt werden, es wurde vielfach auf die in der Praxis stets gegebene Belastung mit organischem Material verzichtet. Nur so läßt sich die aus Amerika stammende Empfehlung zur Verwendung von Hypochlorit und Chlorabspaltern erklären, sie ist aus den genannten Gründen als unverantwortbar abzulehnen. Bei den meist durchgeführten Tests mit Virusmaterial in Suspensionen bleibt die Frage offen, ob diese Wirkstoffe bzw. Verfahren auch eine ausreichende Wirksamkeit zeigen, wenn das Virus integriert in der Zelle vorliegt. Nicht beachtet wird oft, daß in vielen Tests nur eine relativ geringe Reduktion erfaßbar ist.

Die krankenhaushygienischen Maßnahmen sind jedoch keinesfalls nur auf das HIV auszurichten, sie müssen in jedem Fall auch gegen das Hepatitis B-Virus und Mykobakterien wirksam sein.

Weiterhin ist zu beachten, daß AIDS-Patienten, aber auch HIV-positive Patienten schon vor einer AIDS-Erkrankung gehäuft an Sekundärinfektionen leiden, worauf die entsprechenden Isolier- und Desinfektionsmaßnahmen auszurichten sind. Nachdem in den USA das Ansteigen der Tuberkulosefälle mit der Verbreitung des HIV in Zusammenhang gebracht wird, ist zu diskutieren, inwieweit der reduzierte Immunstatus des HIV-positiven Patienten das Ausbrechen einer offenen Tuberkulose begünstigt.

Aufgrund all dieser Unsicherheiten müssen die Präventivmaßnahmen prinzipiell auf alle Patienten ausgerichtet werden. Auch bei derzeit noch relativ geringen Fallzahlen ist dem Arbeitsschutz des Personals der gebührende Stellenwert einzuräumen, dies auch in Hinblick darauf, daß für die Pflege der zu erwartenden Anzahl von AIDS-Patienten ausreichend Personal benötigt wird. Unsere Bemühungen sollten sich mehr auf die Sicherstellung des Arbeitsschutzes konzentrieren, als durch nicht zweifelsfreie Statistiken den Nachweis zu versuchen, daß das Personal im medizinischen Bereiche "ohnedies nur gering gefährdet ist".

Die Einteilung nach Risikogruppen führt zu einer Verfälschung der Erhebungen, indem bei der geringsten Möglichkeit eines weiteren Infektionsweges die betreffende Person aus der weiteren Betrachtung ausgenommen bleibt — eine Vorgehensweise, die bei der Analyse anderer Erkrankungen nicht üblich ist.

Trotz dieser Einschränkungen muß man heute davon ausgehen, daß bei Nadelstichverletzungen mit Blut von HIV-antikörperpositiven Patienten das Risiko einer Serokonversion mindestens zwischen 0,5 und 1,0% liegt. Nichts ist jedoch über das Risiko nach Verletzung mit Blut in Abhängigkeit von der HIV-Antigenmenge bekannt. Sinngemäß richtig wird das Hepatitis-Risiko nach Verletzung an Blut von Patienten nicht am Antikörpertiter gemessen, sondern vielmehr am HBe-Antigen der Patienten. In diesen Fällen liegt das Risiko zwischen 14 und 26%.

Auch ist bei der Focussierung auf Nadelstichverletzungen zu fürchten, daß die vielen anderen Eintragungswege im Krankenhaus unbeachtet bleiben.

Nach einer Übersichtsarbeit des CDC [4] berichteten 17 von 41 im Gesundheitsdienst tätigen, HIV-positiven Personen ohne sog. "andere Risiken" zwar über Nagelstichverletzungen, Schleimhautexposition oder Kontakt mit Körperflüssigkeiten von Patienten, jedoch war keiner der betreffenden Patienten nachweislich mit HIV infiziert oder eine Serokonversion bekannt; die übrigen 24 im Gesundheitswesen tätigen, HIV-positiven Personen konnten sich nicht einmal an derartige Verletzungen oder Kontakte erinnern. Dies verstärkt wiederum die Forderung, ausreichende Schutzmaßnahmen einzuführen, und bei *allen Patienten* einzuhalten, zumal auch mit einer hohen Dunkelziffer außerhalb der proklamierten "Risikogruppen" zu rechnen ist und nicht auf das Ergebnis routinemäßiger HIV-Testungen zurückgegriffen werden kann.

Literatur

1. Arbeitskreis für Krankenhaushygiene (1987) AIDS-Prophylaxe in Krankenhaus und Praxis. Hyg Med 12:129, 382
2. Arbeitskreis für Krankenhaushygiene (1988) Hygienemaßnahmen bei der Endoskopie. Stand: 15.9.1988. Hyg Med 13:354
3. Center for Disease Control (1986) Hepatitis B Associated with Jet Gun Injection – California. MMWR 35:373
4. Center for Disease Control (1988) Acquired Immunodeficiency Syndrome and Human Immunodeficiency Virus Infection Among Health-Care Workers. MMWR 37:229
5. Center for Disease Control (1988) Through Bone Transplantation: Case Report and Public Health Recommendations. MMWR 37:597
6. Hoff R, Berardi VP, Weiblen BJ, Mahoney-Trout L, Mitchell MW, Grady GF (1988) Seroprevalence of human immunodeficiency virus among childbearing women. N Engl J Med 318:525
7. Frösner GG (1988) Welche Aussagekraft haben die Ergebnisse der AIDS-Laborberichtspflicht? Dtsch Ärzteblatt 85:C−1819

Der Kliniker

H. Rudolph

Diakoniekrankenhaus Rotenburg, II. Chirurgische Klinik für Unfall-, Wiederherstellungs-, Gefäß- und Plastische Chirurgie (Chefarzt: Dr. H. Rudolph), Elise-Averdieck-Straße 17, D-2720 Rotenburg/Wümme

Die Tätigkeit des Unfallchirurgen und Orthopäden bei HIV-positiven Patienten oder AIDS-Kranken muß sich wegen des völligen Fehlens kausaltherapeutischer Möglichkeiten auf eine optimale Infektionsprophylaxe für Patienten und Personal beschränken. Dazu die

Hygieniker im Chor: Die berufsbedingte Ansteckungsgefahr mit HIV ist für Krankenhauspersonal nahezu ausgeschlossen, *wenn* die Hygienevorschriften beachtet werden.

Das scheint zwar sehr einleuchtend, ist aber wirklichkeitsfremd. Bei der Realisierung dieser Vorstellung stoßen wir auf erhebliche Diskrepanzen zwischen Theorie und Praxis.

Es besteht kein Zweifel, daß Krankenhausträger und leitende Ärzte, bzw. leitende Medizinalpersonen verpflichtet sind, ihre Mitarbeiter vor Infektionen zu schützen, ungeachtet der Tatsache, daß Kostenträger und Politiker gegen diese zum Teil sehr kosten- und arbeitsaufwendigen Maßnahmen Sturm laufen.

Die Unfallverhütungsvorschriften der Berufsgenossenschaften in der Fassung vom April 1986 und in der VBG 103 sagen im § 7 Abschnitt 1–3 dazu ganz eindeutig:

"Der Unternehmer hat den Beschäftigten geeignete Schutzkleidung, flüssigkeitsdichte Handschuhe und flüssigkeitsdichte Schürzen etc. zur Verfügung zu stellen, wenn die Gefahr besteht, daß eine Verschmutzung mit Krankheitskeimen möglich ist". Zitat Ende!

Diese Gefahr ist immer dann gegeben, wenn ein Kontakt zwischen verletzter Haut oder Schleimhaut von Personal oder nichtinfiziertem Patienten mit Körperflüssigkeiten eines HIV-infizierten Patienten oder eines AIDS-Kranken erfolgt.

Als infektiös müssen sowohl Patienten mit nachgewiesenem HIV als auch mit nachgewiesenen Antikörpern gegen HIV angesehen werden. Darüber hinaus kann jede Person unerkannt HIV-Träger sein, zumal derzeit der Antikörper- und Antigennachweis erst Wochen bis Monate nach einer Infektion möglich ist.

Deshalb müssen Präventivmaßnahmen konsequent auf *alle* Personen im medizinischen Bereich ausgerichtet werde. Die unseeligen Kampagnen der Massenmedien aufgrund der besonderen viralen Ausbreitung in bestimmten Bevölkerungsgruppen in den Anfangsjahren der HIV-Infektion haben es bis heute verhindert, daß bei infizierten Patienten seuchenhygienische Maßnahmen ergriffen werden können, die für andere lebensgefährliche Infektionskrankheiten im Bundesseuchengesetz selbstverständlich sind.

Zunächst zum Schutz der HIV-positiven Patienten und AIDS-Kranken.

Selbstverständlich gelten bei der Indikations- bzw. Kontraindikationsstellung für therapeutische oder diagnostische Maßnahmen bei dieser Patientengruppe die gleichen Voraussetzungen, wie sie bei allen anderen Krankheiten, die zu einer reduzierten Lebenswartung bzw. vitalen Bedrohung führen.

Ich denke dabei an Krebsleiden, an eine Tuberkulose oder an andere lebensgefährliche Krankheiten.

Während die Notfallversorgung auch bei diesen Patienten uneingeschränkt durchgeführt zu werden hat, sind bei allen planbaren Eingriffen mit Langzeitergebnissen, ich denke hier z.B. an Umstellungsosteotomien, sehr strenge Maßstäbe anzulegen.

Durch den Eingriff kann die Lebenserwartung des Patienten reduziert werden und der Patient die positiven Auswirkungen des Eingriffes nicht mehr erleben.

Aus diesem Grunde hat der Arbeitskreis für Krankenhaushygiene bereits im April 1987 eine HIV-Untersuchung der Patienten vor jedem invasivem Eingriff im Hinblick auf Planung und Verlauf der Behandlung verlangt. Dies selbstverständlich unter Beachtung der juristischen Imponderabilien, was Aufklärung etc. anbelangt.

Die Gefährdung anderer Patienten durch HIV-positive Patienten oder AIDS-Kranke ist äußerst gering und kann in der Tat durch die Beachtung selbstverständlicher Hygienemaßnahmen im ambulanten und stationären Bereich vermieden werden. Zusätzliche Maßnahmen sind in der Regel nicht erforderlich. Schwierigkeiten können lediglich bei

Sekundärerkrankungen wie Tuberkulose oder schwerwiegenden psychiatrischen Krankheitsbildern auftreten.

So hat sich unser Hauptaugenmerk auf Präventivmaßnahmen zum Schutz des medizinischen Personals vor HIV-Infektionen zu konzentrieren.

Alle Maßnahmen haben darauf ausgerichtet zu werden, daß jeder Kontakt von infiziertem Material und der Körperoberfläche des Personals vermieden wird.

Wie sieht das nun im Einzelnen aus:

Es sind Schutzkittel zur Verfügung zu stellen, die bei Gefahr einer Durchfeuchtung flüssigkeitsdicht sind. Diese flüssigkeitsdichten Kittel müssen aber so gestaltet sein, daß jeder Kontakt zwischen Körperflüssigkeit und Haut des Kittelträgers vermieden wird. Leider sind die meisten Kittel völlig unzureichend.

Nur bei wenigen Marken wird ein sicherer Schutz von Oberkörper, Unterkörper und Armen des gefährdeten Personals gewährleistet.

Zu fordern ist von der Industrie ein bezahlbarer und flüssigkeitsdichter Kittel, der nach vorn Schuhe und Strümpfe bzw. Füße verdeckt und nach hinten soweit offen ist, daß er ein Arbeiten ohne unzumutbare Transpirationsentwicklung während des Eingriffes erlaubt.

Gesichtsmasken müssen mehrlagig sein, mit einem sicheren Schutz bei Spritz- oder Strühkontakt.

Eine Selbstverständlichkeit ist das Tragen von flüssigkeitsdichten Handschuhen während der Arbeit am Patienten und insbesondere bei der Kontaktmöglichkeit mit infektiösen Körperflüssigkeiten. Blutentnahmen respektive der Umgang mit Körpersekreten in jedem Medizinbereich ohne Handschuhe ist nach den Unfallverhütungsvorschriften der Berufsgenossenschaft nicht gestattet.

Sollte es trotzdem zu einer Verletzung mit Blutkontakt kommen, ist die sofortige Reinigung und Desinfektion, am besten mit 70%igem Aethanol, durchzuführen. Unverzüglich sollte eine berufsgenossenschaftliche Meldung mit Durchführung eines HIV-Tests sofort erfolgen, der nach 3 Monaten sowie 1 Jahr kontrolliert werden muß, um versicherungsrechtlichen Bedingungen zu entsprechen.

Um die Verletzungen beim Aufbereiten verschmutzter Instrumente zu vermeiden, müssen diese erst desinfiziert, dann gereinigt und zum Schluß sterilisiert werden, wenn möglich im geschlossenen System.

Bei zahlreichen medizinischen Handgriffen mit infektiösem Material, sei es nun im Operationssaal, auf der Station oder im Labor, kann infektiöses Material in das Gesicht bzw. in die Schleimhäute des Auges spritzen.

Aus diesem Grunde ist dem gefährdeten Personal zumindest das Tragen großflächiger Brillen, noch besser das Tragen großflächiger Schirme anzuraten. Letztere sind allein in der Lage, Kontakte mit verspritzem Material sicher zu vermeiden.

Besonders problematisch ist die Blutabnahme sowie der Umgang mit benutzten Injektionskanülen. Die Berufsgenossenschaft schreibt bereits seit 1986 das Tragen von flüssigkeitsdichten Handschuhen bei derartigen Tätigkeiten vor.

Wir können nur immer wieder warnend daraufhinweisen, daß eine Hantierung bei Kontaktmöglichkeit mit Blut ohne Handschuh heute nicht mehr vertretbar ist.

Desgleichen ist beim Umgang mit benutzten Kanülen und ähnlichen scharfen Gegenständen größtmögliche Vorsicht geboten, da durch Verletzung mit derartigen Gegenständen bisher die meisten aller bekanntgewordenen Hospitalinfektionen mit HIV verursacht wurden.

In keinem Fall darf eine benutzte Kanüle in ihre Schutzhülle zurückgesteckt werden, da hierbei die Verletzungsgefahr besonders groß ist.

Alle mit Blut verschmutzten Artikel müssen in stich-, bruch- und schlagfesten Containern entsorgt werden, und nicht in Trinkbechern oder Pappkartons. Scharfe Gegenstände in Plastiksäcken sind eine grobfahrlässige Verletzung der Disziplin und bedeuten eine hohe Gefährdung des beteiligten Personals, inklusive des Transportpersonals.

Auch im Labor muß beim Umgang mit Blut und anderen Körperflüssigkeiten größte Vorsicht beachtet werden, da HIV-Übertragungen durch zerbrochene Reagenzgläser, verschüttete Flüssigkeiten und Zentrifugenunfälle bekannt wurden.

Das Pipettieren von Körperflüssigkeit mit dem Mund ist streng verboten. Blutsenkungsröhrchen im offenen System sind wegen der Verschmutzungsgefahr unbedingt durch geschlossene Einmalsysteme zu ersetzen.

Für den Unfallchirurgen und seine Mitarbeiter beginnt die Gefahr bereits am Unfallort. Bereits hier muß größtmögliche Vorsicht walten, da der Anteil HIV-positiver Personen bei Notfällen höher ist als ingesamt beim Gesamtkrankengut, insbesondere in den Großstadtbereichen.

Bei allen Versorgungen, insbesondere bei stark blutenden Wunden sind Handschuhe, im Zweifelsfall flüssigkeitsdichte Schutzkleidung, zu tragen. Beim Intubieren ist das Tragen von Brillen zu empfehlen.

Eine Mund-zu-Mund-Beatmung kann heute – noch dazu bei unbekanntem HIV-Status – nicht mehr empfohlen und nicht mehr vertreten werden. Stattdessen hat die Intubation bzw. die Versorgung mit Guedel-Tubus an ihre Stelle zu treten. Gleiches gilt selbstverständlich für die Tätigkeit in der Poliklinik oder Ambulanz.

Auch hier gelten die gleichen Hygienemaßstäbe wie im Rettungswagen, am Unfallort oder im Operationssaal: Das Vermeiden eines jeden Kontaktes von Blut mit der eigenen Körperoberfläche.

Besonders bei schweren Unfällen, sowie Reanimationen kommt es in dem hektischen Betrieb leicht zu Mißachtung dieser Vorschriften.

Die Gefahr einer Übertragung von HIV im stationären Bereich ist, wenn nicht mit Blut und anderen kontaminierten Körpersekreten umgegangen wird, praktisch gleich Null. Die Beachtung der allgemeinen Hygienevorschriften, insbesondere bei Blutentnahmen, Infusionen, Verbandwechseln, Versorgen von Drainagen und Entsorgung ist ausreichend.

Die größte Gefahr, sich selbst bei *strikter* Beachtung aller Hygienevorschriften zu infizieren, besteht im Operations- bzw. Funktionstrakt.

Der übliche Hygienikerpassus: "Man muß nur die üblichen Vorschriften der Hygiene beachten, dann kann nichts passieren", reicht hier eindeutig nicht aus und zeigt eine gewisse Praxisfremdheit.

Gerade wir Unfallchirurgen und Orthopäden sind ständig gefährdet, an scharfkantigen Instrumenten, Implantaten oder Knochenfragmenten verletzt zu werden.

Die erste Sicherheitsmaßnahme, die wir treffen sollten, ist die Information über den HIV-Status des Patienten prae operationem. Nr. 2 und 3 sind das Tragen flüssigkeitsdichter Schutzkleidung sowie die Benutzung von 2 Paar Handschuhen.

Gerade letztere Maßnahme ist besonders zu empfehlen. Jeder von Ihnen weiß, daß es bereits durch das Knüpfen von Fäden zum Durchschneiden der Haut unter dem unversehrten Handschuh kommen kann.

Ein defekter Handschuh ist sofort zu ersetzen. Wer routinemäßig mit 2 Paar Handschuhen arbeitet, leidet nicht unter einer Arbeitsbehinderung.

Sollte es zu einer Verletzung mit Blutkontakt kommen, wird wie oben bereits angeführt vorgegangen: Sofortige Reinigung und gleichzeitige Desinfektion der Haut mit 70%igem Aethanol.

Besteht die Gefahr einer Durchfeuchtung des Abdeckmaterials — und wann ist dies in unserem Fachgebiet nicht der Fall — sollte unbedingt flüssigkeitsdichtes Einwegmaterial verwendet werden. Schuhe mit Nähten und Riemchen sind nicht vollständig zu reinigen, damit auch nicht zu desinfizieren und gefährden den Träger und das Reinigungspersonal. Es sind unbedingt Plastikschuhe vorzuziehen, die in einem Arbeitsgang im geschlossenen System gereinigt und desinfiziert werden. Daß nach jedem Eingriff, insbesondere wenn der Boden des Operationssaales mit Körperflüssigkeiten in Kontakt gekommen ist, desinfizierend zu reinigen ist, ist selbstverständlich. Dabei spielt es keine Rolle, ob es sich um einen septischen oder aseptischen Operationssaal handelt. Jeder Patient hat ein absolutes Anrecht auf einen sauberen Op..

Es ist unbestritten, daß auch heute trotz aller Präventivmaßnahmen eine 100%ige Sicherheit bei der Transfusion homologen Blutersatzes nicht erzielt werden kann. Wenn die Durchseuchung heterosexueller Bevölkerungsgruppen fortschreitet, wird auch in Zukunft die Gefahr, auf dem Transfusionsweg HIV zu übertragen, nicht geringer werden, da die Nachweisdiagnostik ihre systembedingten Schwächen hat.

Aus diesem Grunde hat sich der vermehrte Einsatz von Eigenblut sowie die Rückgewinnung autologen Blutes mit dem Cell-Saver hervorragend bewährt. Wir können aus eigener Erfahrung sagen, daß bei Planeingriffen homologe Transfusionen fast völlig überflüssig geworden sind. Auch bei Massenblutungen, insbesondere im Bauchraum, läßt sich bei Benutzung von Cell-Sacern der letzten Generation der homologe Blutersatz fast völlig vermeiden.

Einige Worte zur Transplantation von biologischem Material: Bei jeder biologisch aktiven Organ- und Gewebespende von Leichen besteht Infektionsgefahr und nicht nur durch HIV. Tiefkühlen allein konserviert HIV, tötet sie aber nicht ab. Um das Risiko einer HIV-Infektion zu vermeiden, dürfen nichtsterile homologe Gewebe wie z.B. Knochen, erst dann transplantiert werden, wenn beim Lebendspender frühestens 3 Monate nach der Gewebeentnahme der HIV-Test negativ ist. Deshalb sind Transplantationen von Leichengewebe unzulässig, da in diesen Fällen derartige Kontrolluntersuchungen auf HIV nicht möglich sind.

Bei anderem Vorgehen muß der Patient ausdrücklich schriftlich daraufhingewiesen werden, daß es unter Umständen zu einem HIV-Infekt kommen kann.

Für Organtransplantationen gelten diese Empfehlungen wegen der besonderen Indikationsstellung bei dieser Patientengruppe nicht.

Nun noch einige Worte zur Endoskopie. Die diagnostische und therapeutische Endoskopie der modernen Medizin ist ein besonders trauriges Beispiel für den fahrlässigen Umgang mit den Grundprinzipien der Krankenhaushygiene.

Während es heute Friseuren und Tätowierern verboten ist, mit unsterilen Instrumenten zu arbeiten, werden in Praxis und Klinik täglich diagnostische und therapeutische Endoskopien mit Endoskopen und Instrumenten durchgeführt, die weder so zu reinigen noch so zu desinfizieren sind, daß sie vor einem neuen Eingriff keimfrei sind.

Die Übertragung von Keimen durch unzureichend aufbereitete Endoskopie ist einwandfrei bewiesen. Für den Nichtendoskopiker stellen sich auf den ersten Blick hin keine Unterschiede zwischen diesen beiden Endoskopen, wie auf dem rechten Diapositiv zu sehen, dar. Diese Unterschiede bestehen jedoch. Das rechte Endoskop ist nicht zu desinfizieren, das linke mit dem blauen Streifen gassterilisierbar.

Wenn auf diesem Endoskop schon vor jedem Kontakt mit Feuchtigkeit gewarnt wird, bedeutet das nicht mehr und nicht minder, als daß diese Gerätschaften heute im Medizinbetrieb nicht mehr eingesetzt werden dürfen.

Gleiches gilt für endoskopische Instrumente, welche ebenfalls nicht einwandfrei zu reinigen und damit zu desinfizieren sind.

Auch der Vorgang der Endoskopie selbst, wie auf dem linken Bild zu sehen und nicht einmal so selten, ist in dieser Form nicht mehr zu vertreten, da hier sowohl die Gefahr einer Kontamination des Patienten durch den Untersucher als auch umgekehrt durch den Patienten auf den Untersucher und das Personal möglich ist.

Bei allen endoskopischen Untersuchungen muß das gefährdete Personal durch entsprechende Kleidung bis hin zur flüssigkeitsdichten Kleidung, Brillen und Handschuhen gesichert sein. Es geht dabei nur, wie schon betont, um das *gefährdete* Personal.

Die manuelle Säuberung von Endoskopen und Instrumenten ist gefährlich und unsicher. Die Grundforderung, daß bei jedem Kontakt mit Körperflüssigkeit entsprechende Schutzkleidung zu tragen ist, gilt natürlich auch hier.

Hinzu kommt, daß die manuelle oder halbautomatische Aufbereitung von Endoskopen und Zubehör unsicher ist und keine Gerantie für keimfrei aufbereitetes Instrumentarium bedeutet.

Auch die Aufbereitung hat, wenn sie manuell erfolgt, und leider ist dies heute noch nicht vollständig zu vermeiden, zum Schutz des Personals mit entsprechender Schutzkleidung zu geschehen.

Nur die automatische Reinigung und Desinfektion in einem Arbeitsgang ist standardisierbar. Leider ist dies bisher nur in einem begrenzten Ausmaß möglich. Wir müssen aber von der Industrie fordern, daß sie uns dementsprechende Geräte schnellstmöglich zur Verfügung stellt. Wir als Ärzte haben aber auch bei der Endoskopie die Regeln der Hygiene und Asepsis strikt einzuhalten.

Ich darf zusammenfassen:

1. Wegen der vitalen Bedrohung durch eine HIV-Infektion bei fehlender Kausaltherapie ist eine strikte Prävention zur Vermeidung des direkten Kontaktes mit Blut und anderen Körperflüssigkeiten im Medizinbetrieb erforderlich.
2. Die personal-, material- und kostenaufwendige Prävention muß vom Krankenhausträger, vom Kostenträger und vom Gesetzgeber uneingeschränkt gewährleistet werden, um wesentlich größere Belastungen bei einer Zunahme der HIV-Morbidität zu vermeiden.
3. Wir Ärzte haben diese Hygienemaßnahmen bei uns und unseren Mitarbeitern strikt durchzuführen. Verstöße gegen diese Maßnahmen sind kein Heldentum, sondern Dummheit, sowie es uns selbst betrifft, jedoch grobe Fahrlässigkeit, wenn wir unserer Aufsichtspflicht bei unseren Mitarbeitern nicht nachkommen.

HIV-Epidemiologie im Hinblick auf Bluttransfusionen

P. Kühnl[1], W. Sibrowski[1], B.O. Böhm[2] und S. Seidl[3]

[1] Abteilung für Transfusionsmedizin (Direktor: Prof. Dr. P. Kühnl), Universitätskrankenhaus Eppendorf, Martinistraße 52, D-2000 Hamburg 20
[2] Klinikum der Johann Wolfgang-Goethe-Universität, Zentrum der Inneren Medizin (Leiter: Prof. Dr. K. Schöffling), Theodor-Stern-Kai 7, D-6000 Frankfurt a.M.
[3] Blutspendedienst Hessen des DRK (Leiter: Prof. Dr. S. Seidl), Sandhofstraße 1, D-6000 Frankfurt a.M.

Die Problematik der HIV-Infektion im Hinblick auf eine sichere Hämotherapie hat die Transfusionsmediziner in den vergangenen 3 Jahren sehr intensiv beschäftigt. Wir konnten Erfahrungen mit dem HIV-Antikörpernachweis – u.a. in den von uns initiierten Ringversuchen der Blutspendedienste – sammeln und die verschiedenen Verfahren der Spenderselektion als weiterer, wichtiger Maßnahme zur Vermeidung von Infektionsrisiken den Besonderheiten der einzelnen Blutspendedienste anpassen und verfeinern.

Führt man sich nun nochmals die Gruppe der humanpathologischen Retroviren vor Augen, so ergibt sich inzwischen ein recht komplexes Bild. In den Jahren 1978 bis 1980 erkannten die Arbeitsgruppen von Gallo und Hinuma im HTLV-I (Humanes T-Zell-lymphotropes-Virus Typ I) das kausale Agens für die Erwachsenen T-Zell-Leukämie (ATLL). Sie stellt eine Sonderform der T-Zell-Malignome mit spezieller klinischer Symptomatik und geographischer Verteilung dar. In jüngster Zeit fanden sich zunehmend Hinweise auf eine neurotrope Komponente dieses Virus, die bei den Betroffenen zum Krankheitsbild der trophisch-spastischen Paraparese (TSPP) führt. Dieses Krankheitsbild wurde überwiegend im karibischen Raum, aber auch in Afrika beobachtet. Noch ungeklärt und widersprüchlich ist dagegen der vermutete Kausalzusammenhang zwischen einer Infektion mit HTLV-II und der Haarzellenleukämie (HCL), der 1982 wiederum von der Arbeitsgruppe Gallo postuliert wurde. Vor kurzem hat sich jedoch auf einer europäischen Konferenz zum Thema HCL bei Zusammenfassung der Daten verschiedener Arbeitsgruppen gezeigt, daß Infektionen mit HTLV-II allenfalls sporadisch, keinesfalls aber regelhaft bei HCL-Patienten vorkommen.

HIV-1 (früher HTLV-III) wurde dann als erstes, eigentliches Immundefizienz-erzeugendes Virus 1983 von Montagnier, sowie 1984 von Gallo entdeckt; es stellt das wichtigste und epidemiologisch bedeutendste Retrovirus/Lenti-Virus dar, mit dem wir uns transfusionsmedizinisch im wesentlichen auseinanderzusetzen haben. Bei HIV-2 handelt es sich um eine Variante, die offenbar seit über 10 Jahren vorwiegend in Westafrika beheimatet ist und gleichfalls zu AIDS führen kann. Sie scheint jedoch schwächer cytopathogen zu sein und zu einem langsameren klinischen Krankheitsverlauf zu prädisponieren. Die Bezeichnung HTLV-IV, die 1985 von der Arbeitsgruppe Essex und Kanki postuliert wurde, sollte nicht mehr als Synonym für HIV-2 verwendet werden, nachdem sich gezeigt hat, daß es sich hierbei um ein Labor-Artefakt handelt. Durch Kontamination der Zell-Linien von Senegalesinnen mit dem Affen-Immundefizienzvirus SIV-II wurde im Primaten-Forschungszentrum dieser Arbeitsgruppe in den USA die Existenz einer weiteren, human-apathogenen Variante HTLV-IV angenommen. Essex hat jedoch 1987 die Interpretation seiner früheren Befunde offiziell revoziert, nachdem eine molekulargenetische Analyse die Nucleotidsequenzen eine nahezu 100%ige Homologie von HTLV-IV und SIV-2 ergeben hatte. Vor kurzem wurde ein weiteres Retrovirus, HTLV-5, gefunden, das in ursächlichem Zusammenhang mit dem cutanen T-Zell-Lymphom (Sezary-Syndrom) stehen soll [1, 2] (Tabelle 1).

Kehren wir nach diesem kurzen Überblick zur eigentlichen Transfusionsproblematik der Retroviren zurück. HTLV-I ist ein Virus, bei dem ein jahrzehntelanger, symptomfreier Carrier-Status die Regel zu sein scheint. Die Seropositivitätsrate für HTLV-1 weist weltweit beträchtliche Schwankungen auf. In den Kontinental-USA findet sich im Mittel nur unter 0,025% aller Blutspender ein Träger dieses Retrovirus, doch erreicht die Prävalenz in einigen Bundesstaaten (Kalifornien, Florida) Werte bis 0,1%, auf Hawaii, mit einem größeren japanischen Bevölkerungsanteil dagegen sogar im Prozentbereich.

In Südwestjapan liegt die Antikörperfrequenz bei bis zu 20%; dort wurden erstmals Screening-Programme bei Blutspendern gestartet, wenngleich bisher keine Fälle von ATLL nach transfusionsbedingter HTLV-I-Infektion beobachtet wurden (Tabelle 2). Die ersten, wichtigen seroepidemiologischen Studien im Hinblick auf die Konversionsrate nach Bluttransfusion zeigten, daß bei 60% der Empfänger von HTLV-I-Antikörperpositiven Blutkonserven eine Infektion gesetzt wurde. In der Bundesrepublik ergaben bereits im Jahre 1985 Untersuchungen an 2000 Blutspendern (Hunsmann) keinen Hinweis auf HTLV-1. Ein ähnlich eindeutig positiver Kosten-/Nutzeneffekt wie für HIV-Antikörpertests im Blutspendewesen läßt sich mithin aufgrund der epidemiologischen Situation in der Bundesrepublik nicht ableiten. Gleichwohl ist die Diskussion über die Einführung von HTL-1-Antikörpertests im Blutspendewesen noch nicht abgeschlossen, da z.B. in der Risikogruppe der HIV-Drogenabhängigen (USA) die Seroprävalenz bis 10% reicht, und die ausgesprochen lange Latenzphase von 30–40 Jahren es denkbar erscheinen läßt, daß auch transfusionsbedingte HTLV-1-Infektionen zu der Spätfolge Leukämie führen, analog der in Endemiegebieten meist perinatal oder sexuell acquirierten Form [3].

Insgesamt gesehen bestehen auch bei den sonstigen Infektionsrisiken in der Hämotherapie erhebliche Unterschiede, wie Reesink in Rotterdam 1988 auf einer Konferenz über autologe Bluttransfusionen berichtete: Das Restrisiko für die Hepatitis B soll trotz Test der dritten Generation mit einer Empfindlichkeit von 1 ng/ml noch immer bei 10–20 pro 100 000 Einheiten liegen, während für die Non-A, Non-B-Hepatitis von einem mindestens zehnmal höheren Risiko 200–2000) in Abhängigkeit von den eingesetzten biochemischen und klinischen Parametern ausgegangen wird. Das kombinierte Restrisiko für HIV-1 und HIV-2 wird in der gewählten Größenordnung transfundierter Konserven auf 1–2 beziffert; es könnte also in den Niederlanden bei Annahme einer sehr niedrigen Test-Sensitivität (90%) im HIV-Antikörpernachweis im ungünstigsten Falle noch bei einer von 50 000 Bluttransfusionen zu einer HIV-Infektion kommen.

Diese, nach meiner Auffassung sicher zu pessimistische Einschätzung des "mitteleuropäischen" HIV-Restrisikos läge dann schon in der Größenordnung des "worst case scenario" für die Großstädte an der amerikanischen Ostküste, mit 1 : 38 000 (26/Million) beziffert. Diese Annahme wird weder durch die epidemiologische Situation in Europa, noch durch die Erfahrungen mit den HIV-Antikörpertestes der zweiten Generation oder gar die Neuinfektionsrate bei Konservenempfängern der Jahre 1985–1987 gestützt [4].

Im Vergleich zu den Hepatitis- und Retrovirus-Infektionen nimmt sich das Infektionsrisiko durch Malaria mit nur 0,02–0,4 pro 100 000 Einheiten bescheiden aus; dies trotz einer sprunghaften Zunahme des Flugtourismus, der sicher wesentlich zur Ausbreitung des HIV beigetragen hat. Offensichtlich reicht die in den Transfusionsrichtlinien vorgeschrie-

Tabelle 1. Humanpathogene Retroviren

Retrovirus	Typ	Erkrankung	Vorkommen	Entdeckung	Arbeitsgruppe
HTLV-1	Onko-RNA-Virus	Erwachsenen-T-Zell-Leukämie (ATLL) Trophisch-spastische Paraparese (TSPP)	USA, Karibik Südwest-Japan	1978 1980	Gallo Hinuma
HTLV-II	Onko-RNA-Virus	Haarzellen-Leukämie (HCL)?	USA (sporadisch)	1982	Gallo
HIV-1 LAV-1 HTLV-III	Lenti-Virus	AIDS	Zentral-Afrika Karibik, USA	1983 1984	Montagnier Gallo
HIV-2[a] LAV-2 HTLV-IV[b]	Lenti-Virus	AIDS (schwächer cytopathogene Variante?); rel. langsamer klinischer Verlauf)	West-Afrika	1986	Montagnier
HTLV-V	Onko-RNA-Virus	Cutanes T-Zell-Lymphom (Sezary-Syndrom)	Europa, USA	1987	Gallo

[a] Serologisch nicht von STLV-III (Affen-AIDS bei Pavianen, Makaken) unterscheidbar
[b] HTLV-IV = Labor-Artefakt (Kani, Essex 1988) durch Kontamination von Zell-Linien (Senegalesinnen) mit STLV-III-AGH (Paviane, Makaken)

Tabelle 2. HTL-1-Antikörperfrequenz*. Nach Reesink (Holland) 1988

USA: Blutspender	0,025%	(1 : 4000)
i.v. Drogenabh.	9,0%	
Karibik	1–5%	
Afrika		
S.-Amerika		
Japan	1–15%	
Europa	?	

* symptomfreier carrier-Status, adult T-cell leukemia lymphoma (ATLL), trophisch-spastische Paraparese (TSPP), HTLV-1-assoziierte Myelopathie (HAM)

bene 6-Monats-Spendekarenz nach Besuch von Malaria-Endemiegebieten aus (wenn während oder nach dem Aufenthalt keine Fieberschübe auftraten).

Prinzipiell sind alle zellhaltigen Blutkomponenten nach heutigem Kenntnisstand nicht sterilisierbar und damit potentiell in der Lage, HIV zu übertragen; aber auch das gefrorene Frischplasma, in dem HIV in zellfreiem Zustand infektiös bleibt sowie Gerinnungsfaktoren-Präparate, sofern sie nicht hitzeinaktiviert oder durch andere Verfahren effektiv virusabgereichert sind, beinhalten ein mögliches Risiko für den Empfänger. Demgegenüber gewährleisten die Pasteurisierung von Albumin und Plasmaproteinlösung, sowie die Kälte-Äthanol-Fraktionierung bei Immunglobulinen oder andere, kombinierte Verfahren wie im Falle der Standard-HB-Vaccine humanen Ursprungs eine HIV-Sicherheit. Ebenso wie im Falle der seit 2 Jahren verfügbaren, gentechnologisch hergestellten HB-Vaccine, könnte auch bei den Gerinnungsfaktoren-Präparaten der Einsatz rekombinanter Herstellungsverfahren jegliches Infektionsrisiko in nicht zu ferner Zukunft ausschließen. Aussichtsreich ist auch das Verfahren der Sterilisation von GFP durch Einsatz von TNBP-Na-Cholat (Prince), das möglicherweise schon in ein bis zwei Jahren eine effektive Sterilisation von Einzelspenden ermöglichen wird [5].

Die Chronologie der Entwicklung transfusionsassoziierter AIDS-Fälle (TAA) in der Bundesrepublik — soweit sie dem zentralen AIDS-Register des BGA mitgeteilt wurden — läßt erkennen, daß jeweils zum Stichpunkt Juli 1985, 1986 und 1987 ein deutlich überproportionaler Anstieg zu verzeichnen ist (ein Fall im Sommer 1985, 7 bzw. 21 Fälle im Abstand von jeweils 12 Monaten); bis Ende März 1988 waren es dann 52 Fälle entsprechend 2,6% aller registrierten AIDS-Patienten. Demgegenüber ist bei den Hämophilie-assoziierten AIDS-Fällen ein Anstieg zu verzeichnen, der langsamer als in den übrigen Risikogruppen erfolgt. Hier haben sich die Fallzahlen im Jahresabstand jeweils annähernd verdoppelt, von 16 Fällen im Juli 1985 auf 33 im Jahre 1986 und 66 Fälle im Jahre 1987 (Tabelle 3). Die Zahl für März 1988 beläuft sich auf 101 Fälle, dementsprechend ist der Prozentsatz des Hämophilie-AIDS von ursprünglich 7,4 auf 5,5% zurückgegangen. Hier ist allerdings anzumerken, daß die dem BGA mitgeteilten Zahlen kein vollständiges Bild ergeben; so hat Schimpf (Heidelberg) darauf hingewiesen, daß aufgrund seiner Unterlagen und Informationen bundesweit mindestens 170 Fälle von AIDS bei Hämophilen (CDC-Definition) zu beklagen sind. Mit 2,6% sind die TAA-Fälle in der Bundesrepublik nur halb so häufig wie Hämophilie-AIDS-Fälle, während umgekehrt in den USA 0,9% Hämophile bei 2,1% TAA-Fälle zu verzeichnen sind. Dies spiegelt den 3-Jahres-Vorsprung wieder, den die Hämophilie-Patienten in der Bundesrepublik durch die Importe von F-VIII-Konzentraten aus den

Tabelle 3

	Deutschland (BGA)			USA (CDC)
	7/1985	7/1986	7/1987	7/1987
Transfusions-assoziierte AIDS-Fälle (TAA)	1 (0,5%)	7 (1,1%)	21 (1,9%)	818 (2,1%)
Hämophilie-AIDS-Fälle	16 (7,4%)	33 (6,1%)	66 (5,8%)	351 (0,9%)
Gesamtzahl AIDS-Fälle	215 (100%)	539 (100%)	1133 (100%)	38 712 (100%)

USA in den Jahren 1980–1984 gegenüber den deutschen Blutkonservenempfängern erreichten [6, 7].

Die Daten des Europarates aus dem Jahr 1987 zeigten eine klare Abhängigkeit vom Quotienten aus importiertem F-VIII-Konzentrat der Jahre 1980–1984 zum Gesamt-F-VIII-Verbrauch der einzelnen Länder. Länder mit weitgehend autochthoner Versorgungslage wie in Norwegen, Finnland oder Belgien weisen eine nur sehr geringe HIV-Belastung ihrer Hämophilen-Population auf. Hohe Seropositivitätsraten sind dagegen bereits in Ländern wie Frankreich oder dem Vereinigten Königreich mit etwa 50% Import-Plasma-Anteil zu verzeichnen. In der Bundesrepublik erreichte der Import von F-VIII-Konzentrat 90%, was zu einer Infektion der Hämophilen von über 50% führte (ca. 3000 der 6000 Bluter), in den USA sind über 90% der 13 000 Hämophilie-Patienten HIV-Antikörper positiv (Abb. 1).

Führt man sich nochmals die Sicherungsmaßnahmen, die von Blutspendediensten im Laufe der 80er Jahre ergriffen wurden vor Augen, so ergibt sich das in der Abb. 2 gezeigte Spektrum. Während die Zahl der AIDS-Fälle in der BRD zunächst eine Verdoppelung im 6–7 Monatsintervall erkennen ließ, dürfte es durch ein Bündel von Abwehrmaßnahmen im Bereich der Blutversorgung zu einem deutlich unterproportionalen Anstieg des HIV-Risikos gekommen sein. Neben der allgemeinen Information über das Problem AIDS im Jahr 1982 fanden sich dann aber 1983 erstmals vor allem im angelsächsischen Schrifttum Hinweise auf eine mögliche Übertragung von AIDS durch Blutprodukte (Hämophile). Auch in der Bundesrepublik wurden dann in den Jahren 1984 und 1985 zunehmend Merkblätter mit spezifischen Fragen bei der Spenderanamnese nach AIDS-Symptomen und Risikogruppenzugehörigkeit eingesetzt. Die eigentliche Zäsur mit drastischer Reduktion des HIV-Risikos in Blutkonserven stellt jedoch zweifellos die Einführung der HIV-Antikörpertests im Mai 1985 dar. Zahlreiche Blutspendedienste waren bereits vor dem Termin der obligaten Einführung des HIV-Tests im Blutspendewesen (1.10.1985) in der Lage, in Zusammenarbeit mit virologischen Labors die oft fraglichen Resultate des Screening-ELISA durch Bestätigungstests (IFT) zu überprüfen. 1986 wurden dann weitere Maßnahmen, wie schriftliche Verneinung der Risikogruppenzugehörigkeit seitens des Spenders, das Spendervotum mit der Möglichkeit einer nachträglichen Konservensperre und – zumindest in einigen Pilotstudien – der HIV-Antigen- sowie HIV-2-Antikörpertest eingesetzt. Es besteht Grund zu der Annahme und Hoffnung, daß durch diese Anstrengungen Blutpräparate als Vektor für

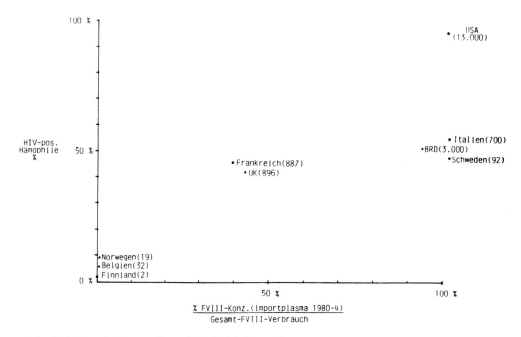

Abb. 1. Hämophilie-assoziierte HIV-Infektion abhängig von importiertem FVIII-Konzentrat

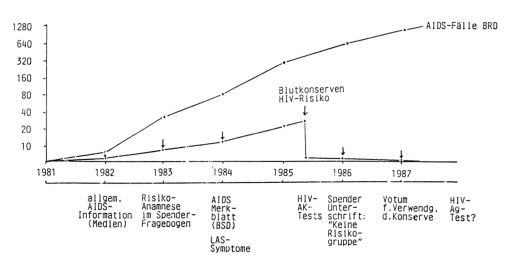

Abb. 2. Einfluß von Sicherheitsmaßnahmen zur Verhütung von Transfusions-AIDS (HIV-Risiko schematisch)

für die HIV-Transmission praktisch ausgeschaltet wurden und hier erstmals "eine Schlacht im Krieg gegen AIDS" erfolgreich geschlagen wurde.

Mit Einführung der semi-anonymen Laborberichtspflicht im Zentralregister der FU Berlin (Habermehl) wurde erstmals versucht, Licht ins Dunkel der HIV-Ausbreitung in der Bundesrepublik zu bringen. Bis zum 31.12.1987 gingen dort 18 347 Meldungen ein, dies entspricht einer Quote von 0,031% der Bevölkerung bzw. 1/3 270 als HIV-positiv bestätigten Personen in unserer Bevölkerung. Demgegenüber ist die wesentlich niedrigere Quote von 0,002% HIV-1-Antikörper positiven Blutspendern (entsprechend 1/50 000 bzw. 36/1 800 000 Spendern in der BRD 1987) ein Beleg dafür, daß tatsächlich der weitaus größte Teil HIV-Positiver um seine Infektion weiß, bzw. alternative Teststellen nutzte, und daß außerhalb der bekannten Risikogruppen offensichtlich nur wenige Neuinfektionen auftreten. Andernfalls hätten weitaus häufiger, als dies tatsächlich in den vergangenen 3 Jahren der Fall war, Blutspender aus der heterosexuellen "Normal"-Bevölkerung mit unerwartet positivem HIV-Antikörper-Status beobachtet werden müssen (BMJFFG, Süßmuth) [8].

Wir selbst konnten im Bereich des DRK-Blutspendedienstes Hessen einen drastischen Rückgang der Zahl HIV-positiver Blutspender seit Mai 1985 (Screening-Quote 1/4 500) auf 1/70 000 im August 1987 beobachten. Inzwischen ist diese Zahl weiter auf 1/100 000 im März 1988 als Folge des zunehmenden, freiwilligen Selbstausschlusses von Risikogruppenangehörigen und der besseren Information und Abschirmung HIV-Infizierter vom Blutspendewesen abgesunken (Tabelle 4).

Einen weiteren, wesentlichen Fortschritt stellt die höhere Sensitivität der Tests der sogenannten "zweiten Generation" dar, bei denen rekombinantes Fest-Phasen-Substrat zudem eine wesentlich höhere Spezifität bietet als konventionell in Zellkulturen gezüchtetes HIV. Noch im Januar 1987 lag die Quote wiederholter reaktiver im HIV-1-Antikörper-EIA der ersten Generation bei 0,32%. Sie sank im Verlauf des Jahres durch Einführung der Tests der zweiten Generation auf 0,05% (1/2000 wiederholbar EIA-reaktive Blutspender) ab. In den anschließenden Bestätigungstests wurde jedoch deutlich, daß trotz verbesserter Sensitivität und Spezifität nur ein Bruchteil der EIA-Positiven im Western Blot bestätigt wurde; nur 2 von 222 Personen, die im EIA wiederholbar reaktiv waren (aus einer Gesamtzahl von 131 379 Spendern) wurden als HIV-infiziert bestätigt. Hieraus wird deutlich, daß eine Information des Spenders über HIV-Positivität nur erfolgen darf, wenn sowohl an der

Tabelle 4

	Zeitraum	HIV-Antikörper-pos. Blutkonserven (EIA, WB/IFT pos.)
BRD:	Mai–Sept. 1985	1: 7308[a]
West-Berlin:	Mai–Sept. 1985	1: 716[a]
Hessen:	Mai 1985	1: 4500
	Jan. 1986	1: 9000
	Okt. 1986	1: 20000
	Febr. 1987	1: 45000
	Aug. 1987	1: 70000

[a] Kubanek u. Koerner, 1986

Tabelle 5. HIV-1-Antikörper-Tests und falsch-pos. Raten bei hessischen Blutspendern 1987

1987	n /	total	%	HIV-Test-Typ
Januar	53/	16.531	0,3206	
Februar	40/	16.490	0,2426	
März	36/	17.102	0,2222	"1. Generation"
April	39/	17.310	0,2253	
Mai	22/	16.901	0,1302	
Juni	14/	16.851	0,0831	
Juli	8/	15.263	0,0524	"2. Generation"[a]
August	8/	14.931	0,0536	
	222/	131.379[b]	0,1690	

[a] HIV-Antigen aus rekombinanter E. coli-DNA
[b] 2/131.379 bestätigter HIV-postiv

ersten wie zweiten, später zu entnehmenden Blutprobe sowohl der Such- als auch Bestätigungstest ein eindeutig positives Ergebnis hatte. Dieses Vorgehen ist zum Ausschluß einer Verwechslung und wegen der Tragweite der Mitteilung eines solchen Befundes für den Betroffenen unbedingt geboten. Der prädiktive Aussagewert eines positiven EIA-Resultats weist nach einer Studie der DRK-Blutspendedienste im übrigen eine bemerkenswerte Schwankungsbreite auf: so wurden im DRK-Blutspendedienst Berlin 84/450 EIA-Positive durch WB bestätigt (Quote 1:5,4) während beispielsweise in München nur 10 von 797 EIA-Positiven durch WB bestätigt wurden (Quote 1:79,7). Erklärbar wird dies durch die unterschiedlichen Tests, die zum Routine-HIV-Screening eingesetzt werden, aber auch durch die unterschiedliche Seroprävalenz des HIV in den mehr großstädtischen oder ländlichen Einzugsbereichen der Blutspendedienste [9].

Schlüsselt man die Gruppe der HIV-Antikörper-positiven Blutspender, die in den vergangenen 2 1/2 Jahren seit Einführung des Tests identifiziert wurden näher auf, so ergibt sich das in der Tabelle 6 gezeigte Bild. Unter 450 000 Spenden wurden 34 als HIV-positiv bestätigt. Es handelte sich um 31 Männer und 3 Frauen, die je einmal transfusions-assoziiert, durch i.v.-Drogenabusus, sowie durch einen bisexuellen Ehemann infiziert wurden [10]. Unter den 31 Männern waren neben 19 Deutschen mit homo-/bisexuellen Neigungen je 6 US-Amerikaner sowie 6 sonstige Ausländer vertreten. Während letztere auf Befragen nachträglich ihre Risikogruppenzugehörigkeit konzidierten, ließ sich bei den Angehörigen der US-Streitkräfte aufgrund von Dienstvorschriften und Datenschutzauflagen in keinem Fall ein Infektionsrisiko näher eingrenzen (Abb. 3). Hier stellt sich die Frage, ob die Spenderaufklärung (Merkblatt in Deutsch und English verfügbar) für die 6 Spender aus Italien, Spanien, Holland, der französischen Schweiz sowie Vietnam ausreichend war, d.h. der Teamarzt die Problematik und möglichen Konsequenzen richtig vermitteln konnte. Die Tatsache, daß 1986 nur noch 2 US-Soldaten als HIV-positiv identifiziert wurden, seit 1987 aber keine weiteren HIV-Positiven identifiziert wurden, ist sicher auch darauf zurückzuführen, daß die US-Gesundheitsbehörden routinemäßig alle Armee-Angehörigen bereits vor Blutspendeterminen testen. Dennoch ist die Quote der HIV-positiven GIs im Beobachtungszeitraum mit 0,09% rund 15mal höher als die der Deutschen und sonstigen Aus-

Tabelle 6. HIV-positive Blutspender: Risikogruppenzugehörigkeit und Vergleich mit AIDS-Statistiken (DRK-BSD Hessen)

	HIV-positive Spender					BRD AIDS BGA-Register (29.6.1987) %	USA AIDS CDC (15.6.1987) %
	1985	1986	–8/1987	Total	%		
1) Homosexuell/Bisexuell ( )	11 (2)	7	1	19 (2)	55,9	76,3	65
2) i.v. Drogenabusus	1	2	–	3	8,8	7,2	16
2a) Risiken 1) + 2)	–	–	–	–	–	0,9	8
3) Transfusions-assoz. AIDS	1	–	–	1	2,9	1,8	2
4) Heterosexuell	1	–	–	1	2,9	3,6	4
5) Angabe verweigert/unbekannt	6	3	1	10	29,4	3,4	3
6) Hämophilie-AIDS	–	–	–	–	–	5,8	1
7) Kinder < 13J/Eltern-Risiko	–	–	–	–	–	1,0	1[a]
	20	12	2	34	99,9	100,0	100,0

[a] n = 512, davon 61 TAA und 29 Hämophile

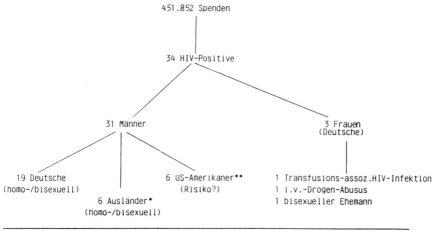

*Italien(2), Spanien (1), Holland (1), Schweiz (frz.)(1), Vietnam (1)
**1985: 4
  1986: 2 (HIV-Tests durch US-Behörden bei allen GI's)
  1987: 0

Abb. 3. HIV-1 Antikörper-Screening von Mai 1985 bis August 1987 (DRK-BSD Hessen)

länder (0,006%). Auch für HBsAg ergab sich bei den Blutspendeterminen in US-Garnisonen eine Rate von 1/300 (0,25%) Positiven, während unter den sonstigen Blutspendern nur 1/1 713 HBsAg-Träger (0,06%) gefunden wurden, also eine viermal niedrigere Rate. Dies hat zu Überlegungen geführt, künftig ganz auf Blutspendetermine bei Angehörigen der US-Streitkräfte zu verzichten; auch die Entgegennahme von Spenden der französischen Armeeangehörigen in Baden-Württemberg wird z.Z. im Hinblick auf die HIV-2-Problematik und den relativ hohen Anteil farbiger Soldaten aus den ehemaligen französischen Kolonialgebieten Westafrikas kritisch diskutiert.

Das Kollektiv der HIV-Positiven unterscheidet sich von der Gesamt-Spenderpopulation signifikant durch eine Prävalenz des männlichen Geschlechts (91,2 gegenüber 68,1%), den Erstspender-Status (29,4 gegenüber 15,8%), Zugehörigkeit zur US-Army (17,6 gegenüber 1,4%) sowie einen positiven Nachweis von Anti-HBc (32,3 gegenüber 5,7%). Der letztgenannte Parameter gibt Anlaß zur Überlegung, ob die gleichfalls sexuell übertragbare Hepatitis B vielleicht einen unspezifischen "marker of lifestyle" darstellt. Die positive Korrelation zwischen HIV- und Anti-HBc-Nachweis, letzterer wird als sogenannter Surrogat-Marker für die Non-A, Non-B-Hepatitis in den USA eingesetzt, legt nahe, daß durch Einführung der HIV-Antikörpertests auch in der BRD (wo kein Anti-HBc-Screening erfolgt) Spender abgeschirmt werden, die eine Non-A, Non-B-PTH auslösen könnten. Auf die Problematik des Anti-HBc-Nachweises als paradoxem Marker kann hier jedoch aus Zeitgründen nicht näher eingegangen werden.

Eine weitere, in Anlehnung an das Vorgehen in den USA und Kanada eingeführte Sicherungsmaßnahme stellt das Spendervotum dar (nachträgliche Konservensperre mittels Wahlschein wegen Risikogruppen-Kontakt/-Zugehörigkeit). Es wurde zunächst im Bereich der DRK-Blutspendedienste eingeführt, die ihrerseits über das Euroblood-Programm amerikanische Blutbanken beliefern. Staatlich-kommunale und universitäre Blutspendedienste haben m.W. bislang keine derartigen Spendervoten eingeführt, da es sich hier um Spenderkollektive handelt, die oft über viele Jahre überwacht und kontrolliert wurden, wobei hier die Gelegenheit zu einem längeren, persönlichen Gespräch mit dem untersuchenden Arzt eine nachträgliche Konservensperre durch Abgabe eines Wahlscheins im Regelfall entbehrlich macht. Die Anzahl derartiger Konservensperren lag im Bereich des DRK-BSD Hessen zunächst bei 0,5% und stieg auf 1,1% an, ohne daß jedoch bisher ein positiver HIV-Test den Verdacht eines dieser Spender bestätigt hätte. Noch nicht befriedigend gelöst ist die Frage, wie mit einer späteren Spende eines HIV-negativen Blutspenders zu verfahren ist, der seine Konserve auf diese Weise für Transfusionszwecke gesperrt hat [11].

Die folgende Übersicht zeigt, daß in New York unter 459 165 Spenden 1,8% durch Votum für "Laborzwecke" gesperrt wurden und von diesen 173, das sind bezogen auf die Gesamtzahl knapp 0,04%, tatsächlich HIV-positiv waren. Dagegen lag die Quote der HIV-Positiven mit 0,09% in der Gruppe der Spendervoten "Transfusion" 23mal niedriger. Die eigenen Daten belegen diesen Zusammenhang nicht in gleicher Weise, umfassen jedoch mit 81 256 Spendern erst ein wesentlich kleineres Kollektiv. Es bleibt also abzuwarten, ob das Spendervotum eine auch statistisch belegbare, sinnvolle Maßnahme in unserem Bereich ist. Die Einrichtung alternativer Teststellen hat mit Sicherheit zur Entlastung des Blutspendewesens von Risikogruppenangehörigen beigetragen, die auf diese Weise ihren HIV-Status in Erfahrung bringen wollten. Auch die Zahlen zum HBsAg-Nachweis sind in unserem Kollektiv mit 0,24% in der Gruppe der gesperrten Konserven gegenüber 0,05% in der Transfusions-Gruppe noch nicht abschließend bewertbar (Tabelle 7).

Nachdem das serologische Markerprofil der HIV-Infektion recht gut bekannt ist, richtet sich der Blick auf die – bei ausschließlichem Einsatz des Antikörpertestes – stumme Phase der frühen Infektion. Nach HIV-Infektion kommt es zu einer Latenzphase, die von einer kurzfristigen, reinen HIV-Antigenämie mit konsekutiver Bildung von HIV-Hüllantikörpern (env) und Kernantikörpern (core) gefolgt ist. Lediglich bei Risikogruppenangehörigen wurde ein mehrmonatige seronegative Frühphase nachgewiesen. Mit dem Auftreten von

Tabelle 7. Spendervotum: Konserve für "Transfusion" oder "Laborzwecke"

Blutspendedienst Hessen April–August 1987	New York Blood Center (Pindyck et al. 1987)
81.256 Spenden	459.165 Spenden
80.834 'Transfusion' (99,5%) — 422 'Laborzwecke' (0,5%)	450.900 'Transfusion' (98,2%) — 8.265 'Laborzwecke' (1,8%)
37 (0,05%) HBsAg-pos. — 1 (0,0012%) HIV-pos. — 0 (0%) HIV-pos. — 1 (0,24%) HBsAG-pos.	406 (0,09%) HIV-pos. — 173 (2,1%) HIV-pos.[a]

[a] HIV 23,3mal häufiger, HBsAg 9mal häufiger als in 'Transfusionsgruppe'
Fazit: Spendervotum in New York indiziert, bei uns z.Z. noch fraglich

spezifischen HIV-Antikörpern kommt es durch Immunkomplexbildung zu einem Verschwinden des HIV-Antigens; erst im späteren Verlauf der Erkrankung fallen vor allem die Core-Antikörper in ihrem Titer stark ab, so daß es zu einem Wiederauftreten des Antigens kommt, das mit einer immunologischen und klinischen Verschlechterung des Patienten korreliert. Bisher fand sich in zwei Pilotstudien, die in Bayern und in Österreich durchgeführt wurden und 160000 bzw. 135000 Blutspender erfaßten, kein Hinweis auf einen HIV-Antigen-positiven, HIV-Antikörper-negativen Spender. Wahrscheinlich müßte eine noch wesentlich größere Anzahl von Individuen untersucht werden, um die offenbar sehr kurze Fensterphase bei heterosexuellen Blutspendern außerhalb der klassischen Risikogruppen zu erfassen [12] (Abb. 4).

Beträchtliche Unsicherheit hat zunächst auch die Tatsache hervorgerufen, daß das zweite, AIDS-assoziierte Immundefizienz-Virus, HIV-2, vereinzelt auch bei Risikogruppenangehörigen in der BRD angetroffen wurde, offenbar aber nur in 70–90% aller Fälle vom bisher routinemäßig eingesetzten HIV-1-Antikörpertest erfaßt wird. In der BRD und West-Berlin sind bis zum Jahresende 1987 insgesamt 28 Fälle von HIV-2-Infektionen, darunter 3 Fälle von HIV-2-assoziiertem AIDS offiziell registriert worden. In allen komplett untersuchten Fällen ergab sich anamnestisch eine Beziehung zu Westafrikanern.

Wir selbst haben in einer kleineren Studie unter 1200 deutschen Blutspendern, 504 Blutspendern aus Nord-Nigeria sowie 140 deutschen Hämophilen keinen Hinweis auf eine isolierte, oder mit HIV-1 kombinierte HIV-2-Infektion gefunden. Aus Frankreich liegen inzwischen Berichte über vier Studien vor, die insgesamt über 120000 Personen umfassen (100 114 Blutspender; 9322 Blutspender sowie Serumproben von Gefängnisinsassen; 1149 high risk-Probanden; 10004 high risk-Probanden). Nur in der letztgenannten Gruppe waren 9 Serumproben HIV-2-Antikörper-positiv, darunter 8 von Westafrikanern sowie eine Probe

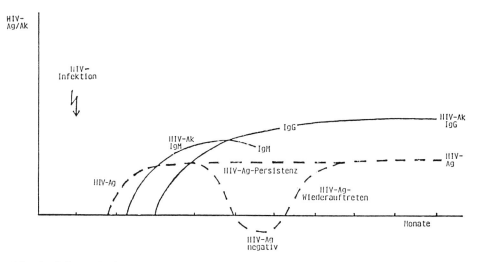

Abb. 4. Schematische Darstellung des postinfektiösen serologischen Profils von HIV-1-Antigen und -Antikörpern. Persistenz oder Wiederauftreten der HIV-Antigene korrelieren mit klinischer und immunologischer Verschlechterung. IgM- und IgG-Antikörper werden zuerst gegen Hüllproteine (ev), wenig später gegen Kernproteine (core) gebildet (IgM-Anti-gp41, IgM-Anti-p24, IgG-Anti-gp41, IgG-Anti-p24) (18, 43, 54)

eines Dialyse-Patienten mit transfusionsassoziierter HIV-2-Infektion. Offensichtlich ist also auch in Frankreich die Ausbreitung des HIV-2 in der Allgemeinbevölkerung noch gering und im wesentlichen an Personen gebunden, die entweder direkt aus Westafrika stammen oder Sexualkontakt mit Westafrikanern hatten. In der BRD erscheint aus epidemiologischer Sicht die Einführung des HIV-2-Antikörpertests noch nicht zwingend geboten, ist jedoch eine gesundheitspolitische schwierige Abwägung der Kosten-/Nutzen-Relation: Ein isolierter HIV-2-Antikörpertest würde bei ca. 3 Mio. Spenden pro Jahr und Testkosten von DM 5,— einen Gesamtbetrag von DM 15 Mio. erfordern, um damit vielleicht einen Fall von transfusions-assoziiertem HIV-2-AIDS zu verhindern. Mit dieser Summe könnte präventivmedizinisch z.B. bei Drogenabhängigen eine höhere Effizienz erreicht werden. Da es nicht leicht sein wird, der Öffentlichkeit klarzumachen, daß es zwar 2 AIDS-Viren gibt, jedoch nur die Antikörper gegen eines dieser Viren (HIV-1) routinemäßig geprüft werden, bietet sich am ehesten die Einführung eines kombinierten HIV-1/2-Antikörpersuchtests an, der sich z.Z. in Entwicklung befindet (Diagnostics Pasteur; Abbott).

Häufig wird die Frage an Blutspendedienste gerichtet, ob es nach Einführung des HIV-1-Antikörperscreening im Blutspendewesen dennoch zu Infektionen von Blutkonservenempfängern gekommen ist. Bisher wurden in der Bundesrepublik seit 1985 bei insgesamt ca. 8 Mio. Transfusionen zwei Fälle von HIV-Übertragung bekannt, aus England ein Fall bei gleichfalls ca. 8 Mio. Einheiten.

Die größte Zahl transfusions-assoziierter HIV-Infektionen war naturgemäß aus den USA zu erwarten, wo durch die stärkere Belastung der Risikogruppen, den ca. dreijährigen Vorsprung der HIV-Epidemie gegenüber Europa, das Fehlen alternativer Teststellen (HIV-Status), und die höhere Anzahl von etwa 18 Mio. Blutkonserven (einschließlich Komponenten) pro Jahr ein kritisches Gesamtkollektiv von rund 54 Mio. (Tabelle 8) Transfusionen seit Einführung der HIV-Antikörpertests Anfang 1985 zur Verfügung stand. Die Arbeitsgruppe von Ward und Mitarbeitern berichtete jüngst über insgesamt 12 Fälle von HIV-Infektionen durch getestetes Blut im o.g. Zeitraum. Spender waren in 6 von 7 Fällen Homosexuelle in der seronegativen Phase; dies unterstreicht die Bedeutung des freiwilligen Selbstausschlusses der Risikogruppen. Hieraus ergibt sich eine Quote von einem transfusions-assoziierten HIV-Infekt pro 4,5 Mio. Einheiten. Da es sich hierbei, wie gesagt lediglich um die bekannt gewordenen, d.h. publizierten Fälle handelt, wurde versucht, mit verschiedenen Rechenmodellen die Dunkelziffer der HIV-Infekte nach Transfusionen einzugrenzen. Dabei wurde von der HIV-Seroprävalenz in den verschiedenen Regionen der USA, dem Anteil der Erst-/Mehrfachspender sowie einer niedrigen Sensitivität der eingesetzten HIV-Antikörper-Suchtests ausgegangen. Ein HIV-Restrisiko von maximal 1/38 000 wurde für möglich gehalten, bleibt jedoch absolut unbewiesen.

Eine weitere, gravierende Frage, der sich Hämatologen und Onkologen in Verbindung mit Blutspendediensten gegenüber sahen, war die der Nachuntersuchung von Patienten, die als Polytransfundierte in den Jahren 1980 bis Anfang 1985 einem Transfusions-HIV-Risiko ausgesetzt waren. So ergab sich beispielsweise bei Nachuntersuchung von 204 Leukämikern, die am Memorial Sloan Kettering Cancer Center, New York, im Zeitraum 1978 bis April 1985 im Mittel 27 Erythrocytenkonzentrate und 137 Thrombocyten-Konzentrate erhalten hatten, eine Quote von 16 HIV-Antikörper-Positiven, entsprechend 7,84%. Man sollte diese Beobachtung zum Anlaß nehmen, Patienten, die in Städten mit frühzeitiger und intensiver HIV-Belastung Blutkonserven in den Jahren vor 1985 erhielten, einer gezielten Nachuntersuchung zuzuführen (Tabelle 9). Diese Empfehlung läßt sich jedoch nach heutigem Kennt-

Tabelle 8. Modell zur Abschätzung des HIV-Transfusionsrisikos vor und nach Einführung der Antikörpertests im Mai 1985 sowie potentieller TAA-Fälle (ohne Hämophile)

Zeitraum (je 8 Monate ab 1/1980)	HIV-Risiko pro *Spende* im 8-Monatszeitr.	HIV-Risiko pro *Blutprodukt* (VB, EK, GFP, Thr.-Konz.; Schätzung + 30%)	Risiko-Kennziffer (%)	Hergestellte Blutkonserven	Exponierte Patienten (Kons.-Empf.)	HIV-infizierte Blutkons.	Tatsächlich transf. HIV-inf. Blutkons. (Verfall/kein Bedarf; Schätzung - 15%)	Potentielle TAA-Fälle (Pat. z.T. an Grundkrankheit/Alter verst. Schätzung - 40%)
8/1980	1:1.280.000	1:896.000	0,8					
4/1981	1: 640.000	1:448.000	1,6					
12/1981	1: 320.000	1:224.000	3,1					
8/1982	1: 160.000	1:112.000	6,3 99,3	14.000.000	2.800.000	283[a]	241	145
4/1983	1: 80.000	1: 56.000	12,5					
12/1983	1: 40.000	1: 28.000	25,0					
8/1984	1: 20.000	1: 14.000	50,0					
4/1985	1: 10.000	1: 7.000	100,0	2.000.000	400.000	285[b]	242	145
Zwischensumme bis Beginn des HIV-AK-Routine Screening:				16.000.000	3.200.000	568	483	290
9/1985	1: 250.000[c]	1:175.000	4,5	1.250.000	250.000	7[d]	6	4
5/1986	1: 500.000	1:350.000	2,3	2.000.000	400.000	6	5	3
1/1987	1:1.000.000	1:700.000	1,2	2.000.000	400.000	3	2	1
Gesamt:				21.000.000	4.250.000	584	496	298

[a] Risiko-Kennziffer = 99,3% von 285 (= 100%) HIV-infizierter Blutprodukte
[b] 2.000.000 Blutkons.: 7.000 = HIV-pos. Blutkonserven
[c] 5-Monatszeitraum ab Beginn des HIV-Screening = 1:5.000 Kons. pos. bei HIV-AK-EIA-Sensitivität v. 98%
[d] Restrisiko = 0,02% x 0,02 = 4/1.000.000 (= 1:250.000)
   1.250.000 Blutkonserven: 175.000 ≅ 7
[e] HIV-AK-Screening-Daten aus Hessen, von 1:5.000 auf 1:20.000 abgesunken durch Ausscheiden von Risikogruppenspendern ("Frage 19" seit 1.7.1983)

Tabelle 9. HIV-Infektionen bei polytransfundierten Leukämikern (Memorial Sloan Kettering Cancer Center, New York, 1987)

Patienten	Zeitraum der Transfusionen	Anzahl der Transfusionen (Mittel)	HIV-Antikörper positiv
204	1978–4/1985	27 Ery-Konz. 137 Thrombo.-Konz.	16 (7,84%)

nisstand nicht generell für alle Blutkonservenempfänger der Jahre 1980–1985 aussprechen, zumindest fand sich hierfür in der Bundesrepublik bisher keine Mehrheit in den gesundheitspolitischen Gremien.

Nachahmenswert erscheint dagegen vielmehr ein differenziertes look back, das die in der nachstehenden Tabelle gezeigten Indikationsparameter Zeitpunkt der Transfusionen, Anzahl und Herkunft der Blutkonserven; sexuelle Aktivität bzw. Kinderwunsch des Konservenempfängers; die individuelle, psychische Situation sowie mögliche Sexualkontakte mit verstorbenen Empfängern impliziert. So ist m.E. durchaus zu prüfen, ob ältere Personen, die sexuell nicht mehr aktiv sind und sich keinen operativen Eingriffen unterziehen, in jedem Fall nachgetestet werden müssen. Die Mitteilung eines Befundes "HIV-positiv" wirkt sich erfahrungsgemäß in den meisten Fällen stark belastend aus, beeinträchtigt die Lebensqualität erheblich und ist gegen den möglichen Nutzen des frühzeitigen Abschneidens einer Infektionskette oder der schnelleren Erkennung von Erst-Symptomen einer HIV-Infektion abzuwägen (Tabelle 10). Die subjektiv variable Furcht vor einer HIV-Infektion – z.B. bei Konfrontation mit einem statistischen Risiko von 1/500000 nach Transfusionen im Jahre 1983 – muß jedoch respektiert und dem Wunsch nach einem HIV-Test stattgegeben werden. Zu bejahen ist dagegen in jedem Fall ein HIV-Test bei Kinderwunsch, da wiederholt ein Übergang von latenten in klinisch-symptomatische Infektionen bei Gravidität beobachtet wurde; ein HIV-Risiko Neugeborener von 50% bei seropositiver Mutter hat im Hinblick auf die schweren Konsequenzen einer körperlichen und geistigen Retardation des Kindes zur Empfehlung einer konsequenten Kontrazeption bzw. Interruptio geführt. Nachkommen oder ehemalige Sexualpartner verstorbener Konservenempfänger können Ausgangspunkt von Infektionsketten sein und sollten unter Einschaltung des Hausarztes auf dieses potentielle Risiko ("Kontakt mit Risikogruppenangehörigen") hingewiesen werden [13].

Die Diskussion um die HIV-Restrisiken wird weiterhin, vor allem im Hinblick auf den Ausbau der Eigenblutspende, geführt. Während die Entwicklung der prä-, intra- und postoperativen Verfahren der Eigenblutspende und Eigenblut-Transfusion den Zielsetzungen der Deutschen Gesellschaft für Transfusionsmedizin und Immunhämatologie sowie der Bundesärztekammer (Transfusionsrichtlinien 1988) entspricht, kann die Langzeit-Tiefkühlkonservierung von Eigenblut kaum als effiziente, kostengünstige Ergänzung des homologen Transfusionsprogramms angesehen werden. Dies geht aus der Gegenüberstellung in nachstehender Tabelle hervor, die belegt, daß die Kryokonservierung wie bisher eine Domäne der serologischen und immunhämatologischen Problemfälle bei Patienten mit seltenen Antigenmustern oder Problem-Antikörpern bleiben sollte (Tabelle 11). Die Wiederaufnahme der Aktivitäten der Kommission "Autologe Transfusion" der DGTI hat zum

Tabelle 10. HIV-Antikörpertest bei Transfusionsempfängern vor Mai 1985?

Indikations-Parameter[a]	Kommentar
1. Zeitpunkt der Transfusion	Zunehmendes HIV-Risiko bis Mai 1985
2. Anzahl der Transfusionen	Polytransfundierte Pat. mit Thalassämie, Leukämie u.a.
3. Herkunft der Blutkonserven	Großstädte mit hoher HIV-Incidenz (Berlin, Frankfurt) vs. ländliche Gebiete
4. Sexuelle Aktivität des Konserven-Empfängers	HIV-Übertragungsrisiko auf Sexualpartner
5. Kinderwunsch	latente → klin. symptomatische Infektion bei Gravidität, 50% HIV-Risiko Neugeborener seropos. Mütter
6. Angst vor HIV-Infektion	Subjektiv variabel
7. Nachkommen oder ehem. Sexualpartner verstorbener Konservenempfänger	HIV-Risiko-Anamnese: 744/31.982 (= 2,3%) AIDS-Patienten aus anderen Risikogruppen wurden *auch* transfundiert[b]

[a] In USA *keine* Empfehlung zum HIV-Test *aller* Blutempfänger von 1977–1985; sondern persönliche Entscheidung, abhängig vom (objektiven) HIV-Risiko und (subjektiver) AIDS-Furcht. MMWR 36/10:137–140 (1987)
[b] CDC, 2. März 1987

Ziel, die wissenschaftlichen und organisatorischen Rahmenbedingungen der Autotransfusion in Zusammenarbeit mit den klinischen Fächern zu definieren. Vorrangig erscheint mir hier eine klare Indikationsstellung und optimale Kommunikation im 'Dreieck' Patient-Operateur/Hausarzt-Transfusionsmediziner. Nur durch sinnvollen Einsatz der Eigenblutspende-Verfahren werden sich die Infektions-, immunologischen und metabolischen Risiken der homologen Spende reduzieren und eine optimale Hämotherapie verwirklichen lassen (Tabelle 12). Leider wird eine sachliche Diskussion im Spannungsfeld autolog/homolog durch die äußerst schmale und unsichere Datenbasis bezüglich der homologen Infektionsrisiken (HIV-Restrisiko, NANB-PTH-Incidenz) und immunologische Risiken (Immunsuppression mit erhöhter postoperativer Metastasierungsrate?) erschwert. Das Risiko retroviraler Infektionen als Transfusionsfolge ist jedoch mit 1 : 500000 bis 1 : 3 Mio. bezüglich HIV-1/2 in der Bundesrepublik im Jahre 1988 gegenüber den sonstigen medizinischen und allgemeinen Risiken des Lebens als äußerst gering zu bezeichnen: Tödliche Komplikationen sind z.B. um zwei Zehnerpotenzen häufiger nach Grippe, Schwangerschaftsabbruch nach der 14. Woche oder nach Autounfällen (Mortalität 1 : 5000/pro Jahr). Auch fatale Narkose-Zwischenfälle haben mit 1 : 30 000 eine beachtliche Dimension. Dennoch soll dieser Zahlenvergleich die Wunschvorstellung eines "zero-risk blood supply" nicht relativieren. Virusfreie, zellhaltige Blutkomponenten liegen z.Z. außerhalb der realen Screening- oder Virusinaktivierungstechniken. In unserer Zeit des bleifreien Benzins, des alkoholfreien Biers, des rauchlosen Tabaks, des Saccharins und der Renaissance der Kondome werden wir auch zukünftig in der Medizin gewisse Restrisiken der homologen Bluttransfusion akzeptieren müssen. Dies enthebt uns nicht der Verpflichtung, alle sinnvollen Maßnahmen im Hinblick auf eine sichere Hämotherapie rasch und konsequent einzusetzen, um so das Vertrauen auf der Seite der Blutspender und Konservenempfänger zu erhalten.

Tabelle 11. Eigenes Blut = sicheres Blut?

	"Bank für Eigenblut" (Dr. med. (R) Matei GmbH, Düsseldorf)	Jetziges System deutscher Blutbanken	Kommentar
Voroperative Eigenblutspenden	*nicht* empfohlen	Ausbau *empfohlen*[a]	f. elektive Chirurgie (mit präop. Hämodilution, intraop. Autotransfusion, postop. Thoraxdrainage)
Langzeit-Kryo-Konservierung	allg. *empfohlen* (3 Blutkons./Erw.)	*abzulehnen* (Ausnahme: seltene Blgr.-(Antigene/-Antikörper))	
Kosten-Vergleich Konserve/1 Jahr	200,- DM (16,60 DM/Monat)	~120,- DM	
Kostenmodell für BRD Kryo-Konservierung 1 Jahr	60 Mio. Einw. x 3 Kons. = 180 Mio. Kons. a 200,- DM = 36 Milliarden DM (!)	~3 Mio. Kons. a 120,- DM = 360 Mio. DM	Kryo-Konservierung *100mal teurer*
Effizienz? 1 Jahr	600.000 Kons.-Empf./Jahr 60 Mio. Einw. = 1% (99% nicht benötigt)	bedarfsorientierte Blutversorgung = *100%*	*100mal weniger effizient*
Sicherheit?	*Probleme/Engpässe*: akuter Notfall; chron. Transfusionsbedürftigkeit; Kinder, Greise ohne Spender; Logistik u. Organisation v. Lagerung Transport, Identitäts-Sicherung etc.	Blutversorgung gesichert Infektions-/Immunisier.-Risiken überschaubar	Schein-Sicherheit, Gefährdung des Spendenaufkommens, "Zweiklassen-Medizin"

[a] Informations-Broschüre (1987)

Tabelle 12. Sicherheitsmaßnahmen zur Verhütung von HIV-Infektionen durch Bluttransfusionen und Hämoderivate

Sicherheit	Blut	Maßnahme	Kommentar
100%	–	1. Strenge *Indikationsstellung* f. Bluttransfusion	Kein HIV- (NANBH, CMV) Infektionsrisiko keine Immunisierung (HLA-, Ery-Antigene), GvHD u.a.
	Eigenspende	2. Ausbau der *Autotransfusion*	Prä-, intra- und pos-operativ; Eigenblutspende (4 Einh. a 500 ml, evtl. "Bocksprungtechnik", Hämodilution; Cell-Saver; Thorax-Drainage
	nicht zellhaltige Komponenten	3. *Sterilisation* v. Hämoderivaten	Pasteurisation oder ch, Kaltsterilisation (10 h 60°V for Albumin; β-Propiolacton/UV für PPSB; Sucrose-Glycin f. FVIII
	Fremdspende	4. Freiwilliger *Risikogruppen-Ausschluß*	Allg. Medien-Information, BSD-Merkblatt "AIDS"
		5. Klin. *Spender-Untersuchung*	Fieber, Mundsoor, LAS-Syntome, Kaposi-Sa., Medikamente
		6. *Spender-Erklärung*	Unterschrift: "keine Risikogruppe"
		7. *Spender-Votum* bez. Verwendbarkeit der Konserve	Nach Spende Wahlmöglichkeit: "Kons. für Transfusion geeignet/ungeeignet
		8. *HIV-Antikörper*-Suchtest (2), *HIV-Antikörper*-Bestätigungstests (5)	Tests der "2. Generation" mit ENV/CORE-Proteinen aus rekombinanter E. coli DNA (Sensitivität > 99,9%)
		9. *HBsAg*- und *TPHA* (Syphilis-Test)	HIV-Risikogruppen oft auch HBsAg- und/oder TPHA-positiv
		10. *HIV-Antigen-Test* (1987 Pilotstudie)	HIV-Ag bei Serum Konz. > 50 pg/ml in AK-neg. Frühphase bei 0,5% der Risikogruppen-Angehörigen nachweisbar

Literatur

1. Coffin J, Haase A, Levy JA, Montagnier L, Oroszlan S, Teich N, Temin H, Toyoshima K, Varmus H, Vogt P, Weiss R (1986) Human immunodefiency viruses (Letter) Science 232:697
2. CDC, Atlanta (1987) Classification system for human immunodeficiency virus (HIV) infection in children unter 13 years of age. MMWR 36/15:225–236
3. Melief CJM, Goudsmit J (1986) Transmission of lymphotropic retroviruses (HTLV-I and LAV/HTLV-III) by blood transfusion and blood products. Vox Sanj 50:1–11
4. Bundesgesundheitsarm, AIDS-Arbeitsgruppe (1987) AIDS-Statistik 31. März 1987, Dtsch Ärtzebl 84:820–822
5. Kühnl P, Seidl S, Fassbinder W, Schoeppe W (1987) Anforderungen an die Infektionssicherheit bei Bluttransfusion und Hämoderivaten. Mitt Klin Nephrol 16:70–97
6. Kühnl P, Seidl S (1986) AIDS: Immunhämatologische und nephrologische Aspekte. Mitt Klin Nephrol 15:194–212
7. Fassbinder W, Kühnl P, Neumayer HH, Offermann G, Seidl S, Schoeppe W (1986) Prävalenz von Antikörpern gegen LAV/HTLV-II bei terminal niereninsuffizienten Patienten unter Hämodialysebehandlung und nach Nierentransplantation. Dtsch Med Wochenschr 111:1087–1090
8. Seidl P, Kühnl P (1988) Durch Bluttransfusion übertragbare Erkrankungen. In: Mueller-Eckhardt C (Hrsg) Transfusionsmedizin. Springer, Berlin Heidelberg New York Tokyo, S 592–611
9. Kühnl P (1986) HTLV-III/LAV-Antikörpertests: Ringversuch der Deutschen Blutspendedienste. AIDS-Forschung (AIFO) 10:525–535
10. Kühnl P, Holzberger G, Seidl S (1987) Nachuntersuchung von Spendern und Empfängern HIV-Antikörper-positiver Blutkonserven. Dtsch Med Wochenschr 112:4–7
11. Seidl S, Kühn P (1987) Transmission of diseases by blood transfusion. World J Surg 11:30–35
12. Kühnl P, Laufs R (1988) Humanpathogene Retroviren, HIV-Infektionen. In: Thomas L (Hrsg) Labor und Diagnose. 3 Aufl, Med Verlagsges, Marburg/L, S 1351–1375
13. Laufs R, Sibrowski W, Karch H, Busch H, Eisenbart-Rothe B v, Roos D (1985) AIDS-Virus-Infektionen bei Blutspendern. Dtsch Ärztebl 48:3593–3597

AIDS in der Unfallchirurgie

G.E. Hirsch

Willibald-Popp-Straße 3, D-8900 Augsburg 21

Die chirurgische Erstversorgung von Unfallopfern weist im Regelfall einige Besonderheiten auf, die sie von einer geplanten chirurgischen Intervention unterscheidet. Es handelt sich häufig um Patienten mit stark blutenden Verletzungen, die Opfer befinden sich oft nicht in bewußtseinsklarem Zustand und ärztliche Maßnahmen sind meist unverzüglich angezeigt. Für zeitaufwendige präoperative Untersuchungen bleibt in der Regel wenig Zeit.

1. AIDS-Problematik in der Chirurgie allgemein

Bevor der Frage nachgegangen wird, ob diese Sonderlagen zu spezifischen rechtlichen Bewertungen führen, soll die AIDS-Problematik im Normalfall einer geplanten Operation untersucht werden. Denn die rechtlichen Grundsätze, die allgemein für chirurgische Maßnahmen aufzustellen sind, gelten auch für die Unfallchirurgie, es sei denn deren Besonderheiten erfordern eine besondere Beurteilung.

Im Zentrum der juristischen Diskussion steht die Frage, ob und unter welchen Voraussetzungen ein AIDS-Test im Krankenhaus zulässig ist. Rechtsfragen wirft weiter die Bluttransfusion auf. Schließlich stellt sich die Frage, ob HIV-infiziertes Klinikpersonal bei Operationen eingesetzt werden darf und ob insoweit Untersuchungspflichten bestehen oder begründet werden können.

HIV-Test bei Krankenhauspatienten

Im wesentlichen werden von medizinischer Seite drei Indikationen für einen HIV-Test beim Patienten genannt:

1. Die Kenntnis einer HIV-Infektion kann zur Beurteilung der Frage, ob ein Eingriff durchgeführt werden soll, dann wichtig sein, wenn eine etwaige Immunschwäche eine entscheidende Kontraindikation für die geplante Maßnahme darstellen würde.
2. Zur differentialdiagnostischen Abklärung von Beschwerden unklarer Genese ist ein HIV-Test angezeigt, wenn eine HIV-Infektion als Ursache in Betracht kommt.
3. Von größeren chirurgischen Eingriffen ist ein HIV-Test in aller Regel angezeigt, um gegebenenfalls dem Risiko einer intraoperativen Infektion des Krankenhauspersonals durch besondere Schutzmaßnahmen vorbeugen zu können (Stichwort: Schutz des Krankenhauspersonals; vgl. Rudolph in: Stellungnahme des AK für Krankenhaushygiene).

In diesen Fällen sehen auch die BÄK und die DKG in ihren "Gemeinsamen Hinweisen zur HIV-Infektion" vom 1.12.1987/8.1.1988 einen HIV-Test als angezeigt an.

Auch für den AIDS-Test gilt jedoch der allgemeine Grundsatz, daß allein eine medizinische Indikation noch kein Recht gibt, den angezeigten Eingriff auch durchzuführen. Hinzukommen muß in aller Regel die Einwilligung des Patienten. Aus dem verfassungsrechtlich verankerten Prinzip der Selbstbestimmung folgt, daß dem Patienten die Entscheidung vorbehalten ist über Eingriffe in seine Körperintegrität.

Eine Blutentnahme ist ein Eingriff in die Körperintegrität; die Feststellung bestimmter Blutwerte stellt außerdem die Erhebung personenbezogener Daten dar, die ebenfalls grundsätzlich vom Patienten genehmigt werden muß.

Es stellt sich die Frage, ob der Patient darüber *aufgeklärt* werden muß, daß — neben der Erhebung anderer Blutdaten — auch ein HIV-Test geplant ist. Dies ist nicht unbestritten. Nach überwiegender Auffassung muß der Patient grundsätzlich ausdrücklich davon in Kenntnis gesetzt werden, wenn er einem HIV-Test unterzogen werden soll. Hiervon gehen auch die "Gemeinsamen Hinweise und Empfehlungen der BÄK und der Deutschen Krankenhausgesellschaft zur HIV-Infektion" aus.

Ausnahmsweise kann von einer mutmaßlichen Einwilligung des Patienten ausgegangen werden, wenn ein HIV-Test medizinisch angezeigt ist, der Patient jedoch nicht in der Lage ist, eine Entscheidung zu treffen.

Verweigert ein Patient seine Einwilligung in einen HIV-Test, obwohl dieser aus medizinischer Sicht geboten ist, kann die Behandlung abgelehnt werden. Dies haben auch die DKG und die BÄK in ihren Empfehlungen zum HIV-Test vom 1.12.1987/8.1.1988 festgestellt. Dies gilt freilich nicht in Notfällen und bei einer schweren Gefährdung des Patienten.

Ergibt der Test eine vorhandene HIV-Infektion des Patienten, darf dies nicht zum Anlaß genommen werden, die erforderliche ärztliche Behandlung zu verweigern. Zum Schutz des Operationsteams sind jedoch besondere Sicherheitsvorkehrungen geboten, deren Festlegung in erster Linie Sache der Ärzte ist. Dies kann von besonderen Desinfektionen- und Hygienemaßnahmen bis zur Verwendung von 2 Paar Handschuhen reichen.

Gleichwohl kann auch bei Einhaltung der üblichen Vorsichtsmaßnahmen ein Ansteckungsrisiko durch Nadelstich- und Schnittverletzungen nicht völlig ausgeschlossen werden. Nach Zahlen, die genannt wurden, besteht statistisch gesehen das Risiko einer Ansteckung bei 2800 Operationen an HIV-infizierten Patienten. Andere setzen das Risiko einer nosokomialen HIV-Infektion noch geringer an.

Sollte sich der Arzt bei der Operation eines infizierten Patienten durch einen Schnitt oder Stich verletzen, sollte er die Operationstätigkeit sofort unterbrechen und die Wunde zum Bluten bringen und desinfizieren, wenn dies ohne akute Gefährdung des Patienten möglich ist. Ansonsten könnte ihm im Falle einer Infektion ein Eigenverschulden angelastet werden.

Bluttransfusion

Die Tatsache, daß in einer Anzahl von Fällen durch die – vielleicht lebensrettende – Heilmaßnahme einer Bluttransfusion das tödliche Virus übertragen wurde, weist eine tiefe Tragik auf. Dies gilt auch für die Infizierung vieler Hämophilie-Patienten durch verseuchte Blutpräparate.

Seit dem 1.10.1985 ist ein AIDS-Test bei sämtlichen Blutspendern durch Richtlinien des Bundesgesundheitsamtes zwingend vorgeschrieben. Damit ist das Risiko, durch die Transfusion infizierten Blutes das Virus zu übertragen, zwar ganz außerordentlich verringert, aber nicht völlig ausgeschlossen. Denn mit den derzeitigen Testmethoden läßt sich das Virus nicht unmittelbar nachweisen, sondern nur mittelbar durch die Existenz von Antikörpern im Blut. Diese bilden sich aber erst einige Zeit nach der Infektion. Eine "frische" Infektion läßt sich also im Blut noch nicht nachweisen. Dieses "Nachweisloch" zwischen Infektion und Serokonversion war nach Pressemitteilungen daran schuld, daß vor kurzem in Hamburg Blut von HIV-infizierten Spendern verwendet wurde und 2 Empfänger infiziert wurden.

Das Risiko, daß Blutkonserven trotz des obligatorischen AIDS-Tests mit HIV verseucht sind, ist allerdings äußerst gering. Die auf entsprechenden Untersuchungen beruhenden Schätzungen reichen weniger als 1 zu 3 Million bis zu einer von 500.000 Blutkonserven. Nur zum Vergleich: Das Risiko, daß das Virus durch ungeschützten Geschlechtsverkehr mit einem Infizierten übertragen wird, wird auf 1 zu 200 geschätzt.

Wenn auch das Risiko, daß unerkannt infiziertes Blut transfundiert wird, minimal ist, darf es doch nicht vernachlässigt werden. Es sollte Anlaß geben, die Indikation für eine

Bluttransfusion zurückhaltender zu stellen, als dies bisher ersichtlich geschehen ist. Und es sollte Anlaß geben, die Möglichkeit der Eigenbluttransfusion stärker in Betracht zu ziehen.

Schließlich erscheint es empfehlenswert, vor einer Bluttransfusion den Patienten über dieses zwar extrem seltene, jedoch typische Risiko der Transfusion aufzuklären. Die Aufklärungsblätter nach dem von Weißauer entwickelten System der Stufenaufklärung, die breite Verwendung finden, enthalten auch bereits diesen Hinweis.

HIV-infiziertes Klinikpersonal

HIV-infiziertes Klinikpersonal sollte nicht bei Operationen eingesetzt werden. Die Rechtsprechung sieht die Ärzte und Krankenhausträger als verpflichtet an, für größtmögliche Sicherheit der Patienten Sorge zu tragen. Es ist nicht auszuschließen, daß der Vorwurf schuldhafter Gefährdung des Patienten erhoben wird, wenn z.B. ein Arzt in Kenntnis seiner HIV-Infektion operiert bzw. für Operationen eingesetzt wird. Aus diesem Grund kann auch die Einstellung und die Weiterbeschäftigung von Mitarbeitern auf einer Operationseinheit von einem negativen HIV-Test abhängig gemacht werden. Die Rechtsgrundlage hierfür findet sich in den "Unfallverhütungsvorschriften Gesundheitsdienst" vom 1.10.1982.

2. AIDS-Problematik in der Unfallchirurgie

Diese rechtlichen Ausführungen gelten, wie eingangs erwähnt, allgemein für chirurgische Maßnahmen im Krankenhaus. Sie gelten damit mutatis mutandis auch für die Unfallchirurgie, soweit nicht besondere Umstände Abweichungen bedingen. Ist also z.B. der Unfallpatient ansprechbar und steht genügend Zeit für einen AIDS-Test vor dem Eingriff zur Verfügung — was allerdings eher die Ausnahme sein wird —, ist grundsätzlich die Einwilligung des Patienten einzuholen. Ist der Patient dagegen nicht in der Lage, eine Entscheidung zu treffen, ist in Eilfällen eine indizierte Blutentnahme zum Zweck eines HIV-Tests unter dem Aspekt der mutmaßlichen Einwilligung des Patienten zulässig. Eine Indikation für einen AIDS-Test ist, wie festgestellt, bei "blutigen" invasiven Eingriffen in aller Regel gegeben, soweit hierfür Zeit bleibt.

Nach einer anonymen Untersuchung von Notfallpatienten in Baltimore/USA waren 3% der Notfallpatienten HIV-positiv — eine erschreckend hohe Zahl.

Die Notwendigkeit eines HIV-Tests ist noch gesteigert, wenn Anhaltspunkte dafür vorliegen, daß der Patient einer sog. Risikogruppe angehört. Risikogruppen, also Personengruppen, bei denen HIV-Infektionen weit überdurchschnittlich verbreitet sind, sind intravenös Drogenabhängige, Homosexuelle und Prostituierte. Aber auch Hämophilie-Patienten tragen ein gesteigertes Infektionsrisiko. Drängt sich dem Arzt also z.B. aufgrund von Einstichstellen der Verdacht auf, daß der Patient drogenabhängig ist, erscheint — soweit hierfür Zeit bleibt — ein AIDS-Test vor der Operation dringend angezeigt; ist der Test nicht mehr möglich, muß bei der Planung und Durchführung des Eingriffs unterstellt werden, daß dieser Patient infiziert ist.

Wird ein Unfallopfer eingeliefert, das nach den vorliegenden Erkenntnissen mit Sicherheit oder wahrscheinlich HIV-infiziert oder bereits AIDS-erkrankt ist, ist die Operationsindikation nach strengen Maßstäben zu stellen. Ist ein sofortiges chirurgisches Eingreifen aus medizinischen Gründen nicht unabweisbar geboten, sollte der Arzt es bei überbrückenden Maßnahmen belassen. Vordringlich erscheint in jedem Fall, im Hinblick auf den verminderten Immunstatus alles zur Vermeidung einer Wundinfektion zu tun.

Ein — wenn auch sehr geringes — Risiko der Übertragung des Virus besteht bei der Mund-zu-Mund-Beatmung. Deshalb hat das amerikanische Center of Disease Control empfohlen, alle für eine künstliche Beatmung notwendigen Geräte im Operationssaal verfügbar zu halten, um die Notwendigkeit einer Mund-zu-Mund-Beatmung möglichst gering zu halten.

Zusammenfassend lassen sich folgende Feststellungen treffen:

1. Gerade in der Unfallchirurgie, wo häufig stark blutende Wunden zu versorgen sind, ist es zum Schutz des Krankenhauspersonals und im Interesse des Patienten wichtig, zu wissen, ob der Patient HIV-infiziert ist.

   Ein AIDS-Test ist deshalb grundsätzlich indiziert und sollte vor chirurgischen Eingriffen durchgeführt werden, wenn hierfür Zeit bleibt.

   Er sollte jedoch nur mit Einwilligung des Patienten durchgeführt werden, falls dieser ansprechbar und einwilligungsfähig ist.

   Ist der Patient nicht einwilligungsfähig und die indizierte Blutentnahme zum Zweck eines HIV-Tests eilig, ist sie zulässig, insbesondere wenn Anhaltspunkte dafür vorliegen, daß der Patient einer sog. Risikogruppe angehört.
2. Bei Bluttransfusionen ist der Patient auf das — freilich minimale — Restrisiko hinzuweisen, daß nicht erkennbar infiziertes Blut übertragen wird.
3. HIV-infiziertes Krankenhauspersonal sollte nicht bei Operationen eingesetzt werden.

Juristen und Politiker tun sich schwer mit der Bewältigung der vielschichtigen AIDS-Problematik. Dies verwundert nicht, weil diese "Jahrhundertseuche" im Schnittkreis von Tabus steht. Wenn Sexualität und Tod zu den zwei Seiten derselben Medaille werden, bleibt Rationalität oft auf der Strecke. Die Medizin hat hier die Aufgabe und die Chance, die öffentliche Diskussion auf den Boden der Tatsachen zu stellen.

Freie Vorträge zum Nebenthema
AIDS in der Unfallchirurgie

Vorsitz: H.G. Sonntag, Heidelberg; D. Grossner, Hamburg

Die operative Behandlung HIV-infizierter Patienten in der Unfallchirurgie

K. Frederking[1], M. Cebulla[1], Sch. Staszewski[2], P. Konold[1] und A. Pannike[1]

[1] Klinikum der Johann-Wolfgang-Goethe-Universität, Zentrum für Chirurgie, Unfallchirurgische Klinik (Direktor: Prof. Dr. A. Pannike), Theodor-Stern-Kai 7, D-6000 Frankfurt a.M.
[2] Zentrum der Inneren Medizin, Abteilung für Infektiologie (Direktor: Prof. Dr. W. Stille), Theodor-Stern-Kai 7, D-6000 Frankfurt a.M.

2091 AIDS-Kranke wurden dem BGA in Berlin bis Ende Mai 1988 gemeldet. Dabei handelte es sich um Patienten im Stadium IVb (CDC), WR6 oder 3 nach der Frankfurter Klassifikation.

Demgegenüber ist mit 60 000 HIV-Infizierten in der BRD und West-Berlin zu rechnen. Die Ausbreitung der Infektion innerhalb der einzelnen Risikogruppen unterliegt einem Wandel: Dem Rückgang der Verbreitung unter den Homo- und Bisexuellen steht ihre Zunahme unter den IVDA gegenüber. Von den in der Infektionsambulanz der Inneren Medizin betreuten Neuinfizierten sind in 1988 50% IVDA, davon ca. die Hälfte Frauen. Die seit Jahren unter den IVDA beobachtete Entwicklung zur Polytoxikomanie einschließlich Alkoholabusus wird dazu führen, daß wir bei dem erhöhten Unfallrisiko dieses Personenkreises in zunehmendem Maße mit der Versorgung von HIV-infizierten Unfallverletzten konfrontiert werden.

Basierend auf den Zahlen des Statistischen Bundesamtes ist jährlich in der Altersgruppe der 20–45jährigen mit einer hochgerechneten Zahl von 130 HIV-pos. Schwerverletzten in der BRD und West-Berlin zu rechnen. Zur Klärung der Frage, ob die infektionsbedingte Schwächung des Immunsystems Veränderungen hervorruft, die die unfallchirurgische Versorgung der Verletzungen HIV-positiver Patienten einschränken, untersuchten wir bei den uns bekannten Serokonvertierten Verletzten das Verhältnis von T-Helfer-/T-Suppressorzellen (CD_4/CD_8).

Der Normalwert dieser Ratio wird mit 2,0 angegeben. Bei der Untersuchung von Polytraumatisierten konnte ein Absinken dieser Ratio sowie ihr anschließender Wiederanstieg in der Erholungsphase nachgewiesen werden. Die Krankenblattunterlagen von 8 der 11 in der Zeit von 11/86 bis 9/88 in der Klinik behandelten HIV-positiven Patienten wurden ausgewertet. Das Verhalten von CD_4/CD_8 in unmittelbarem Zusammenhang zum Trauma wurde nicht ausreichend dokumentiert, so daß keine vergleichbaren Zahlen vorliegen. Bei im Vergleich zu nicht infizierten Verletzten normalen posttraumatischen/-operativen Verläufen, kam es bei diesen Patienten in keinem Fall zu einem Zusammenbruch des Immunsystems.

Der in dieser Kasuistik beobachtete Abfall der Ratio spiegelt den Spontanverlauf der HIV-Infektion wieder, für den der Verlust an T-Helferzellen — bei einer kritischen Grenze von 400 — ein entscheidendes prognostisches Kriterium darstellt.

Zusammenfassend wird festgestellt, daß die in jeder geeigneten Unfallchirurgischen Klinik durchzuführende Behandlung verunfallter HIV-positiver Patienten keiner Einschränkung unterliegt. Bei zur Wahl stehenden alternativen therapeutischen Verfahren wird man das konservative Vorgehen favorisieren. Die Untersuchung auf HIV-AK bei allen Unfallpatienten, die einer chirurgischen Therapie bedürfen, ist ebenso notwendig, wie die Nachsorge der Infizierten in einem entsprechenden Behandlungszentrum.

Blutexposition im unfallchirurgischen Operationssaal

U.A. Wagner, R. Schlenzka und L. Gotzen

Klinik für Unfallchirurgie der Philipps-Universität (Direktor: Prof. Dr. L. Gotzen), Baldinger Straße, D-3550 Marburg a.d.Lahn

Die Gefährdung des medizinischen Personals durch Kontakte mit HIV-kontaminiertem Blut und anderen Körperflüssigkeiten nimmt aufgrund der steigenden Zahl HIV-infizierter Personen zu, Einzelberichte zu diesem Thema liegen uns vor (Neisson-Vernant et al. 1986). Die Wahrscheinlichkeit einer Serokonversion nach parenteraler Infektion mit HIV-infiziertem Blut beträgt nach Angaben unterschiedlicher Autoren zwischen 1–3%.

Im unfallchirurgischen Bereich ist eine HIV-Untersuchung vor invasiven Eingriffen selten möglich.

Während 200 unfallchirurgischen Eingriffen wurden Art und Zahl der Verunreinigungen mit Blut registriert. Aufgeführt wurde postoperativ anhand eines Fragebogens der Kontakt mit intakter aber ungeschützter Haut, Hautverletzungen und die Kontamination der Konjunctiven bei einem oder mehreren Mitgliedern des Operationsteams. Zu Blutkontakten mit intakter Haut kam es in 42%, mit Verletzungen der Haut in 18% und zu einer Kontamination der Konjunctiven in 3% der Operationen.

Häufige Ursachen der Hautverletzungen waren Skalpellklingen, scharfe Haken und Cerclagen. Eine Kontamination der Konjunctiven wurde bei Verwendung druckluftgetriebener Bohrer, oszillierender Sägen und Schlaginstrumenten beobachtet. Es konnte zwischen risikoarmen und mit hohem Risiko behafteten Operationen unterschieden werden. Wir halten bei unfallchirurgischen Eingriffen das konsequente Tragen von Schutzbrillen (Giachino et al. 1988), flüssigkeitsdichter Operationskleidung und gegebenenfalls 2 Paar Handschuhen für erforderlich. Das Instrumentieren sollte nicht direkt sondern über einen Zwischentisch erfolgen.

Literatur

Giachino A, Profitt A, Taine W (1988) J Bone Joint Surg (Am) 70:126
Neisson-Vernant C, Afri S et al. (1986) Lancet 11:814

Die AIDS-Gefährdung durch allogene Knochentransplantation

St. Assenmacher, W. Klaes und K.P. Schmit-Neuerburg

Universitätsklinikum Essen, Abteilung für Unfallchirurgie (Direktor: Prof. Dr. K.P. Schmit-Neuerburg), Hufelandstraße 55, D-4300 Essen

Von 1982 bis Juli 1988 wurden 2307 AIDS-Fälle in der BRD in einem Fallregister erfaßt, die Dunkelziffer wird auf bis zu 60000 Infizierte geschätzt. Obwohl Angehörige der Hochrisikogruppe als Knochenspender ausscheiden und routinemäßig eine Untersuchung auf HIV-Antikörper bei Organspendern erfolgt, könnte während der Inkubationszeit der HIV-Infektion eine Übertragung durch allogene Knochen erfolgen.

Die Verwendung von allogenen Knochentransplantaten hat stark zugenommen, in unserer Klinik wurden von 1981 bis 1988 mehr als 470 allogene Knochentransplantationen vorgenommen. Transplantationen menschlicher Gewebe, die nicht einer Virus-inaktivierenden Prozedur unterzogen werden, stellen ohne Zweifel ein potentielles HIV-Infektionsrisiko dar. Dieses Risiko kann nur durch eine z.T. aufwendige Aufbereitung der Transplantate (Telekobaltbestrahlung oder Pyrolisierung) ausgeschlossen werden. Durch die technisch einfachere Sterilisierung (Hitze oder Chemikalien) wird der Knochen alteriert, so daß sich seine mechanischen Eigenschaften verschlechtern und seine vasculäre Erschliessung vom Transplantatlager aus verzögert wird.

Seit Dezember 1986 entnehmen wir in unserer Klinik ausschließlich Knochen von Multiorganspendern. Die unter aseptischen Bedingungen entnommenen Knochen werden bei -70°C tiefgefroren, gegenüber anders konservierten Knochen besitzen sie eine deutlich höhere osteinduktive und osteokonduktive Potenz. Die Tieffrierung stellt zwar eine einfach durchführbare Art der Konservierung dar, sie bewirkt jedoch keine sichere Abtötung des HIV.

Deshalb wird ein Empfänger eines Lebendorganes nach Ablauf der bisher bekannten Inkubationszeit der HIV-Infektion von 3 Monaten auf HIV-Antikörper untersucht. Erst bei negativer Serologie wird das tiefgefrorene allogene Knochentransplantat freigegeben.

Durch diese Art in vivo-Test ist eine HIV-Übertragung durch allogene tiefgefrorene Transplantate ausgeschlossen.

Die Gefahr der AIDS-Übertragung bei der Knochenplantation

H. Knaepler[1], R. Ascherl[2], H. Bugany[3] und L. Gotzen[1]

[1] Klinik für Unfallchirurgie der Philipps-Universität (Direktor: Prof. Dr. L. Gotzen), Baldinger Straße, D-3550 Marburg a.d. Lahn
[2] Institut für Experimentelle Chirurgie der Technischen Universität (Leiter: Prof. Dr. G. Blümel), Ismaninger Straße 22, D-8000 München 80
[3] Institut für Virologie der Philipps-Universität (Direktor: Prof. Dr. H.D. Klenk), D-3550 Marburg a.d. Lahn

Die zunehmende Incidenz von HIV-infizierten Patienten muß bei der Auswahl und Überprüfung der Knochenspender für allogene Knochentransplantate berücksichtig werden. Da durch die Kältekonservierung das HIV-Virus nicht inaktiviert wird, müssen eine eingehende Anamnese des Spenders, sowie eine HIV-Antikörperbestimmung im Serum durchgeführt werden. Durch den von 6 Wochen bis über 1 Jahr reichenden Zeitraum der Serokonversion ist jedoch auch bei negativem Antikörpernachweis eine HIV-Infektion nicht sicher auszuschließen. Die Transplantation von sterilisiertem Knochen wäre hier eine mögliche Alternative. Untersuchungen der physikalischen und chemischen Eigenschaften sterilisierten Knochens werden gezeigt, wobei zur Sterilisation chemische, thermische und radioaktive Verfahren angewendet werden. Dabei zeigen sich nach der Sterilisation elektronenmikroskopisch teilweise verplumpte Kollagenstrukturen, sodaß sicher auch die osteoinduktiven Proteine entsprechend unwirksam geworden sind. Weiterhin ist eine Abnahme der Knochenstabilität insbesondere bei thermischer Behandlung festzustellen. Die Diffusionsversuche verschiedener Sterilisationslösungen zeigen, daß die Diffusionszeit je nach Knochenschichtdicke bis zu 24 h beträgt und daß es zu einem erheblichen Konzentrationsabfall kommt. Lebende HIV-Kulturen zeigen dabei nach Knochendiffusion von Alkohol und Glutaldehyd keine Inaktivierung in der Zellsuspension. Nach ersten tierexperimentellen wie klinischen Ergebnissen nach Transplantation autoklavierten Knochens sehen wir, daß ein Einbau in das Wirtslager stattfindet. So kann, sollten die weiteren Untersuchungen hier positive Ergebnisse zeigen, die Transplantation von sterilisiertem Knochen in der klinischen Anwendung eine brauchbare Alternative zur allogenen Knochentransplantation unter Ausschaltung der Übertragung viraler Infektionskrankheiten sein.

Organisation einer Knochenbank unter dem Aspekt zunehmender Incidenz an HIV-Infektionen

A. Emmermann, N.M. Meenen und J.V. Wening

Universitätskrankenhaus Eppendorf, Abteilung für Unfallchirurgie (Direktor: Prof. Dr. K.H. Jungbluth), Martinistraße 52, D-2000 Hamburg 20

Die Transplantation von homologer Spongiosa zur Auffüllung traumatisch, tumor- und osteitisbedingter Knochendefekte, stellte ein gängiges Verfahren in Unfallchirurgie und Orthopädie dar. Zur Erreichung einer größtmöglichen Sicherheit für den Empfänger ist der organisatorische Aufwand für das Management einer leistungsfähigen Knochenbank hoch. Durch die zunehmende Incidenz an HIV-Infektionen sind neue Probleme aufgetreten, so daß die Relation Nutzen-Risiko neu überdacht werden muß. Zusätzlich zu serologischen Tests auf Lues und Hepatitis B muß der Spender jetzt auf HIV-Antikörper getestet werden, bei Knochenentnahme und, wegen der diagnostischen Lücke bis zur Serokonversion, erneut nach 3 Monaten. Die Spenderauswahl muß sorgfältig außerhalb der high-risk Gruppen erfolgen, was den Stellenwert von Anamnese und klinischer Untersuchung noch erhöht. Aus forensischer Sicht ist Aufklärung von Spender und Empfänger wichtig. Hier muß jeweils ein Einverständnis für die Verwendung der Spongiosa und für die serologischen Untersuchungen vorliegen. Die Konservierungstechnik für homologe Spongiosa (sterile Kautelen, kontinuierliche Kühlung auf -80°C, Spülung mit Nebacetinlösung) ist darauf ausgerichtet, die osteoinduktive Potenz des Knochens zu erhalten, sie ist jedoch nicht geeignet HIV-Viren zu eliminieren. Insgesamt bleibt trotz sorgfältiger Handhabung ein gewisses, wenn auch kleines Restrisiko für den Empfänger, durch ein Spongiosatransplantat eine HIV-Infektion zu aquirieren. Dies sollte dazu führen, die Indikationsstellung für homologe Spongiosatransplantate noch strenger zu fassen und Alternativen, wenn immer möglich, den Vorzug zu geben. Besondere Beachtung verdient hier die Entwicklung synthetischer und biologischer Knochenersatzstoffe.

Neue Anforderungen an eine Knochenbank unter Berücksichtigung der HIV-Infektion

D. Höntzsch und S. Weller

BG-Unfallklinik (Direktor: Prof. Dr. S. Weller), Schnarrenbergstraße 95, D-7400 Tübingen

Eine allogene Knochentransplantation kann bei strenger Abwägung von Indikation und Risiko angewendet werden. Autogene Transplantate sind biologisch wertvoller, deshalb ist die allogene Transplantation nur dann gerechtfertigt, wenn die Vorteile die Nachteile überwiegen. Bei den Nachteilen ist die Gefahr einer HIV-Infektion zu berücksichtigen.

Neben den weiter einzuhaltenden bisherigen Anforderungen sind deshalb an eine Knochenbank neue Anforderungen zu stellen:

Spenderauswahl intensivieren,
Anamnese nach den neuen *Risiken* abklopfen,
HIV-AK-Test bei *Spende* und *12 Wochen* später,
HIV-AG-Test bei Spende *fakultativ*,
hierzu und zu Spende *Einwilligung* durch Spender,
Einwilligung Empfänger anpassen,
Transplantate noch besser *spülen*,
Dokumentation *"narrensicher"* machen,
Verfolgung von *Literatur* und *Diskussion*,
Indikationsspektrum anpassen,
Alternativen suchen und verfolgen.

Unter Berücksichtigung dieser strengen Richtlinien hat die allogene Knochentransplantation ein äußerst geringes Risiko und unter strenger Indikationsstellung auch heute noch ihre Berechtigung.

Erfahrungen mit der Eigenbluttransfusion

V. Studtmann, H. Rudolph, F. Schefe und H. Foitzik

Diakoniekrankenhaus Rotenburg, II. Chirurgische Klinik für Unfall-, Wiederherstellungs-, Gefäß- und Plastische Chirurgie (Chefarzt: Dr. H. Rudolph), Elise-Averdieckstraße 17, D-2720 Rotenburg/Wümme

Nachdem, was international über die Risiken immunologischer und nicht-immunologischer Art bei homologer Bluttransfusion vorliegt, sind wir gezwungen, den Verbrauch von Fremdblut drastisch zu senken (Schutt).

Mit der Transfusion von Eigenblut wird das Risiko der Sensibilisierung gegen Erythrocyten- und Leukocyten-Antigene ausgeschlossen, das Infektionsrisiko vermindert und zusätzlich ein Beitrag zur gesamten Blutversorgung geleistet (Finck, Hansen).

Neben den Maßnahmen zur Fremdbluteinsparung wie praeoperative Eigenblutspende und Plasmapherese, der perioperativen, normovolämischen Hämodilution und der intra- und postoperativen Autotransfusion, bildet natürlich eine sorgfältige Operationstechnik mit peinlich genauer Blutstillung die wesentlichste Grundvoraussetzung zur Bluteinsparung.

Zusätzlich haben neuere physiologische Untersuchungen ergeben, daß der Organismus wesentlich niedrigere Hämoglobin- und Hämatokritwerte toleriert, so daß die Indikation zur Bluttransfusion bei niedrigeren Grenzwerten gestellt werden kann (Carbon, Zander).

Seit Mitte des letzten Jahres wird in unserem Hause in enger Zusammenarbeit mit dem nahegelegenen DRK Blutspendedienst Niedersachsen die Eigenblutspende praktiziert. So stehen uns vor Wahleingriffen Eigenblutkonserven zumeist in Form von buffy coat freien Erythrocytenkonzentraten und gefrorenem Frischplasma zur Verfügung. Die Indikation zur Eigenblutspende sowie die Menge werden vom Operateur, dem Anästhesisten und dem Transfusionsmediziner individuell auf Patient und Planeingriff abgestimmt.

Zur weiteren Einsparung homologer Bluttransfusion wird in unserer Klinik seit knapp einem Jahr die intra- und postoperative Autotransfusion eingesetzt. Dies ist besonders bei Notfällen von Vorteil, da hier die Möglichkeit der Eigenblutspende entfällt.

Mit dem Cell-Saver gewinnen wir ca. 50–90% der intra- oper postoperativ aufgefangenen Erythrocytenmenge als vollfunktionsfähiges, hochwertiges, gewaschenes Erythrocytenkonzentrat zur Retransfusion. Allerdings geht dabei das Blutplasma mit den wichtigen Gerinnungsfaktoren verloren, die separat substituiert werden müssen (Finck, Haefen, Hansen, Mempel).

Der Waschvorgang des aufgefangenen Blutes nimmt zwischen 7 und 12 min in Anspruch. Daher waren bei massiven, akuten Blutungen in der Traumatologie auch mit Cell-Saver in einigen Fällen in der Anfangsphase der Operation homologe Transfusionen unvermeidlich. Seit einigen Wochen besitzen wir jedoch ein 2. Gerät der letzten Generation, das Haemonetics 3+. Der Waschvorgang im Schnellprogramm beansprucht hier nur 3 min.

So stand bei einer Milzruptur, die noch nicht in der nachfolgenden statistischen Auswertung erfaßt ist, mit 4 Litern Blutverlust das wiederaufbereitete Blut rechtzeitig zur Retransfusion zur Verfügung. Eine zwischenzeitliche homologe Erythrocytentransfusion war nicht erforderlich.

Nach einer Eingewöhnungsphase mit Bedienungs- und technischen Problemen, sowie Fehlinterpretationen von Kontrolldaten aus dem gewonnenen Blut, setzen wir seit Januar 1988 den Cell-Saver routinemäßig ein.

Intraoperativ wurden dabei bei 67 Patienten durchschnittlich 351 ml aufbereitetes Erythrocytenkonzentrat gewonnen.

In 11 Fällen haben wir den Cell-Saver auch postoperativ an Drainagen angeschlossen und dadurch durchschnittlich nochmals 564 ml aufbereitetes Erythrocytenkonzentrat gewinnen können (Tabelle 1).

Tabelle 1. Durchschnittlich gewonnene Blutmenge

Intra OP (n = 67):	351 ml
	(55–994 ml)
Post OP (n = 11):	564 ml
	(125–1600 ml)

Innerhalb des o.g. Zeitraumes konnte bei 41 Patienten mit Implantation einer Hüftgelenks-Totalendoprothese eine autologe Bluttransfusion nach Eigenblutentnahme oder Benutzung des Cell-Savers durchgeführt werden. Nur 3 Patienten benötigten zusätzlich noch je eine homologe Blutkonserve.

Dieses bedeutet, daß 90% der Patienten, die transfundiert werden mußten, mit ihrem gespendeten oder aufgefangenen Eigenblut auskamen (Tabelle 2).

Tabelle 2. 41 Hüft-TEP mit EB-Spende und/oder IAT

38 = 92,5%	nur autologe Transfusion
3 = 7,5%	nur 1 homologe Einheit

Durchschnittlich trat bei den insgesamt 116 Implantationen einer Hüftgelenks-Totalendoprothese ein Blutverlust von 562 ml auf. Früher benötigten wir pro Patient 2 Einheiten Fremdblut, also 232 Blutkonserven. Durch sorgfältige Operations-Technik, Änderung der Indikationsstellung zur Transfusion und den Einsatz von Eigenblutspende und intraoperativer Autotransfusion wurden nur 74% Fremdblutkonserven benötigt. Dieses ergibt eine Einsparung von 158 Einheiten Fremdblut oder 68,1% (Tabelle 3).

Tabelle 3. 116 Hüft-TEP Implantationen

Durchschnittlicher Blutverlust	562 ml
Geschätzter EK-Bedarf bei rein homologer Transfusion	232 E
Tatsächlicher Verbrauch an homologen Blutkonserven	74 E
Ersparnis	158 E

Bei 11 planbaren Gefäß-Operationen erfolgte eine präoperative Eigenblutspende. In 10 Fällen wurde zusätzlich intraoperativ der Cell-Saver eingesetzt. Bei einem durchschnittlichen Blutverlust von 1095 ml wurde in keinem Fall eine homologe Transfusion erforderlich (Tabelle 4).

Tabelle 4. 11 Gefäßoperationen

Durchschnittlicher Blutverlust 1094 ml
Mit EB-Spende und IAT kein Fremdblutbedarf
= 100% Einsparung

Bei insgesamt 25 unfallchirurgischen Operationen konnte durch den Einsatz des Cell-Savers in 14 Fällen rund die Hälfte der üblicherweise erforderlichen Anzahl an homologen Blutkonserven eingespart werden (Tabelle 5).

Tabelle 5. 14 traumatologische Operationen

Durchschnittlicher Blutverlust	2100 ml
Einsparung homolog. Konserven bei Einsatz des Cell-Savers	55%

Bei 2 von 25 Bandscheiben-Operationen trat intraoperativ eine Blutungskomplikation mit einem Blutverlust von 1500 ml auf. Durch den Einsatz des Cell-Savers konnte eine homologe Substitution vermieden werden.

Zusammenfassung

1. Die Notwendigkeit zur Einsparung von Fremdblut ist unumstritten.
2. Durch die Kombination von strenger Indikation bei Transfusionen, blutsparende Operationstechnik und Einsatz von Eigenblutentnahmen und Cell-Saver können in 50%, in günstigen Fällen bis zu 100% Fremdblutgaben vermieden werden.
3. Besonders in der Unfall- und Notfallchirurgie ist der Einsatz des Cell-Savers zur Reduktion oder sogar Vermeidung homologer Bluttransfusion unersetzlich geworden.

Literatur

Carbon, Spence, Poses, Bonavilm: Schweregrad der Anaemie und postoperative Morbilität und Morbidität. The Lancet, dtsch Ausgabe 7/88, S 435–438
Finck M, Schmidt R, Schneider W, Feine U (1986) Die Qualität gewaschener, autotransfundierter Erythrocyten. Anaesthesist 35:686–692
Haefen B (1988) Intraoperative Autotransfusion. Anaesth Intensivmed 29:68–71
Hansen E, Martin E, Peter K (1987) Vermeidung von Transfusionsrisiken durch Autotransfusion. Fortsch Anaesthesie 1:32–35
Mempel W (1988) Autologe Transfusion. Anaesthes Intensivmed 29:65–67
Schutt, Arndt-Hauser (1988) Nebenwirkungen der homologen Transfusion. Klin Wochenschr 66
Zander R (1988) Sauerstoffkonzentration und Säure-Basen-Status des arteriellen Blutes als limitierende Faktoren einer Hämodilution. Klin Wochenschr 66:3–7

Chirurgische Aspekte der Bluteinsparung unter dem Aspekt von AIDS

A. Schafmayer

(Manuskript nicht eingegangen)

Möglichkeiten der Fremdbluteinsparung durch autologe Transfusion bei elektiven Eingriffen am Stütz- und Bewegungsapparat

H. Witzigmann

II. Chirurgische Klinik, Zentralklinikum, Stenglinstraße 2, D-8900 Augsburg

Mit der Transfusion von Fremdblut sind für den Empfänger erhebliche Risiken verbunden, wobei neben der AIDS-Infektion die Non A-, Non B-Hepatitis das gravierendste Problem darstellt.

Pro eine Million Konserven muß mit 2–3 AIDS verseuchten und 2000–3000 Hepatitis Non A-, Non B-infizierten Einheiten gerechnet werden. Für ein klinisches Konzept der autologen Bluttransfusion stehen 4 Möglichkeiten zur Verfügung.

Die präoperative isovolämische Akut-Hämodilution mit Gewinnung von Warmblut, die maschinelle Autotransfusion, wobei intra- und postoperative Blutverluste als Erythrocyten-Konzentrate oder Warmblut retransfundiert werden, weiter die präoperative Bereitstellung von autologem Fresh-frozen-Plasma durch Plasmapherese und von Konservenblut.

Eine einfach zu handhabende und billige Methode ist die isovolämische Hämodilution. Es werden bei der Narkoseinleitung in der Regel 500–1500 ml Warmblut abgenommen und als Volumenersatz die gleiche Menge künstliche Kolloide zugeführt. Eine entscheidende Rolle spielt der prä- und intraoperativ minimal tolerable Hk-Wert, der bei Patienten ohne kardiale und pulmonale Risikofaktoren bei 30% liegt.

Vorteile der isovolämischen Hämodilution sind neben der Fremdbluteinsparung verbesserte Fließeigenschaften des Blutes, erhöhte O_2-Utilisation aller wesentlichen Gewebe und ein vermindertes Thrombo-Embolierisiko. Kontraindikationen sind ein Hb-Wert < 12,5 g%, eine erheblich eingeschränkte coronare bzw. myokardiale Leistungsreserve, eine ausgeprägte pulmonale Insuffizienz und Schwangerschaft.

Durch die maschinelle Autotransfusion der intra- und postoperativen Blutverluste können maximal 50–70% des Gesamtblutverlustes retransfundiert werden. Für den intraoperativen Blutverlust verwenden wir einen Cell Saver der IV. Generation. Erst bei einem Verlust von mindestens 500 ml wird das in einem Reservoir gesammelte Blut in der Zentrifuge des Cell Savers zu einem gewaschenen Erythrocytenkonzentrat aufgearbeitet und über einen Filter retransfundiert.

Bei Operationen mit größerem postoperativen Blutverlust, wie Knieendoprothese, welche wir in Blutsperre implantieren, verwenden wir seit kurzem das sogenannte "Solcotrans"-Gerät. Das Drainagenblut wird dabei in einem 500 ml Behälter gesammelt und als Warmblut über einen Filter retransfundiert.

Kontraindikationen der maschinellen Autotransfusion sind infiziertes und tumorzellinfiziertes Absaugmaterial.

Bei der Eigenplasmapherese werden präoperativ pro Sitzung ca. 900 ml Plasma gewonnen und das Volumen durch eine Kolloidlösung ersetzt, wobei zwischen 2 Plasmapheresen bzw. zum OP-Termin mindestens 10 Tage liegen sollten, um den Status quo ante zu erreichen. Vorteile der Plasmapherese ist die Zufuhr von Immunglobulinen, der komplette Gehalt aller Gerinnungsfaktoren in physiologisch vollwertiger Form, eine langanhaltende Volumenwirksamkeit und wegen der langen Lagermöglichkeit besteht Unabhängigkeit vom OP-Termin.

Durch die Kombination der ersten drei Versuche, können Operationen mit einem Blutverlust unter 3–4 l ohne Fremdblut durchgeführt werden. Erst bei einem höher zu erwartenden Blutverlust stellen wir autologes Konservenblut bereit.

Aus finanziellen und organisatorischen Gründen haben wir die isovolämische Hämodilution zunächst nur bei Totalendoprothesen der Hüfte und Knieendoprothesen durchgeführt.

Vom 1.1.–31.10.1988 wurde sie bei 62 von insgesamt 95 TEPs mit Totalendoprothesenimplantationen angewendet. Von diesen 62 Patienten war bei 96,8% keine Fremdblutgabe notwendig.

Es ist somit nach unserer Erfahrung bei der elektiven Hüftendoprothetik allein mit der isovolämischen Hämodilution kaum noch Fremdblut notwendig. Im selben Zeitraum haben wir die isovolämische Hämodilution bei 20 von 26 Knieprothesenimplantationen eingesetzt, wobei bei 4 Patienten die zusätzliche Gabe von Fremdblut notwendig war. Grund dafür war ein vermehrter postoperativer Blutverlust, da wir die Operation in Blutsperre durchführen. Über die übrigen Verfahren der autologen Bluttransfusion bzw. deren Kombination können wir noch keine Ergebnisse zeigen, da wir sie mit Ausnahme des Cell Savers erst seit kurzer Zeit anwenden.

Wir verfahren momentan nach folgendem autologem Transfusionskonzept:
Bei den Totalendoprothesen der Hüfte und Umstellungsosteotomien am Femur wird die isovolämische Hämodilution eingesetzt. Bei Knieendoprothesen und elektiven Osteosynthesen von Oberschenkel- und Schenkelhalsfrakturen die isovolämische Hämodilution und fakultativ die maschinelle Autotransfusion. Bei Wechseloperationen von Hüftendoprothesen die isovolämische Hämodilution, die maschinelle Autotransfusion, die Plasmapherese und evtl. die Eigenblutspende.

Vorteile der autologen Transfusion sind keine Krankheitsübertragungen, keine Transfusionsunverträglichkeiten, keine Immunisierungsprobleme und keine ethischen Probleme wie bei den Zeugen Jehovas. Erhoffte Vorteile sind eine Senkung der Thromboembolie- und Infektionsrate, keine Immunsuppression und Kostenersparnis. Diese positiven Faktoren müssen jedoch erst durch weitere Studien erhärtet werden.

Freie Themen

Vorsitz: H. Schöttle, Frankfurt; K. Kunze, Gießen

Immunsuppressiver Faktor nach schwerem Trauma: Ursache des posttraumatischen Immundefekts?

M. Maghsudi[1], M.L. Nerlich[1], J. Sturm[1] und J. Seidel[2]

[1] Unfallchirurgische Klinik der Medizinischen Hochschule (Direktor: Prof. Dr. H. Tscherne), Konstanty-Gutschow-Straße 8, D-3000 Hannover 61
[2] Abteilung für Immunologie und Immunhämatologie der Medizinischen Hochschule (Direktor: Prof. Dr. H. Deicher), Konstanty-Gutschow-Straße 8, D-3000 Hanover 61

Das schwere Polytrauma endet häufig in einer Sepsis mit Multiorganversagen. Eine bereits initial bestehende Immunabwehrschwäche scheint diese Entwicklung zu begünstigen. Neben Zellfunktionsstörungen im unspezifischen und spezifischen Immunsystem konnte insbesondere nach einem Verbrennungstrauma ein humoraler immunsuppressiv wirkender Faktor nachgewiesen werden.

Ziel der vorliegenden Studie war es, die durch humorale Faktoren vermittelte Immunsuppression beim Polytraumatisierten und deren Anteil am posttraumatischen Immundefekt zu untersuchen.

Methodik

In einer prospektiven standardisierten Studie wurden bei 13 Patienten (6 Überlebende, 7 Verstorbene) mit definiertem Verletzungsschweregrad sofort nach Aufnahme (innerhalb von 2 h nach Trauma), am 4., 8. und 12. Tag nach Trauma die Funktion der Granulocyten anhand der Adhärenz und des Phagocytose-Index von Staph. aureus sowohl im autologen Serum als auch im Serum gesunder Blutspender untersucht. Im spezifischen Immunsystem wurde die Lymphocytenproliferationsrate spontan und unter Zusatz von Pokeweed bzw. Phytohämagglutinin jeweils im autologen und Spenderserum gemessen.

Ergebnisse

Bereits zum Aufnahmezeitpunkt zeigten sowohl die Zellen des unspezifischen als auch des spezifischen Immunsystems eine signifikante Funktionsminderung in beiden Gruppen. Bei der Phagocytose von Staph. aureus war in der Gruppe der später Verstorbenen schon ab dem 1. Tag nach dem Trauma gegenüber den Überlebenden deutlich reduziert. Auch die Granulocyten-Adhärenz zeigte ein ähnliches Verhalten. Die spontane Lymphocytenproliferationsrate war bei den Verstorbenen nur im autologen Serum gegenüber den Überlebenden signifikant vermindert. Dieser Unterschied konnte im Testansatz mit Spenderserum nicht nachgewiesen werden. In den Stimulationstesten mit Phytohämagglutinin und Pokeweed verschlechterten sich teilweise die Proliferationsraten im Spenderserum.

Schlußfolgerung

Das schwere Polytrauma führt zu einer initial nachweisbaren Funktionsstörung der Zellen des spezifischen und unspezifischen Immunsystems.

Neben dem cellulär bedingten Immundefekt ist auch ein humoral bedingter Anteil nachweisbar.

Die nicht konstante Verbesserung der Zellfunktion im Spenderserum weist auf einen fehlenden immunaktivierenden Faktor hin.

Posttraumatische und postoperative Veränderungen der Arachidonsäurederivate PGE_2, $PGF_{2\alpha}$, T_xB_2 und 6-keto-$PGF_{1\alpha}$: Korrelation zum klinischen Verlauf

P. Kessler[1], G. Klein[1], T. Alexandritis[2], U. Schwulera[3] und R. Lissner[3]

[1] Klinikum der Johann-Wolfgang-Goethe-Universität; Zentrum für Anaesthesiologie und Wiederbelebung (Direktor: Prof. Dr. R. Dudziak), D-6000 Frankfurt a.M.
[2] Institut für Klinische Pharmakologie (Direktor: Prof. Dr. N. Rietbrock), Klinikum der Johann-Wolfgang-Goethe-Universität, Theodor-Stern-Kai 7, D-6000 Frankfurt a.M.
[3] Firma Biotest, Flughafenstraße 4, D-6000 Frankfurt a.M. 71

Über den Cyclooxygenaseweg werden im Arachidonsäuremetabolismus Stoffe mit potenten Wirkungen auf Hämodynamik, Gerinnung und Immunsystem synthetisiert. Da viele Intensivpatienten kreislaufinstabil sind und eine hohe Infektanfälligkeit aufweisen, stehen möglicherweise veränderte Prostanoidkonzentrationen im Plasma mit dieser klinischen Symptomatik im Zusammenhang. Ziel dieser Untersuchung war es, die Plasmaspiegel der Prostaglandine E2 (PGE2) und F2a (PGF2a) sowie des Thromboxan B2 (TxB2) und des 6-keto-PGF1a, die jeweils stabilen, inaktiven Metaboliten des Thromboxan A2 (TxA2) und Prostacyclins (PGI2) zu bestimmen.

Untersucht wurden bei 14 chirurgischen Intensivpatienten (6 weiblich, 8 männlich) die o.a. Parameter über 2 Monate in wöchentlichem Abstand. Alle Patienten waren langzeitbeatmet und hatten ausgeprägte Schockzustände (durchschnittlich 29,35 Bluteinheiten/Pat.) überwunden und wiesen folgende Diagnosen auf: 9 polytraumatisiert, 5 Z. n. großen Operationen. Die Plasmakonzentrationen der Prostanoide wurden nach entsprechender Aufbereitung mit Hilfe von Radioimmunoassay-Kits bestimmt.

Sechs Patienten verstarben an einem Multiorganversagen nach Sepsis im Untersuchungszeitraum. Alle Patienten wiesen deutlich erhöhte Prostanoidspiegel im Plasma auf. TxB2 und 6-keto-PGF1a fielen gegen Untersuchungsende signifikant ab. Bei den Verstorbenen stieg PGE2 kontinuierlich an. Verstorbene und Überlebende unterschieden sich statistisch nicht voneinander.

Im Anschluß an ein schweres Trauma oder große Operation kommt es zu einer Erhöhung der PGE2-, PGF2a, TxB2 und 6-keto-PGF1a-Konzentrationen im Plasma, wobei sich für TxB2 und 6-keto-PGF1a eine Korrelation zum klinischen Verlauf herstellen läßt. Schock und Sepsis scheinen für den Prostanoidanstieg verantwortlich zu sein. TxB2 und 6-keto-PGF1a führen zu typischen Kreislaufveränderungen wie z.B. Anstieg des pulmonalvasculären Widerstandes und Abfall des systemischen Druckes. Erhöhtes PGE2 supprimiert die T-Helfer-Lymphocytenfunktion insbesondere die Il-2-Synthese und trägt auf diese Weise zur Infektionanfälligkeit bei. Folgende Faktoren beeinflussen ebenfalls die Prostanoidkonzentrationen: Multipharmakotherapie, veränderte Metabolisierung, methodische Fehler.

Seltene Komplikationen nach Hüfttotalendoprothesenwechsel

R. Beck, J. Jenkner und O. Thies

Kreiskrankenhaus, Chirurgische Abteilung (Chefarzt: Dr. J. Jenkner), Schlößleweg 10, D-7200 Tuttlingen

Diskutiert wird anhand eines seltenen, komplizierten Krankheitsverlaufes die Notwendigkeit, ein künstliches Hüftgelenk auszuwechseln, wenn dieses ins Becken bzw. ins Abdomen zu dislocieren droht.

Eine zunehmende Dislokation einer Hüfttotalendoprothese, die nicht durch erneuten Eingriff verhindert wurde, führte zum komplizierten Krankheitsverlauf, über den berichtet wird.

Als Ursache eines akuten Abdomens mit Dünndarmgangrän erwies sich ein ins Abdomen vorgedrungenes künstliches Hüftgelenk. Nach Entfernung der Hüftpfanne, Dünndarmresektion und Lavage erfolgte in zweiter Sitzung die Entfernung der Kopfprothese. Die wohl iatrogene Gefäßverletzung beim ehemals durchgeführten Hüftpfannenwechsel machte eine Gefäßrekonstruktion erforderlich, bevor eine neue Hüfttotalendoprothese eingesetzt werden konnte.

Die stoffschlüssige Verbindung zwischen Schaft und Femur unter physiologischer Belastung — Ergebnisse humanhistologischer Auswertung Hydroxylapatitkeramik-beschichteter Titanendoprothesen

J.F. Osborn

Universitätsklinikum, Abteilung für Mund-, Kiefer- Gesichtschirurgie (Direktor: Prof. Dr. E. Krüwer), Sigmund-Freud-Straße 25, D-5300 Bonn-Venusberg

Seit 10 Jahren hat sich die im eigenen Labor entwickelte und später industriell hergestellte Hydroxylapatitkeramik (Osprovit) bei der Versorgung von Knochendefekten in fast allen chirurgischen Disziplinen bewährt. Die Hydroxylapatitkeramik ist atoxisch, antigenetisch und cancerogenetisch inaktiv, osteotrop und physiologisch integrierbar. Osteotrop bedeutet, daß die Oberfläche dieser Keramik vergleichbar günstige Bedingungen für die Knochenneubildung bietet wie der originale Knochen selbst. Der Knochen, der bei enossaler Implantation unmittelbar auf der Hydroxylapatitkeramik-Oberfläche gebildet wird, entsteht dabei nach dem Muster der *Verbundosteosynthese,* d.h. bindegewebsfrei in direkter Verwachsung mit dem Werkstoff.

Im Jahre 1982 gelang es in eigener Entwicklung mit einer modifizierten Plasmaspritztechnik, metallische Endoprothesen mit Hydroxylapatitkeramik von gleicher biologischer Qualität zu beschichten. Folglich wurde die für Granulat und Festkörper aus Hydroxylapatitkeramik nachgewiesene Verbundosteogenese auch von dem Hydroxylapatitkeramik-Schichtmaterial realisiert.

Sind Hydroxylapatitkeramik-Schicht und Femurknochen direkt miteinander verwachsen, ist diese Verbindung substantieller Natur und erfüllt damit die Kriterien des Stoffschlusses. Während Kraft- und Formschluß lediglich Druckkräfte weitergeben können, vermag ein Stoffschluß *alle* Qualitäten der Kraft, also Druck-, Zug- und Scherbelastung zu übertragen.

Daß diese *stoffschlüssige Verbindung* zwischen Implantat und Femur nicht nur tierexperimentelle, sondern trotz funktioneller Frühbelastung auch im menschlichen Organismus realisiert wird, wird anhand der histologischen Auswertung dreier Autopsiepräparate (Osprovit-beschichtete Furlong-Prothesen) gezeigt, die 2, 7 und 19 Wochen nach dem alloplastischen Ersatz des Hüftgelenkes gewonnen werden konnten. Dadurch, daß im Stoffschluß alle für die Steuerung des Knochenwachstums relevanten Signale übertragen werden, eröffnet dieses biomechanische Konzept erstmalig die Möglichkeit, das dem Knochengewebe immanente Potential, sich *morphologisch an die funktionellen Bedürfnisse anzupassen,* tatsächlich auch therapeutisch zu nutzen.

Schenkelhalsnagel zur Druck- und Gleitosteosynthese

C. Kahl

St. Rochus-Krankenhaus, Chirurgische Abteilung (Chefarzt: Dr. C. Kahl),
D-4939 Steinheim/W. 1

Nach wie vor stellt die mediale Schenkelhalsfraktur die Problemfraktur unter den Frakturen des proximalen Femurendes dar. Neben dem hohen Alter der Verletzten stellt die Femurkopfnekrose und Pseudarthrose das Hauptproblem dar. Auch die in den letzten Jahren recht großzügig gestellte Indikation zur Totalendoprothese bei der medialen Schenkelhalsfraktur hat das Problem nicht gelöst, sondern lediglich neue geschaffen.

Aufgrund dieser genannten Gründe ist man mit der Indikationsstellung zur Totalendoprothese bei der medialen Schenkelhalsfraktur zurückhaltender geworden und besinnt sich wieder weniger eingreifenderer und weniger komplikationsträchtigerer Behandlungsverfahren. So verwenden wir bei der medialen Schenkelhalsfraktur Pauwels I und II, die keine Trümmerzone zeigt und sich gut unblutig reponieren läßt, den von uns entwickelten Schenkelhalsnagel zur Druck- und Gleitosteosynthese, da dieser unter den bekannten Fixationsmitteln aufgrund unserer jetzt 20jährigen Erfahrung die besten Ergebnisse gezeigt hat.

Es handelt sich um einen Dreilamellennagel, an dessen Spitze sich drei beweglich gelagerte Widerhäkchen befinden, die beim Einschlagen des Nagels unsichtbar in den Lamellen liegen. Nach Einschlagen des Nagels werden diese Widerhäkchen nach außen gedreht und durch eine Stiftschraube fixiert. Durch Aufbringen eines Spannringes und einer Mutter am Kopf des Nagels kann die Fraktur unter Druck gebracht werden.

Der beschriebene Nagel bietet folgende Vorteile:
Kurze Operationszeit, kleiner Schnitt, Wegfall der Femurlasche, bewegungsstabile Druckosteosynthese, durch die Möglichkeit des Gleitens ohne den Kopf zu verlassen keine sekundäre Dislokationen, dadurch, daß er nicht ins Hüftgelenk einbrechen kann, keine posttraumatische Arthrose.

Hat die dorsale Platte an der Tibia noch ihre Bedeutung?

D.-J. Schielke und U. Morlang

Chirurgische Klinik II der Städtischen Klinik (Direktor: Dr. E. Linke), Grafenstraße 9,
D-6100 Darmstadt

Die Unterschenkel-Fraktur mit Weichteilschaden weist immer noch einen relativ hohen Anteil an Wundheilungsstörungen und Pseudarthrosen auf.

Die ventrale Platte verbietet sich beim ventralen Weichteilschaden, weil Vascularität der Fragmente zusätzlich geschädigt und die Osteosynthese selten mit vitalen Weichteilen gedeckt werden kann.

Die stabile primäre dorsale Platte ist zwar weichteilgedeckt, setzt aber zu dem bestehenden ventralen Weichteil-Schaden zusätzlich Durchblutungsstörungen. Als Sekundär-Osteosynthese ist die dorsale Platte für uns eine gute Alternative in schwierigen Behandlungsfällen.

Von 1978 bis 1988 implantierten wir bei 24 Männern und 5 Frauen 30 dorsale Tibiaplatten. Ein Patient erhielt 2 dorsale Platten. Von 30 Platten wurden unter anderem 8 primär und 17 sekundär implantiert.

In der Unfallentstehung führte der Motorrad-Unfall, gefolgt vom Unfall auf dem Kleinkraftrad und Fahrrad.

Am häufigsten benutzten wir die schmale DC-Platte und der Krümmung wegen die May-Platte der Gegenseite. Die breite DC-Platte und die Wagner-Platte als Abstandplatte implantierten wir nur zweimal. Bei 18 Patienten waren 10 zusätzliche Weichteileingriffe erforderlich. Dreizehn erhielten eine bzw. mehrere Spongiosaplastiken.

Bei 3 von 8 primär mit der dorsalen Platte versorgten Frakturen führte diese Methode allein nicht zur Ausheilung. Für 15 Patienten mit ventralem Weichteilschaden oder nach Muskel-/Hautplastik führte die sekundär dorsale Tibiaplatten-Osteosynthese zur komplikationslosen Ausheilung der Fraktur.

Schlußfolgerung

1. Auf Grund der Erfahrung bei 29 nachuntersuchten Patienten raten wir von der primären dorsalen Platten-Osteosynthese an der Tibia ab.
2. Die breite DC-Platte hat sich bei notwendiger Defekt-Überbrückung nicht bewährt.
3. Als Sekundär-Osteosynthese, bei schlechten ventralen Weichteilverhältnissen und/oder nach Haut- und Weichteillappen-Plastik, verbunden mit gleichzeitiger Spongiosa-Plastik ist die dorsale Plattenversorgung für uns eine ausgezeichnete, aber operativ anspruchsvolle Methode.

Kombinierte interne und externe Fixation von proximalen intra- und extraarticulären Tibiatrümmerfrakturen

G. Oedekoven, B. Claudi und B. Stübinger

Chirurgische Klinik und Poliklinik der Technischen Universität (Direktor: Prof. Dr. R. Siewert), Ismaningerstraße 22, D-8000 München 80

Probleme bei offenen, proximalen, intra- und extraarticulären Tibiatrümmerfrakturen resultieren aus bekannten Tatsachen: komprimittierte Weichteile, kontaminierte und devitalisierte Knorpel-Knochen-Anteile bei offenen Verletzungen, Gelenkinstabilitäten und Inkongruenzen bei häufig polytraumatisierten Patienten.

Erfahrungen mit unterschiedlichen Behandlungsmethoden in ähnlichen Situationen, die zu Weichteilkomplikationen, Infektion und Verlust der Gelenkbeweglichkeit führten, waren Anlaß, ein Operationsverfahren zu wählen, das einfach ist, sofortige Stabilität, Zugang zum Gelenk und den Weichteilen gibt, dieselben schont und eine frühe Patienten- und Gelenkmobilisation erlaubt. Eine Erklärung und Veranschaulichung des operativen und postoperativen Vorgehens mit AO-Fixateur-externe und percutaner, unter Bildwandlerkontrolle durchgeführter Osteosynthese mit Spongiosaschrauben, wird gegeben.

40 Patienten mit 43 Frakturen der proximalen Tibia wurden nachuntersucht. Analysiert wurden Frakturtypen, Repositionsergebnisse, Immobilisationszeit und röntgenologische Ergebnisse im Hinblick auf knöcherne Deformitäten und eine klinische Einschätzung auf der Grundlage eines 100-Punkte-Bewertungsparametersystems. 34 Frakturen (19 offen, 15 geschlossen) konnten klinisch und röntgenologisch mit einem mittleren Nachuntersuchungszeitraum von 20 Monaten kontrolliert werden. 22 waren intra- und 12 extraartikuläre Frakturen, die Mehrzahl AO-Typen C1–C3. Nahezu 90% der Patienten hatten ein gutes bis sehr gutes klinisches Ergebnis.

Die häufigsten Komplikationen waren Infektionen, ohne klinische oder röntgenologische Zeichen einer Osteomyelitis zum Nachuntersuchungszeitpunkt. Ein hoher Prozentsatz von Varus-Valgus-Deformitäten im Vergleich mit der gesunden Seite fiel auf.

Die extraligamentäre, valgisierende, additive (EVA) Tibiakopfosteotomie – Indikation, Technik, Komplikationen, Fehler

H. Winker und S. Weller

Berufsgenossenschaftliche Unfallklinik (Direktor: Prof. Dr. S. Weller), Schnarrenbergstraße 95, D-7400 Tübingen

Bei idiopathischer oder posttraumatischer Varusgonarthrose mit stabilem, medialem Seitenbandapparat ist die extraligamentäre, additive, valgisierende Tibiakopfosteotomie zum Zugang von medial mit Einbringen eines autologen Beckenkammspanes und abstützender Plattenosteosynthese angezeigt. Die Vorteile des Verfahrens liegen in der gegebenen Übungsstabilität, möglicher Teilbelastung, kein Korrekturverlust und kein Risiko bezüglich einer N. peronaeus-Schädigung.

Zwischen 1981 und 1986 behandelten wir in der BG-Unfallklinik Tübingen 58 Patienten mit 64 Osteotomien auf die oben beschriebene Art und Weise. Nach 49 Osteotomien traten keine Komplikationen auf (70%), 4 Beckenkammhämatome mußten revidiert werden, 10mal trat postoperativ ein Infekt am Tibiakopf auf (15%). Zwei Pseudarthrosen wurden beobachtet.

Bei der Analyse der Mißerfolge fiel auf, daß Komplikationen (13) bei Patienten auftraten, bei denen die Osteotomie mehr als 6,5 cm distal der medialen proximalen Schienbeinkante vorgenommen wurde, der eingebrachte Knochenkeil entweder homolog oder über 10 mm an der Basis hoch war. Wiederholungseingriffe neigten vermehrt zu postoperativen Komplikationen, erfahrene Operateure hatten entscheidend weniger Mißerfolge zu verzeichnen.

Unter Beachtung einer strengen Indikation — vornehmlich bei Wiederholungseingriffen — und einer exakten Operationstechnik kann die Erfolgsquote bei der EVA-Osteotomie am Tibiakopf noch weiter verbessert werden.

EVA-Tibiakopfosteotomie

Osteotomiehöhe ($\leq 6,5$ cm),
autologes Transplantat (≤ 10 mm),
strengste Indikation,
stabile Osteosynthese,
atraumatische Operationstechnik.

Die Osteosynthese der Clavicula — Indikation, Operationstechnik, Ergebnis

H.L. Lindenmaier, E.H. Kuner und B. Becker

Chirurgische Universitätsklinik, Abteilung für Unfallchirurgie (Direktor: Prof. Dr. E.H. Kuner), Hugstetterstraße 55, D-7800 Freiburg

Über 90% der Claviculafrakturen können konservativ mit gutem bis sehr gutem Ergebnis zur Ausheilung gebracht werden. Die operative Behandlung ist selten indiziert und nach bisherigen Angaben der Literatur mit einer relativ hohen Komplikationsrate behaftet.

Im eigenen Krankengut wurde von 1978 bis 1987 72mal eine Osteosynthese der Clavicula durchgeführt, 62 Patienten (86% der Operierten) konnten nachuntersucht werden. Die meisten operativ behandelten Claviculafrakturen/Pseudarthrosen lagen im lateralen Drittel, häufigste Frakturform war die Schrägfraktur. In 11% der Fälle bestanden traumatische Plexusschäden. Bei 35% der operativ versorgten Claviculafrakturen fanden sich periphere Zusatzverletzungen. Zu 50% wurde eine Plattenosteosynthese vorwiegend bei Frakturen und Pseudarthrosen im mittleren Drittel durchgeführt, zu 50% eine Bohrdrahtzuggurtungsosteosynthese transarticulär oder extraarticulär bei lateralen Claviculafrakturen und Pseudarthrosen. Nur einmal ist eine Spätkomplikation (Refraktur nach Metallentfernung) aufgetreten. Bei der Nachuntersuchung war zu über 90% die betroffene Schulter passiv frei beweglich, die subjektive Beurteilung ergab in fast 80% ein sehr gutes bis gutes Ergebnis. Die unbefriedigenden Ergebnisse resultierten aus den Folgen von Plexusschädigungen. 90% der Nachuntersuchten waren im täglichen Leben und im Beruf nicht eingeschränkt; 84% waren weiterhin uneingeschränkt sportlich aktiv.

Diese Ergebnisse zeigen, daß bei strenger Indikationsstellung und einer subtilen Operationstechnik mit der Osteosynthese der Clavicula in der überwiegenden Mehrzahl der Fälle gute bis sehr gute Ergebnisse erzielt werden können.

Funktionelle Ergebnisse und Komplikationen nach Radiusköpfchenresektion

T. Schmickal, U. Reinecke und G. Hierholzer

Berufsgenossenschaftliche Unfallklinik (Direktor: Prof. Dr. G. Hierholzer),
Großenbaumer Allee 250, D-4100 Duisburg 28

Die Fraktur des Radiusköpfchens stellt aufgrund der anatomischen Lokalisation und des Bewegungsausmaßes einen wesentlichen Eingriff auf die Gelenkmechanik des Ellbogengelenkes dar. Gelingt die übungsstabile und anatomische Rekonstruktion nicht, so ist eine schmerzhafte Bewegungsbehinderung am Ellbogengelenk — insbesondere die Einschränkung der Unterarmdrehwendung — vorprogrammiert.

In der BG-Unfallklinik Duisburg-Buchholz wurden von 1978—1987 an 59 Patienten 61 Resektionen des Radiusköpfchens durchgeführt. Die Nachuntersuchung konnte an 43 Patienten mit 45 Resektionen vorgenommen werden. Fünfzehnmal wurde eine primäre oder frühsekundäre, 30mal eine sekundäre Resektion bei in Fehlstellung verheiltem oder arthrotisch verändertem Radiusköpfchen vorgenommen. Die Einteilung wurde nach einem bekannten Schema von Waibel und Nigst, sowie nach einem neu gewählten Bewegungsschema vorgenommen. Dabei zeigte sich im Fall der primären Resektionen 9 gute und 6 befriedigende Ergebnisse; nach dem von uns gewählten 4stufigen Bewegungsschema fanden wir 10mal eine gute bis sehr gute Flexion und Extension, in allen 15 Fällen eine freie bis gering eingeschränkte Unterarmdrehwendung. Die Gruppe der 30 sekundär resezierten Patienten zeigte nur 10 gute, aber 20 befriedigende bis schlechte Ergebnisse nach der Einteilung von Waibel und Nigst; nach dem 4stufigen Bewegungsschema fanden sich 16 sehr gute bis gute und 14 mäßige bis schlecht beurteilte Fälle hinsichtlich der Streckung und Beugung. Die Unterarmdrehwendung zeigte sich 23mal sehr gut bis gut, 7mal deutlich behindert. Die Einschränkung der Handgelenkbeweglichkeit war bei 2 Patienten des gesamten Kollektives meßbar eingeschränkt, während der beobachtete Ellenvorschub von 3—5 mm bei 11 Patienten auftrat. Davon waren 6 Patienten völlig beschwerdefrei. Das Auftreten von Bandinstabilitäten war 12mal zu beobachten, 10mal ulnar, 2mal radial. Dieses trat 6mal in Kombination mit Valguszunahme auf, 6mal bei seitengleichem Valgus. Die Bandinstabilität war in der Regel gering, Beschwerden wurden nicht geäußert. Arthrotische Veränderungen des Ellbogengelenkes wurden bei den 15 primär resezierten Patienten nur in 1 Fall beobachtet, hier nach kompletter Ellbogengelenkluxation; in der Gruppe der sekundär resezierten Patienten 9mal, davon 5mal auf aufgetretenen Begleitverletzungen.

Die Beweglichkeit im Bereich des Ellbogengelenkes nach Radiusköpfchenresektion zeigt deutlich bessere Ergebnisse bei primärer oder frühsekundärer Vorgehensweise. Die sekundäre Resektion zeigt deutlich schlechtere Ergebnisse, nicht nur hinsichtlich der Extension und Flexion, auch die Rotation findet sich in einem größeren Prozentsatz eingeschränkt. Die Gesamtübersicht der Ergebnisse berechtigt zum Schluß, daß der Versuch einer rekonstruktiven Maßnahme im Bereich des Radiusköpfchens gerechtfertigt ist. Wenn aber eine anatomisch gerechte, übungsstabile Osteosynthese nicht erzielt werden kann, ist mit primärer oder frühsekundärer Resektion und nachfolgender frühfunktioneller Behandlung ein deutlich besseres Ergebnis zu erzielen, als bei verzögertem Vorgehen.

Die Ultraschalluntersuchung des Meniscus — eine kontrollierte klinische Studie

H. Steffens, J. Klein, K. Röddecker und T. Tiling

(Manuskript nicht eingegangen)

Die konventionelle Röntgendiagnostik des Schädels nach Bagatellverletzungen

J. Windolf, E. Wernicke, J. Kollath und A. Pannike

Klinkum der J.W.-Goethe-Universität, Zentrum der Chirurgie, Unfallchirurgische Klinik (Direktor: Prof. Dr. A. Pannike), Theodor-Stern-Kai 7, D-6000 Frankfurt a.M.

Eine Studie von 5 874 konventionellen Röntgenuntersuchungen unfallchirurgischer Patienten zeigte, daß die Röntgenuntersuchung des Schädels in zwei Ebenen nach Bagatellverletzungen die häufigstee Untersuchung darstellt (11,3%). Für die sachgemäße Behandlung von Patienten mit Kopfverletzungen hat jedoch eine Röntgenuntersuchung nur geringe klinische Bedeutung. Neben der chirurgischen Wundversorgung und dem Ausschluß einer Verletzungsfolge am Schädelskelett kommt es bei der Versorgung solcher Patienten vor allem darauf an, eine intrakranielle Verletzung zu erkennen oder auszuschließen. Die entscheidende diagnostische Maßnahme hierzu ist die klinisch-neurologische Untersuchung und Beobachtung des Patienten, die ggf. zu einer computertomographischen Untersuchung führen sollte. Eine konventionelle Röntgenuntersuchung des Schädels führt in der Regel nicht zur Diagnose. Sinnvoll ist eine solche Untersuchung nur dann, wenn die klinische Untersuchung des Patienten den Verdacht auf eine Fraktur im Gesichts-Schädelbereich oder eine Impressionsfraktur der Schädelkalotte ergibt, die chirurgisch versorgt werden müssen. Für Patienten mit einfachen Kopfplatzwunden hat eine Röntgenuntersuchung des Schädels keine therapeutische Konsequenz. Versicherungen und Berufsgenossenschaften verlangen jedoch die Dokumentation auch des "o.B."-Befundes. In der eigenen Studie waren versicherungsrechtliche Überlegungen in 47,8% der Fälle ausschlaggebendes Argument für die Durchführung einer Röntgenuntersuchung des Schädels. Einige Studien in der jüngeren Literatur weisen einen noch höheren Prozentsatz auf. Wegen ihrer fehlenden klinischen Relevanz sollten solche Untersuchungen mit "medicolegaler" Indikation unterlassen werden. Ein erster Schritt zur Änderung der entsprechenden rechtlichen Grundlagen könnte die Überprüfung der vorgeschlagenen Risikogruppeneinteilung in einer bundesweiten prospektiven Studie sein.

Die Leukocytenszintigraphie in der Osteomyelitisdiagnostik

F. Möller[1], W. Rüther[1] und A. Hotze[2]

[1] Orthopädische Universitätsklinik (Direktor: Prof. Dr. K.J. Münzenberg), Sigmund-Freud-Straße 25, D-5300 Bonn-Venusberg
[2] Abteilung für klinische und experimentelle Nuklearmedizin (Direktor: Prof. Dr. H.J. Biersack) der Universität, Sigmund-Freud-Straße 25, D-5300 Bonn-Venusberg

Im Rahmen einer Osteomyelitisdiagnostik wurden bei 55 Patienten mit 60 Lokalisationen leukocytenszintigraphische Untersuchungen durchgeführt, vorwiegend mit HMPAO-markierten, autologen Leukocyten, teils mit Granulocytenantikörpern und mit Nanocoll. Bei einem Teil der Patienten wurden mehrere Leukocytenszintigraphien simultan durchgeführt.

Die Verifizierung der Diagnose erfolgte histologisch und mikrobiologisch sowie durch die klinische Langzeitverlaufsbeobachtung.

Die verschiedenen Methoden der Leukocytenszintigraphie zeigen bis auf einen Fall identische Ergebnisse.

Von 13 Wirbelsäulenuntersuchungen fielen 12 negativ auf, unabhängig von der zugrundeliegenden Erkrankung. Abgesehen von den Wirbelsäulenlokalisationen verblieb im Gesamtkollektiv von 47 Extremitätenlokalisationen nur 1 negatives Ergebnis, so daß eine hohe Sensitivität der Methode unterstellt werden muß.

Auffällig war die hohe Rate falsch-positiver Ergebnisse, so daß die in anderen Untersuchungen beschriebene Spezifität der Methode bezweifelt werden muß.

Ursachen der falsch-positiven Darstellungen waren unterschiedliche Arten osteogenetischer Vorgänge. Eine zulässige Differenzierung zwischen Umbauvorgang und Infektion ist z. Z. noch nicht möglich. Neue Aspekte auch an der Wirbelsäule – könnten sich aus der Kombination verschiedener leukocytenszintigraphischer Techniken ergeben.

Sonographie langer Röhrenknochen – Klinische Ergebnisse im Verlauf der Frakturheilung und nach Spongiosatransplantation

H.B. Reith, W. Böddeker und W. Kozuschek

Chirurgische Universitätsklinik, Knappschaftskrankenhaus Bochum-Langendreer (Direktor: Prof. Dr. W. Kozuschek), In der Schornau 23, D-4630 Bochum 7

Die Sonographie ist ein unschädliches, jederzeit reproduzierbares diagnostisches Verfahren. Bei der Knochendiagnostik besteht die Möglichkeit der Oberflächendiagnostik und der indirekten Hinweise auf Knochenein- und umbau.

In der klinischen Kontrolle erfolgte seit 1986 die Untersuchung von 55 Spongiosatransplantationen (25 auto- und 30 homolog) an langen Röhrenknochen. Weiterhin wurden 20 ausgewählte Frakturheilverläufe dokumentiert.

Ziel der Untersuchung war es, Aussagen über die Oberflächenveränderung während des Spongiosaeinbaus und der Frakturheilung zu bekommen.

Die Korrelation des Spongiosaeinbaus wurde im Vergleich zur Radiologie vorgenommen. Wir verwenden hier die Kriterien nach Stringa.

Bei der autologen Transplantation zeigt sich sonographisch ab der 4. bis 6. Woche eine zunehmende Eindringtiefe bei unregelmäßiger Oberflächenstruktur. Bis zu 14. Woche im Durchschnitt vollzog sich eine kontinuierliche Abnahme der Eindringtiefe und eine Glättung zeigt sich sonographisch bis zur 25. Woche.

Die Sonographie kann daher an zugänglichen Regionen nach Spongiosatransplantaten als unterstützende Methode zur Beurteilung des bisher nur klinisch und radiologisch vorgenommenen Einbaus eingesetzt werden.

Bei Frakturen kann in Einzelfällen die sonographische Untersuchung Hilfestellung bei der Beurteilung der Überbrückung und Durchbauung der Frakturregion geben.

Therapeutische Strategien bei frischen und veralteten Luxationen am Sternoclaviculargelenk

M. Kahle, R.D. Filler und L. Forster

Städtisches Krankenhaus, Chirurgische Klinik (Chefarzt: Prof. Dr. R.D. Filler), Robert-Koch-Straße 1, D-8300 Landshut

Seit 1980 wurden an unserer Klinik sechs Männer und eine Frau, Durchschnittsalter 25 Jahre, mit drittgradigen Sprengungen des Sternoclaviculargelenkes behandelt. Bei einem Patienten war diese Verletzung erst 14 Monate nach komplexer Schulterverletzung diagnostiziert worden. Sechsmal fanden sich vordere Luxationen, einmal wurde eine hintere mediastinale Luxation diagnostiziert. In 6 Fällen bestand die Therapie in der offenen Reposition und Fixierung mit Kirschner-Drähten, zusätzlich mit Drahtcerclage (n = 4) und PDS-Kordeln (n = 2) die transossär zwischen Clavicula und Sternum eingebracht wurden. Postoperative Ruhigstellung über eine Dauer von 8 Tagen mit Desault-Verband, dann Bewegungsübungen. Metallentfernung 8–10 Wochen nach dem Primäreingriff. Nur eine Patientin klagte postoperativ noch über ein Gefühl der Kraftlosigkeit im rechten Arm. Zwei Patienten treiben wieder Leistungssport. Die übrigen sind beruflich voll integriert. Bei dem Patienten mit veralteter Luxation nach komplexem Schultertrauma war wegen fehlender Beschwerden und ungestörter Funktion kein Eingriff erforderlich. Die offene Reposition streben wir grundsätzlich bei jungen kooperativen Leuten, die beruflich körperlich aktiv und sportlich ambitioniert sind, an. Über Risiken und gelegentliche Fehlschläge muß gewissenhaft aufgeklärt werden. Das Verfahrensspektrum ist groß, aus diesem Grund lassen sich auch keine allgemeingültigen therapeutischen Richtlinien festlegen. Eine prospektive multizentrische Untersuchung ist deshalb sinnvoll.

Rekonstruktion mit freiem Sehnentransplantat für Verletzungen des ligamentären Apparates des Daumengrundgelenkes

T.P.H. van Thiel, J.C. Breek, A.M. Tan und C.R.E. Daantje

(Manuskript nicht eingegangen)

Die Anwendung des Polytetrafluoräthylen Soft Tissue Patch im Bereich des Bewegungsapparates

H. Bartsch und H. Özger

Paracelsusklinik, Abteilung für Orthopädie (Chefarzt: Dr. H. Bartsch), Lipperweg 11, D-4370 Marl

Das PTFE-Patch ist als Alternative zur Verwendung der Lyodura und der Fascia lata aufzufassen. Die bekannten Komplikationen dieser Materialien, insbesondere der Verlust der Zugstabilität und der Transplantatnekrose sowie auch die relativ hohe Infektionsgefahr können bei der Verwendung des Soft Tissue Patch weitgehend vermieden werden.

Wir haben zunächst die PTFE-Matte bei veralteten Defekten im Bereich des Kapselbandapparates des Kniegelenkes angewendet, beispielsweise als Augmentation bei der veralteten Quadriceps- und Ligamentum-Patellae-Ruptur. Bei einem Patienten kam es danach zu einer fibrösen Steife und es mußte eine Artholyse durchgeführt werden. Es konnte dabei ein kleines histologisches Präparat gewonnen werden. Es fand sich, analog zu den Ergebnissen des Tierversuches, bei der histologischen Untersuchung eine straffe Bindegewebsmembran auf beiden Seiten des Patches in Form von zellarmem, kollagenem Bindegewebe, teilweise mit Ausbildung von Faserknorpelgewebe. Die Matte selbst war von zellreichen kollagenen Fibrillen durchwachsen.

Auch bei der Behandlung der Patellaluxation eignet sich der Patch in hervorragender Weise. Er kann nach Durchführung der lat. Kapseldiscision und Doppelung der medialen Kapsel in den entstehenden Defekt eingenäht werden. Die Schwächung der medialen Kapsel durch die Entnahme eines schmalen Streifens kann daher vermieden werden. Der Patch kann durch seine Geschmeidigkeit sich verschiedenen Gelenkpositionen angleichen.

Weitere Anwendungsbereiche waren die Kapsel- und Banddefekte des Kniegelenkes, insbesondere der Seitenbänder. Hier eignet sich der Patch als Augmentation. Überraschend gute Erfahrungen haben wir bei der Verwendung des PTFE-Patch bei großen Rotatorenmanschettendefekten gemacht.

Wir beginnen frühzeitig mit der passiven Bewegungsbehandlung und es ist erstaunlich, wie schnell die Patienten schmerzfrei werden, wobei sich offensichtlich durch den Patch, neben dem Verschluß der Gelenkkapsel, eine gute Verschiebeschicht im subakromialen Raum bildet.

Weitere Anwendungsbereiche waren Augmentation oder Stabilisierung bei der chronischen Außenbandinsuffizienz, der Syndesmosenlockerung, Stabilisierung des ulnaren Daumenseitenbandes sowie des ulnaren Ellenbogenbandes und der Fesselung einer federnden Elle.

Abschließend kann daher festgestellt werden, daß mit dem Soft Tissue Patch ein alloplastischer Kunststoff zur Verfügung steht, der als Augmentation chronischer Instabilitäten verwendet werden kann oder zur Deckung von größeren Kapseldefekten. Durch die entstehende straffe Bindegewebsmembran und die feste Verankerung an den Rändern entsteht eine hohe mechanische Druck- und Zugfestigkeit. Die guten Ergebnisse aus der Bauch-, Thorax-, Herz- und plastischen Chirurgie können daher auch bei Verwendung des Soft Tissue Patch im Bereich des Bewegungsapparates bestätigt werden.

Ergebnisse nach operativ versorgter vorderer Kreuzbandruptur unter besonderer Berücksichtigung der musculären Gelenkstabilisation

A. Güßbacher, F.U. Niethard und R. Matysik

Orthopädische Universitätsklinik (Direktor: Prof. Dr. H. Cotta), Schlierbacher Landstraße 200a, D-6900 Heidelberg

Da bei vielen Nachuntersuchungen bei Knieverletzungen noch lange nach Behandlungsabschluß sichtbare Beinmuskelatrophien zu beobachten sind, ist zu vermuten, daß unbefriedigende Behandlungsergebnisse auch aus der unzureichend wiederhergestellten Funktion der musculär stabilisierenden Strukturen resultieren.

Anhand einer amamnestischen, klinischen, röntgenologischen und dynamometrischen Analyse klinikeigener Fälle von Rekonstruktionen des vorderen Kreuzbandes wurde versucht, die Abhängigkeit des Therapierfolges von der Kraftausprägung der Oberschenkelmuskulatur aufzuzeigen. Die Krafteigenschaften der unteren Extremitäten wurden mittels des CYBEX-II-Dynamometers ermittelt.

Die herausragende Bedeutung der Oberschenkelmuskulatur für einen guten Therapieerfolg nach vorderer Kreuzbandrekonstruktion konnte am Patientenkollektiv (n = 30, Nachuntersuchungszeitraum durchschnittlich 5,7 Jahre) bestätigt werden. Die Patienten mit der kräftigeren Beinmuskulatur zeigten eine erheblich geringere Neigung zur anterioren Instabilität. Insbesondere scheint sich eine gute Kraftausbildung der Flexorenmuskulatur der verletzten Extremität günstig auf die Stabilitätsenwicklung auszuwirken. Dadurch scheint es möglich, arthrotische Prozesse zwar nicht zu verhindern, möglicherweise aber aufzuhalten. Patienten im Kollektiv mit guter Kraftentwicklung hatten deutlich geringgradigere Beschwerdebilder, Schmerzen und Knieschwellneigung als solche mit schwacher Kraftausprägung.

Die Ergebnisse zeigen, daß ein dauerhafter Therapieerfolg, gemessen an klinischen Befunden und subjektiv empfundenen Beschwerdebildern, durch eine sorgfältige und systematische Kräftigung der Oberschenkelmuskulatur erwartet werden kann. Einer entsprechenden Rehabilitation ist somit ein hohes Maß an Bedeutung beizumessen.

Temporäre unilaterale Transfixation des Kniegelenkes bei schweren kombinierten Bandverletzungen des Kniegelenkes

H. Gerngroß und R. Steinmann

Bundeswehrkrankenhaus Ulm, Abteilung Chirurgie (Leiter: Prof. Dr. W. Hartel), Oberer Eselsberg 40, D-7900 Ulm

Komplexe Kniebandverletzungen erfordern eine frühzeitige Rekonstruktion der geschädigten Strukturen. Dabei ist eine weitgehende Wiederherstellung von Stabilität und Mobilität möglich. Problematisch ist bisher die Sicherung subtiler Nähte über die Zeitdauer der Heilung. Gipsschienen und Bewegungsverbände können zumindest beim Verbandwechsel eine nicht befriedigende Fixation der gefährdeten Strukturen erreichen.

Wir führen seit Jahren bei schweren Kniebinnentraumen die temporäre Transfixation des Kniegelenkes mittels meist unilateraler Fixateur externe-Ruhigstellung durch.

Unsere Indikationen sind:

1. Hoch-komplexe Bandverletzungen,
2. Knieluxationen,
3. offene Gelenkfrakturen,
4. Knieverletzungen mit schwerem Weichteilschaden (z.B. Verbrennung, Hauterkrankung, Polytrauma, Delir),
5. kombinierte Verletzungen an einem Bein,
6. beidseitige schwere Knieverletzungen.

Von den bisher so operierten Patienten konnten 23 im Abstand von mindestens einem Jahr nachuntersucht werden. Die Implantationsdauer betrug dabei meistens zwischen 3–8 Wochen, die Beweglichkeit war nach Entfernung des Fixateur externe bei einem Großteil der Patienten eingeschränkt. Kniemobilisationen (operativ) mußten in 14 Fällen durchgeführt werden, wobei 9mal geschlossen, 3mal arthroskopisch und 2mal offen mobilisiert wurde.

Bei 11 Arthroskopien 8–24 Wochen nach Fixateur-Entfernung postoperativ fand sich kein makroskopisch nachweisbarer Immobilisationsschaden am Knorpel.

Die Ergebnisse wurden mit dem Marshall-Index mindestens 1 Jahr nach Unfall nachkontrolliert. Dabei fanden sich nur bei dem Zustand nach Kniegelenkluxation zwei schlechte Ergebnisse.

Die Vorteile der temporären Transfixation sehen wir in einer Sicherung der Rekonstruktion, einfachem Weichteilzugang, Vereinfachung der Pflege und Rehabilitation, insbesondere bei Intensivtherapie.

Die Nachteile sind die Unmöglichkeit der funktionellen Nachbehandlung des Kniegelenkes, die Recessus-Verklebung, die Gefahr der Pintrakt-Infektion sowie der zumindest theoretisch denkbare Knorpelschaden.

Operativ- versus konservativ-funktionelle Behandlung der Achillessehnenruptur

H. Thermann, H. Zwipp, N. Südkamp und H. Tscherne

Unfallchirurgische Klinik der Medizinischen Hochschule (Direktor: Prof. Dr. H. Tscherne), Konstanty-Gutschow-Straße 8, D-3000 Hannover 61

In der Unfallchirurgischen Klinik der Medizinischen Hochschule Hannover wird im Rahmen einer prospektiv randomisierten Studie eine neue primär konservativ funktionelle Therapie mit einem Spezialschuh gegenüber einer operativ funktionellen Behandlung überprüft. Seit Januar 1987 konnten bislang 36 Patienten in der Studie behandelt werden. Die initiale Diagnostik schließt Klinik, Sonographie und NMR sowie eine standardisierte dynamische Sonographie der Achillessehne in Spitzfuß- und Neutral-Null-Stellung zur Quantifizierung der Diastase ein.

Der Heilverlauf wird sonographisch nach 2, 4, 8, 12 und 24 Wochen kontrolliert, erneute Dokumentation durch Kernspintomographie nach 8 Wochen sowie nach 6 bis 12 Monaten. Die Behandlung wird mit einem speziellen Langschaft-Boxerstiefel durchgeführt, der mit reduzierbarer Absatzsohle eine sukzessive Redression aus der Plantarflexion in die Neutral-Null-Stellung erlaubt und mit einer eingearbeiteten Lasche Dorsalflexion und Torsionsbewegungen verhindert. Nach Schmerzrückgang kann der Patient im Spezialschuh ein kontrolliertes Bewegungs- und Krafttraining aufnehmen.

Die Frühergebnisse zeigen, daß es bei allen Patienten zu einer vollständigen Heilung der Sehne kam, gleichgültig ob operativ oder konservativ funktionell behandelt wurde. Eine Reruptur konnte bei bisheriger Studiendauer nicht beobachtet werden. Bei keinem Patienten bestand zum Abschluß der Behandlung mit dem Spezialschuh nach 8 Wochen eine Bewegungseinschränkung, 12 von 36 Patienten konnten zu diesem Zeitpunkt mit dem verletzten Bein einen Einbeinzehenstand sicher durchführen. Die standardisierte Kraftmessung bei Dorsal- und Plantarflexion zeigt im 3-Monats- und 1-Jahres-Kontrollergebnis annähernd normale Kontrolldaten im Vergleich zum gesunden Fuß. Die Arbeitsunfähigkeit konnte bei leichter beruflicher Tätigkeit auf 3 Wochen reduziert werden. Alle Patienten zeigten eine große Akzeptanz hinsichtlich der komfortablen Behandlung mit dem Spezialschuh.

Myoplastische Deckung an der distalen Fibula

K. Dresing und M. Eyssel

Marien-Hospital, Chirurgische Klinik (Chefarzt: Prof. Dr. W. Stock), Rochusstraße 2, D-4000 Düsseldorf 30

Weichteilödem und -defekt in der Sprunggelenkregion verhindern oft den primären Hautverschluß nach Osteosynthese.

Freie Muskellappenplastiken bieten eine exzellente Durchblutung, erfordern jedoch ein mikrochirurgisches Team. Andere plastische Verfahren decken nur geringe Flächen oder sind am distalen Unterschenkel ungeeignet.

Mit der von uns modifizierten M. peronaeus-brevis-Muskellappenplastik ist bei allen Kombinationsverletzungen des distalen Unterschenkels eine Methode gegeben, die eine effektive und spannungsfreie Deckung von Knochen und Implantat erlaubt. Im Gegensatz zu beschriebenen Verfahren wird auf eine Desinsertion der Sehne komplett verzichtet und so der Muskel in voller Größe zur Muskelplastik verwendet.

Operationstechnik

Nach Abpräparation der Peronaeusloge von der Fibula, Spaltung des fibrösen Gleitlagers wird die Peronaeusloge längs gespalten. Der Brevismuskel wird mit Haltefäden am ventralen sehnigen Rand gezügelt und unter Erhaltung der Fascie von der Peronaeus-longus-Sehne abgelöst. Der Muskel wird rolladenartig in den Defekt hochgezogen. Die Naht erfolgt an die Fascia cruris. Der ventral randständige sehnige Anteil des Muskelbauches wird invertierend in den Defekt eingeschlagen. Die Peronaeus-longus-Sehne wird unter den dorsalen Hautfascienlappen verlagert. Es folgt eine primäre oder sekundäre Spalthautdeckung.

Patienten und Ergebnisse

Von 11/1984 bis 12/1987 wurden 21 Patienten (7 Frauen, 14 Männer) mit einem Durchschnittsalter von 49 Jahren operiert. Bei 15 Patienten lagen Kombinationsverletzungen (bi- und trimalleoläre Frakturen), bei 2 Patienten distale Tibia- kombiniert mit Außenknöchelfrakturen vor. Drei Frakturen waren offen. Die offenen Frakturen wurden sofort, die übrigen wegen massiver Weichteilkontusion und -ödem erst nach 6,3 Tagen. 7,5 Tage nach Erstoperation folgte die Sekundärnaht oder Meshgraftdeckung.

Infektionen von Weichteilen und Knochen traten nicht auf. Zweimal kam es zu einer Meshgraftteilabstoßung. Eine Hautnekrose distal der Muskelplastik trat auf. Durchblutungsstörungen und Nekrosen des Muskels ebenso eine funktionelle Beeinträchtigung beim Abrollen beobachteten wir nicht. Die M. Peronaeus-brevis-Plastik ist eine einfache, sichere Methode, die Weichteildefekte an der distalen Fibula bis 20 x 4 cm Größe überbrücken kann.

Der A. radialis gestielte Insellappen zur Defektdeckung an der Hand — Anatomische Grundlagen

R. Weinstabl[1] und H. Piza-Katzer[2]

[1] I. Universitätsklinik für Unfallchirurgie (Vorstand: Prof. Dr. E. Trojan), Alser Straße 4, A-1097 Wien
[2] I. Chirurgische Universitätsklinik (Vorstand: Prof. Dr. A. Fritsch), Abteilung für plastische und rekonstruktive Chirurgie (Vorstand: Prof. Dr. H. Millesi), Alser Straße 4, A-1097 Wien

Einleitung

Der 1981 von Yang beschriebene chinesische Insellappen erfreut sich zunehmender Beliebtheit. Von manchen Autoren wurde beschrieben und von vielen Chirurgen gesehen, daß der Lappen nach Anastomosierung cyanotisch verfärbt und geschwollen war. Aus diesem Grund führten wir folgende Untersuchung durch:

Injektion der Venen des Unterarms orthograd — retrograd und Injektion mehrerer präparierter Lappen zur Darstellung des Gefäßsystems der Venenklappen und des venösen Blutflusses an der Unterarmbeugeseite.

Ergebnisse

Drei Gefäßsysteme können unterschieden werden:

1. ein oberflächliches epifascial gelegenes Venensystem,
2. ein tiefes, die großen Arterien begleitendes Venensystem und
3. ein diese beiden Systeme verbindendes, die Fascie durchbrechendes Venensystem.

ad 1: Die Venae superficiales
Die Klappen sind im Abstand von 1–4 cm, zweizipfelig und meist distal der Einmündung von Gefäßen zu finden. Die Gefäße münden meistens in einen Klappensinus und die Stromrichtung verläuft von distal nach proximal.

ad 2: Die Venae comitantes
Sie sind die Begleitvenen der großen Arterien. Die Klappen sind im Abstand von 4 mm bis 3 cm angeordnet. Die Stromrichtung ist zentripetal, fast regelmäßig finden sich parallele Klappen in den Begleitvenen. Einmündungsklappen, sog. Valvulae communicantes verhindern den Rückfluß des Blutes aus den Verbindungsvenen in die Begleitvenen. Ein crosspattern-System wie von Lin beschrieben konnte nicht gefunden werden.

ad 3: Die Verbindungsvenen, Venae perforantes
Sie sind hauptsächlich am Übergang vom mittleren zum proximalen Unterarmdrittel großkalibrig, am Übergang vom mittleren zum distalen Unterarmdrittel kleinkalibrig. Die Anzahl ist zwischen 4 und 11, die Kappenstellung ist nicht einheitlich. Der Flow ist sowohl

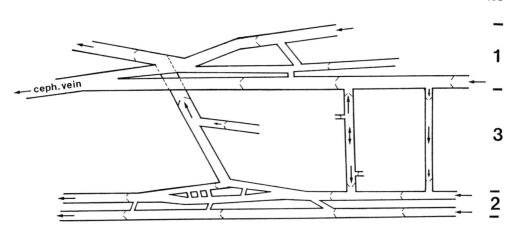

Abb. 1. Schematische Darstellung des Blutflusses im Unterarm: *1* oberflächliches Venensystem, *2* tiefes Venensystem und *3* perforantes Venensystem

nach superficial als auch nach profund, als auch in beide Richtungen möglich. Daraus geht hervor, daß die Probleme des Insellappens hämodynamisch erklärbar sind, da der Einfluß in erster Linie retrograd erfolgt. Daher Empfehlung: kurzer Gefäßstiel (wegen geringerer Anzahl von Venenklappen), Schonung der arteriellen Bindegewebshülle, da Venen Plexus enthalten und bei Stauung im Lappen zusätzliche Anastomose einer oberflächlichen Vene.

Elektrophysiologische Funktionsanalyse zu Beurteilung der Protektionsverfahren "Trockene Kühlung" und "Perfusion mit kardioplegischer Lösung (HTK)" bei hypothermer Extremitätenischämie

J.D. Roder[1], F. Lehmann-Horn[2], C. Blättchen[3], W. Erhard[3] und M. Hölscher[1]

[1] Chirurgische Klinik und Poliklinik rechts der Isar der Technischen Universität (Direktor: Prof. Dr. R. Siewert), Ismaninger Straße 22, D-8000 München 80
[2] Neurologische Klinik Und Poliklinik rechts der Isar der Technischen Universität (Direktor: Prof. Dr. A. Struppler), Ismaninger Straße 22, D-8000 München 80
[3] Institut für Experimentelle Chirurgie der Technischen Universität (Leiter: Prof. Dr. G. Blümel), Ismaninger Straße 22, D-8000 München 80

In der vorliegenden Studie wurden die Auswirkungen normothermer Ischämie auf die Nervenleitgeschwindigkeit (NLG), das Nervenaktionspotential (NAP) und das Muskelaktionspotential (MAP) untersucht sowie die Beeinflussung dieser Parameter durch die Protektionsverfahren "Trockene Kühlung und "Perfusion mit kardioplegischer Lösung (HTK)" evaluiert.

Am narkotisierten Schaf wurde der Hinterlauf supracondylär subtotal amputiert (gefäß- und nervengestieltes Präparat). Nach Anlegen einer proximalen bipolaren Silber-Reiz-elektrode und distalen Abgleit-Elektroden am N. fib. comm. wurden Ableit-Elektroden in den M. fib. tert. eingestochen. Nach Abklemmen der Blutgefäße erfolgte die Reizung des Nerven in 15-min-Intervall supramaximal mit Einzelimpulsen von 0,05 ms Dauer gereizt (indirekte Muskelreizung). NAP und MAP wurden mittels Vorverstärkern gemessen und auf einem digitalen Speicher-Oscilloskop aufgezeichnet. Gemessen wurde die Maximal-amplitude von NAP und MAP sowie die Fläche des MAP.

Folgende Versuchsgruppen wurden gebildet:

A) Scheinversuch (n = 5)
B) Hypotherme Ischämie (n = 10)
C) Trockene Kühlung (n = 7)
D) Perfusion mit HTK-Lösung (n = 9)

In der Gruppe C und D wurde nach jeweils 2 h normothermer Ischämie mit der Protektion begonnen. Die Ischämiedauer betrug in Gruppe B, C und D jeweils 6 h, die Reperfusionsphase jeweils weitere 3 h.

In Gruppe A blieben NLG, NAP und MAP unverändert. Das NAP nahm in Gruppe B, C und D kontinuierlich bis Ischämieende ab und erreichte am Ende der Reperfusionsphase 70% des Ausgangswertes. Die NLG änderte sich in allen Gruppen temperaturabhängig. Das MAP war nach durchschnittlich 2 h in Gruppe B und C nicht mehr registrierbar; in Gruppe D blieben 17% des Ausgangswertes erhalten. Im paarweisen Vergleich war die Maximalamplitude des MAP zu Versuchsende in Gruppe C statistisch signifikant größer als in Gruppe B (t-Test; p = 0,0189).

Die in dieser Versuchsanordnung angewandte neurophysiologische Funktionsanalyse an ischämischen Extremitäten zeigt, daß das klinisch angewandte Prinzip der trockenen Kühlung zur temporären Konservierung ischämischer Extremitäten der Perfusion mit HTK-Lösung überlegen ist. Von der ischämischen Schädigung sind weniger der Nerv als vielmehr die neuromusculäre Übertragung und der Muskel betroffen.

HIV-Antikörpertest in der Unfallchirurgie — Obligat für Patient und Operateur?

R. Penning, H. Bratzke und W. Spann

Institut für Rechtsmedizin der Universität (Direktor: Prof. Dr. W. Spann), Frauenlobstraße 7a, D-8000 München 2

HIV-Antikörpertestung jedes einzelnen Patienten sollte zumindest in den operativen Fächern zur Selbstverständlichkeit werden:

1. Bei jedem Eingriff kann sich ein Operateur verletzen.
2. Die generelle Einführung HIV-sicherer Schutzmaßnahmen bei jeder Operation behindert den Operateur und ist deshalb HIV-negativen Patienten nicht ohne weiteres zuzumuten. Erhöhter Zeitaufwand schränkt Operationskapazitäten ein.
3. Der beruflich exponierte Arzt hat ein Recht, die Größe seiner Gefährdung zu kennen. Bei Nadelstichverletzungen etc. muß eine Dokumentation (Berufsunfall!) möglich sein.
4. Bei elektiven Eingriffen relativiert eine HIV-Infektion die Indikation. Die Nichtvornahme medizinisch indizierter HIV-Tests kann einen "Kunstfehler" darstellen mit allen rechtlichen Folgen.

Da bei Verletzungen des Operateurs HIV-infiziertes Blut auch auf den Patienten übertragen werden kann, sollten sich operativ tätige Ärzte freiwillig regelmäßig testen lassen. Obligate Tests sind rechtlich derzeit nicht durchsetzbar. Der HIV-infizierte invasiv tätige Arzt muß dies nach den Maßstäben der derzeitigen Rechtsprechung zur Aufklärungspflicht von sich aus seinen Patienten mitteilen. Andernfalls wäre die Einwilligung zum Eingriff ungültig. Strafrechtlich läge eine rechtswidrige Körperverletzung vor. Zivilrechtlich würde zumindest Schmerzensgeld einklagbar sein. Den HIV-positiven Arzt könnte die Beweislast treffen, daß ein postoperativ HIV-positiver Patient nicht bei der Operation infiziert wurde.

HIV-Infektionen bei gerichtlichen Leichenöffnungen – Konsequenzen für den Notarzt

R. Penning, H. Bratzke und W. Spann

Institut für Rechtsmedizin der Universität (Direktor: Prof. Dr. W. Spann), Frauenlobstraße 7a, D-8000 München 2

Unter 3000 seit Mai 1987 im Institut für Rechtsmedizin München konsekutiv getesteten Sektionen waren 21 oder 0,7% HIV-positiv. 17 von 29 (seit 1986) bekannt HIV-positiven Obduzierten waren – in der Regel vom Notarzt – reanimiert worden, darunter 2 Verkehrsunfalltote und 3 Fensterstürze mit schweren Knochenverletzungen. (Ein Notarzt erlitt dabei eine Nadelstichverletzung.) Mindestens 10 der 29 Obduzierten hatten Suicid begangen.

Während der HIV-Serostatus von Obduzierten dem Ersthelfer mitgeteilt werden kann, besteht hierauf bei erfolgreich Reanimierten kein Rechtsanspruch, obwohl Nadelstichverletzungen etc. bei HIV-Positiven als Berufsunfall dokumentiert werden müßten.

Diese Frage der Zumutbarkeit (im Sinne von § 323c StGB – "Unterlassene Hilfeleistung") von Reanimationsmaßnahmen, insbesondere Beatmungsmaßnahmen ohne Gerät, bei blutenden potentiell HIV-Positiven ist rechtlich bisher ungelöst. Nach unserer Ansicht wird man sie verneinen müssen, wenn nicht durch optimale Ausrüstung eine Kontaminationsgefahr und damit Selbstgefährdung des Ersthelfers ausgeschlossen ist. Eine strafrechtlich abgesicherte allgemeine Hilfeleistungspflicht würde deshalb die Einführung von Beatmungsgerät etc. auf breitester Basis bedingen.

Für den Notarzt besteht außer der allgemeinen Hilfeleistungspflicht eine Garanten- und damit Behandlungspflicht. Die Kausalität evtl. unterlassener Hilfsmaßnahmen für Folgeschäden dürfte je nach Grunderkrankung aber selten sicher beweisbar sein.

Generell kann eine Behandlungspflicht gegenüber HIV-Positiven vom Dienstherrn wohl nur durchgesetzt werden, wenn optimale Schutzmaßnahmen zur Verfügung gestellt werden.

Operationstaktik und Ergebnisse bei schweren Kniegelenktraumen mit Gefäßbeteiligung

W. Mutschler, H. Hamann und G. Bauer

[1] Klinik für Unfallchirurgie, Hand-, Plastische und Wiederherstellungschirurgie der Universität (Direktor: Prof. Dr. C. Burri),
[2] Klinik für Thorax- und Gefäßchirurgie der Universität (Direktor: Prof. Dr. J. Vollmar), Steinhövelstraße 9, D-7900 Ulm

Kniegelenktraumen mit Beteiligung der A. politea sind nicht nur durch eine hohe Amputationsrate, sondern durch eine beträchtliche Funktionseinbuße der unteren Extremität belastet. Dies ergab eine Nachuntersuchung von 25 Patienten, die in den Jahren 1976 bis 1987 operiert wurden.

18 erlitten einen Verkehrsunfall, 5 einen Arbeitsunfall und 2 eine Sportverletzung. Als Verletzungstypen wurden 14 kniegelenknahe Frakturen, 6 reine Kniegelenkluxationen und 5 Luxationsfrakturen diagnostiziert. 12 geschlossene standen 13 offenen Verletzungen gegenüber, Nerven waren in 12 Fällen beteiligt, weitere schwere Verletzungen lagen bei 11 Patienten vor. Bei 17 Patienten erfolgte die Primärversorgung in anderen Krankenhäusern. Die Dauer der Ischämie betrug nur bei 4 Patienten weniger als 6 h, bei 14 Patienten lag sie zwischen 6 und 12 h, bei 7 Patienten über 12 h. Die operative Versorgung erfolgte nach dem Prinzip der raschen knöchernen Fixation (Platte: 10, Fixateur: 9, Schrauben: 3), an die sich die Gefäßrekonstruktion (End-zu-End-Naht: 8, Veneninterponat: 17) und die Fasciotomie und Weichteilversorgung anschloß.

Neun Patienten mußten verzögert primär oder sekundär amputiert werden. Viermal war dabei die Ischämiezeit länger als 22 h, 3mal trat ein nicht beherrschbarer Infekt auf, bei 2 Fällen erfolgte die Spätamputation wegen nervaler Ausfälle.

Bei 15 Patienten mit erhaltener Extremität konnte im Langzeitergebnis nur 2mal eine Restitutio ad integrum erreicht werden. 13 Patienten wiesen eine herabgesetzte Kniegelenkbeweglichkeit, eine partielle Kniegelenkinstabilität oder Arthrose, motorische und sensible Nervenausfälle oder eine ruhende posttraumatische Osteitis auf. Diese Verletzungsfolgen summierten sich in 5 Fällen zu einer MdE bei 30%, in 8 Fällen zu einer MdE über 30%.

Diese Spätergebnisse belegen eindrücklich, daß nach wie vor in erster Linie die Ischämiezeit zu verkürzen ist. Geeignete Maßnahmen hierzu können sein: Die schnelle Erstdiagnose, die Kontaktaufnahme mit einem chirurgischen Zentrum, die intraoperative anstelle der präoperativen Angiographie und eine flexible Operationstaktik.

Ein neues Meßgerät zur quantitativen Bestimmung der Knochenheilung bei Fixateur externe Osteosynthesen

L. Claes, H. Gerngroß und U. Becker

Klinik für Unfallchirurgie, Hand-, Plstische und Wiederherstellungschirurgie der Universität, Sektion für Unfallchirurgische Forschung und Biomechanik (Leiter: Prof. Dr. L. Claes), Oberer Eselsberg 7, D-7900 Ulm

Die objektive und quantitative Bestimmung des Verlaufes einer Fixateurheilung ist mit Hilfe von Röntgenbildern nicht möglich. Speziell für Fixateur externe-Osteosynthesen wurde ein neues Meßsystem entwickelt, das einfach zu handhaben ist und quantitative Angaben über die mechanische Belastbarkeit des heilenden Knochens erlaubt.

Das Meßsystem basiert auf der Verformung des Fixateurs unter Teilbelastung der operierten Extremität. Bei allen nicht abgestützten Frakturen wird eine mechanische Belastung vom distalen Knochenfragment über den Fixateur externe auf das proximale Knochenfragment übertragen. Dabei treten geringe Verformungen des Fixateurs auf, die mit einer Präzisionsmechanik und einer elektronischen Meßuhr erfaßt werden. Ist der Knochen soweit geheilt, daß er axiale Druckkräfte wieder aufnehmen kann, laufen keine Kräfte mehr über den Fixateur und das dort meßbare Signal geht gegen Null zurück. Wöchentliche Messungen, die immer unter gleicher Teilbelastung (normale Personenwaage) durchgeführt werden, ergeben eine Kurve, die für den Heilungsverlauf charakteristisch ist. Bisherige Messungen an verschiedenen Patienten haben gezeigt, daß der Signalabfall mit der Verkalkung des Frakturcallus korreliert. Mit diesem Meßsystem ist es jetzt möglich, den Zeitpunkt der Druckbelastbarkeit der Heilungszone genau zu bestimmen und damit die Entscheidung über den Zeitpunkt der Fixateur Entfernung und einer Dynamisierung zu erleichtern. Das Meßsystem ist wartungsfrei, arbeitet mit einer Batterie (Laufzeit ca. 1 Jahr) und ist bei allen Fixateursystemen und beliebig vielen Patienten anwendbar.

Histologische Untersuchungen nach Implantation des Polytetrafloräthylen Soft Tissue Patch

H. Bartsch und H. Özger

Paracelsusklinik, Abteilung für Orthopädie (Chefarzt: Dr. H. Bartsch), Lipperweg 11, D-4370 Marl

Kunststoffe werden seit längerer Zeit in der plastischen Gefäß- und Herzchirurgie verwendet. Auch im Bereich des Bewegungsorganes werden zunehmend Kunststoffe angewendet. Reißfestigkeit, Geschmeidigkeit und gute Biokompatibilität sind unabdingbare Voraussetzung zur Verwendung von Kunststoffen im Bereich des Bewegungsapparates. Ein Teil der bisher verwendeten Materialien versagte nach einiger Zeit unter in vivo-Bedingungen, da es zum Auswaschen der Weichmacher und damit zum Verlust der Elastizität und Bruch des Implantates kam.

Mit der Einführung des Polytetrafluoräthylens stand ein synthetisches Material zur Verfügung, das optimale Voraussetzungen in Bezug auf die Biokompatibilität ergab.

Für uns stellte sich daher die Frage, ob der PTFE-Soft-Tissue-Patch auch Verwendungsmöglichkeiten im Bereich des Bewegungsorganes haben kann. Wir haben daher die PTFE-Matten im Tierversuch getestet. An 10 jungen Schweinen wurde die Matte verwendet. Bei fünf Tieren wurde eine etwa 30 x 15 mm große, 2 mm starke Matte auf den lat. Teil des M. rectus femoris genäht, bei weiteren 5 Tieren wurde die Matte im M. rectus vernäht.

Die histologische Untersuchung erfolgte nach einer Versuchsdauer zwischen 42 und 77 Tagen.

Bei 42 tägiger Implantation war die Matte aus einem schmalen Saum von kollagenem Bindegewebe eingescheidet. Es hatte unmittelbar an der Matte einen erhöhten Gehalt an Fibroblasten. Es fanden sich nur wenige Lymphocyten zwischen Matte und Bindegewebskapsel sowie wenig Makrophagen. Es bestand ein enger Kontakt zwischen Matte und Bindegewebskapsel, wobei sich herdförmig Fibroblasten entlang der Fasern in die Matte verschoben. Die Maschenräume des Implantates erschienen optisch leer. Herdförmig traten im Zentrum der Matte Kalkablagerungen auf.

Die histologische Untersuchung nach 77 Tagen Implantatdauer ergab eine erhebliche Zunahme des kollagenen und fasciculär geordneten Bindegewebes, fast wie eine Schwiele. Die innere Kapselschicht zeigte eine stärkere Makrophagen- und Fibroblastenansammlung, war also insgesamt zwischenzeitlich deutlich zellreicher inkrustiert, hier fanden sich in großer Zahl mehrkernige Riesenzellen, wobei nicht festgestellt werden konnte, ob es sich um Makrophagen oder sogar Osteoblasten handelt. Neben der randständigen Verkalkung fanden sich auch herdförmige Kalkablagerungen in der Plattenmitte. Die Fibroblasten und Makrophagen drangen herd- oder zungenförmig in die Matte ein und erreichten fast die Mattenmitte. An den Schnittkanten der Matte sind die Makrophagen unter Beteiligung mehrkerniger Riesenzellen zahlreicher.

Die Verzahnung zwischen Bindegewebe und Matte ist an der Schnittkante stärker als an der Oberfläche des Patchs.

Als Ergebnis der histologischen Untersuchung kann daher festgestellt werden, daß sich die PTFE-Matten weitgehend gewebsneutral verhalten. Sie werden in eine schmale fasciculär geordnete kräftige Bindegewebsschwiele eingescheidet und erhalten dadurch eine hohe mechanische Stabilität sowohl bei Druck wie auch bei Zug. Abstoßungreaktionen oder einen Infekt haben wir bei den Tierversuchen nicht gesehen. Abschließend kann daher festgestellt werden, daß das PTFE-Soft-Tissue-Patch histologisch seine guten tribologischen und mechanischen Eigenschaften bewiesen hat und sich daher als Implantat bei Defekten im Bereich des Bewegungsapparates eignet.

Die dynamische Behandlung handgelenknaher und gelenkbeteiligender Speichenbrüche mit einem neuen Bewegungsfixateur

G. Asche

Kreiskrankenhaus, Chirurgische Abteilung (Chefarzt: Dr. D. Bombel), Karl-von-Hahn-Straße 120, D-7290 Freudenstadt

Erste Mitteilungen über die Stabilisierung von handgelenknahen Speichenbrüchen stammen von Vidal 1978, Coony 1978 und Asche 1981. Die guten Erfahrungen bei der gelenküberbrückenden Stabilisierung mit dem Fixateur haben uns dazu bewogen, einen von Jonsson vorgeschlagenen Bewegungsfixateur aufzugreifen, und mit der Firma Howmedica weiterzuentwickeln. Die Funktion des Fixateur wird vorgestellt, der Apparat ist leicht zu handhaben und läßt sich an den Midifixateur an Stelle des Gleitstabes montieren (Teile des bekannten Hoffmann-Fixateurs).

Erste Erfahrungen haben gezeigt, daß auch bei Trümmerfrakturen trotz der Beweglichkeit im Handgelenk keinerlei Dislokationen der Fragmente entstehen. Auffallend war die gute Beweglichkeit nach Entfernen des Fixateurs und die kurze Nachbehandlungszeit. Durch die Beweglichkeit mit dem Fixateur im Handgelenk werden Verklebungen des Kapselbandapparates um das Gelenk herum vermieden. Der Apparat wird in nächster Zeit serienmäßig hergestellt werden können.

Kurs Sonographie

Vorsitz: T. Tilig, Köln; J.V. Wening, Hamburg

Stellenwert der Sonographie in der Traumatologie

J.V. Wening

Abteilung für Unfallchirurgie (Direktor: Prof. Dr. K.-H. Jungbluth), Universitätskrankenhaus Eppendorf, Martinistraße 52, D-2000 Hamburg 20

Mit der Entwicklung der Perkussionstechnik durch Leopold Augenbrugger begkann bereits vor etwa 200 Jahren die Nutzung des Schalls als diagnostisches Hilfsmittel in der Medizin. 1880 entdeckten die Brüder Curie den piezoelektrischen Effekt, dessen Umkehrung die Erzeugung von Ultraschall ermöglicht. Als weitere Namen in der Geschichte der Sonographie sind die amerikanischen Radiologen Howry und Bliss zu nennen, die 1949 das Impulsechosystem für den medizinischen Anwendungsbereich und die Compoundtechnik für die praktische Anwendung nutzbar machten. Aus dem deutschen Sprachraum sind Gohr und Wedekind zu nennen. Das erste Real-time-Verfahren wurde 1967 von Krause und Soltner vorgestellt. 1974 entwickelten Kossow et al. das Gray-Scal-Verfahren, das die Bilddarstellung entscheidend verbesserte und der Ultraschalldiagnostik im medizinischen Bereich zum Durchbruch verhalf. In der inneren Medizin und Radiologie hat dieses System schnell Fuß gefaßt. Die Chirurgie hat dieses bildgebende Verfahren nur zögernd aufgenommen. Wie aus zahlreichen Publikationen in den letzten Jahren zu erkennen ist, wird dieser Nachholbedarf zunehmend aufgearbeitet. Im Bereich der abdominellen Diagnostik, d.h. insbesondere beim stumpfen Bauchtrauma gehört die Sonographie heute zur Basisdiagnostik mit einer Treffsicherheit von mehr als 90%. In traumatologischen Abteilungen mit langjähriger sonographischer Erfahrung ist die Lavage mit immerhin einer Komplikationsrate von bis zu 7% als Primärdiagnostik durch Ultraschall verdrängt worden. Die Methode erlaubt nicht nur den Nachweis von Flüssigkeit (Blut, Ascites) sondern auch – in der Hand des erfahrenen Untersuchers – den indirekten Nachweis einer Magenperforation durch freie Luft. Thoraxwandhämatome und Ergüsse können in ihrer Ausdehnung bestimmt und unter Sicht punktiert werden.

An der Schulter gewinnt man zur Beurteilung der Rotatoren oder nach Luxationen zusätzliche Informationen ohne Strahlenbelastung. Freie Gelenkkörper lassen sich in allen Gelenken mit dieser Methode – ab einer gewissen Größe – nachweisen.

Das Kniegelenk findet aus sonographischer Sicht ebenfalls zunehmend Interesse. Unter günstigen Voraussetzungen sind sowohl die Kreuzbänder als auch die Menisken und Seitenbänder beurteilbar. Interessant ist auch die Entwicklung der sonographischen Beurteilung von Bandverletzungen am Sprunggelenk, die unter Umständen eine Röntgendiagnostik überflüssig machen. Ein weiteres großes Indikationsfeld für die Sonographie sind Weichteilverletzungen, Hämatome, Ergüsse, chronische Veränderungen und auch Weichteiltumore. Es gibt inzwischen Arbeiten über Darstellungen von Schenkelhalsfrakturen mittels Ultraschall. Die Verlaufskontrolle von Frakturen ist ebenfalls Gegenstand der klinischen Forschung auf dem Gebiet der Sonographie.

Obwohl in vielen Bereichen noch weitere Erfahrungen gesammelt werden müssen, läßt sich heute schon sagen, daß ein Teil der radiologischen Diagnostik durch die Sonographie ersetzt werden wird. Ziel muß es sein, die Sicherheit der Methode soweit zu festigen, daß Doppeluntersuchungen vermieden und eine OP-Indikation sonographisch gestellt werden kann. Seit Anfang des Jahres 1988 ist der Nachweis von Kenntnissen in der Sonographie Gegenstand des chirurgischen Weiterbildungskataloges.

Grundlagen der Sonographie: Technik – Geräte

T. Tiling

(Manuskript nicht eingegangen)

Topographische Anatomie der Schulter

D. Steiner, B. Hermann und W. Lierse

Orthopädische Universitätsklinik und Poliklinik (Direktor: Prof. Dr. G. Dahmen), Martinistraße 52, D-2000 Hamburg 20

Für die Interpretation von Sonogrammen ist die Kenntnis der topographischen Anatomie unerläßlich.

Im Rahmen des Ultraschallkurses wird die topographisch-anatomische Systematik vernachlässigt. Es werden nur klinisch-sonographisch relevante Strukturen am Schultergelenk besprochen. Dieses sind 1. das Labrum, 2. die Bicepssehne und 3. die Rotatorenmanschette.

Zu 1.: Das Labrum glenoidale unterliegt einer breiten Variabilität bezüglich der Form. Nach eigenen Untersuchungen findet sich häufig im ventralen Anteil eine dreieckige, im dorsalen Anteil nur eine gerundete Form. Eingewoben in das Labrum sind Kollagenfasern der Biceps- und Ticepssehne.

Zu 2.: Im freien intraarticulären Verlauf kann die Bicepssehne anatomisch randbildend zur Rotatorenmanschette werden. Das kann zu sonographischer Verwechslung führen.

Die anatomische Formgebung des Sulcus unterliegt einer breiten Varianz.

Entsprechend kann die sonographische Darstellung der Bicepssehne schwierig sein, da es zu differenten Schallreflektionen im Sulcus bicipitalis kommen kann.

Zu 3.: In Neutralposition der Schulter liegt ca. 1/3 des M. supraspinatus-Ansatzes unter dem Akromion, die vorderen 2/3 unter dem Ligament.

Um den rupturgefährdeten Anteil der Sehne sonographisch untersuchen zu können, empfiehlt sich eine Schulterposition in maximaler Retroversion, Adduktion und Innenrotation.

Sonographie der Schulter: Normal- und pathologische Befunde

J. V. Wening

Abteilung für Unfallchirurgie (Direktor: Prof. Dr. K.-H. Jungbluth), Universitätskrankenhaus Eppendorf, Martinistraße 52, D-2000 Hamburg 20

1977 berichtete V. Mayer erstmalig auf einer Veranstaltung des American Institute of Ultrasound in Medicine in Dallas/Texas über Erfahrungen mit der Sonographie im Schulterbereich. Drei Jahre später legten Seltzner und Mitarb. Ergebnisse einer experimentellen Untersuchung mit Injektion von Kontrastmitteln in das Schultergelenk von Affen vor und bewiesen, daß neben knöchernen Strukturen auch Muskeln, Sehnen und periarticuläre Veränderungen sonographisch beurteilbar sind.

Ab 1983 nehmen in der medizinischen Fachliteratur Publikationen zu diesem Thema sprunghaft zu, es gilt sowohl für den englischen als auch den deutschen Sprachraum.

Dank der technischen Weiterentwicklung der letzten Jahre stehen heute relativ handliche Schallköpfe und Geräte zur Verfügung. Verwendet werden an der Schulter 7,5 oder 10 MgHz Schallköpfe ohne und 5 MgHz Schallköpfe mit Vorlaufstrecke. Das Ankopplungsmedium besteht aus sehr weichem Polyvinylchlorid oder alternativ wird eine Wasservorlaufstrecke benutzt. Durch beide Medien ist eine gute Anpassung an die Schulterkontur gewährleistet.

Wir haben unsere Erfahrungen mit einem 5 MgHz Schallkopf (Kombisom 111 S) gesammelt. Die Bilddokumentation erfolgte über eine in das Gerät integrierte Sofortbildkamera. Die Untersuchung fand am stehenden, sitzenden oder halbliegenden Patienten statt. Der Untersucher führt mit der einen Hand den Schallkopf und mit der anderen den Arm des Patienten. Als Bezugsgröße dient die zuerst untersuchte "gesunde Seite". Nach der statisch-sonographischen Untersuchung folgt die dynamische bei Bewegung des Armes zur Beurteilung des Gleitprozesses. Defekte der Rotatorenmanschette treten bei Abduktion gegen Widerstand durch den Muskelzug deutlicher hervor. Untersucht wird in 6 Standardschnittebenen:

1. Längsschnitt der langen Bicepssehne;
2. Längsschnitt der Infraspinatussehne;
3. Längsschnitt der Subscapularissehne;
4. Längsschnitt der Infraspinatussehne;
5. Querschnitt des Sulcus intertubercularis mit Bicepssehne;
6. Querschnitt der Supraspinatussehne.

Im Längsschnitt hat die Supraspinatussehne die Form eines "Papageienschnabels", die kranielle Abgrenzung bildet als helle Linie die Bursa subdeltoidea/subacromialis mit 1–2 mm Dicke. Eine Doppelkontur dicht über dem Humeruskopf kennzeichnet den Knorpelsaum. Unter dem Akromion (hyperdenser Halbkreis) findet sich regelhaft eine hypodense Zone. Im Querschnitt sind 4 bogenförmig verlaufende Schichten gegeneinander abzugrenzen: 1. der Musculus deltoideus; 2. Bursa; 3. Supraspinatussehne; 4. Gelenkknorpel bzw. Humeruskopf. Ist die Ebene leicht gekippt, kommt die Bicepssehne in der hypodensen Zone der Rotatorenmanschette als heller Fleck zur Darstellung. Unter dynamischen Bedingungen ist innerhalb der Manschette eine Längsstreifung erkennbar, die als Radmuster bezeichnet wird und den Zug der Manschette im Tuberculum majus verdeutlichen kann. Als Normalwerte für die Sehnendicke der Rotatorenmanschette werden Werte um 5,5 mm (±2,5 mm) im Querschnitt gemessen. Für die Bicepssehne sind Durchmesser von 4,3 mm (±2,6 mm) angegeben. Unsere Angaben beruhen auf Messungen am Gesunden unter Verwendung eines 7,5 bzw. 10 MgHz Schallkopfes. Um vergleichbare Untersuchungsergebnisse zu ermöglichen, sollte die Geräteinstellung immer so gewählt werden, daß gerade eben noch Binnenechos im Musculus deltoideus sichtbar werden. Ödematöse Verquellung der Sehnen führt zu einer Verminderung der Sehnenfasern und zu einem hypodensen Echo. Reparationsvorgänge sind durch zellreiches Granulationsgewebe und hyperdenses Echo gekennzeichnet. In der Region der Bicepssehne sind Ergüsse, Luxationen, Subluxationen, degenerative Veränderungen und knöcherne Veränderungen nachweisbar. In den Rotatoren lassen sich degenerative Veränderungen und Rupturen im Echobild als schalldichte, schallarme und Veränderungen der Rotatorenform nachweisen. Eine sichere Unterscheidung zwischen schweren degenerativen Veränderungen und Ruptur ist nicht immer möglich. Veränderungen des vorderen Pfannenrandes nach Schulterluxation (Bankartläsion, Limbusabriß oder der Nachweis einer Instabilität) können unter günstigen Voraussetzungen bei dynamischen Untersuchungsbedingungen im vorderen Längsschnitt nachgewiesen werden. Dorsale Pfannenverletzungen lassen sich im dorsalen Horizontalschnitt erkennen. Schulterspezifisch ist die Darstellung von Weichteiltumoren, die ab einer Größe von 0,5–1 cm nach Abgrenzung und Ausdehnung definiert und in kurzen Abständen ohne Belastung für den Patienten kontrolliert werden können.

Daß die Methode Ultraschall an der Schulter ihren festen Platz in der Diagnostik von Schultererkrankungen gefunden hat, belegen vergleichende Zahlen aus der Literatur, bei denen das sonographische Ergebnisse bei Verdacht auf Rotatorenruptur mit Arthrographie und dem Operationssitus verglichen wurden. Hierbei sind Trefferquoten von 90%, Spezifität von 93% und Sensitivität von 95% beschrieben. Unsere eigenen Erfahrungen bestätigen diese Aussage. Wir konnten bei 83 Patienten im Alter von 28–46 Jahre nach einem schweren direkten Schultertrauma bei 12 Kranken eine Rotatorenruptur nachweisen. Diese Befunde sind durch Arthrographie bzw. OP-Situs verifiziert.

Durch die Sonographie ist für die Schulterregion ein neues Gesichtsfeld erschlossen worden, das schmerzlos und ohne Strahlenbelastung reproduzierbare Befunde ermöglicht. Auch wenn ein Teil der Aussagen noch der Untermauerung am morphologischen Substrat, insbesondere bei Instabilitäten und Pfannenverletzungen bedürfen, hat diese Methode ihren festen Platz in der klinischen Diagnostik gefunden.

Abdominal- und Thoraxtrauma: Sonographische Technik, Management und Befunde

W. Wippermann und R. Hoffmann

Unfallchirurgische Klinik der Medizinischen Hochschule (Direktor: Prof. Dr. H. Tscherne), Konstanty-Gutschow-Straße 8, D-3000 Hannover 61

Das stumpfe Bauch- und Thoraxtrauma stellt den Untersucher besonders im Rahmen der Versorgung polytraumatisierter Patienten vor erhebliche diagnostische Probleme. In der Klinik hat die Notfallsonographie des Abdomens die Peritoneallavage bei stumpfem Bauchtrauma in den letzten Jahren besonders in den Traumaschwerpunktkliniken zunehmend abgelöst.

Indikationen ergeben sich neben dem Polytrauma auch bei unklarer Bewußtlosigkeit oder isoliertem stumpfen Bauchtrauma.

Die Anforderungen an das Gerät sind ein real-time Modus und eine Ausstattung mit 3,5 MHz Linear- und Sektor- bzw. Curved-Applikator. Ein 5 MHz Schallkopf kann zur Beurteilung oberflächennaher Strukturen hilfreich sein. Das Sonographiegerät muß jederzeit verfügbar sein. Es sollte daher im Schockraum stationiert werden. Um Zeitverzögerungen zu vermeiden, wird die Sonographie simultan zur weiteren Diagnostik, wie z.B. Röntgen, und zur weiteren Therapie im Schockraum durchgeführt.

Der Untersucher bedarf einer besonderen Erfahrung, da eine sichere und schnelle Befunderhebung erwartet wird. Zudem besteht hinsichtlich der Festlegung der Diagnose ein erheblicher Erfolgsdruck, da die Diagnose "Freie Flüssigkeit" in aller Regel die zügige Laparotomie nach sich zieht. Ob freie Flüssigkeit intraabdominell vorliegt, ist durch den erfahrenen Untersucher schnell zu ermitteln. Im eigenen Vorgehen hat sich die Verwendung eines Sektorschallkopfes mit einem Horizontalschnitt rechts und links sowie einem suprapubischen Längs- und Querschnitt bewährt.

Die freie Flüssigkeit stellt sich sonographisch echoarm bis echofrei dar. Sie ist in erster Linie bedingt durch Blutungen bei Rupturen parenchymatöser Organe wie Milz und Leber. Aber auch an Flüssigkeitsaustritte bei Rupturen von Hohlorganen bzw. an Blutungen bei Gefäßverletzungen muß man denken. In seltenen Fällen kann auch nach Masseninfusionen im Rahmen der Schocktherapie freie Flüssigkeit angetroffen werden.

Eine Quantifizierung der Flüssigkeitsmenge ist sonographisch nicht unproblematisch, da sie sich im Abdomen individuell unterschiedlich verteilen kann. Einen Anhaltspunkt gibt die semiquantiative Abschätzung nach Hauenstein, wobei bei ausgedehnten Flüssigkeitsmengen der Rec. hepatorenalis vollgelaufen ist bzw. der Leberrand von der Flüssigkeit umspült und das Organ von der lat. Bauchwand abgehoben wird.

Die Vorteile der Sonographie liegen in ihrer schnellen Durchführbarkeit, einer hohen Sensitivität für freie Flüssigkeit, der Möglichkeit des (wenn auch nicht immer möglichen) Nachweises von Organläsionen, der Möglichkeit zu Verlaufskontrollen, der Nichtinvasivität und dem Fehlen von Kontraindikationen.

Ultraschall beim Bauchtrauma: 10-Jahresergebnisse

B. Bouillon und T. Tiling

Chirurgische Universitätsklinik Köln-Merheim (Direktor: Prof. Dr. H. Troidl), Abteilung für Unfallchirurgie (Leiter: Prof. Dr. T. Tiling), Ostmerheimerstraße 200, D-5000 Köln 91

Ziel der Diagnostik beim stumpfen Bauchtrauma ist das Erkennen einer therapiebedürftigen Verletzung. Dazu stehen die klinische Untersuchung, die Peritoneallavage, die Computertomographie und die Sonographie zur Verfügung.

Die klinische Untersuchung ist durch Veränderungen des Bewußtseinszustandes des Verletzten in 42–87% beeinträchtigt. Das Problem der Peritoneallavage sind falsch positive Befunde in 6–25%, die unnötige Laparotomien bedingen. Die Computertomographie ist zeitraubend; dadurch schließt sie eine Untersuchung von 20% der schweren Bauchtraumen aus, die hämodynamisch instabil sind.

Um die Treffsicherheit des Ultraschalls bei der Erkennung signifikanter, operationsbedürftiger intraabdomineller Verletzungen zu testen, führten wir von 1978–1983 an der Chirurgischen Universitätsklinik in Göttingen und von 1984–1987 am II. Chirurgischen Lehrstuhl in Köln-Merheim eine prospektive Studie durch. Zielkriterium der Studie war die Erkennung signifikanter, intraabdomineller freier Flüssigkeit. Golden Standard zur Überprüfung der Ultraschallergebnisse waren Obduktionsbefunde, intraoperative Befunde bzw. der klinische Verlauf. Untersucht wurden 808 Patienten mit stumpfem Bauchtrauma.

Dabei erreichte die Sonographie eine Sensitivität von 89% und eine Spezifität von 100% bei einer Prävalenz eines signifikanten Befundes von 12%. Zu diskutieren sind die 11 falsch negativen Befunde. Sie traten vor allem in den ersten Jahren der Studie auf, als zur Kontrolle bei unsicherem Befund eine Peritoneallavage durchgeführt wurde. Dadurch wurde die Möglichkeit eines Kontrollschalls vergeben. Keiner dieser Patienten erlitt durch die leicht verzögerte Diagnose Schaden. Analysiert man die Ergebnisse der letzten 3 Jahre, so ergibt sich eine Sensitivität von 96% und eine Spezifität von 100%, bei einer Prävalenz von 12% bei 373 untersuchten Patienten. Damit zeigt sich ein gewisser Lerneffekt und eine hohe Treffsicherheit des Ultraschalls, die Ergebnissen der Peritoneallavage entspricht.

Vorteile des Ultraschalls sind die nicht Invasivität, schnelle Durchführbarkeit, Wiederholbarkeit, Quantifizierung der Blutungsmenge und die Vermeidung unnötiger Laparotomien.

Kniegelenksonographie – Technik und Befunde

H. Gerngroß und W. Kahle

Bundeswehrkrankenhaus Ulm, Abteilung Chirurgie (Leiter: Prof. Dr. W. Hartel),
Oberer Eselsberg 40, D-7900 Ulm

Die Sonographie am Kniegelenk hat sich in den letzten Jahren stark entwickelt. Insbesondere zeigen ihre Nichtinvasivität, Nebenwirkungsfreiheit, Reproduzierbarkeit und Einfachheit Vorteile. Daneben ist sie auch bei akuter Symptomatik am Knie durchführbar. Allerdings erfordert sie eine gewisse Einarbeitungszeit sowie eine entsprechende technische Einrichtung.

Der bisher verwendete notwendige Schallkopf für die Kniegelenksonographie ist ein 7,5 MHz Sektor-Scan. Vorlaufsstrecken sind häufig erforderlich.

Bisher sind folgende Befunde darstellbar

Ergüsse, Cysten, Ganglien, Tumore, Muskelsehnenruptur, Knorpelschäden (soweit mit dem Schallfenster erreichbar), Meniscusläsionen und Degenerationen. Insbesondere bei der Diagnose von Meniscusläsionen sind in letzter Zeit Fortschritte erzielt worden. Unsere eigenen Erfahrungen zeigen, daß insbesondere Läsionen im Bereich des auch arthroskopisch schwer einsehbaren Hinterhorns sowie der vorliegenden Probleme am Hinterhorn, mit der Doppelkontrast-Arthrographie, die Sonographie eine hohe Sensitivität und akzeptable Spezifität besitzt. Die Sonographie des Meniscus kann nur im Längsschnitt bei leichter Beugestellung des Kniegelenkes durchgeführt werden.

An der Sonographie des Bandapparates und der Gelenkkapsel wird intensiv gearbeitet. Insbesondere sind heute sehr gut bereits das hintere Kreuzband sowie der hintere Seitenbandapparat der Sonographie zugänglich. Die Entwicklung der invasiven Sonographie ist in der Entwicklung. Diese besitzt insbesondere auch den Vorteil des Sehens hinter die Oberflächen der Gelenkstrukturen.

Zusammenfassend ist festzustellen, daß die Sonographie eine nützliche apparative Maßnahme zur Diagnostik verschiedener Kniegelenkerkrankungen ist. In wenigen Jahren wird sie allgemeine Anwendung finden.

Schallköpfe mit speziellem Design und passender Focossierung sind in der Entwicklung. Zur Verbesserung der Elektronik werden Artefakte weitgehend vermieden werden können.

Sonographie des Meniscus — Normale und krankhafte Befunde

G. Bauer

Klinik für Unfallchirurgie, Hand-, Plastische- und Wiederherstellungschirurgie der Universität (Direktor: Prof. Dr. C. Burri), Steinhövelstraße 9, D-7900 Ulm

Die Sonographie der Meniscen gelingt am besten mit einem 7,5 MHz-Schallkopf eines mechanischen Sektorscanners. Im sonographischen Längsschnitt, d.h. parallel zur Längsachse des Beines, stellt sich der Meniscus als homogenes, graufarbenes dreieckiges Gebilde zwischen Femurcondylus und Tibiaplateau dar.

Die einzelnen Meniscusabschnitte zeigen jedoch deutliche Unterschiede in der Qualität der Darstellung. Das Innenmeniscushinterhorn ist am besten, die Pars intermedia des Außenmeniscus vergleichsweise schlechter beurteilbar. In der Regel ist das Innenmeniscushinterhorn länger ausgezogen als das Außenmeniscushinterhorn. Im Bereich der Pars intermedia verkürzt und verschmälert sich der Meniscus. Im Vorderhornbereich von Innenmeniscus und Außenmeniscus wird die Basis wieder breiter, der Meniscus gleicht einem gleichseitigen Dreieck.

Die wesentlichen Verletzungsformen des Meniscus sowie degenerative Veränderungen und das Meniscusganglion lassen sich sonographisch gut erfassen.

Längs-, Quer- sowie Tangentialverletzungen führen zu einer scharfen, echodichten Reflexebene, die in mehreren Ebenen nachweisbar ist. Fischmaulläsionen und Korbhenkelläsionen ergeben einen Abbruch des Meniscus, an den sich eine unterschiedliche breite, echofreie Zone anschließt, bevor der Restmeniscus abgebildet wird. Nicht immer läßt sich jedoch der rupturierte Henkel erfassen.

Ablösungen des Meniscus an seiner Basis führen zu einem echoarmen Bereich zwischen Meniscusbasis und der echoverstärkten Gelenkkapsel. Das Vorkommen multipler, weniger scharf begrenzter echodichter Bezirke spricht für das Vorliegen degenerativer Veränderungen im Meniscus. Das Meniscusganglion — meist im Bereich des Außenmeniscus — ist durch eine mehr oder weniger runde echoarme Zone — vom Meniscus ausgehend — gekennzeichnet.

Sonographie des Ellenbogengelenkes

H.-G. Breyer[1] und D. Busch[2]

[1] Klinikum Steglitz der Freien Universität, Abteilung für Unfall- und Wiederherstellungschirurgie (Direktor: Prof. Dr. R. Rahmanzadeh), Hindenburgdamm 30, D-1000 Berlin 45
[2] Klinikum Steglitz der Freien Universität, Abteilung für Röntgendiagnostik (Direktor: Prof. Dr. K.-J. Wolf), Hindenburgdamm 30, D-1000 Berlin 45

Der mehrgelenkige, komplizierte Aufbau des Ellenbogengelenkes und der Aufwand anderer Untersuchungsmethoden wie Computer-Tomographie, Arthroskopie und Kernspin-Tomographie lassen die sonographische Untersuchung des Ellenbogengelenkes als wünschenswert erscheinen.

Die Grenzen dieser Untersuchungsmethoden am Ellenbogengelenk sind deutlich: Es können nur Weichteile und solche Knochenoberflächen beurteilt werden, die vom Schallstrahl senkrecht getroffen werden. So ist z.B. eine Beurteilung der Artikulationsfläche des Radiusköpfchens nicht möglich. Eine sichere Differenzierung von Weichteilstrukturen, z.B. von Sehnen- und Muskelgewebe kann nicht immer erfolgen.

Für die sonographische Untersuchung des Ellenbogengelenkes werden Quer- und Längsschnitte dorsal, ventral, medial und lateral geführt, wobei die wichtigsten 3–4 Längsschnitte über definierten, gut identifizierbaren Strukturen und Querschnitte über dem Olecranon liegen.

Zur besseren Erkenntnis der Leitstrukturen sollte eine dynamische Untersuchung versucht werden. Bei einem Gelenkerguß werden die Gelenkspalten deutlicher erkennbar.

Ihre hauptsächliche Indikation hat die Sonographie am Ellenbogengelenk bei der Arthritis. Eine sichere Differentialdiagnostik der verschiedenen rheumatischen Erkrankungen ist aber nicht möglich.

In der Traumatologie lassen sich nach unseren Erfahrungen mit der Sonographie folgende Weichteil- und Knochenprozesse am Ellenbogengelenk sicher lokalisieren bzw. beurteilen:

Weichteilprozesse: Bursitis olecrani, Fremdkörper in den Weichteilen, Gelenkerguß, Hämarthros, distale Biceps- und Tricepsmuskel- bzw. Sehnenrisse.

Knochenprozesse: Radiusköpfchenfraktur, Abriß des Proc. coronoideus, osteochondrale Fragmente, paraarticuläre Ossifikationen, knöcherne Bandausrisse, freie Gelenkkörper, Osteosynthesedrähte.

Der Vorteil der Sonographie liegt in einer fehlenden Strahlenbelastung bei gleichzeitiger unbegrenzter Wahl der Untersuchungsebenen und den geringen Kosten. Bei bestimmten Indikationen (z.B. M. Chassaignac) kann die Sonographie die konventionelle Röntgendiagnostik ersetzen. Auch bei der Lokalisation von Fremdkörpern in den Weichteilen des Ellenbogengelenkes und bei der Diagnostik der Bursitis olecrani scheint sie uns hilfreich. Nachteilig ist jedoch der Zeitaufwand für eine ausreichende Untersuchung und die notwendige persönliche Erfahrung des die Untersuchung durchführenden Arztes.

Meniscussonographie versus Arthroskopie

H. Steffens

(Manuskript nicht eingegangen)

Fehlermöglichkeiten der Meniscussonographie

A. Kefenbaum, H. Mellerowicz und C. Schulze

Universitätsklinik und Poliklinik der Freien Universität im Oskar-Helene-Heim (Direktor: Prof. Dr. U. Weber) Clayallee 229, D-1000 Berlin 33

Mit der zunehmenden Anwendung der sonographischen Meniscusdarstellung erhebt sich auch die Frage der Fehlermöglichkeiten dieser Untersuchungsmethode.

Artefaktbildungen mit Gefahr der Fehlinterpretation sind bei ungeeignetem technischen Gerät ebenso zu erwarten wie bei unkorrektem Handling des Ultraschallkopfes und nicht ausreichend geschultem Untersucher. Darüber hinaus geben anatomische Besonderheiten und Veränderungen, sowie physikalisch bedingte Artefakte, Anlaß zu fehlerhafter Interpretation.

Die Meniscussonographie ist insgesamt als praktikabel, unseres Erachtens zur Zeit aus technischen Gründen nicht als Verfahren der Wahl anzusehen. Eine Weiterentwicklung ist zu erwarten.

Sonographie in der Diagnostik der Außenbandruptur am oberen Sprunggelenk

R. Ernst[1], A. Weber[2] und M. Kemen[1]

[1] Ruhruniversität, Chirurgische Klinik (Direktor: Prof. Dr. V. Zumtobel), St. Josef-Hospital, Gudrunstraße 56, D-4630 Bochum
[2] Ruhruniversität, Radiologische Klinik (Direktor: Prof. Dr. O. Spanke), St. Josef-Hospital, Gudrunstraße 56, D-4630 Bochum

Das Supinationstrauma des oberen Sprunggelenkes ist eine häufige Verletzung [1, 2]. Die klinische Untersuchung, bei der besonders auf Hämatombildung vor der Spitze des Außenknöchels und auf die Instabilität des oberen Sprunggelenkes geachtet wird, führt bei anamnestisch adäquatem Trauma meist zur richtigen Diagnose. Röntgenaufnahmen in zwei Ebenen sind zum Ausschluß von Knochenverletzungen erforderlich. Zur Objektivierung und Dokumentation des Befundes haben sich die "gehaltenen Röntgenaufnahmen" durchgesetzt. Bei standardisierter Belastung der Bänder in einem Halteapparat werden Röntgenaufnahmen im a.p.- und seitlichen Strahlengang angefertigt, wie z.B. mit dem Halteapparat nach Scheuba [3], den auch wir verwenden. Zusätzlich haben wir seit Anfang 1987 untersucht, ob mit Hilfe der Sonographie das Verletzungsausmaß der Außenbänder des oberen Sprunggelenkes ebenso exakt angegeben werden kann.

Methode

Wir haben dazu unsere eigene Untersuchungsmethode entwickelt und in einer Pilotstudie an gesunden Probanden und bei Patienten mit klinisch und radiologisch eindeutigen und ausgedehnten Verletzungen überprüft. Es wurden anschließend in unsere prospektive Studie nur Patienten aufgenommen, deren Sonographiebefunde anhand des intraoperativen Befundes kontrolliert werden konnten. Es handelte sich um 37 Patienten mit frischen Außenbandrupturen und um 5 Patienten mit chronischen Bandinstabilitäten mit einem Durchschnittsalter von 21 Jahre.

Da uns eine sichere, direkte Darstellung der Bandstrukturen nicht gelungen ist, haben wir eine Methode zur Überprüfung der Stabilität entwickelt.

Bei der Untersuchung liegt der Verletzte bequem in Bauchlage, die Sprunggelenke stehen frei beweglich über den Rand der Untersuchungsliege hinaus (Abb. 1). Durch leichtes

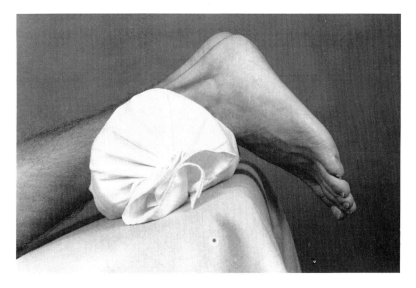

Abb. 1. Lagerung des Verletzten zur Untersuchung (Seitenansicht): Leichte Beugung der Kniegelenke mit spontaner ca. 90°-Stellung der frei beweglichen, über den Rand der Untersuchungsliege hinausragenden Sprunggelenke und Füße. Die Unterschenkelmuskulatur muß entspannt sein

Anheben des Randes der Liege und/oder Unterlegen einer Rolle unter die Unterschenkel werden die Kniegelenke leicht gebeugt, so daß die Wadenmuskulatur entspannt ist und das Sprunggelenk automatisch eine ca. 90°-Stellung einnimmt. Das Sprunggelenk wird von dorsal geschallt (Abb. 2). Der Schallkopf wird in Längsachse des Unterschenkels und senkrecht zur Unterschenkelrückseite gehalten. Der Schallkopf wird lateral über der Fibula aufgesetzt und dann nach medial geführt, bis das markante Reflexmuster der Tibiahinterkante und der dorsalen Begrenzung der Talusrolle zur Darstellung kommt (Abb. 3). Die

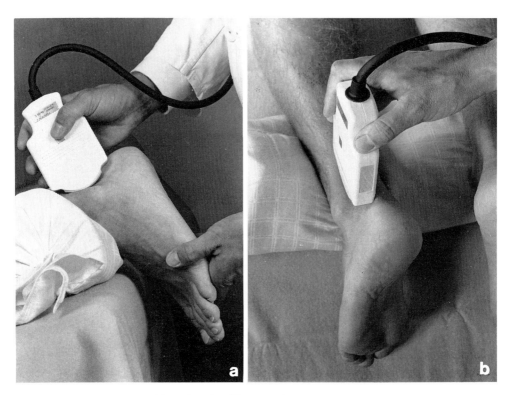

Abb. 2a, b. Ausgangsposition für die Ultraschalluntersuchung: Der Schallkopf wird in Längsachse des Unterschenkels und senkrecht zur Unterschenkelrückseite gehalten, lateral über der Fibula aufgesetzt und dann nach medial geführt, bis das markante Reflexmuster der Tibiahinterkante und der dorsalen Begrenzung der Talusrolle zur Darstellung kommt. **a** Seitenansicht, **b** Ansicht von dorsal

schematische Darstellung der so von uns definierten Untersuchungsschnittebene zeigt, daß aus derselben Ausgangsposition sowohl eine Beurteilung des Talusvorschubes als auch der Taluskippung möglich ist (Abb. 4). Auch eine Instabilität im Bereich des Ligamentum fibulo-talare posterius scheint ohne Änderung der Position des Schallkopfes darstellbar zu sein. Da wir in dem Beobachtungszeitraum die Verletzung des Ligamentum fibulo-talare posterius, wie zu erwarten, nur selten beobachten konnten, möchten wir dazu keine Aussage treffen.

Die Ausgangsposition wird eingestellt und der Abstand zwischen Tibiahinterkante und dorsaler Begrenzung der Talusrolle ausgemessen. Dann wird unter laufender Kontrolle vorsichtig durch entsprechende Handgriffe die Stabilitätsprüfung vorgenommen (Abb. 5) und der maximale Bewegungsausschlag festgehalten und ausgemessen (Abb. 6). Die Differenz der Abstandsmessungen mit und ohne Belastung ergibt das Maß für die Instabilität. Der Verletzte wird dabei abgelenkt und aufgefordert, die Muskulatur zu entspannen. Auf Schmerzäußerungen wird geachtet, stärkere Gewaltanwendung sollte vermieden werden. Gewaltanwendung und dadurch hervorgerufene Schmerzen provozieren sofort ein Gegenspannen und verfälschen das Untersuchungsergebnis. Durch Wiederholung des Untersuchungsablaufes ist das "Anschlagen" oder Stoppen des Bewegungsablaufes bei noch intaktem Band sehr gut von willkürlichem Anspannen bei Schmerzen zu unterscheiden. Eine standardisierte Belastung ist nicht erforderlich. Die nicht verletzte Gegenseite wird mituntersucht. Die Befunde werden dokumentiert. Bei der Dokumentation sollte zu erkennen sein, daß die Standard-Untersuchungsebene eingehalten worden ist (Abb. 7).

Bei der Untersuchung hat sich uns ein 5 MHz-Realtime-Scanner mit konvexer Oberfläche bewährt. Bei frischen Verletzungen mit Hämatombildung ist eine Wasservorlaufstrecke nicht erforderlich, sie kann jedoch bei fehlender Schwellung und sehr dünnen Weichteilen hilfreich sein.

Die Untersuchung ist in der Regel von einem Untersucher ohne weitere Hilfspersonen gut durchführbar, soweit das Ultraschallgerät über Fußschalter zum "Einfrieren" des Realtimebildes verfügt.

Aufgrund unserer Erfahrungen in der Pilotstudie haben wir anschließend in unserer prospektiven Studie auch überprüft, ob die Taluskippung als Maß für die Verletzung des Ligamentum fibulo-calcaneare herangezogen werden kann.

Ergebnisse

Die Operationsbefunde sind in Tabelle 1 zusammengefaßt. Das Ligamentum fibulo-talare anterius war bei 40 Patienten vollständig, bei 2 Verletzten teilrupturiert. Zusätzlich lag 23mal eine komplette und 18mal eine Teilruptur des Ligamentum fibulo-calcaneare vor. Das Ligamentum fibulo-talare posterius war dreimal teilrupturiert.

Als pathologischen Befund bei der Sonographie konnten wir einen Talusvorschub von 6 mm und mehr, sowie eine Taluskippung von 6 mm und mehr feststellen, sofern die unverletzte Gegenseite keine Instabilität über 3 mm aufwies. Es ergab sich bei Ruptur des Lig. fibulo-talare anterius ohne Berücksichtigung des evtl. zusätzlichen Verletzungsmusters ein Durchschnittswert für den Talusvorschub von 7,3 + 1,2 mm (Durchschnittswert mit Standardabweichung). Bei Ruptur des Lig. fibulo-calcaneare ohne Berücksichtigung des evtl. weiteren Verletzungsmusters fanden wir einen Durchschnittswert für die Taluskippung von

422

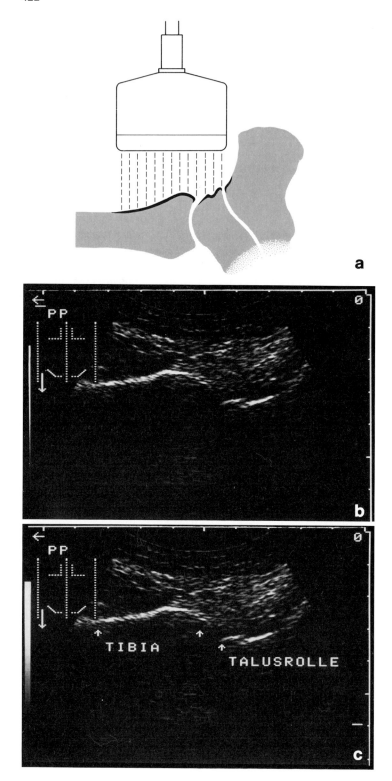

Abb. 3a–c

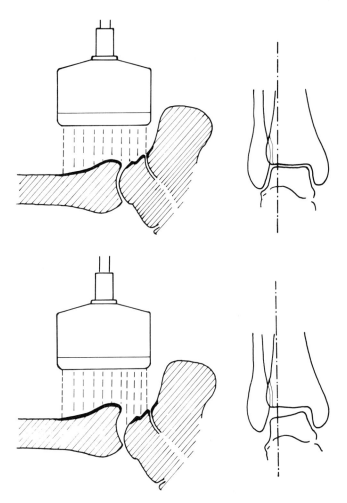

Abb. 4. Schematische Darstellung der definierten Untersuchungsschnittebene im sagittalen und frontalen Längsschnitt durch das obere Sprunggelenk: Die Untersuchungsschnittebene erlaubt sowohl eine Kontrolle des Talusvorschubes (*Zeichnungsausschnitte links oben und links unten*) als auch eine Beurteilung der Taluskippung (*Zeichnungsausschnitte rechts oben und rechts unten*)

◀——————————————————————————————————————

Abb. 3a–c. Ausgangsposition für die Ultraschalluntersuchung des oberen Sprunggelenkes in schematischer Darstellung und im Ultraschallbild: **a** *Links:* Schematische Darstellung (sagittaler Längsschnitt durch das obere Sprunggelenk): die markante Kontur der Tibiahinterkante und der hinteren Begrenzung der Talusrolle ist hervorgehoben, **b** *Rechts oben:* Ultraschallbild: bei exakter Einstellung der Ausgangsposition für die Ultraschalluntersuchung wird die gleiche markante Kontur im Ultraschallbild abgebildet. **c** *Rechts unten:* Ultraschallbild: Tibiahinterkante und Talusrolle sind markiert. Auf eine klare Abbildung der Knochenstrukturen muß geachtet werden

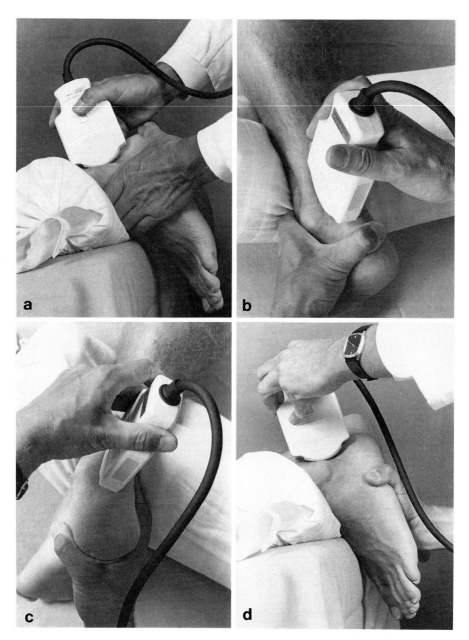

Abb. 5a–d. Stabilitätsprüfung des oberen Sprunggelenkes: Eine Hand des Untersuchers hält den Schallkopf in der definierten Ausgangsposition, **a** Bei der Prüfung des Talusvorschubes fassen die Langfinger der anderen Hand vor die Tibiavorderkante und stabilisieren sie. Durch Daumendruck auf den Calcaneus wird der Talusvorschub ausgelöst (Zangengriff), **b** Prüfungsvorgang des Talusvorschubes in der Ansicht von dorsal, **c** Für die Prüfung der Taluskippung umfaßt die zweite Hand des Untersuchers die Ferse, die Langfinger stützen sich bei der Stabilitätsprüfung am Innenknöchel ab, **d** Prüfungsvorgang der Taluskippung in der Ansicht von dorsal

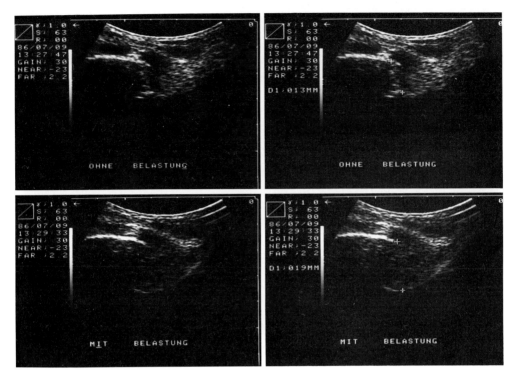

Abb. 6. Meßvorgang bei der Ultraschalluntersuchung des oberen Sprunggelenkes: Zunächst wird die Ausgangsposition eingestellt und der Abstand zwischen Tibiahinterkante und hinterer Begrenzung der Talusrolle ausgemessen (*Bildausschnitte oben links und oben rechts*). Dann wird unter Real-time-Bedingungen die Stabilitätsprüfung vorgenommen, wobei insbesondere die markanten Meßpunkte in ihrem Auseinanderweichen beobachtet werden. Der größte Bewegungsausschlag wird "eingefroren" und ausgemessen (*Bildausschnitte unten links und unten rechts*)

6,2 + 1,0 mm (Durchschnittwert mit Standardabweichung). Bei kompletter Ruptur des Lig. fibulo-talare anterius und Teilruptur des Lig. fibulo-calcaneare ergab sich für die Taluskippung ein Durchschnittswert von 3,5 + 1,0 mm (Durchschnittwert mit Standardabweichung).

Wird der Talusvorschub nur als Maß für die Verletzung des Ligamentum fibulo-talare anterius angesehen und die Taluskippung nur als Maß für die Verletzung des Lig. fibulo-calcaneare herangezogen, so ergibt sich für die Diagnosesicherung durch die Ultraschalluntersuchung folgendes Bild (Tabelle 2).

Die Rupturen des Lig. fibulo-talare anterius wurden vollständig erkannt, die Teilrupturen (n = 2) jeweils auch als komplette Ruptur gedeutet. Bei den Fehldiagnosen lag in einem Fall eine deutliche Überdehnung bei Teilruptur und im zweiten Fall eine Teilruptur und Überdehnung bei kompletter Ruptur des Lig. fibulo-calcaneare vor.

Von den kompletten Rupturen des Lig. fibulo-calcaneare wurden 3 als Teilrupturen fehlinterpretiert, von den Teilrupturen 4 als komplette Rupturen und zwei als ohne Ruptur fehlgedeutet. Daraus ergibt sich für unsere Methode rechnerisch für die Beurteilung der

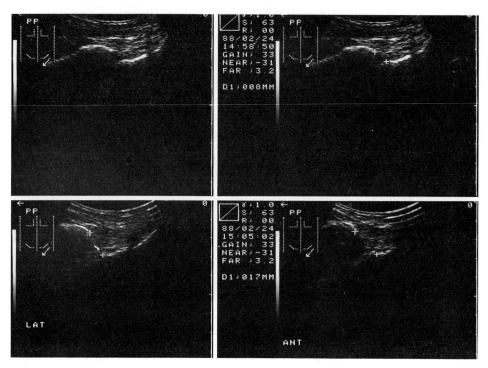

Abb. 7. Dokumentation der Sonographie-Untersuchung des oberen Sprunggelenkes: Einstellung der Standard-Untersuchungsposition und Durchführung der Stabilitätsprüfung. Referenz-Aufnahmen für die Ausgangsposition (*Bildausschnitt rechts oben*), die Prüfung des Talusvorschubes (*Bildausschnitt rechts unten*) und die Prüfung der Taluskippung (*Bildausschnitt links unten*) mit eingetragenen Meßdaten werden festgehalten. Es sollte zu erkennen sein, daß die Standardposition für die Untersuchung eingehalten worden ist

Verletzung des Lig. fibulo-talare anterius eine Sensitivität von 0,95. Bei Heranziehung der Taluskippung für die Beurteilung der Verletzung des Lig. fibulo-calcaneare ergibt sich eine Sensitivität von 0,76.

Die Aussage der gehaltenen Röntgenaufnahmen bei korrekter Einstellung und Durchführung (Abb. 8) haben uns im Vergleich zur Sonographie enttäuscht [17, 18]. Bei 14 unserer Patienten wurde das Ausmaß der Verletzung nicht sicher wiedergegeben. Die Abb. 8 zeigt die gehaltenen Röntgen-Aufnahmen eines Patienten mit Ruptur des Ligamentum fibulo-talare anterius. Die Indikation zur Operation war bei diesen Fällen aufgrund des klinischen Befundes gestellt worden.

Zu Beginn der Studie war geplant worden, einen Werte-Vergleich zwischen gehaltenen Röntgenaufnahmen und Sonographiebefunden durchzuführen. Aufgrund der oben dargelegten Röntgen-Befunde erschien uns der Werte-Vergleich in der Aussage zu zweifelhaft.

Alle unsere Patienten waren nach der Untersuchung befragt worden, welche Untersuchung weniger schmerzhaft gewesen sei, die gehaltene Röntgenaufnahmen (ohne Schmerzausschaltung) oder die Ultraschalluntersuchung. Alle haben bestätigt, daß die Ultraschalluntersuchung wesentlich weniger unangenehm gewesen sei, trotz meist längerer Untersuchungsdauer (bis ca. 15 min).

Tabelle 1. Operationsbefunde

	Ruptur	Teilruptur	Keine Ruptur
Lig. fib. tal. ant.	40	2	0
Lig. fib. calc.	23	18	1
Lig. fib. tal. post.		3	39

Tabelle 2. Diagnosesicherung durch Sonographie

	Ruptur	Teilruptur	Keine Ruptur	Sensitivität
Lig. fib. tal. ant.	40/40	0/ 2	0/0	40/42 = 0,95
Lig. fib. calc.	20/23	12/18	0/1	32/42 = 0,76
Lig. fib. tal. post.		3	39	

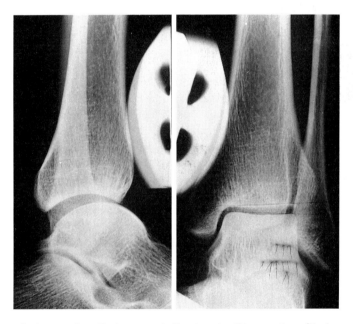

Abb. 8. Gehaltene Röntgenaufnahmen eines Patienten mit Ruptur des Ligamentum fibulotalare anterius, die das Ausmaß der Verletzung nicht richtig wiedergeben (Talusvorschub 4 mm, Taluskippung 2°)

Diskussion

Selbstverständlich gehört zur Ultraschalluntersuchung des Sprunggelenkes eine umfassende Untersuchung. Es sollte neben der Ausdehnung der Hämatome und des Hämarthros auch auf die Oberflächenbeschaffenheit der darstellbaren Knochen- und Gelenkflächen geachtet werden.

Die Aussage unserer Methode über das Ausmaß der Verletzung des Ligamentum fibulotalare anterius ist sicher (Sensitivität: 0,95). Die Auswertung hat weiterhin gezeigt, daß die Taluskippung für das Verletzungsmuster des Ligamentum fibulo-calcaneare eine relativ gute Aussage erlaubt (Sensitivität: 0,76). Wir hatten versucht, die Taluskippung nach Möglichkeit streng seitlich zu überprüfen und nicht im Sinne der Supinationsbewegung des gesamten Vorfußes. Trotzdem bleibt die Beurteilung der Taluskippung problematisch, da bei Ruptur des Lig. fibulo-talare anterius eine Subluxation des Talus nach vorne erfolgen kann. In dieser Stellung erschlafft das Lig. fibulo-calcaneare und die Erschlaffung allein läßt bereits eine vermehrte Taluskippung zu. Das erklärt auch, warum Teilrupturen so häufig als komplette Rupturen fehlgedeutet worden sind. Das gleiche Problem stellt sich natürlich auch bei der Beurteilung der gehaltenen Röntgenaufnahmen. Anhand der gehaltenen Röntgenaufnahmen kann offensichtlich kaum aus Taluskippung und Talusvorschub auf das vorliegende Verletzungsmuster des Bandapparates geschlossen werden [4], was bei unserer Methode hingegen mit Einschränkung möglich ist.

Es sind bereits Ultraschalluntersuchungen nach anderen Methoden durchgeführt worden, die gezeigt haben, daß offenbar eine Funktionsdiagnostik des Außenbandapparates des oberen Sprunggelenkes möglich ist [5]. Die dort beschriebenen Schnittebenen und Schallkopfpositionen erwiesen sich uns jedoch in der täglichen Praxis als umständlich, besonders in der Situation der Bandprüfung, so daß wir dazu übergegangen sind unsere eigene Methode zu entwickeln.

Der heutige Stand der Entwicklung unserer Methode ist oben im einzelnen dargestellt. Ein Vorteil unserer Methode ist, daß die Kontur der Tibiahinterkante und der Talusrolle von der Betrachtung und Auswertung der gehaltenen Röntgenaufnahmen gut bekannt ist. So muß bei der Ultraschallmethode kaum "umgedacht" werden, was sich bei der Einarbeitung weiterer Mitarbeiter in die Untersuchungstechnik bewährt hat. Ein weiterer Vorteil ist, daß an der Tibiahinterkante direkt das Aufklappen und Klaffen des Gelenkspaltes, wie bei der gehaltenen Röntgenaufnahme beobachtet werden kann, eine Plantarflexion bringt hingegen die Talusrolle unter der Tibia zum verschwinden. Bei der oben erwähnten früheren Methode wird das Vortreten der Talusrolle vor die Tibiavorderkante beobachtet, was nicht sicher gegen eine Plantarflexion abgegrenzt werden kann, die bekanntlich einen Talusvorschub vortäuschen kann. Unsere Methode ermöglicht über ein und dieselbe Schallkopfposition die Durchführung der gesamten Stabilitätsprüfung, ein Wechsel der Schallkopfposition evtl. mit Lageänderung des Verletzten ist nicht erforderlich wie bei der früheren Methode.

Eine direkte, sichere Darstellung der Bänder und vor allem der Ruptur ist bis jetzt noch nicht berichtet worden und uns selbst bis jetzt noch nicht gelungen, so daß immer noch auf die Funktionsdiagnostik der Gelenkinstabilität zurückgegriffen werden muß.

Bei Durchsicht der Literatur finden sich Mitteilungen [4, 6, 7, 8, 9], daß offenbar die gehaltenen Röntgenaufnahmen nicht alle Außenbandverletzungen des oberen Sprunggelenkes erfassen, was unsere Untersuchung bestätigt hat. Werden nur gehaltene Röntgenaufnahmen als "objektives" Kriterium für die Verletzung der Außenbänder herangezogen, so werden Bandrupturen übersehen.

Es werden in der Literatur eine Vielzahl von Halteapparaten beschrieben, die sogenannte standardisierte Belastung wird mit unterschiedlichem Ausdruck ausgeführt, unterschiedliche pathologische Werte für die Bewertung werden angeführt, mit unterschiedlichen Meßmethoden erfolgt die Auswertung der gehaltenen Röntgenaufnahmen [3, 4, 9–17]. Die Vielzahl von Studien zur Optimierung der Aussage der gehaltenen Röntgenaufnahmen zeigt, daß bis jetzt offensichtlich noch keine ideale Untersuchungsmethode vorliegt [4, 8, 9, 12,

16, 17]. Die Bezugspunkte, wie "senkrecht zur Talusgelenkfläche" oder "zur Mitte der Talusrolle" werden sofort fragwürdig, sobald der seitliche Strahlengang bei der Röntgenaufnahme nicht exakt eingehalten wird. Bei der Aufnahme im a.p.-Strahlengang führt die Außenrotation des gesamten Unterschenkels zu einer falschen Vergrößerung des Winkels der Taluskippung. Röntgen-Kontrollaufnahmen und evtl. Untersuchung unter Durchleuchtung wird u.U. nötig mit zusätzlicher Strahlenbelastung für den meist jugendlichen Patienten. Die gehaltene Röntgenaufnahme scheint also durchaus keine einfache und sichere Routine-Methode darzustellen [4, 8, 9].

Schmerzausschaltung vor Durchführung der gehaltenen Röntgenaufnahmen, Arthrographie und Arthroskopie sind invasive Maßnahmen, auf die zurückgegriffen wird, wenn die Routine-Diagnostik keine ausreichende Beurteilung zuläßt [6, 7]. Wir selbst lehnen die routinemäßige Schmerzausschaltung vor Durchführung der Funktionsdiagnostik wegen ihrer Invasivität ab.

Bei Favorisierung der konservativen Therapie der Außenbandrupturen, die auch bei uns die Stellung der OP-Indikation und die OP-Frequenz deutlich reduziert hat, scheint die Diagnostik weit weniger wichtig. Doch gerade dabei sollte man bedenken, daß erst die richtige Diagnose, die richtige Auswahl der notwendigen Therapie erlaubt. Die gehaltenen Röntgenaufnahmen ergeben keine 100%ig verläßliche Aussage. Und wenn sich aus der Diagnostik keine eingreifende Maßnahme wie eine Operation ergibt, sollte auch die invasive Diagnostik abgelehnt werden.

Hier bietet sich die Sonographie an. Sie hat entscheidende Vorteile. Alle unsere Patienten haben bestätigt, daß die Ultraschalluntersuchung weniger schmerzhaft ist, als die Röntgenuntersuchung. Nachdem bei der Röntgenuntersuchung die schmerzhafte Belastung des Sprunggelenkes im Haltegerät eingestellt worden ist, verlassen die Röntgenassistentin und der überwachende Arzt fluchtartig den Röntgenraum. Diese Situation wird vom Verletzten besonders negativ verarbeitet; er wird mit Schmerzen und Angst alleine gelassen. Dem Patienten wird auch bewußt, daß er wegen der Gefährlichkeit der Röntgenstrahlen verlassen worden ist. Bei der Ultraschalluntersuchung bleibt der Arzt in dauerndem Kontakt mit dem Verletzten, der meist sehr interessiert die Untersuchung auf dem Monitor verfolgt und dadurch in der Regel schon genügend abgelenkt ist.

Bei fehlender Röntgenstrahlenbelastung kann die Sonographie solange wiederholt werden, bis sich der Untersucher über den Befund Klarheit verschafft hat.

Der Arzt führt bei der Sonographie immer wieder eine klinische Untersuchung unter "Ultraschall-Durchleuchtung" durch und kann mit klinischer Untersuchung und "Durchleuchtungskontrolle" sicher die Diagnose stellen.

Von Nachteil ist, daß eine gewisse Einarbeitungszeit, wie bei jeder neuen Methode, erforderlich wird, bis die Beurteilung sicher ist. Nicht zuletzt auch aus forensischen Gründen wird weiterhin eine Dokumentation mit gehaltenen Röntgenaufnahmen notwendig sein, bis die Ultraschalluntersuchung sich als anerkannte Methode etabliert hat.

Vorbehaltlich unserer kleinen Fallzahl können wir feststellen, daß bei ausreichender Übung die Sonographie eine sichere Methode zur Beurteilung der Außenbandruptur des oberen Sprunggelenkes darstellt. Die Ultraschalluntersuchung ist einfach durchzuführen, exakt zu dokumentieren und wird von den Patienten gut toleriert. Die Röntgenstrahlenbelastung entfällt. Die gehaltenen Röntgenaufnahmen könnten durch die Sonographie in Zukunft ersetzt werden. Nicht zuletzt könnte die Sonographie den Versicherungsträgern erhebliche Kosten einsparen.

Literatur

1. Pförringer W (1985) Sportartspezifische Weichteilverletzungen von Sprunggelenk und Fuß. Orthop Praxis 21:703–710
2. Godolias G, Dustmann HO (1985) Häufigkeit und Ursachen von Bandverletzungen des Sprunggelenkes bei verschiedenen Sportarten. Orthop Praxis 21:697–702
3. Forster G, Scheuba G, Weber EG (1979) Die standardisierte "gehaltene Aufnahme" zur Diagnostik der Bandverletzungen an der unteren Extremität. Akt Chir 13:239
4. Ludolph E, Hierholzer G, Gretenkord K (1985) Untersuchungen zur Anatomie und Röntgendiagnostik des fibularen Bandapparates am Sprunggelenk. Unfallchirurg 88: 245–249
5. Schricker T, Hien NM, Wirth CJ (1987) Klinische Ergebnisse sonographischer Funktionsuntersuchungen bei Kapselbandläsionen am Knie- und Sprunggelenk. Ultraschall 8:27–31
6. Leier B, Hempfling H (1983) Frische, isolierte Außenbandverletzungen des oberen Sprunggelenkes – Operationsindikation in Zweifelsfällen durch Arthroskopie. Klinikarzt 12:449–456
7. Mayer F, Herberger U, Reuber H, Meyer U (1987) Vergleich der Wertigkeit gehaltener Aufnahmen und der Arthrographie des oberen Sprunggelenkes bei Verletzungen des lateralen Bandkapselapparates. Unfallchirurg 90:86–91
8. Zink W, Wirth CJ (1985) Wie sicher ist die apparativ gehaltene Röntgenaufnahme des oberen Sprunggelenkes zur Diagnostik der fibularen Kapselruptur? Orthop Praxis 21: 711–717
9. Weiß C (1985) Die gehaltene Aufnahme des oberen Sprunggelenks – eine einfache Routineuntersuchung? Röntgenpraxis 38:385–389
10. Schmülling F, Weiß H (1981) Operationsindikation bei Kapselbandverletzungen des oberen Sprunggelenkes. Akt Traumatol 11:151–155
11. Meeder PJ, Keller E, Weller S (1981) Die frische fibulare Bandruptur – Diagnose – Therapie – Ergebnisse. Akt Traumatol 11:156–160
12. Kievernagel GW (1981) Differenzierte Diagnostik der fibularen Kapselbandläsion des oberen Sprunggelenkes mit einem neuen Haltegerät. Akt Traumatol 11:161–164
13. Tiedtke R, Rahmanzadeh R (1981) Vergleichende Untersuchungen zur Diagnostik und Therapie der frischen Außenbandverletzungen. Akt Traumatol 11:169–174
14. Jakob RP, Raemy H, Steffen R, Wetz B (1986) Zur funktionellen Behandlung des frischen Außenbänderrisses mit der Aircast-Schiene. Orthopäde 15:434–440
15. Zwipp H, Tscherne H, Blauth M (1985) Zur konservativen Behandlung der fibularen Bandruptur am oberen Sprunggelenk. Unfallchirurg 88:159–167
16. Biegler M, Düber Chr, Wenda K (1986) Ein neues Verfahren zur Ausmessung der Schublade in der gehaltenen seitlichen Aufnahme des oberen Sprunggelenkes. Unfallchirurgie 12:271–275
17. Fröhlich H, Gotzen L, Adam U (1984) Experimentelle Untersuchungen zur gehaltenen Aufnahme des oberen Sprunggelenkes. Unfallheilkunde 87:30–34
18. Ernst R, Gritzan R, Weber A, von Liebe S, Zumtobel V (1988) Sonographie-Diagnostik bei Außenbandrupturen des oberen Sprunggelenkes bei nicht eindeutigen radiologischen Befunden. Langenbecks Arch Chir
19. Ernst R, Gritzan R, Weber A (1987) Wert der Sonographie in der Diagnostik der Außenbandrupturen des oberen Sprunggelenkes bei zweifelhaften radiologischen Befunden. Ultraschall (Suppl 1) 78

Sonographie der Achillessehnenruptur

N.M. Meenen und J.V. Wening

Universitätskrankenhaus Eppendorf, Unfallchirurgische Abteilung (Direktor: Prof. Dr. K.H. Jungbluth), Martinistraße 52, D-2000 Hamburg 20

Das klinische Bild der subcutanen Achillessehnenruptur ist klassisch: Nach akutem Zerreißungsgefühl besteht Unfähigkeit der Plantarflexion gegen Widerstand. Zehenwiderstand ist nicht möglich. Bei Griff in die Wadenmuskeln kommt es nicht zur Streckung im OSG. Bei Rissen im Zentralbereich der Sehne läßt sich eine dem Defekt entsprechende Delle tasten.

Probleme der Diagnostik können auftreten bei erhaltener Restfunktion durch die Plantarissehne, bei distalen Rissen wegen hyaliner Degeneration und bei sehr proximalen Rissen. Außerdem bei veralteten Rissen, da hier keine Delle tastbar ist. Differentialdiagnosen der Achillessehnenruptur sind: Muskelfaserrisse, Muskelkontusionen, Phlebitiden und die Entenschnabelfraktur des Calcaneus.

In allen Zweifelsfällen wird an der unfallchirurgischen Abteilung des UKE eine sonographische Abklärung durchgeführt. Wir verwenden für die gesamte chirurgische Notfallversorgung ein Kretz Combison 111 mit 5 MHz-Schallkopf. Die Untersuchung des Patienten erfolgt mit über das Liegende hängenden Füßen in Bauchlage. Die Achillessehne läßt sich von ihrem Ansatz, wo eine Bursa zwischen Sehne und Fersenbein echoarm imponiert, bis an ihren Ursprung aus den Fascien des Triceps-surae complexes darstellen. Sie zeigt in Längsschnitten mit streng parallel geführtem Schallkopf fibrilläre Struktur mit Begrenzung gering höherer Echodichte. Die dynamische Real-time-Darstellung erleichtert durch Gleiten der Sehne gegenüber dem umgebenden Gewebe deren Identifizierung. Die Echodichte der Achillessehne variiert individuell gegenüber dem ventral liegenden Fettkörper. Im Querschnitt wird die unterschiedliche Struktur der Achillessehne in verschiedenen Höhen dargestellt.

Achillessehnenrupturen stellen sich mit der hier vorgestellten Technik zuverlässig dar. Es zeigt sich die mit Hämatom gefüllte Defektstrecke. Der proximale und distale Sehnenstumpf ist verdickt und retrahiert. Der Nachweis der Plantarissehne gelingt nicht. Kulissenförmige Risse werden durch echoarme Flüssigkeitsdepots zwischen den Faserbündeln identifiziert. Bei älteren Verletzungen ändert sich die Echogenität des Hämatoms mit zunehmender Organisation.

Nach Gipsabnahme in der 6. Woche untersuchen wir die Sehnennarbe auf Struktur, um verfrühte Belastung mit der Gefahr der Reruptur zu vermeiden.

Bei klinisch einwandfrei zu diagnostizierenden frischen Achillessehnenrupturen ist keinerlei zusätzliche apparative Diagnostik angezeigt. In Problemfällen schafft die Sonographie Klarheit: Sie zeigt die intakte Sehne bei unklaren Beschwerden und weist die veraltete Ruptur nach. Sie führt den kulissenförmigen Riß und den kompletten Riß bei erhaltener Restfunktion der operativen Therapie zu. Sehr proximale Risse und calcaneusnahe Läsionen werden dargestellt.

Sonographische Befunde bei Gelenkinstabilitäten

A. Schmid

(Manuskript nicht eingegangen)

Ultraschall bei kindlichen Frakturen

C. Deindl

(Manuskript nicht eingegangen)

Sonographie bei Sportverletzungen und Sportschäden

H. Mellerowicz

Orthopädische Universitätsklinik und Poliklinik der Freien Universität im Oskar-Helene-Heim (Direktor: Prof. Dr. U. Weber), Clayallee 229, D-1000 Berlin 33

Zusammenfassung

Sportverletzungen und Sportschäden der Weichteilorgane des Bewegungsapparates waren bisher nur klinisch oder mit Hilfe von Xeroradiographie oder Computertomographie zu diagnostizieren. Die Sonographie ermöglicht die bildliche Darstellung traumatischer, degenerativer, entzündlicher und tumoröser Veränderungen der Weichteile. Die Untersuchung ist einfach, weder apparativ noch zeitlich aufwendig und gut reproduzierbar durchzuführen.

Über dynamische Untersuchungsgänge können auch Störungen während der Bewegung aufgedeckt werden. Neben den Verletzungen und Degenerationen ist auch der Heilungsverlauf kontrollierbar. Schwerpunkte ergeben sich insbesondere an Muskeln, an den Gelenken (insbesondere an der Schulter), sowie an den großen Sehnen (Achillessehne). Eine Einschränkung der Methode ergibt sich durch die noch geringe Auflösung bei 1 mm und die geringe Spezifität der Befunde, da nur die Echogenität der Gewebe zur Darstellung kommt.

Postoperative Hämatome

W. Knopp und K. Neumann

Chirurgische Universitätsklinik und Poliklinik der BG-Krankenanstalten "Bergmannsheil" (Direktor: Prof. Dr. G. Muhr), Hunscheidtstraße 1, D-4630 Bochum

Gefürchtete Komplikationen nach operativen Eingriffen an den Gliedmaßen sind Infektionen mit sekundär chronischem Verlauf. In der Regel ist es ein Hämatom, das in Kombination mit Wundödem und Gewebsnekrose den idealen Nährboden für eingedrungene oder hämatogen verschleppte Keime bildet.

Bei einer Patientenserie von 100 aufeinanderfolgenden operativen Eingriffen am Hüftgelenk oder Femurschaft wurde routinemäßig eine erste Ultraschalldiagnostik am 3. postoperativen Tag durchgeführt. Bei klinischem Verdacht auf postoperative Hämatombildung folgten weitere Kontrollen.

In 19 Fällen waren postoperative Hämatome durch die systematische Ultraschalluntersuchung diagnostiziert worden. In 5 Fällen war eine operative Revision erforderlich, in 3 Fällen konnte die Indikation zur Hämatomrevision abgelehnt werden. Elf postoperative Hämatome waren klinisch nicht relevant. Die Indikation zur Hämatomrevision war nicht allein durch die sonographisch nachgewiesene Hämatombildung gegeben. Erst der zusätzliche Symptomenkomplex mit Weichteilschwellung, Druckdolenz, lokaler Überwärmung, abendlicher Temperaturanstieg und fortbestehender oder erneut auftretender Leukocytose ergab die Indikation zur operativen Revision. Der postoperative Verlauf dieser Patienten wurde kontrolliert. In einem Fall entwickelte sich trotz Hämatomrevision eine chronisch aggressive posttraumatische Osteitis mit Chlostr. perfr.-Nachweis. In einem weiteren Fall entwickelte sich ein Spätabsceß.

Die Ultraschalldiagnostik eignet sich zur Früherkennung postoperativer Hämatombildungen, da die Hämatomdiagnostik aufgrund der umgebenden Weichteile oftmals schwierig ist. Die frühzeitige Hämatomrevision konnte lediglich in einem Fall eine posttraumatische Frühinfektion nicht verhindern.

Wert der Ultraschalldiagnostik bei Gefäßverletzungen

K.L. Lauterjung

(Manuskript nicht eingegangen)

Filmforum

Die Lokalbehandlung der Osteomyelitis mit Gentamicin-Kollagen

R. Ascherl[1], A. Stemberger[2], M.A. Scherer[2], F. Lechner[3] und G. Blümel[2]

[1] Chirurgische Klinik und Poliklinik rechts der Isar der Technischen Universität (Direktor: Prof. Dr. J.R. Siewert), Ismaninger Straße 22, D-8000 München 80
[2] Institut für Experimentelle Chirurgie der Technischen Universität (Direktor: Prof. Dr. G. Blümel), Ismaninger Straße 22, D-8000 München 80
[3] Kreiskrankenhaus, Chirurgische Abteilung (Chefarzt: Prof. Dr. F. Lechner), Auenstraße 6, D-8100 Garmisch-Partenkirchen

Fragestellung

Die lokale Applikation von Antiseptica oder Antibiotica hat im Rahmen der Osteomyelitisbehandlung lediglich den Stellenwert einer adjuvanten Zusatzmaßnahme. Zur Vermeidung eines Sekundäreingriffes, wie er bei Antibioticumträgern auf der Basis von Kunststoffpolymeren manchmal notwendig ist, sollte ein resorbierbares Arzneistoffträgersystem entwickelt werden, das vom Körper nebenwirkungsfrei abgebaut wird. Gleichzeitig wurde besonderer Wert auf rasche Freisetzung mit hohen lokalen Wirkspiegeln gelegt.

Arzneistoffträger

Kollagen Typ I wird nach Säurebehandlung und Dispersion mit dem Aminoglykosid Gentamicin versetzt und lyophilisiert. Jede Einheit beinhaltet 120 mg Gentamicin-Base und steht als Folie oder Schwamm zur Verfügung.

Resorption

Die Resorption geschieht aktiv durch Einwandern von Granulocyten und Makrophagen, die das kollagene Material ohne Hinweis für Granulombildung oder Fremdkörperreaktion abbauen. Resorption des Kollagens und Freisetzung des Aminoglykosids sind demnach abhängig von Durchblutung und Vitalität des Implantationsortes. Über 5 bis 7 Tage entstehen so hohe, lokale Wirkspiegel ohne potentiell toxische Serumkonzentrationen.

Fallbeispiele

An zwei klinischen Fällen mit posttraumatischer Osteomyelitis werden Applikation des Kollagen-Gentamicins auch in Verbindung mit allogener Bank-Spongiosa dargestellt. Die radiologischen und klinischen Ergebnisse werden erläutert.

Nicht selten erweisen sich bei großen knochenchirurgischen Eingriffen die hämostyptischen Eigenschaften des Kollagens als besonders vorteilhaft.

Diskussion

Ein direkter Einfluß auf die Wund- bzw. Knochenheilung geht vom Kollagen nicht aus. Die verbesserte Hämostase allerdings könnte indirekt zur Förderung der Heilungsvorgänge beitragen, die Attraktion von Granulocyten und Makrophagen als Abräumzellen erscheint gerade bei chronisch infizierten Knochenhöhlen von zusätzlichem Nutzen. Wie bei anderen Fremdimplantaten auch führt das Trägersystem in den ersten postoperativen Tagen zu einer vermehrten Wundsekretion. Die Antigenität des Trägersystems als Kollagen Typ I ist aufgrund dessen ausgesprochener Homologie nur gering, allerdings sollte das Material bei bekannter Proteinallergie nicht implantiert werden.

Unfallforschung bei Daimler-Benz
(Ein Film aus dem Entwicklungsbereich)

F. Zedler und W. Vetter

Daimler-Benz AG, Postfach 226, D-7032 Sindelfingen

Seit über 20 Jahren hat sich Daimler-Benz die Aufgabe gestellt, durch systematische Unfallanalysen zur Reduzierung der Unfallfolgen beizutragen.

Unter Wahrung aller datenschutzrechtlichen Vorschriften werden diese Untersuchungen vom Innenministerium Baden-Württemberg unterstützt, zumal sie darauf ausgerichtet sind, die Unfallsicherheit der Fahrzeuge für Insassen und andere Verkehrspartner ständig zu verbessern und damit einen Beitrag zur Steigerung der allgemeinen Verkehrssicherheit darstellen.

Aus den Auswertungen der untersuchten schweren Unfälle geht hervor, daß die häufigste Kollisionsart der Frontalaufprall ist, gefolgt von Seitenaufprall, Überschlag und Heckaufprall.

Unter den frontalen Kollisionen hat der asymmetrisch versetzt erfolgende Aufprall eindeutig Priorität gegenüber dem symmetrischen Aufprall. Als Konsequenz entwickelte Daimler-Benz schon vor Jahren ein eigenes Testverfahren. Der asymmetrische Frontalaufprall mit 40% Überdeckung der Fahrzeugfront stellt an das Fahrzeug erhöhte Ansprüche, da nur ein Teil der Vorbaustruktur direkt beaufschlagt wird.

Weitere über die gesetzlichen Anforderungen hinausgehende Tests sind praxisgerechte, asymmetrische Heckkollisionen, Kollisionen gegen Nutzfahrzeuge, der Seitenaufprall Fahrzeug gegen Fahrzeug und der Dachfalltest.

Das Verfahren für einen Überschlagversuch wurde schon vor Jahren bei Daimler-Benz entwickelt.

Zur Optimierung der Schutzwirkung der Rückhaltesysteme werden auch zahlreiche Vorversuche auf Prüfschlitten durchgeführt.

Die Auswertung der Ergebnisse erfolgt mit Hilfe moderner Rechenanlagen. Neben den üblichen Belastungswerten der Insassen können noch weitere Daten ausgegeben werden, z.B. die Belastung der unteren Extremitäten des Dummies beim versetzten Frontalaufprall, Beschleunigungsverläufe in verschiedenen verformten oder unverformten Fahrzeugbereichen sowie die Ergebnisse aus selbstentwickelten Meßverfahren, beispielsweise mit Hilfe von Dehnmeßstreifen an den Dummyrippen zur Ermittlung der Brustkorbverformung.

Darüber hinaus kann mit einem weiteren selbstentwickelten Verfahren die Flächenpressung mit druckempfindlichen Folien ermittelt werden. Damit läßt sich sowohl das durch den Airbag vermeidbare Risiko von Gesichtsschädelverletzungen abschätzen als auch die Effizienz der zum Schutz von Fußgängern und Zweiradfahrern ergriffenen Maßnahmen am Fahrzeug.

Osteosynthese der Densfraktur mit Doppelgewindeschrauben

P. Knöringer

Bezirkskrankenhaus, Neurochirurgische Abteil der Universität Ulm (Direktor: Prof. Dr. K. Schmidt), Ludwig-Heilmeyer-Straße 2, D-8870 Günzburg

Unter den operativen Verfahren zur Versorgung von Densfrakturen dürfte die Verschraubung des Axis über den antero-lateralen Zugang, vor allem weil sie keinen Funktionsausfall des Kopfdrehgelenks zur Folge hat, die Methode der Wahl darstellen. Bei dem bisher üblichen, von Böhler angegebenen Verfahren, wird mit Kleinfragmentspongiosaschrauben gearbeitet. Die überstehenden Schraubenköpfe irritieren jedoch ziemlich regelmäßig das Segment C2/3, was entsprechende klinische Beschwerden und spondylotische Veränderungen verursacht.

Um diese Störwirkung zu beseitigen, wurden Doppelgewindeschrauben entwickelt, die nahezu ganz im Axis versenkt werden. Durch Unterschiede in der Steigung und im Abstand der Gänge der endständigen Gewindeteile bewegen sich die gefaßten Fragmente (Dens und Axiskörper) beim Festziehen der Schrauben aufeinander zu und werden unter physiologischen Druck gesetzt.

Im Film soll das Instrumentarium und das Verfahren veranschaulicht werden. Eingangs wird das Wirkungsprinzip der Doppelgewindeschraube dargestellt. Nach einer Demonstration des Instrumentariums am Modell wird ein Operationsvorgang gezeigt.

Mikrochirurgie mit dem Neodyn-Yag-Laser

H. Rudolph

(Manuskript nicht eingegangen)

Arthroskopische vordere Kreuzbandersatzplastik

H. Schöttle

Krankenhaus Nordwest, Abteilung für Unfallchirurgie (Leiter: Prof. Dr. H. Schöttle), Steinbacher Hohl 2–26, D-6000 Frankfurt a.M. 90

Als Ersatzmaterial für das vordere Kreuzband wird bei der chronischen vorderen Kreuzbandinstabilität die distal gestielte Sehne des M. semitendinosus verwendet.

Diese Sehne wird in Form einer Schlinge genau an die angefrischte Ansatzstelle des vorderen Kreuzbandes am lateralen Femurcondylus geführt und dort mit einem Kunststoffband aus Polyäthylenterephtalat (Trevira hochfest) fixiert. Das distale Sehnenende wird wieder aus dem Gelenk herausgeführt und am medialen Tibiakopf nach Prüfung der Isometrie mit einer großen Spongiosaschraube mit Zackenkranzscheibe fixiert.

Das Kunststoffband, aus dem ebenfalls eine Schlinge gebildet wird, in die die Sehnenschlinge eingehängt wird, verwenden wir sowohl zum Einzug der gedoppelten Semitendinosussehne ins Gelenk, als auch zur Befestigung des Sehnentransplantates. Der eine Zügel des Trevirabandes wird transcondylär, der andere nach der "over-the-top"-Technik geführt. Das Treviraband wird nach festem Anspannen mit Krampen am lateralen Femurcondylus fixiert.

Diese Führung und Fixierung des Sehnentransplantates (Doppelschlingentechnik) hat folgende Vorteile:

1. Das Sehnentransplantat wird proximal genau an der physiologischen Ansatzstelle des vorderen Kreuzbandes befestigt. Hierdurch werden eine unphysiologische Dehnung, Scherung und Abknickung des Transplantates, die bei transcondylärer Führung zum Durchscheuern an der Umlenkkante führen können, vermieden.
2. Mit Hilfe des Kunststoffbandes ist eine zuverlässige und dauerhafte Fixierung des Sehnentransplantates möglich. Bei dieser Art der Verwendung ist das Kunststoffband praktisch keinem Verschleiß unterworfen.
3. Das Sehnentransplantat wird vom Kunststoffband an der eröffneten Spongiosa am lateralen Femurcondylus fixiert. Hier kann das Transplantat anwachsen und von hier aus kann es auch revascularisiert werden.

4. Die Operation ist mit Hilfe eines speziellen Instrumentariums auch arthroskopisch durchführbar (die OP-Technik wurde anhand eines Videofilmes demonstriert).

Wenn ein autologes Sehnentransplantat nicht zur Verfügung steht oder wenn aus anderen Gründen ein alloplastischer Kreuzbandersatz durchgeführt werden soll, erscheint die beschriebene Verankerung der Kreuzbandprothese, in Form der Doppelschlingen-Technik, innen am lateralen Femurcondylus, genau an der physiologischen Insertionsstelle des vorderen Kreuzbandes, ebenfalls von Vorteil gegenüber der bisher üblichen transcondylären Führung, bei der es nicht selten zu einem Durchscheuern der Kreuzbandprothese kommt.

Die Sicherung der vorderen Kreuzbandnaht durch PDS-Kordel

H. Schöttle[1], R. Apel[2] und O. Kilgus[2]

[1] Krankenhaus Nordwest; Abteilung für Unfallchirurgie (Leiter: Prof. Dr. H. Schöttle), Steinbacher Hohl 2–26, D-6000 Frankfurt a.M. 90
[2] Universitätskrankenhaus Eppendorf, Abteilung für Unfallchirurgie (Direktor: Prof. Dr. K.H. Jungbluth), Martinistraße 52, D-2000 Hamburg 20

Bei der operativen Therapie von Kreuzbandverletzungen stehen sich die Forderung nach Frühmobilisation einerseits sowie nach Schutz der heilenden Bänder andererseits bisher ohne eine überzeugende Lösung gegenüber. Daher begannen wir 1984 zusätzlich zur Naht des gerissenen Kreuzbandes eine doppelt gelegte PDS-Kordel von 1,5 mm Stärke synaxial mit einzubringen. Sie bietet eine temporäre Stabilisierung, erlaubt eine sichere Frühmobilisation und wird innerhalb von 3 Monaten abgebaut. Die Patienten werden auf der Motorschiene frühmobilisiert und erhalten anschließend einen steifen Gips (bis 11/1985) oder einen Bewegungsgips (ab 12/1985). 49 nach diesem Verfahren operierte Patienten wurden jetzt nachuntersucht und mittels des Bogens des Hospital for Special Surgery sowie gehaltener Röntgenaufnahmen in Lachman-Position beurteilt. Im Vergleich mit einer früheren Nachuntersuchung an Patienten ohne PDS-Kordel und ohne Frühmobilisation haben die Patienten jetzt stabilere und, insbesondere nach Bewegungsgips, besser bewegliche Knie.

Die Operationstechnik wird im Film detailliert dargestellt.

Wissenschaftliche Ausstellung

Fehlheilungen nach knienahen Epiphysenlösungen

L. von Laer

(Manuskript nicht eingegangen)

Osteochondrale Frakturen am Kniegelenk – Refixation mit Polydioxanon

W. Link, R. Carbon und H. Beck

Chirurgische Universitätsklinik, Abteilung für Unfallchirurgie (Leiter: Prof. Dr. H. Beck), Maximiliansplatz 2, D-8520 Erlangen

An Gelenken, die hohen Belastungen ausgesetzt sind, wirken sich Knorpelverletzungen besonders ungünstig aus, da mechanische Veränderungen folgen, die ihrerseits zur Arthrose führen können. Eine frühzeitige und exakte Rekonstruktion der Gelenkflächen ist daher anzustreben.

Eine osteochondrale Fraktur – "Ein Fall von Flächenfraktur und Luxation der Patella" – wurde 1905 erstmals von Kroner beschrieben. Häufigster Ort des Geschehens ist aufgrund der biomechanischen Konstruktion das Kniegelenk: Der knöcherne Aufbau mit dem dynamischen Zügel M. quadriceps – Patella – Patellarsehne läßt Scherkräfte auftreten, die besonders bei Kniebeugung eine Knorpel- oder Knorpel/Knochenläsion bewirken können. Die Scherspannung, die zur "flake fracture" führt, ist abhängig vom Winkel der Krafteinwirkung der Patella auf die Femurcondylen, wobei hier Läsionen unterschiedlicher Fläche, ausgehend von der Gleitebene, entstehen (Abb. 1).

Der Pathomechanismus findet sich sowohl bei dynamischer Belastung des Kniegelenkes, als auch bei direktem Anpralltrauma. Sportliche Betätigungen und Verkehrsunfälle stehen als Unfallursache im Vordergrund.

Diagnostisch erfolgen zum Nachweis einer osteochondralen Fraktur die klinische Untersuchung, Standardröntgenaufnahme des Kniegelenkes und ggf. Spezialaufnahmen (Tunnelaufnahme n. Frick, Patella-Defilee). Weitergehende, lokalisierende Möglichkeiten bietet die Tomographie, Computertomographie und Kernspintomographie. Diagnostisch und thera-

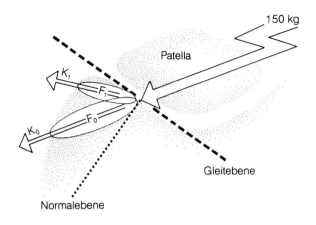

Scherspannung T_S (Modell)

$K_0 = 150$ kg $d_0 = 3$ cm
$K_1 = 100$ kg $d_1 = 2$ cm $F = \dfrac{d^2 \pi}{4}$

$F_0 = \dfrac{9\pi}{4} = 7$, $T_{S_0} = \dfrac{K_0}{F_0} = \dfrac{150 \text{ kg}}{7 \text{ cm}^2}$

$F_1 = \dfrac{4\pi}{4} = 3{,}14$, $T_{S_1} = \dfrac{K_1}{F_1} = \dfrac{100 \text{ kg}}{3{,}14 \text{ cm}^2}$

$\boxed{T_{S_0}} = 21{,}4$ kg/cm² , $\boxed{T_{S_1}} = 31{,}8$ kg/cm²

Abb. 1

peutisch anwendbar ist die Arthroskopie, die exakte Auskunft über Größe und Lage der Defektzone gibt.

Indikation zur Refixation osteochondraler Fragmente stellen frische Frakturen in der Belastungzone des Gelenkes mit ausreichender Fragmentgröße (ca. 10 mm Ø) dar.

Operative Refixationen können nach Arthrotomie mit Kirschner-Drähten, Kleinfragmentschrauben, Smillie-Pins oder auch Knochenbolzung durchgeführt werden. Eine Kombination dieser Verfahren mit Fibrinklebung ist möglich.

Ein neues Verfahren der Refixation stellt die Anwendung resorbierbarer Stiftimplantate aus Polydioxanon (PDS) dar. Aufgrund deren primär hohen Scher- und Reißkraft und prolongierter Resorption bei hoher Biokompatibilität ist eine sichere Stabilisierung gegen tangential wirkende Kräfte möglich. Zusätzliche Stabilität kann durch Humanfibrinkleberapplikation (Beriplast) erreicht werden:

Nach lateraler Arthrotomie wird das osteochondrale Fragment gereinigt, das Reimplantatlager dargestellt und vorbereitet. Die primäre Reposition erfolgt mit Fibrinkleber und 1,3 mm starken Kirschner-Drähten (Ethipin-Set) als Platzhalter, die anschließend sukzessive wieder entfernt werden – im geschaffenen Bohrloch wird nach Ausloten jeweils ein PDS-Pin plaziert und unter der Knorpeloberfläche positioniert (Abb. 2).

Die *Nachbehandlung* erfolgt im Oberschenkelgipsverband mit gleichzeitiger isometrischer Beübung unter Entlastung für ca. 4 Wochen.

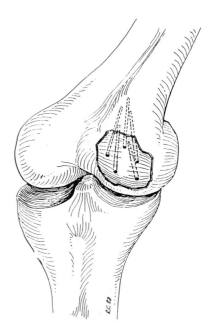

Abb. 2. Flake-fracture des lateralen Femurcondylus, Versorgung mit Ethipins

Ab der 6. postoperativen Woche kann intensive krankengymnastische Mobilisierung mit PNF-Techniken bei schrittweiser Belastungssteigerung angewandt werden.

Die röntgenologischen *Ergebnisse* zeigten anatomiegerechte Reposition des Fragmentes ohne Nachweise freier Gelenkkörper. Nach knöcherner Durchbauung ergab sich kein Hinweis auf reaktive, arthrotische Veränderungen.

Funktionell konnten Schmerzfreiheit und regelrechte Bewegungsausmaße bei uneingeschränkter Belastungsfähigkeit im Sport erreicht werden. Vollbelastung war nach ca. 10 Wochen möglich.

Vorteile der dargestellten Methode liegen in der sicheren und schonenden Stabilisierung des osteochondralen Fragmentes durch Einbringen eines resorbierbaren Systems bei einzeitigem operativen Vorgehen. Röntgenologisch zeigte sich stets Einheilung ohne verfolgbare, reaktive, arthrotische Veränderungen.

Operatives und postoperatives Vorgehen gewährleisteten gute funktionelle Ergebnisse.

Literatur

Wagner H (1974) Traumatische Knorpelschäden des Kniegelenkes. Orthopäde 3:208–216
Passl R et al. (1976) Die homologe reine Gelenkknorpeltransplantation im Tierexperiment. Arch Orthop Unfallchir 86:243–256
Rorabeck CH et al. (1976) Acute dislocation of the patella with osteochondral fracture. J Bone Joint Surg 58:237–240
Zilch H et al. (1981) Klebung osteochondraler Fragmente mit Fibrinkleber. Akt Traumatol 11:136–140
Baird RA et al. (1982) Radiographic identification of loose bodies in the traumatized hip joint. Radiology 145:661–665

Mommsen U et al. (1984) Der Knorpelkontusionsschaden — eine tierexperimentelle Studie über den Zusammenhang zwischen Gelenkknorpelkontusion und posttraumatischer Arthrose. In: Hefte Unfallheilkd, 164. Springer, Berlin Heidelberg New York, S 84–87

Kroner M (1905) Ein Fall von Flächenfraktur und Luxation der Patella. Dtsch Med Wochenschr 31:996–997

Claes L et al. (1986) Resorbierbare Implantate zur Refixierung von osteochondralen Fragmenten in Gelenkflächen. Akt Traumatol 16:74–77

Weitere Lit. beim Verfasser

Einbauverhalten von Hydroxylapatitkeramik — Polarisationsoptische Untersuchung

N.M. Meenen[1], K.H. Jungbluth[1], K. Donath[2] und J.F. Osborn[3]

[1] Universitätskrankenhaus Eppendorf, Abteilung für Unfallchirurgie (Direktor: Prof. Dr. K.H. Jungbluth), Martinistraße 52, D-2000 Hamburg 20
[2] Universitätskrankenhaus Eppendorf, Institut für Pathologie (Direktor: Prof. Dr. G. Seifert), Martinistraße 52, D-2000 Hamburg 20
[3] Universitätsklinik, Abteilung Mund-, Kiefer-, Gesichtschirurgie (Direktor: Prof. Dr. E. Krüger), Sigmund-Freud-Straße 25, D-5300 Bonn-Venusberg

Hydroxylapatitkeramik (HAK) erfüllt alle Anforderungen, die bezüglich Histokompatibilität an ein Knochenersatzmaterial gestellt werden müssen. Es besitzt keine Antigenität, keine Toxidität und keine Cancerogenität.

Da Knochen auch nach Defektfüllung mit HAK aber vor allem mechanische Aufgaben hat, haben wir in dieser Untersuchung über das Einbauverhalten des synthetischen Analogon der anorganischen Komponente der Knochenmatrix die Träger physikalischer Eigenschaften selektiv dargestellt: Das biomechanische Verhalten von Hartgewebe ist wesentlich durch die Ausrichtung seiner Strukturen bestimmt. Dicht gepackte parallel orientierte Kollagenfibrillen lassen sich polarisationsoptisch identifizieren und je nach Orientierungsgrad einem mechanischen Reifezustand des Knochens zuordnen.

In einem dynamischen Tierversuchsmodell haben wir in der Hauptbelastungszone des medialen Femurcondylus bei Kaninchen einen normierten subchondralen Knochendefekt gesetzt und mit Granulat von Hydroxylapatitkeramik (Osprovit) aufgefüllt. Da die Tiere die Hinterläufe voll belasten dürfen, kommt es während des gesamten Einbauvorganges zu Krafteinleitung über Knorpel und subchondrale Lamelle auf den Keramiken-, Knochen-Verbund. Die physiologische Belastung stellt einen formativen Reiz für die Ausrichtung der Kollagenfaserdomänen zwischen den HAK-Granula dar. Das Polarisationsmikroskop ermöglicht Hinweise auf die biomechanische Ankopplung des synthetischen Materials und auf die Adaptation des Regeneratkomplexes an funktionelle Anforderungen.

Ergebnisse

Zehn Tage nach Defektfüllung kleidet vom Lagerknochen her zartes, im Polarisationsmikroskop doppelbrechendes, Kollagenfaserwerk die Bohrkanalwände aus. Auch die Oberfläche der Keramikgranula wird in direktem Kontakt von feinen Fibrillen überzogen. Nach 14 Tagen Zunahme der Orientierung der Faserverläufe, das kollagene Netz hat den ganzen Defekt durchsetzt. Nach 3 Monaten Vermehrung der absoluten Masse des Reparationsgewebes. Seine Faserdomänen ziehen nicht um die Hydroxylapatitikeramikgranula herum, diese befinden sich durch formschlüssigen Kontakt der senkrecht auftreffenden doppelbrechenden Kollagenfibrillen im Kraftschluß der physiologischen Belastung. Der Gelenkknorpel und der darunter liegende Lamellenknochen ist in seiner Textur unverändert. Nach 6 und 9 Monaten Remodeling im Defekt zu funktionsorientiertem osteonalen- und Lamellenknochen. Das Fehlen periimplantärer Faserumleitung beweist die biomechanische Kompatibilität des Keramik-Knochenverbundes. Das von uns verwendete Material eignet sich somit für die Auffüllung großer gelenkflächennaher spongiöser Defekte als integrativer Teil des lebenden Gewebes.

Die Dokumentation von Arthroskopiebefunden mit dem Thermodrucker

R. Merkel, F. Sabir und D. Spier

(Poster)

Mikromorphologische Beeinflussung der Wundheilung durch TCDO (Oxoferin)

A. Pachucki[1], S. Halm[2], S. Hafner[2] und K. Geißdörfer[2]

[1] Unfallkrankenhaus Meidling (Vorstand: Prim. Univ.-Doz. Dr. H. Kuderna), Kundratstraße 37, A-1120 Wien
[2] Institut für Experimentelle Chirurgie der Technischen Universität (Leiter: Prof. Dr. G. Blümel), Ismaninger Straße 22, D-8000 München 80

Einleitung

In zahlreichen klinischen Studien konnte die positive Beeinflussung von chronischen, therapieresistenten Wunden, sowie die granulationsfördernde Wirkung von TCDO (Tetrachlordecaoxid, Oxoferin) nachgewiesen werden, wobei der Wirkungsmechanismus jedoch weitgehend unaufgeklärt bleibt. Im Tierexperiment an der Ratte wird der Versuch unternommen, die Ursache der beschleunigten Wundheilung aufzuklären.

Basisstudie

An 24 ausgewachsenen männlichen Wistar-Ratten wurden Wunden standardisierter Größe und Tiefe gesetzt und 3 Behandlungsarten durchgeführt.

Gruppe A (n = 8)   1mal täglich 1,5 ml Oxoferin lokal appliziert
Gruppe B (n = 8)   1mal täglich 1,5 ml wirkstoffreie Lösung
 (gereinigtes H_2O + Glycerin als Stabilisator)
Gruppe C (n = 8)   trockene Wundbehandlung mit gleicher Verbandanordnung
 wie in Gruppe A und B.

Ergebnisse

Bei der klinischen Beurteilung wird in der Gruppe A eine stärkere Granulationsbildung festgestellt.
 Die planimetrische Auswertung ergibt vor allem bis zum 6. postoperativen Tag in der Gruppe A eine signifikant schnellere Verkleinerung der Wundflächen.

Mikromorphologie

In histologischen Präparaten des 2. und 3. postoperativen Tages kann ein vermehrtes Auftreten von Mastzellen in Gruppe A beobachtet werden, welche sich im REM "kompakter" und stärker granuliert darstellen als jene der Vergleichsgruppe, welche eine exzessive, teilweise bis zur Cytolyse führende Degranulation durchmachen.

Verdünnungsstudie

Weitergehende histologische Erkenntnisse konnten aus der Verdünnungsstudie gewonnen werden. An 32 ausgewachsenen männlichen Wistar-Ratten wurden Wunden standardisierter Größe und Tiefe gesetzt und 4 Behandlungsarten durchgeführt.

Gruppe 1 (n = 8)   1mal täglich 1,5 ml Oxoferin (TCDO) lokal appliziert
Gruppe 2 (n = 8)   1mal täglich 1,5 ml TCDO : NaCl 2 : 1
Gruppe 3 (n = 8)   1mal täglich 1,5 ml TCDO : NaCl 1 : 2
Gruppe + (n = 8)   1mal täglich 1,5 ml wirkstoffreie Lösung.

Ergebnisse der histologischen Auswertung am 3. und 6. postoperativen Tag: Die Raster-Auszählung der Zellen im Granulationsgewebe zeigt eine Zunahme der Fibrinoblasten bei steigender Konzentration von TCDO.

	Fibrinoblasten 3. postoperativer Tag	6. postoperativer Tag
Gruppe 1	13,6	67,3
Gruppe 2	10,1	58,7
Gruppe 3	09,0	64,3
Gruppe 4	06,3	49,4

Bezüglich der Granulocyten und Rundzellen bestehen nur minimale Unterschiede.

Mikroangiographie

Die Revascularisierung des Wundgebietes ist in der Gruppe A stärker als in den Vergleichsgruppen B und C.

Interpretation des Ergebnisses

TCDO scheint die Einwanderung von Mastzellen (Mechanismus noch ungeklärt) zu induzieren, welche durch Interleukinfreisetzung aus ihren Granula die Fibrinoblastenvermehrung stimuliert. Dies führt zu einer erhöhten Kollagensynthese und folglich zu einem schnelleren Wundverschluß.

Der allogene Knochenblock — Anwendungsprinzip und Behandlungsresultate

M. Sangmeister[1], H. Knaepler[1], M. Ennis[2] und F. Kleinsorge[3]

[1] Klinik für Unfallchirurgie der Philipps-Universität (Direktor: Prof. Dr. L. Gotzen), Baldinger Straße, D-3550 Marburg
[2] Klinik für Theoretische Chirurgie der Philipps-Universität (Leiter: Prof. Dr. W. Lorenz), Baldinger Straße, D-3550 Marburg
[3] Abteilung für Strahlendiagnostik (Direktor: Prof. Dr. H. Dombrowski), Baldinger Straße, D-3550 Marburg

Die Notwendigkeit, knöcherne Defekte aufzufüllen und zu überbrücken, ist in der Unfallchirurgie häufig gegeben — sowohl bei der Versorgung frischer Verletzungen als auch bei Eingriffen in der Wiederherstellungschirurgie.

Im Zeitraum von Oktober 1985 bis Oktober 1988 wurde bei 393 Patienten kältekonserviertes allogenes Knochenmaterial transplantiert — darunter in 69 Fällen allogene Knochenblöcke.

Die Hauptanwendungsgebiete waren Eingriffe an der Wirbelsäule sowie gelenknahe Frakturen. Durch die Kombination der paßgerechten Einfügung des Blockes mit einer

Osteosynthese wird besonders bei diesen Eingriffen eine hohe mechanische Stabilität erreicht. Darüber hinaus handelt es sich um Knochentransplantate mit osteogenetischer Potenz. Seit Januar 1988 wurden auch autoklavierte spongiöse Blöcke transplantiert (n = 10 Patienten), dieses Vorgehen stützt sich auf publizierte experimentelle und klinische Anwendungen.

Aus dem Kollektiv der 69 Patienten mit Knochenblocktransplantaten konnten 45 Patienten klinisch und radiologisch zwischen 1 und 3 Jahren postoperativ nachuntersucht werden. Sämtliche Transplantate waren nach radiologisch-morphologischen Kriterien vollständig eingebaut. Klinisch bestand volle Belastungsstabilität. Ebenso wurde in den 10 Fällen mit autoklavierten Knochenblöcken keine Einheilungsinsuffizienz bzw. andere Komplikationen beobachtet. Als Komplikationen waren Hämatome (n = 2), Weichteilinfekt (n = 1) sowie knöcherne Infekte (n = 2) zu verzeichnen, wobei letztere bei erstgradig offenen Frakturen mit ungünstiger Weichteilsituation auftraten.

Nach unseren Erfahrungen hat sich die Indikation zum Einsatz von allogenen Knochenblocktransplantaten bei größeren Trümmer- oder Defektzonen und Pseudarthrosen bewährt, ebenso in Fällen wo eine autologe Transplantation nicht durchführbar oder ausreichend ist. Die Vorteile dieses Vorgehens sehen wir in der Verfügbarkeit und niedrigen Kosten des Knochenblockmaterials, vor allem bei der Anwendung in der Formbarkeit und Stabilität sowie der bioaktiven Potenz. Als nachteilig erwiesen sich der Zeitaufwand für Gewinnung, Lagerung und relativ lange Einheilungszeiten. Im Hinblick auf ein mögliches virales Infektionsrisiko (z.B. HIV) stellt autoklaviertes Knochenmaterial nach unseren bisherigen Erfahrungen eine Alternative dar.

Indikationen zur patello-tibialen Transfixation

R. Schlenzka

Klinik für Unfallchirurgie der Philipps-Universität (Direktor: Prof. Dr. L. Gotzen), Baldinger Straße, D-3550 Marburg

Die Patella ist ein wesentlicher Bestandteil des Streckkaprates des Knigelenkes, die durch Hebelwirkung zu einer entscheidenden Verbesserung der Kraftleistung des Quadriceps beiträgt. Die Patellektomie führt zu einem beträchtlichen Kraftverlust, deswegen sollte die Patella nach einer Fraktur grundsätzlich erhalten werden. Trotz zahlreicher Osteosynthesevorschläge zur Stabilisierung von Patellafrakturen wird über eine verhältnismäßig große Anzahl von Mißerfolgen berichtet. Entscheidende Ursachen für die Komplikationen sind zum einen die geringe Weichteildeckung des unmittelbar subcutan gelegenen Knochens, die bei einem Anpralltrauma hochgradig kontusioniert sind, zum anderen die ständig hohe Zugbelastung, die auf die Osteosynthese einwirkt. Gelingt es nicht, die Gelenkfläche wiederherzustellen und die Reposition über den Nachbehandlungszeitraum aufrecht zu erhalten, so kommt es zu einer schwerwiegenden posttraumatischen Arthrose, eine langfristige Ruhigstellung des Kniegelenkes führt zur Einsteifung. Um diesen Komplikationen vorzubeugen, muß nicht nur exakt anatomisch reponiert und stabilisiert werden, sondern die Nachbehandlung muß auch eine kontinuierliche passive Mobilisation des Kniegelenkes in der postoperativen Phase im kritischen Bereich zwischen 0 und 90° umfassen.

Als Regelosteosynthese hat sich bei uns die Schraubenosteosynthese durchgesetzt, die nicht nur eine exakte anatomische Readaptation der knöchernen Fragmente garantiert, sondern auch die hohe Zugbelastung des Quadriceps mit einem Grundtonus von 20 kp, der bei Muskelanspannung bis auf 900 kp ansteigt, kompensiert. Ungeeignet für eine Schraubenosteosynthese sind Patellatrümmerfrakturen, Polabrisse, eine Ruptur des Lig. patellae sowie eine Osteomyelitis nach Patellaosteosynthese.

Im Zeitraum vom 1.1.1985 bis zum 31.6.1988 wurden in unserer Klinik 53 Patellaosteosynthesen durchgeführt. Bei 8 Patienten konnte wegen einer distalen Trümmerfraktur der Patella (2), eines schalenförmigen unteren Polabrisses (4), einem distalen Ausriß des Ligamentum patellae (1) bzw. einem Infekt nach Cerclage (1) die erwünschte Übungsstabilität nur durch eine externe patellotibiale Transfixation erzielt werden. Hierzu wurde ein Steinmann-Nagel mit zentralem Gewinde quer durch den oberen Patellapol, ein anderer durch die Tuberositas tibiae eingebracht und beide über Trägerstangen miteinander verbunden. Eine anatomische Reposition wurde bei 6 Patienten erzielt, bei einem Patienten wurde der untere Pol reseziert. Die frühfunktionelle Nachbehandlung mit ihren erheblichen Vorteilen für die Ernährung und Trophik aller gelenkbildenden Weichteilstrukturen wurde sofort eingeleitet. Die Stabilisierung erwies sich als so suffizient, daß das Kniegelenk vom postoperativen Tag an auf einer Bewegungsschiene mobilisiert werden konnte. Durch das Lösen der Fixationsbacken nach 4 Wochen konnte die Belastung der Osteosynthese sukzessive gesteigert, nach 6 Wochen konnten die Implantate ambulant entfernt werden. In kritischen Fällen, die sonst eine mindestens 6wöchige Ruhigstellung mit destruktiven Folgen für das Gelenk erfordert hätte, hat sich das Verfahren sehr bewährt, da die für die Weichteil- und knöcherne Heilung notwendige Entlastung des Streckapparates problemlos erhalten werden konnte.

Die 7 Patienten konnten 6–30 Monate nach der operativen Versorgung nachuntersucht werden. Bei einem Patienten hatte sich die Transfixation wegen mangelnder Compliance nicht bewährt. Drei Patienten klagten noch über Schmerzen beim Knien, 2 über eine starke Wetterfühligkeit. Zwei zeigten ein funktionell unbedeutendes Beugedefizit von 30 bzw. 10°, ein Streckdefizit zeigte sich bei keinem Patienten. Radiologisch ergab sich bei keinem Patienten ein Hinweis auf eine posttraumatische femoropatellare Arthrose. Auffällig war allerdings eine deutlich stärkere Tendenz (4 Patienten) zur Ausbildung von Verkalkungen bzw. knöchernen Regeneraten in den Retinacula, wobei allerdings keine Korrelation zwischen den Beschwerden und Regeneraten bestand.

Für ein optimales Resultat bei der Versorgung von Patellafrakturen sind zwei Anforderungen zu erfüllen:

1. Erhalt der retropatellaren Gelenkfläche;
2. eine voll funktionelle Nachbehandlung.

Die hohe kontinuierliche Zugspannung, die auf dem Streckapparat lastet, erfordert einerseits eine suffiziente Osteosynthese, andererseits die Erhaltung eines ausreichenden Bewegungsumfanges des Kniegelenkes. Diese werden bei interner Stabilisierung nur durch die Schraubenosteosynthese (Brill 1987), extern durch die patellotibiale Transfixation gewährleistet. In kritischen Fällen, die sonst eine mindestens 6wöchige Ruhigstellung mit destruktiven Folgen für das Gelenk erfordert hätten, hat sich das Verfahren sehr bewährt, da die für die Weichteil- und knöcherne Heilung notwendige Entlastung des Streckapparates problemlos erhalten werden konnte.

Posttraumatische Pneumato- und Hämatocelen der Lunge

R. Wölfel, P. Körfgen, B. Husemann und R. Meister

Chirurgische Universitätsklinik (Direktor: Prof. Dr. F. Gall), Maximiliansplatz, D-8520 Erlangen

Definition

Eine Pneumato-/Hämatocele ist ein posttraumatisch entstandener Lungenrundherd. Im Röntgenbild imponiert er als solitärer, in drei Raumebenen annähernd kugelig gestalteter Bezirk mit verminderter oder vermehrter Transparenz, der sich vom umgebenden Lungenparenchym gut abgrenzen läßt.

Ätiologie

Die plötzliche Kompression eines umschriebenen Lungenbezirks verursacht bei Verschluß des peripheren Bronchialsystems einen Überdruck, der zur Zerreißung von Alveolarwänden führt. Durch die Retraktionstendenz des Lungengewebes entwickeln sich sphärische Cysten. Resorptive Vorgänge begünstigen die Entwicklung von Hohlräumen, die sich mit Luft (*Pneumatocele*) oder Blut (*Hämatocele*) füllen können. Zwischen beiden Erscheinungsformen bestehen fließende Übergänge (*Hämatopneumatocele*).

Dieser Pathomechanismus einer heftigen stumpfen Kompression von Lungenparenchym setzt eine entsprechende Elastizität des knöchernen Thorax voraus. Daher sind ausschließlich Patienten im jugendlichen Alter betroffen.

Häufigkeit

Für das Auftreten einer Pneumato- oder Hämatocele im Rahmen schwerer Thoraxtraumen wird eine Häufigkeit von 3–7% angegeben.

Ting	1966	7%	(14/200)
Milne	1971	4%	(4/105)
Müller	1982	6%	(12/211)
Haupt	1987	3%	(3/108)
Erlangen	1988	5%	(12/242)

Verlauf

Traumatische Pneumato- und Hämatocelen sind vorübergehende Erscheinungen, die im Regelfall komplikationslos nach zwei bis drei Monaten ausheilen und dann radiologisch nicht mehr nachweisbar sind (n = 11). Im eigenen Krankengut war nur bei einem Patienten eine operative Behandlung notwendig.

Das septische Krankheitsbild auf dem Boden einer Abscedierung der Pneumatocele machte bei endoskpisch und radiologisch nachweisbarer Bronchusläsion die Oberlappenresektion einen Monat nach dem Unfallereignis unumgänglich.

Resümee

1. Pneumato-/Hämatocelen treten als posttraumatische Lungenrundherde mit einer Häufigkeit von 3–7% nach schweren Thoraxtraumen auf.
2. Betroffen sind nahezu ausschließlich jugendliche Patienten.
3. Zur Diagnose der pathognomonischen Bronchusläsion ist die flexible Bronchoskopie bei schweren Thoraxtraumen obligat.
4. Die spontane Ausheilung nach zwei bis drei Monaten ist der Regelfall.
5. Eine operative Intervention ist nur bei Komplikationen angezeigt.

Kaskadenruptur der Kreuzbänder

A. Zabel[1] und U. Rehder[2]

[1] Universitätskrankenhaus Eppendorf, Abteilung für Unfallchirurgie (Direktor: Prof. Dr. K.H. Jungbluth), Martinistraße 52, D-2000 Hamburg 20
[2] Universitätskrankenhaus Eppendorf, Orthopädische Klinik (Direktor: Prof. Dr. G. Dahmen), Martinistraße 52, D-2000 Hamburg 20

Einleitung

Teilrupturen der Kniebänder führen zu einer Änderung des Zwangslaufs des Kniegelenkes. Wenn solche Verletzungen unbehandelt bleiben, kann es zu einer Überlastung verbleibender Fasern kommen.

Die Spannungsänderung in den Restfasern nach einer Teilruptur wurde mit Hilfe eines dreidimensionalen Kniemodells quantifiziert. In dem 1 : 1 Abgußmodell wurden die Collateral- und Kreuzbänder durch je sechs Nylonfasern dargestellt. Diese Fasern waren im Femur fixiert und führen durch Bohrkanäle in der Tibia zu einer Meßeinheit, mit der der wechselnde Abstand von femoralem und tibialem Ansatz einer Faser während der Beugung bestimmt wurde.

In einem ersten Meßdurchgang wurden die beugewinkelabhängigen Abstände der 24 Einzelfasern im intakten Knie bestimmt. Die so gewonnenen Meßkurven (Abb. 1) dienen als Referenz (1o) für die nachfolgenden Messungen. In einer zweiten Messung wurden Teilrupturen der Bänder durch Entfernung einzelner Fasern simuliert. In der nachfolgenden Auswertung wurden die Meßkurven der Restfaser (1) durch die entsprechenden Referenzkurven dividiert. Trat keine Spannungsänderung einer Faser auf, so war der Quotient $1/1o = 1$, bei einer Spannungszunahme bzw. -abnahme war $1/1o > 1$ bzw. $1/1o < 1$.

Während der Beugung ändern sich die Abstände zwischen femoralem und tibialem Ansatz der Einzelfasern der Bänder. So sind die Fasern des anteromedialen Bündels des vorderen Kreuzbandes zwischen 20 und 100° gespannt, während die Fasern des postero-

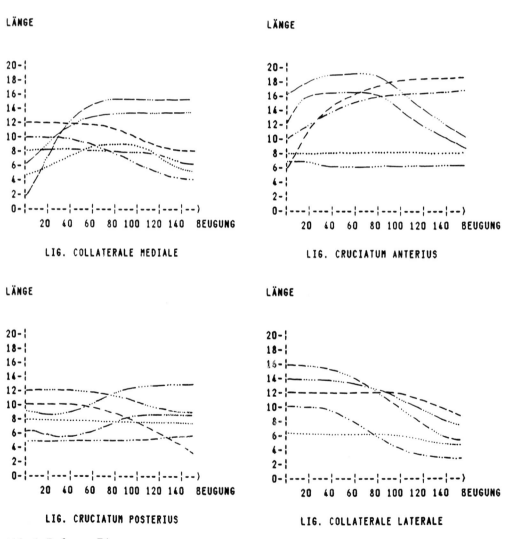

Abb. 1. Referenz-Diagramme

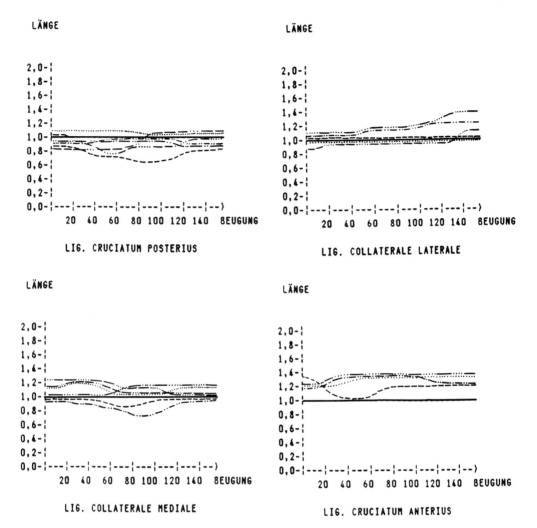

Abb. 2. Ruptur des anteromedialen Bündels des vorderen Kreuzbandes

lateralen Bündels bei größeren Winkeln gespannt sind. Die Längenteilung der Ordinate erfolgt in willkürlichen Einheiten. Diese Kurven geben das physiologische Spannungsverhalten der Bänder wieder und dienen als Referenz-Diagramme.

Die nach einer Teilruptur des anteromedialen Bündels verbleibenden Fasern im vorderen Kreuzband sind über nahezu den gesamten Bewegungsumfang stärker gedehnt als im Normalfall. Einzelne Fasern zeigen eine Zunahme des Abstandes der femoralen und tibialen Ansätze von nahezu 40%. Auch Teile des medialen und lateralen Collateralbandes weisen eine Überdehnung auf, andere Anteile dieser Bänder und das hintere Kreuzband sind demgegenüber entspannt (Abb. 2).

Die verbleibenden Fasern des posteromedialen Bündels des hinteren Kreuzbandes werden vermehrt beansprucht, während nahezu alle Fasern des vorderen Kreuzbandes eine

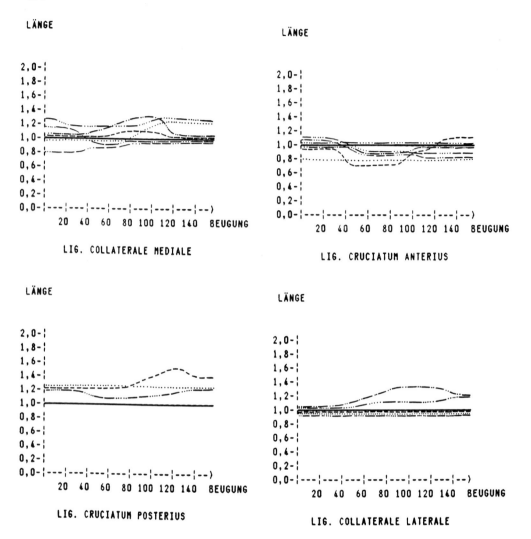

Abb. 3. Ruptur des anterolateralen Bündels des hinteren Kreuzbandes

Verminderung oder keine wesentliche Änderung der Spannung aufweisen. Fast das gesamte mediale Collateralband ist stärker belastet; am lateralen Collateralband ist nur in wenigen Fasern eine Zunahme der Beanspruchung zu bemerken (Abb. 3).

Die restlichen anterioren Fasern des medialen Collateralbandes werden in der Beugebewegung zum Teil stärker, zum Teil — in einem mittleren Beugewinkelabschnitt — geringer belastet. Das vordere und das hintere Kreuzband werden zum größten Teil stärker gedehnt als im physiologischen Fall. das laterale Collateralband weist nahezu über den gesamten Bewegungsumfang eine Entlastung auf (Abb. 4).

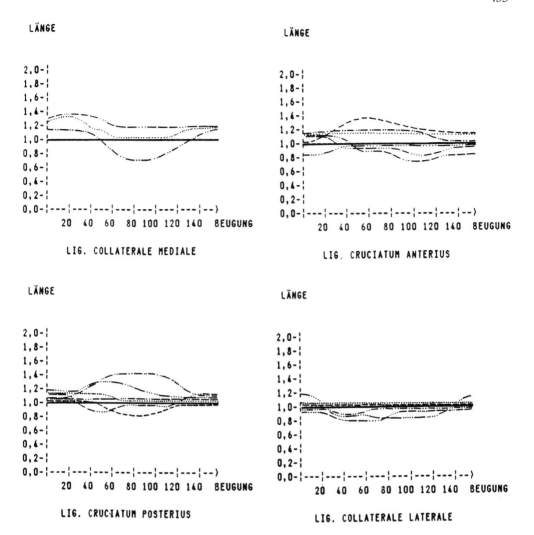

Abb. 4. Ruptur des dorsalen Anteils des medialen Collateralbandes

Zusammenfassung

Die Ergebnisse der Modellversuche belegen, daß durch eine Teilruptur eines Bandes der Bewegungsablauf des Kniegelenkes verändert wird. Dadurch kommt es zu einer Änderung der Faserspannung nicht nur innerhalb des verletzten Bandes, sondern auch innerhalb der übrigen, unverletzten Bänder. Die Änderung kann sowohl eine Spannungszunahme als auch eine -abnahme bedeuten.

In einzelnen Fällen geht im Modellversuch die Zunahme des Abstandes zwischen femoralem und tibialem Ansatz weit über die physiologische Dehnbarkeit des Kollagens von 5–6% hinaus. Daher ist als Folge einer Teilruptur eine Überlastung verbleibender Fasern des verletzten Bandes aber auch der übrigen Bänder zu erwarten. Als Konsequenz kann es zu einer kaskadenartigen Ruptur der Restfasern mit nachfolgender Kniegelenkinstabilität kommen.

Als klinische Folgerung aus den vorliegenden Versuchsergebnissen ergibt sich daher, daß auch bei einer Teilruptur eines der vier Hauptbänder des Kniegelenks eine Bandrekonstruktion durchgeführt werden sollte.

Elektronische Chirurgie am Beispiel Hüftkopf-Acetabulum

J.V. Wening[1], K.H. Jungbluth[1], U. Thiede[2], T. Knepper[3] und W. Kuster[2]

[1] Universitätskrankenhaus Eppendorf, Abteilung Unfallchirurgie (Direktor: Prof. Dr. K.H. Jungbluth), Martinistraße 52, D-2000 Hamburg 20
[2] Universitätskrankenhaus Eppendorf, Abteilung Datenverarbeitung in der Medizin, Martinistraße 52, D-2000 Hamburg 20
[3] Universitätskrankenhaus Eppendorf, Abteilung für Radiologie, Martinistraße 52, D-2000 Hamburg 20

Die operative Versorgung von Acetabulumfrakturen erfordert räumliche Vorstellungskraft und setzt eine langjährige chirurgische Erfahrung voraus. Bisher wurde die Indikation zur Operation anhand von konventionellen Röntgenbildern (Foramina/ala/obturator/inlet/outlet) gestellt. Einen wesentlichen Fortschritt stellen dreidimensionale Bilder dar, bei denen durch "elektronische Chirurgie" sich überlagernde Knochenanteile wie zum Beispiel Schenkelhals oder Hüftkopf entfernt werden können und so der Blick in die Pfanne freigegeben wird.

Wir haben an Leichen Acetabulumfrakturen provoziert (zentrale Hüftgelenkluxationsfrakturen) und o.g. Technik auf ihre Anwendbarkeit für den klinischen Betrieb überprüft. Bei der überzeugenden Bildqualität im Modell mit verschiedenen Perspektiven, Kippungen und Rotationsmöglichkeiten am Bildschirm lag der Schritt zur klinischen Pürfung dieses Verfahrens nahe. Voraussetzung ist ein 4 mm Computertomogramm des Beckens (Siemens 2) mit 1–2 mm Schichten der frakturierten Beckenanteile. Die Informationsspeicherung erfolgt auf einem Magnetband und die Daten wurden in ein Scanner unabhängiges Format konvertiert und in ein isotropes Datenvolumen umgewandelt. Um den Femurkopf zu extrahieren, muß eine Segmentation angeschlossen werden, die nach Rotation die Bearbeitung über das Ray-Tracing-Programm (Voxel-Man-8), das von der Abteilung ffür Datenverarbeitung in der Medizin am UKE entwickelt wurde, erlaubt. Die erhaltenen Bilder sind in ihrer Qualität entscheidend vom Computertomogramm abhängig. Dünne Schichten sind beim volumenorientierten Verfahren Grundlage für stufenfreie Bilder. Kleine Frakturspalten und Fragmente auf dem CT können in der dritten Dimension verloren gehen (3D). Bessere Ergebnisse werden bei größeren, dislocierten oder rotierten Fragmenten erreicht. Zu berücksichtigen ist bei diesem Verfahren, daß beim Dünnschicht CT die Strahlenbelastung nicht unerheblich ist. Um dies zu umgehen beschränkten wir die dünnen Schichten auf die Frakturregion. Der nicht verletzte Beckenanteil kann zur besseren Veranschaulichung und Räumlichkeit durch ein Phantom dargestellt werden. Dank der Kooperation von 3 Abteilungen stehen uns heute im klinischen Betrieb innerhalb von 12 h alle gewünschten Perspektiven zur Verfügung. Bei Erhöhung der Personalkapazität könnte dieser Zeitraum auf wenige Stunden reduziert werden.

Sinnvoll ist das Verfahren nach unseren bisherigen klinischen Erfahrungen nur bei komplexen Becken- bzw. Acetabulumfrakturen, bei denen die Zuordnung einzelner Knochenabschnitte mit den konventionellen Techniken Schwierigkeiten bereitet.

Kompartmentdruckmessung mit einer Mikrotip-Sonde

H.P. Becker, P.M. Esch und H. Gerngroß

Bundeswehrkrankenhaus, Chirurgische Abteilung (Leiter: Prof. Dr. W. Hartel),
Oberer Eselsberg 40, D-7900 Ulm

Obwohl die pathophysiologischen Zusammenhänge des Kompartmentsyndroms in den letzten Jahren weitgehend aufgeklärt worden sind, hat dieses Krankheitsbild nicht an Aktualität eingebüßt. In vielen Fällen mag die rein klinische Diagnostik ausreichen, um die Indikation zur Fasciotomie zu stellen. Bei fraglicher Symptomatik und bei Bewußtlosen hat sich diesbezüglich die Messung des Kompartmentdruckes durchgesetzt. Wir verwenden zur Kompartmentdruckmessung eine Mikrotip-Sonde mit Kopfdurchmesser 1,5 mm (Typ 12 CT/4F; Fa. Gaeltec, Skye, Schottland; Vertrieb für Deutschland: Novotronic GmbH, Bonn), die subfascial über den Plastikanteil einer Braunüle (Durchmesser = 2 mm) in die Muskelloge eingebracht wird. Die Arbeitsweise des Druckaufnehmers basiert auf der mechano-elektrischen Druckwandlung mittels eines Dehnungsmeßstreifens im Sondenkopf, wobei die miniaturisierte Technik besonders für geringe Druckschwankungen geeignet ist. Über ein Kabel und einen mehrpoligen Stecker ist ein Meßinstrument angeschlossen.

An 27 Freiwilligen, die in unserem Haus zur Meniscusoperation anstanden, wurde die Mikrotip-Sonde perioperativ implantiert. Hierbei ergab sich ein Ruhedruck von im Mittel 6 mm Hg. Die Anlage einer Blutsperre führte im Schnitt zu einer Drucksteigerung von 2 mm Hg. In Einzelfällen wurde die Sonde über 24 h belassen. Hier zeigte sich abgesehen von schmerzhaft bedingten Drucksteigerungen ein kontinuierlicher Abfall des Logendruckes. Im Gegensatz zu den bisher bekannten Systemen, die auf hydrostatischer Basis den Kompartmentdruck messen, bietet die Mikrotip-Sonde in puncto Handhabung, Implantation und Eichung gewisse Vereinfachungen. Vorteilhaft erscheint die Möglichkeit der sonographisch kontrollierten Punktion der Kompartments. Hiermit ist auch die Messung tiefergelegener Muskellogen möglich.

Rückhaltesysteme für Fahrzeuginsassen — Gurtstraffer und Airbag

L. Brambilla

Daimler-Banz AG, Abteilung EP/AVRH, Postfach 226, D-7032 Sindelfingen

Seit den 50iger Jahren werden bei Daimler-Benz mit großem Aufwand wirksame und zuverlässige Insassenschutzsysteme zur Minderung des Verletzungsrisikos von PKW-Insassen bei Unfällen entwickelt.

Die Anwendung von neuartigen Technologien führte zu einer deutlichen Erhöhung der Schutzwirkung durch die Einführung der pyrotechnischen Systeme Gurtstraffer und Airbag.

Seit Herbst 1984 stattet Daimler-Benz als einziger Hersteller alle Modelle auf den Vordersitzen serienmäßig mit Gurtstraffern aus.

Ausgelöst von einem elektronischen Sensor reduzieren die Gurtstraffer bei einem Frontalaufprall die Gurtlose durch nicht exakt angelegten Sicherheitsgurt, Kleidung oder den sogenannten Filmspuleffekt im Gurtaufroller.

Ein kleiner pyrotechnischer Gasregenerator mit weniger als 1 Gramm Festtreibstoff in Granulatform erzeugt den notwendigen Druck, um über einen Seilantrieb die Gurtaufrollerwelle zurückzudrehen. Dabei können bis zu 18 cm Gurtlose innerhalb 1/100 s eliminiert werden.

Durch Entfall der Lose erfahren die Insassen eine geringere Vorverlagerung und durch frühzeitige Rückhaltewirkung ein niedrigeres Belastungsniveau.

Seit 1981 ist der Fahrer-Airbag als Sonderausstattung erhältlich und ist seit 1985 Serienausstattung für den nordamerikanischen Markt. Seit Januar 1988 ist auch der Beifahrer-Airbag als Sonderwunsch — sukzessiv für verschiedene PKW-Modelle — lieferbar.

Während der Fahrer-Airbag in einem dafür entwickelten Lenkrad integriert ist, wird der Beifahrer-Airbag anstelle des Handschufaches in der Armaturenanlage untergebracht. Fahrer- und Beifahrer-Airbags bestehen aus dem Luftsack, aus den Gasgeneratoren zur Erzeugung der Aufblasgase sowie aus verschiedenen Befestigungsteilen und aus dem Abdeckpolster. Das Aufblasvolumen des Fahrer-Luftsacks beträgt 60 Liter, das des Beifahrer-Luftsacks 180 Liter. Ein einziger mikroprozessorgesteuerter Crash-Sensor löst in Abhängigkeit der Fahrzeugverzögerung die Airbags aus.

Als ergänzendes Sicherheitssystem zum Sicherheitsgurt bietet der Airbag zusätzlichen Schutz beim Frontalaufprall. Er stützt Kopf und Oberkörper großflächig ab und entlastet die Kontaktzone des Sicherheitsgurtes. Die gurtspezifische Belastung des Körpers sowie die Kopfrotation werden verringert.

Mit dem Gurtstraffer und dem Airbag für die Frontinsassen wird bei Daimler-Benz ein Insassenschutz angeboten, den derzeit weltweit kein anderer Hersteller so umfassend bieten kann.

Histomorphologie der Condylus radialis Fraktur im Kindesalter

M. Dallek und K.H. Jungbluth

Universitätskrankenhaus Eppendorf, Abteilung Unfallchirurgie (Direktor: Prof. Dr. K.H. Jungbluth), Martinistraße 52, D-2000 Hamburg 20

Eine typische Verletzung im Wachstumsalter ist die Abrißverletzung des Condylus radialis humeri.

In jüngerer Zeit konnten durch einige Arbeiten die mechanischen Voraussetzungen, die zur Condylus radialis Fraktur führen, geklärt werden.

Die von uns durchgeführten histomorphologischen Untersuchungen zeigen im Bereich des wachsenden distalen Humerusknorpels eine Kollagenfasertextur in Form eines durch das Gelenk ziehenden Bandes, welches unter einem Winkel von 15–30° durch den Gelenkanteil der Trochlea zieht.

Die Fraktur des Condylus radialis folgt diesem Kollagenfaserverband wie wir zeigen können.

Somit ist die Mikroarchitektur des distalen Humerusknorpels als Wegbereiter der Condylus radialis Fraktur anzusehen.

Fluorescenzmikroskopische Befunde nach CO_2-Laserosteotomie an der Schaftibia

F. Dinkelaker[1], C. Scholz[2], M. Grothues-Sprok[1], R. Rahmanzadeh[1] und G. Müller[2]

[1] Klinikum Steglitz der Freien Universität, Abteilung für Unfall- und Wiederherstellungschirurgie (Direktor: Prof. Dr. R. Rahmanzadeh), Hindenburgdamm 30, D-1000 Berlin 45
[2] Fachbereich Biomedizinische Technik/Schwerpunkt Lasermedizin der Freien Universität Berlin, D-1000 Berlin

1. Einführung

Seit 1985 wird in der interdisziplinären Arbeitsgruppe ein möglicher Einsatz von Lasern zur Durchführung von Osteotomien verschiedener Art in in-vitro und in-vivo-Versuchsreihen untersucht. Dabei wurde die knöcherne Heilung nach Z-Osteotomie mit einem CO_2-Laser/oscillierender Säge, mit anschließender DC-Plattenosteosynthese an der Schaftibia untersucht. Die Heilungsvorgänge wurden röntgenologisch, licht- und fluorescenzmikroskopisch verglichen und ausgewertet.

2. Material und Methode

Versuchstiere: 20 erwachsene weibliche Merino-Fleisch-Schafe mit einem Durchschnittsgewicht von 62 kg.
Gruppeneinteilung: 4 Gruppen zu jeweils 5 Tieren, Überlebenszeit: 8 und 16 Wochen.
Versuchsbeschreibung: Operation der Versuchstiere in Intubationsnarkose auf speziellem Lagerungsgestell, Freilegung der Tibia unter gleichzeitiger Achillotomie zur Erzielung einer temporären Entlastung der operierten Extremität, Z-Osteotomie am Tibiaschaft entweder mit oscillierender Säge (Sägeblattdicke 0,5 mm) oder mit einem durch eine Lineareinheit motorisch geführten CO_2-Lasergerät (Fa. Heraeus, "Heracure LS 500" im "quasi cw-Betrieb", mittlere Leistungsdichte 56000 W/cm^2, Schnittgeschwindigkeit v = 0,6 mm/s). Nach CO_2-Laserosteotomie Entfernung der Carbonisationszone mit scharfem Löffel, anschließend Osteosynthese mit 3,5-DC-Platte mit interfragmentärer Zugschraube. Mobilisation der operierten Tiere ohne zusätzliche Maßnahmen. In 4wöchigen Abständen i.m. Injektion eines Intravitalfarbstoffes in definierter Reihenfolge zur polychromen Sequenzmarkierung. Bei Versuchsende Herstellung von unentkalkten Hartschnitten mit Schnittdicke von 30–50 mm, Färbung der Präparate nach Giemsa.

3. Fluorescenzmikroskopische Befunde

Im Vergleich CO_2-Laserosteotomie mit Sägeosteotomie unter Bedingungen einer stabilen Osteosynthese fällt nach 8 Wochen eine ausgeprägte Heilungsverzögerung in der Gruppe nach Laserosteotomie auf. Nur bei wenigen Präparaten ist auch bei Schnittspaltbreiten unter 0,3 mm ein beginnender knöcherner Durchbau zu erkennen. Der knöcherne Durchbau geht in keinem Fall vom Schnittspalt aus. Eine primäre knöcherne Heilung findet nicht statt. Häufig findet sich neben den Schnittspalträndern eine unterschiedlich breite Zone von areaktivem corticalem Knochen ohne sichtbare nach dieser Zeit zu erwartende Umbauvorgänge. Im Vergleich dazu ist nach konventioneller Sägeosteotomie nach acht Wochen in der Mehrzahl der Präparate ein knöcherner Durchbau des Schnittspaltes mit lebhafter Umbauaktivität der Osteone in den dem Schnittspalt angrenzenden Corticalisabschnitten festzustellen.

Nach 16 Wochen sind auch Heilungsvorgänge nach Laserosteotomie auszumachen. Die Mehrzahl der Präparate zeigt einen vollständigen knöchernen Durchbau des Schnittspalts mit fluorescenzmikroskopisch gut zu unterscheidender zeitlicher Reihenfolge. Die Eigenfluorescenz an den Schnittspalträndern zeigt dabei die Ausdehnung der sicher thermisch geschädigten Zone an; wie dies auch aus der Literatur bekannt ist. 16 Wochen nach konventioneller Sägeosteostomie finden sich in den meisten Präparaten bei durchbautem Schnittspalt fortgeschrittene Umbauvorgänge neben den Schnittspalträndern.

Dennoch geht 8 Wochen nach CO_2-Laserosteotomie in keinem Fall der knöcherne Durchbau vom Schnittspalt aus; somit findet eine primäre knöcherne Heilung nicht statt (da andererseits das fluorescenzmikroskopische Bild 16 Wochen nach CO_2-Laserosteotomie in vielen Präparaten dem nach konventioneller Sägeosteotomie entspricht, scheint ein verzögerter primärer Durchbau über eine Spaltheilung möglich). Eine Kontaktheilung scheint aufgrund der thermischen Schädigungszone neben den Schnittspalträndern nach CO_2-Laserosteotomie nicht möglich.

Zusammenfassende Bewertung

Eine vollständige Osteotomie größer dimensionierter Röhrenknochen mit einem CO_2-Lasergerät mit anschließendem knöchernen Durchbau nach stabiler Osteosynthese ist möglich. Damit erscheinen auch schwierige und nicht-geradlinige Osteotomien in der Zukunft bei verbesserten Führungssystemen des Laserstrahls technisch durchführbar. Der CO_2-Laser in dem gewählten Betriebsmodus führt aber aufgrund seiner vorwiegend thermischen Schneidwirkung zu einem thermischen Schaden neben den Schnittspalträndern, der auch unter Abtragung der Carbonisationszone zu einer ausgeprägten Heilungsverzögerung im Osteotomiespalt führt. Dies läßt einen klinischen Einsatz nicht zu.

Inzwischen durchgeführt Schnittversuche mit kurzgepulsten und in der Emissionswellenlänge veränderten CO_2-Lasern, sowie mit einem Erbium-Yag-Laser in-vitro und am Kaninchen in-vivo, zeigen eine im Vergleich zur Sägeosteotomie schmalere Schnittfuge mit ungestörtem knöchernen Durchbau. Die vorläufigen Ergebnisse lassen weitere Versuche sinnvoll erscheinen.

Ratinger Lagerungsschiene zur rotationssicheren Lagerung des Beines

J. Grifka

Orthopädische Universitätsklinik (Direktor: Prof. Dr. J. Krämer) im St. Josef-Hospital, Gudrunstraße 56, D-4630 Bochum

Bei verschiedenen Operationsverfahren an Bein und Hüftgelenk ist eine sichere Rotationslagerung des Beines von außerordentlicher Bedeutung für den weiteren Heilungsverlauf. In Fällen von Hüftgelenkendoprothesenimplantationen bei ungünstigen Schaft- oder Pfannenverhältnissen besteht häufig eine erhöhte Luxationsgefahr. Bei Prothesenwechseloperationen ist diese Gefahr um so größer, so daß alle möglichen Vorkehrungen zur Luxationsverhinderung getroffen werden sollten, um Komplikationen und Verzögerungen des Heilungsverlaufes zu vermeiden.

Die übliche Maßnahme zur Luxationsprophylaxe stellt bislang ein Rotationsgipsstiefel dar, der aber wegen seiner gravierenden Nachteile nur im Extremfall angewandt wurde. Ein Gipsstiefel birgt eine Reihe von Nachteilen: Er muß unmittelbar postoperativ unter erschwerten Umständen angelegt werden und erfordert dadurch eine zusätzliche Narkoseverlängerung. Druckstellen sind nur schwer zu korrigieren, so daß mitunter ein Umgipsen notwendig ist. Schwellungsbedingten Umfangsänderungen kann der Gips nicht angepaßt werden. An kritischen Stellen, wie Knochenvorsprüngen und Anpreßbereichen, entstehen Druckstellen. Die oft lange Zeitdauer der Fixation führt zur Muskelverschmächtigung. Durch diese Gipsruhigstellung resultiert zwangsläufig eine Immobilität, wodurch eine funktionelle Nachbehandlung erheblich behindert ist.

Um den Anforderungen an eine regelrechte, postoperative Lagerung gerecht werden zu können, wurde eine spezielle Lagerungsorthese entwickelt, die als Ratinger Lagerungsschiene von der Firma Otto Bock hergestellt wird. Die Schiene läßt sich mittels flexibler, weicher Unterschenkelmanschetten problemlos druckfrei anlegen und kann unterschiedlichen Umfangsmaßen, also auch bei Schwellungszuständen, unmittelbar angepaßt werden. Sie paßt für unterschiedliche Körpergrößen und kann für rechtes wie linkes Bein gleichermaßen eingestellt werden. Die Rotationseinstellung kann beliebig variiert werden, je nach Erfordernis Neutral-0-Stellung, Innenrotationseinstellung oder auch Außenrotationsstellung, und die Lagerung ist jeweils sicher fixiert. Hygienische wie krankengymnastische Maßnahmen können aufgrund der einfachen Handhabung bequem durchgeführt werden. Der Patient empfindet dies als einfache und gängige Lagerung, ohne das Handikap eines Rotationsgipsstiefels mit allen seinen Nachteilen hinnehmen zu müssen.

Somit kommt die neu entwickelte Ratinger Lagerungsschiene den Anforderungen an eine adäquate Lagerung mit sicherer Rotationsstellung des Beines nach und hat sich außerdem insbesondere zur Verhinderung der Hüftprothesenluxation bewährt.

Ein neuer Y-Nagel mit computeroptimierter Ermüdungsfestigkeit zur Behandlung per- bis subtrochanterer Femurfrakturen

D. Hempel[1] und C. Mattheck[2]

[1] II. Chirurgie, Allgemeines Krankenhaus Barmbek (Ltd. Arzt: Dr. D. Hempel), Rübenkamp 148, D-2000 Hamburg 60
[2] Kernforschungszentrum Karlsruhe, Institut für Material- und Festkörperforschung IV, Arbeitsgruppe Bruchmechanik und Strukturanalyse, D-7500 Karlsruhe

Wir haben nach einem Weg gesucht, die per- bis subtrochanteren Femurfrakturen mit einer möglichst sofort voll belastbaren Osteosynthese zu versorgen. Nach den Ergebnissen von Teubner und Schöttle haben intramedullär eingebrachte Osteosynthesemittel eine 3fach höhere Stabilität im Vergleich zu außen am Knochen fixierten Osteosynthesen. Der Y-Nagel nach Küntscher bietet die Möglichkeit der sofortigen Vollbelastbarkeit, hat jedoch bei Brüchen im subtrochanteren Bereich keine ausreichende Drehstabilität und verhütet nicht die Verkürzung des Knochens bei Stück- und Trümmerbrüchen. Im Interesse einer möglichst einfachen Operationstechnik ist die Beschränkung auf wenige Nageldicken notwendig. Die bisherigen Modelle hatten bei sehr schweren Patienten in Einzelfällen zu mechanischen Materialermüdungsproblemen geführt. Das geschah bei 3 von 450 implantierten Y-Nägeln.

Das Problem der Rotationssicherung konnte schon vor mehr als 5 Jahren durch die Einführung des Y-Verriegelungsnagels gelöst werden. Die bruchmechanische Untersuchung herkömmlicher Y-Nägel am Kernforschungszentrum Karlsruhe deckte als Ursache von Ermüdungsversagen die Form der bisherigen Y-Quernägel mit einer 3fachen Kraftflußumlenkung an einem Ort auf. Diese 3fach Umleitung wirkt als Kerbe im Material und kann Ermüdungsrisse auslösen. Durch 3-dimensionale Finite-Elemente-Rechnungen wurde eine räumliche Trennung der Kraftflußlenkungen zunächst im Rechner simuliert. Sie führte zu einer erheblichen Reduzierung der Kerbspannungen. Nach Auswertung der Computer Plotts wurde die neue Y-Quernagelform konstruiert. Die Belastungsversuche zeigten im Vergleich zur alten Quernagelform eine bis ca. 20fache Erhöhung der Ermüdungsfestigkeit des neuen Y-Quernagels. Die Ermüdungsversuche wurden mit der Hydropulsmaschine von Schenck gemacht. Bei den dynamischen Belastungsversuchen wurde die Belastung als schwellende Biegung aufgebracht, wie es nach Pauwels den biologischen Bedingungen entspricht. Der computeroptimierte Y-Quernagel konnte bis über 15 Millionen Lastwechsel bei einer Frequenz von 50 Hertz und einer Belastung von 150 N bis maximal 1250 Newton je Lastspiel ertragen. Das ist weit mehr als für Implantate nach der DIN-Norm gefordert wird. Der optimierte Y-Quernagel wurde mit einem Längsnagel mit ebenfalls computeroptimiertem Querschnittsprofil nach Börner und Mattheck kombiniert. Die rechnerische Verbesserung des Y-Verriegelungsnagels und ihre Bestätigung im Belastungsversuch hat uns ermutigt, den neuen Nageltyp nach Testung seiner Anwendungsmöglichkeit im Leichenversuch in ersten klinischen Fällen einzusetzen. Als Beispiel zeige ich den sub- und pertrochanteren Femurbruch einer 92jährigen Frau, die mit diesem Nagel operiert wurde. Die Operationstechnik ist praktisch die gleiche wie beim bisherigen Y-Verriegelungsnagel. Der Y-Quernagel wird nach Vorbohren eines Loches im Trochanterbereich eingeschlagen. Nach Adduktion des Beines wird der Längsnagel über einen gebogenen scharfen Spieß nach Vorbohren eines Loches an der Trochanterspitze an den Quernagel herangeführt. Ein Führungsspieß durch Längsnagel und Quernagelbohrung bis in den distalen Femur eingebracht, sichert das korrekte Einschlagen des Längsnagels durch die Quernagelbohrung. Mit Hilfe des Zielgerätes, das auf das Längsnagelende aufgesetzt wird, wird die proximale Verriegelungsschraube eingeführt. Danach wird wie bei jedem Verriegelungsnagel mit 2 Verriegelungsschrauben, die als Doppelgewindeschrauben ausgeführt sind, nahe dem distalen Längsnagelende die Rotationssicherung erreicht. Wir hoffen, nach einer ausreichend großen Zahl von Operationen und ausreichend langer Nachbeobachtungszeit eine klinische Bestätigung der computeroptimierten Verbesserung des Y-Verriegelungsnagels vorstellen zu können.

Zur Problematik der Schulterluxation beim alten Menschen

K. Hette[1], M. Sangmeister[1], M. Ennis[2] und L. Gotzen[1]

[1] Klinik für Unfallchirurgie der Philipps-Universität (Direktor: Prof. Dr. L. Gotzen), Baldinger Straße, D-3550 Marburg
[2] Institut für Theoretische Chirurgie der Philipps-Universität (Leiter: Prof. Dr. W. Lorenz), Baldinger Straße, D-3550 Marburg

Die ventrale Schulterluxation beim alten Menschen entsteht in der Regel durch einen Sturz auf den gestreckten und außenrotierten Arm. Hierbei kommt es gehäuft zu Begleitverletzungen des Knochens sowie der Weichteile. Von Januar 1985 bis Juni 1987 haben wir 54 Patienten im Alter von über 60 Jahren mit einer vorderen Schulterluxation behandelt, wovon 16 Patienten gleichzeitig Abrisse oder Infraktionen des Tuberculum majus aufwiesen.

Zur Nachuntersuchung erschienen 33 Patienten, wovon in 10 Fällen (30%) oben genannte knöcherne Begleitverletzung vorlag. Drei der 4 Patienten (12%), die sich zusätzlich eine Ruptur der Rotatorenmanschette zugezogen hatten und aufgrund einer erheblichen Polymorbidität konservativ behandelt worden waren, zeigten jetzt noch eine deutliche Abduktionsschwäche. Weiterhin war bei 4 Patienten (12%) eine traumatische Läsion des Nervus axillaris aufgetreten, die sich jedoch in allen Fällen spätestens nach 6 Monaten vollständig zurückgebildet hatte. Aus pathophysiologischer Sicht erleidet der Nervus axillaris, der dorsalseitig um den Humeruskopf herumzieht, bei der vorderen Schulterluxation ein erhebliches Distensionstrauma. Der gleiche Mechanismus ist auch für die Ruptur der Rotatorenmanschette verantwortlich, die im höheren Alter ohnehin bereits erhebliche degenerative Veränderungen aufweist.

Aufgrund der häufigen Incidenz von begleitenden Weichteilverletzungen (25% im eigenen Krankengut) ist eine subtile Nachuntersuchung dieser Patienten notwendig, wobei zur Diagnosesicherung neben der Sonographie die Arthrographie zum Einsatz gelangt. Läsionen des Nervus axillaris lassen sich mittels EMG eindeutig frühestens 3 Wochen nach dem Unfallereignis nachweisen.

Entwicklung einer neuen Knochentransporttechnik zur Durchführung der Ilizarov-Methode

K. Käch, K. Klingler, W. Schnell, H. Eberle und G. Uhlschmid

Department Chirurgie, Forschungsabteilung und Klinik für Unfallchirurgie (Direktor: Prof. Dr. H. Eberle), Rämistraße 100, CH-8091 Zürich

Problemstellung

Bei komplexen Extremitätenverletzungen mit Weichteil- und Knochendefekten können praktisch beliebig große Weichteildefekte durch mikrovasculär angeschlossene freie Lappenplastiken versorgt werden. Neben den bekannten Standardmethoden zur Überbrückung großer Defekte an den Röhrenknochen (freier Fibulatransfer) werden vereinzelt die von Ilizarov entwickelten Methoden (Knochentransport mit Bildung eines Regenerates) klinisch eingesetzt. Das Prinzip von Ilizarov nutzt die lokale Knochenregeneration unter Stimulation durch kontinuierlichen Zug. Technisch ist die Realisierung noch weitgehend an den Ringfixateur von Ilizarov gebunden. Wir haben uns zum Ziel gesetzt, eine einfache Methode zur Durchführung des Knochentransportes zu entwickeln unter Verwendung der bekannten Fixateursysteme (AO, Aesculap, Orthofix u.a.). Der Knochentransport soll bei allen Montageformen (unilateral, V-Typ, Rahmenfixateur und Kombinationsmontagen) möglich sein und an die Montageart keine Bedingungen stellen. Das Knochentransportsystem darf die Weichteile nicht schädigen. Die Rekonstruktion der Weichteile durch freie oder lokale Muskellappenplastiken darf in keiner Weise beeinträchtigt werden. Beim klassischen Knochentransport nach Ilizarov werden die Weichteile durch die Zugdrähte durchschnitten. Auch neu entwickelte externe Transportsysteme (z.B. über Schanzsche Schrauben) weisen diesen Nachteil auf.

Transportsystem

Über ein intern eingebrachtes System, bestehend aus zwei Hohlschrauben und einem geflochtenen 1,2 mm Draht, wird ein Zugsystem aufgebaut. Mit einem extern montierten Zugapparat kann der Knochen transportiert werden. Die eine Hohlschraube liegt im zum Transport vorgesehenen Knochen, die andere um 45° zur Transportachse im Fragment, das der transportierte Knochen erreichen soll. Der eine Teil des Zugdrahtes wird durch ein Loch im Schraubenkopf umgelenkt. Beide Drähte perforieren die Weichteile an derselben Stelle, die sich über die gesamte Transportstrecke nicht ändert. Der extern fixierte Zugapparat bestand ursprünglich aus einer Spindel mit einem Reiter, der beim Drehen um die gewünschte Länge steigt. Durch eine Weiterentwicklung der Firma Aesculap ist der Zugapparat auf einer neuen Basis vereinfacht worden.

Ergebnis

Mit dem entwickelten Transportsystem kann der Knochentransport im Tierversuch (Femur von 20 Schäferhunden) zuverlässig durchgeführt werden. Das Transportsystem ist kompatibel mit den meisten Fixateur externe-Systemen (erprobt: Orthofix, AO, Aesculap). Im Gegensatz zu anderen vorgeschlagenen Transportsystemen werden die Weichteile durch den Transportmechanismus nicht geschädigt. Der tägliche Transport kann durch Drehen der Gewindespindel einfach vorgenommen werden.

Zur Indikation der Computertomographie beim schweren Thoraxtrauma

F. Kleinsorge[1], C. Sangmeister[1], M. Sangmeister[2] und E. Walthers[1]

1 Zentrum für Radiologie der Philipps-Universität, Abteilung für Strahlendiagnostik (Direktor: Prof. Dr. H. Dombrowski), Baldinger Straße, D-3550 Marburg
2 Klinik für Unfallchirurgie der Philipps-Universität (Direktor: Prof. Dr. L. Gotzen), Baldinger Straße, D-3550 Marburg

Die Basisdiagnostik der Thoraxverletzung besteht in der Übersichtsaufnahme in Rückenlage im a.-p.-Strahlengang, wenn möglich ergänzt durch eine seitliche Aufnahme. Der diagnostische Wert dieser Aufnahmen ist eingeschränkt (Behelfsaufnahme).

Die Thorax-CT ist nicht als akutdiagnostische Routineuntersuchungsmaßnahme anzusehen, gilt aber für spezielle Fragestellungen bei Thoraxverletzungen heute sowohl in der Akutphase wie auch postprimär als Methode der Wahl.

Das Symptom des "breiten Mediastinums" entsteht aus vielfältigen Ursachen und stellt die häufigste Indikation zur Thorax-CT dar. Voraussetzung zur Thorax-CT ist eine Befundkonstanz der Mediastinalverbreiterung auf einer sofortigen konventionell radiologischen Kontrollaufnahme, die — wenn möglich — in aufrechter Patientenposition angefertigt werden sollte. Bei Verdacht auf Aortenruptur sollte die Aortographie erfolgen, bei Verdacht einer Aortendissektion wird die CT vorgezogen.

Parenchymale Pathologica kommen im CT relativ gleichartig zur Abbildung und stellen keine Indikation zur Akutuntersuchung dar. Die CT ist dagegen indiziert zur Differenzierung zwischen Lungenabsceß und Pleuraempyem und zum Nachweis einer posttraumatische Pneumatocele.

Sehr kleine, typischerweise ventrale Pneumothoraces werden auf Übersichtsaufnahmen häufig übersehen; die CT ist indiziert zum Nachweis kleinerer Pneus, insbesondere vor geplanter Narkose oder Beatmungstherapie und vor gezielter Drainage.

Pleurale Flüssigkeitsansammlungen können durch Dichtemessungen in Hämatothorax und serösen Erguß differenziert werden. Die Sonographie, ggf. mit gezielter Punktion, ist hier als gleichwertiges, aber leichter verfügbares Verfahren anzusehen.

Frakturen des Thoraxskeletts stellen in der Regel keine CT-Indikation dar. Eine Indikation zur CT besteht zur Differenzierung stabiler und instabiler Wirbelsäulenfrakturen.

Die Zwerchfellruptur kann konventionell radiologisch erfaßt werden. Die Computertomographie ist selten dann indiziert, wenn nur Omentum majus oder parenchymatöse Organe herniieren.

Perikardiale Flüssigkeitsansammlungen können sonographisch schnell und zuverlässig diagnostiziert werden.

Bericht über die Mitgliederversammlung der Deutschen Gesellschaft für Unfallheilkunde e.V. am 18.11.1988 in Berlin

Gegen 13.35 Uhr konnte Präsident Jungbluth die Mitgliederversammlung der 52. Jahrestagung der Deutschen Gesellschaft für Unfallheilkunde annähernd pünktlich eröffnen.

Der nahezu bis auf den letzten Platz besetzte Saal gab dem Präsident Veranlassung, die Begrüßung der Mitglieder mit der erfreuten Feststellung zu verbinden, daß die Mitgliederversammlung so gut besucht sei, wie er dies aus vielen Jahren nicht erinnern könne.

In seinem Bericht referierte der Präsident einleitend den Stand der Diskussion zum sogenannten "Memorandum der Lehrstuhlinhaber für Chirurgie/Allgemeinchirurgie". Letzte Information war die Zusage des derzeitigen Generalsekretärs der Deutschen Gesellschaft für Chirurgie, Herrn Ungeheuer, die gemeinsame Stellungnahme der 5 chirurgischen "Teilgebiete" als Erwiderung in Heft 5 der Mitteilungen der Deutschen Gesellschaft für Chirurgie im Wortlaut zu publizieren. Weiter berichtet der Präsident über ein Gespräch, das die Vertreter der chirurgischen Testgebiete mit Vertretern der Lehrstuhlinhaber für "Allgemeine Chirurgie" geführt haben. Bei dieser Gelegenheit vertraten, wie der Präsident berichtete, die Sprecher der Chirurgischen "Teilgebiete" gemeinsam die Ansicht, daß der Anspruch der Allgemein- und Abdominalchirurgen das Gebiet (Chirurgie) in seiner Gesamtheit zu vertreten, nicht länger begründbar sei. Seitens der "Teilgebiete" sei die Ansicht vertreten worden, daß der bisher von den "Allgemein-/Abdominalchirurgen" wahrgenommene Schwerpunktbereich der Chirurgie zutreffender und weniger mißverständlich als "viscerale (endokrinologische-onkologische) Chirurgie" beschrieben werden könne. Als "Allgemeine Chirurgie" sei in diesem Sinne der Verbund der gemeinsamen chirurgischen Grundlagen zu verstehen, auf dem dann eine schwerpunktmäßige Spezialisierung (bisher "Teilgebiete") aufzubauen habe. Ergänzend berichtete der Präsident über seine Gespräche mit dem Präsidenten des Berufsverbandes der Deutschen Chirurgen. Der Wunsch nach größerer Präsenz der Unfallchirurgie im Präsidium des Berufsverbandes der Deutschen Chirurgen scheine insoweit verständnisvoll aufgenommen worden zu sein, als vom Präsidenten des Berufsverbandes der Chirurgen in Aussicht gestellt wurde, den mit Jahresende freiwerdenden Platz im Präsidium des Berufsverbandes (Schriftführer) durch einen Unfallchirurgen zu besetzen. Eine solche Entwicklung (verbesserte Präsenz in bestehenden und eingeführten Gremien), so führte der Präsident weiter aus, erscheine nach Auffassung des Geschäftsführenden Vorstandes der DGU erfolgversprechender als die bereits mehrfach diskutierte Gründung eines eigenen Berufsverbandes der Unfallchirurgen, der nach Maßgabe seiner möglichen Mitgliederzahl unterlegen bleiben müsse und dem weiteren Zusammenhalt der Chirurgen sicherlich nicht förderlich sei.

Im weiteren berichtete der Präsident, daß der von Frankreich (wohl im Hinblick auf 1992) initiierte und schon früher diskutierte Wunsch auf Austausch ärztlicher Mitarbeiter nur zögernde Fortschritte gemacht habe. Hinderungsgründe seien vor allem in beiderseitigen sprachlichen Defiziten, aber auch in der zögerlichen Planung und Handhabung durch die politischen Instanzen (in Frankreich) zu suchen. Zusammenfassend verwies der Präsident auf die für 1992 geplante Neuordnung Europas und die in diesem Zusammenhang entstandenen Besorgnisse, auf die der Generalsekretär in seinem Bericht eingehen werde. Mit diesem Hinweis beschränkte sich der Präsident auf den Appell an alle Mitglieder, sich auch im Hinblick auf die Entwicklung in Europa vermehrt für die Arbeit in den Ärztekammern zur Verfügung zu stellen.

Der Präsident schloß seinen Bericht mit der Erinnerung an die freundliche Aufnahme und für beide Seiten nützliche wissenschaftliche Zusammenarbeit bei den diesjährigen Tagungen der Österreichischen Unfallchirurgen in Graz, Innsbruck und Gmunden und gab der Hoffnung Ausdruck, daß sich dieser inzwischen nahezu familiäre Zusammenhalt in den nächsten Jahren noch weiter festigen möge.

In seinem Bericht erinnerte der Generalsekretär einleitend daran, daß das zurückliegende Jahr weitgehend ausgefüllt gewesen sei durch die zunehmend hektischen Auseinandersetzungen um das sogenannte "Gesundheitsreformgesetz", von dem bereits jetzt erkennbar sei, daß es diesem Namen nicht gerecht werden könne, da der Gesetzgeber an politischen Grundforderungen festhalte, die ihr medizinisches und ökonomisches Ziel verfehlen müßten. Trotz aller Bemühungen um Versachlichung der Diskussion und angemessene Verlängerung der Beratungszeit habe die Bundesregierung an ihrer Absicht festgehalten, das Gesetz am 1.1.1989 in Kraft zu setzen.

In den Heften 17 und 18 der "Mitteilungen und Nachrichten", so führte der Generalsekretär weiter aus, habe man sich bemüht, den Mitgliedern durch die Beiträge der Herren Vilmar und Hamm einen Überblick über die Gesamtproblematik der "Kostendämpfung im Krankenhaus" und das "Gesundheitsreformgesetz" aus ärztlicher und volkswirtschaftlicher Sicht zu vermitteln. Arzt und Ökonom seien hierbei übereinstimmend zu dem Ergebnis gekommen, daß der falsche gesundheitspolitische Ansatz ("Forderung nach Beitragssatzstabilität") das Reformvorhaben scheitern lassen müsse.

Als zweiten Punkt seines Berichtes griff der Generalsekretär die "Richtlinien über den Inhalt der Weiterbildung in Gebieten und Teilgebieten" auf. Seit Inkrafttreten der (noch nicht von allen regionalen Kammern übernommenen) Musterweiterbildungsordnung und der wachsenden Erfahrung im Umgang mit ihr zeige sich ein zunehmendes Unbehagen in den großen Gebieten und Teilgebieten, da sich für viele die berufspolitischen Auswirkungen der Novellierung und dessen, was sich durch die Diskussion in den Kammern daraus entwickeln werde, erst jetzt deutlicher abzuzeichnen beginne.

Rahmen und inhaltliche Ausgestaltung der Weiterbildungsordnung seien zu messen an dem berechtigten Anspruch der Bürger auf eine qualifizierte Krankenversorgung und dem ebenso berechtigten Anspruch der jungen Ärzte auf eine qualifizierte Weiterbildung, die zugleich eine unerläßliche Forderung zur Qualitätssicherung sei.

Der Struktur- und Verfahrenswandel in der Medizin, aber auch die Arbeitszeitverkürzung, so der Generalsekretär, mache eine qualifizierte Weiterbildung im vorgegebenen zeitlichen Rahmen der sogenannten "Mindestweiterbildung" zunehmend unmöglich. Unter dem Druck der großen Zahl Weiterzubildender scheine eine Herabsetzung der Weiterbildungsanforderungen unvermeidlich. Unvermeidlich sei dann aber auch, das dürfe keinesfalls außer acht gelassen werden, die Einschränkung der Kompetenz der Weitergebildeten.

Beunruhigend und kaum zu übersehen sei, daß die großen Gebiete bereits seit längerer Zeit ihren Weg zwischen dem Ausverkauf bewährter und bisher gewährleisteter Standards und einer eher trügerischen Qualitätssteigerung durch Spezialisierung (die leicht zur Subspezialisierung werde) suchen würden. Beides (die Minderung der vertrauensbildenden Qualifizierung und die weitere (Sub-)Spezialisierung), wie zunehmend erkennbar werde, sei voneinander nicht zu trennen und werde darüber hinaus, dank der diesem Vorgang innewohnenden Eigengesetzlichkeit, zwingend weiteren Qualitätsverlust wie auch weitere Kostensteigerung nach sich ziehen müssen.

Jedes Mitglied müsse sich darüber klar werden, daß die großen Gebiete (Innere Medizin, Pädiatrie, Chirurgie, Orthopädie) nur dann in ihrer Gesamtheit erhalten und zusammengehalten werden könnten, wenn dies durch eine aktive und ehrliche Neuordnung des Selbstverständnisses aller Beteiligten gestützt werde. Es könne nicht genügen, darüber zu klagen, daß sich die mit dem Anspruch auf Qualitätssicherung in Gang gesetzte Weiterbildungsordnung durch die Art, in der sie gehandhabt wird, mehr und mehr zu einem Instrument berufspolitischer Ab- und Ausgrenzung und anderer Verteilungsstrategien zu entwickeln scheine. Ein ehrlicher Wandel im Selbstverständnis aller Beteiligten sei ebenso unerläßlich wie die Neustrukturierung gemeinsamer Grundlagen und der auf diesen Grundlagen aufbauenden Schwerpunktbereiche. Der Erhalt alter und die Schaffung neuer Gemeinsamkeiten seien vonnöten, um den Verlust weiterer Teilbereiche zu verhindern. Auch hier könne es nicht genügen, den Verlust ehemals gesichert erscheinder Terrains zu beklagen. Statt dessen würden hier ehrliches Engagement und aktiver persönlicher Einsatz jedes einzelnen gefordert, um gefährdete Terrains durch eigene kompetente Leistung für die Zukunft zu sichern. Ein jeder solle und müsse spüren, was gemeint sei und wo er selbst aufgerufen sei, wenn als gefährdete Bereiche angesprochen würden

1. die gebietsbezogene Intensivmedizin
2. die Handchirurgie
3. die gebietsbezogene Sonographie
5. der Rettungsdienst
6. die Krankengymnastik und die physikalische Medizin.

Der Generalsekretär schloß seinen Bericht mit dem Appell an die jüngeren und jungen Kollegen, sich auf den genannten Feldern zu qualifizieren und zu behaupten. Dies insbesondere auch im Hinblick auf die für 1992 zu erwartende Europäische Neuordnung, in deren Vorfeld die seit 1975 bestehende wechselseitige Anerkennungspflicht der Aus- und Weiterbildungsnachweise für sich allein nur wenig zu beruhigen vermöge, da allfällige "Harmonisierungsbestrebungen" nicht grundsätzlich auszuschließen seien. Die dringlichste Aufgabe für die nächsten Jahre sei daher, zu prüfen in welcher Weise unsere Gesellschaft aktiv mitwirken könne an der Entwicklung in Europa und wie wir unser eigenes Feld bestellen müssen, um gerüstet zu sein für Europa.

Als Schatzmeister berichtete Herr Dorka, daß der Gesellschaft (Stand 15.11.1988) 1481 Mitglieder angehören. Seit der letzten Mitgliederversammlung (20.11.1987) habe die Gesellschaft 74 neue Mitglieder begrüßen können. Die Gesellschaft trauere um 15 Mitglieder, die seit der letzten Berichterstattung verstorben seien. Zwölf Mitglieder seien überwiegend aus Altersgründen ausgeschieden (321 der Mitglieder seien beitragsfrei). Die Gesellschaft habe 18 Mitglieder durch die Verleihung der Ehrenmitgliedschaft und 25 weitere Persönlichkeiten durch die Verleihung der korrespondierenden Mitgliedschaft geehrt. Für das Geschäftsjahr 1987 konnte der Schatzmeister erneut auf einen positiven Jahresabschluß verweisen. Der Bericht über die Rechnungslegung der Gesellschaft wurde wiederum durch Herrn Dipl.-Kaufmann Dr. Strack, Wirtschaftsprüfer und Steuerberater, Berlin, geprüft und das Ergebnis als ordnungsgemäß und rechtsgültig bestätigt.

Präsident Jungbluth dankte dem Schatzmeister, Herrn Dorka, für seine sorgsame und zuverlässige Arbeit zum Nutzen der Gesellschaft.

Satzungsgemäß hatten die gewählten Kassenprüfer für das Jahr 1987, die Herren Prof. Dr. med. U. Holz/Stuttgart und Prof. Dr. med. H. Schöttle/Frankfurt, die Kassenprüfung durchgeführt. Herr Holz konnte der Mitgliederversammlung berichten, daß Buchführung und Jahresabschluß den Grundsätzen ordnungsgemäßer Rechnungslegung entsprochen hatten. Auf Antrag der Kassenprüfer erteilte die Mitgliederversammlung Schatzmeister und Vorstand einstimmig Entlastung und bekräftigte den Dank durch nachdrücklichen Beifall.

Für die anstehenden Wahlen ordnete der Wahlleiter für 1988, Herr Prof. Dr. E.-G. Suren/Heilbronn, die Schließung der Saaltüren an und stellte die Anwesenheit von 162 stimmberechtigten Mitgliedern fest.

Für die Wahl zum 2. stellvertretenden Präsidenten, dieser ist designierter Präsident für das Jahr 1990, hatte das Präsidium Herrn Prof. Dr. med. A. Pannike, Direktor der Unfallchirurgischen Klinik im Klinikum der Johann-Wolfgang-Goethe-Universität Frankfurt a.M., vorgeschlagen. In geheimer Wahl bestätigte die Mitgliederversammlung Herrn Prof. Dr. Pannike mit großer Mehrheit als 2. stellvertretenden Präsidenten und somit Präsidenten für das Jahr 1990. Herr Pannike nahm die Wahl an und erbat schon jetzt Beratung und aktive Mitwirkung der Mitglieder für 1990.

Aufgrund seiner Wahl zum 2. stellvertretenden Präsidenten wird der bisherige Generalsekretär sein Amt zum 1.1.1989 vorzeitig aufgeben müssen. Der Präsident dankt dem scheidenden Generalsekretär für seine langjährige Arbeit zum Wohle der Gesellschaft. Zugleich unterrichtet der Präsident die Mitgliederversammlung darüber, daß das Präsidium im Hinblick auf die anstehenden berufspolitischen Aufgaben und im Interesse der Kontinuitätssicherung vorsorglich bereits jetzt einen Nachfolger für das Amt des Generalsekretärs bestellt habe. Der Präsident berichtet, daß das Präsidium angesichts der bereits erwähnten berufspolitischen Aufgaben und der in Arbeit befindlichen Satzungsänderung seiner (des Präsidenten) Argumentation folgend, ein im Amt des Generalsekretärs erfahrenes Mitglied des Präsidiums habe gewinnen wollen. Der Präsident gibt der Freude darüber Ausdruck, daß sich Herr Prof. Dr. Probst, der das Amt des Schriftführers und Generalsekretärs bereits von 1975–1980 innehatte, in der gegenwärtigen Situation nochmals für diese Aufgabe zur Verfügung gestellt hat. Nachhaltiger Beifall der Mitgliederversammlung begrüßt die Wahl des Präsidiums und dankt für die zustimmende Entscheidung von Herrn Probst.

Unmittelbar anschließend wurden die Wahlen zum nichtständigen Beirat durchgeführt. Zunächst verabschiedete Präsident Jungbluth die mit Jahresende 1988 ausscheidenden Mitglieder des nichtständigen Beirates, die Herren Decker, Faensen, Muhr, Pfister, Zilch und dankte ihnen für ihre aktive und engagierte Mitarbeit in der zurückliegenden Wahlperiode.

Vom Präsidium waren der Mitgliederversammlung zur Wahl in den nichtständigen Beirat (für die Wahlperiode 1989–1991) vorgeschlagen worden die Herren (in alphabetischer Folge)

Prof. Dr. med. P. Kirschner/Mainz
Prof. Dr. med. G. Lob/München
Prof. Dr. med. J. Müller-Färber/Heidenheim
Prof. Dr. med. F.U. Niethard/Heidelberg
Prof. Dr. med. E. Teubner/Göppingen

In geheimer Abstimmung der Mitgliederversammlung wurden die vorgeschlagenen Mitglieder mit großer Mehrheit für die Amtsperiode 1989–1991 in den nichtständigen Beirat gewählt. Alle Gewählten waren in der Mitgliederversammlung anwesend, dankten für das Vertrauen der Mitgliederversammlung und nahmen die Wahl an.

Satzungsgemäß wurden die Kassenprüfer für das Jahr 1988 durch Wahl der Mitgliederversammlung bestimmt. Die vom Präsidium vorgeschlagenen Herren Priv.-Doz. Dr. med. V. Hendrich/Freiburg und Priv.-Doz. Dr. med. A. Wentzensen/Ludwigshafen wurden durch die Mitgliederversammlung ohne Gegenstimme bestätigt. Beide Herren nahmen die Wahl an.

Da zum Tagesordnungspunkt Verschiedenes keine Anträge vorlagen und auch von den in der Mitgliederversammlung anwesenden Mitgliedern keine Anträge eingebracht wurden, konnte Präsident Jungbluth die Versammlung pünktlich schließen.

Prof. Dr. A. Pannike
Generalsekretär

Prof. Dr. K.H. Jungbluth
Präsident für 1988

Sachverzeichnis

Absorptionsmessung
— Messung der Mineralisation mittels SPR (exp.) 299
Achillessehnenruptur, operativ versus konservativ-funktionelle Behandlung 398
AIDS in der Unfallchirurgie 335, 365
— —, AIDS-Gefährdung durch allogene Knochentransplantation 373
— —, Blutexposition im unfallchirurgischen Operationssaal 372
— —, Erfahrungen mit der Eigenbluttransfusion 376
— —, HIV Antikörpertest: obligat für Patient und Operateur 402
— —, HIV Epidemiologie und Bluttransfusion 347
— —, HIV Infektionen bei gerichtlichen Leichenöffnungen 403
— —, der Hygieniker 337
— —, der Kliniker 341
— —, operative Behandlung HIV infizierter Patienten 371
— —, virologische Aspekte 335
Alkoholiker, Frakturprobleme bei chronischem Alkoholismus 219
AO Universal-Marknagel, biomechanische Voraussetzungen für Kompressionsosteosynthese 304
Aorta thoracalis, traumatische Rupturen (Klinik und Therapie) 74
Arachidonsäurederivate, posttraumatische und postoperative Veränderungen 384
Arthroskopie bei posttraumatisch rezidivierender Schulterluxation 311
Augmentation, funktionelle Therapie operativ versorgter Bandverletzungen 330
Autoklavierung zur Sterilisation von Bankknochen (exp.) 262

Bandersatz, alloplastischer Ersatz mit Kardanprothese (exp.) 280
Bandersatzmaterialien, kombinierter Ersatz des antero-medialen Kniebandapparates (exp.) 289

Bandscheibenvorfall, traumatisch bei degenerativ vorgeschädigter Bandscheibe 246
Bandverletzungen, Versorgungszeitpunkt (exp.) 273
— des Kniegelenkes, temporäre unilaterale Transfixation 397
Bankknochen, Autoklavierung zur Sterilisation (exp.) 262
Begutachtung, Patellaluxation bei Kindern und Jugendlichen (Vorschaden und Trauma) 252
—, Trauma bei Vorschaden: Konsequenzen für die Begutachtung in der gesetzlichen Unfallversicherung 239
Beinlängendifferenzen, Korrektur nach Trauma 151
Bericht über die Mitgliederversammlung 1988 467
Bewegungsfixateur, dynamische Behandlung bei handgelenknahen und gelenkbeteiligenden Speichenbrüchen 407
Bronchien, bronchoplastische Eingriffe nach Thoraxtrauma 84
Bronchoskopie bei Thoraxtrauma 75
Bündelnagelung bei pathologischen Humerusfrakturen 244

Claviculafraktur, Osteosynthesetechnik: Indikation, Ergebnisse 390
Composite graft, myocutan, mikrochirurgischer Transfer mit allogenem Knochen (exp.) 258
Condylus radialis, posttraumatische Fehlheilung im Kindesalter 159
Condylus ulnaris, posttraumatische Fehlheilung im Kindesalter 159
Cyclosporin, Knochenheilung bei Stabilisierung mit Fixateur externe (exp.) 320
Cyclosporin A, Einheilung allogener Corticalis unter Immunsuppression (exp.) 263

DCS, Condylenschraube und Condylenplatte bei Frakturen des distalen Femurendes (exp.) 315
—, Vergleich zur 95° Winkelplatte oder DHS bei per- und subtrochanteren Frakturen 103
Decubitalulcera: Zusammenfassung 209
Decubitalulcus am Olecranon: Ursachen und Behandlung 207
—, anatomisch orientierte Operationstaktik 197
—, chirurgische Behandlung im Kommunalkrankenhaus 194
—, chronisch, Ergebnisse nach myocutaner Lappenplastik 189
—, Diagnostik und Therapie über dem Os coccygis 201
—, Erfahrungen mit dem myocutanen Lappen 199
—, moderne Verschlußmöglichkeiten 192
—, Möglichkeiten und Grenzen des myocutanen Lappens 190
—, Nachbehandlung des myocutanen Lappens 200
—, plastische Deckung bei querschnittgelähmten Patienten 186
—, Prävention und Therapie bei Querschnittgelähmten 185
—, zweizeitige Versorgung 202
Decubitusprophylaxe, haftungsrechtliche Mindestanforderungen 194
Densfraktur, Lochschraubenosteosynthese (exp.) 307
DHS bei hüftgelenknahen Frakturen 100
— bei per- und subtrochanteren Frakturen 94
— Vergleich mit 130° Winkelplatte 101
Doppel-T-Platte (130°) bei instabilen per- und subtrochanteren Femurfrakturen 104
Druckgeschwür, multiple musculocutane Lappenplastiken 206
—, myocutane Lappen (Indikation, Ergebnisse) 188
—, therapeutisches Standardverfahren 175
Druckulcus, präsacral, fasciocutane versus myocutane Lappelplastiken 191
DSA bei Thoraxtrauma 73
Durchblutungsstörungen bei chronischer posttraumatischer Osteomyelitis 233

Ehrungen 19
Eigenbluttransfusion, Erfahrungsbericht 376

Eigenbluttransfusion, Fremdbluteinsparung durch autologe Transfusion 380
Elektrostimulation, Maximal- und Explosivkraftverhalten immobilisierter Muskulatur 299
Ellenbogengelenk, posttraumatische Kontrakturen bei Kindern 161
Ellenbogenluxation im Kindesalter, operative Korrektur bei posttraumatischer Fehlheilung 160
Ellenbogenverletzungen, Fehlheilungen im Kindesalter 146
Ender-Nagelung bei pertrochanteren Frakturen 99
—, Vergleich mit DHS und 130° Winkelplatte 101
Endoprothesenwechsel, seltene Komplikationen an der Hüfte 385
Epiphysenfuge, funktionelle Aspekte der Kollagenfaserarchitektur 143
Epiphysenfugenverletzungen, Veränderungen des Femoropatellargelenks 169
Epiphysenschluß, Korrekturosteotomie bei vorzeitigem posttraumatischem Schluß der distalen Femurepiphyse 153
Ermüdungsbruch, Komplikationen bei infizierten Frakturen 234
Ermüdungsfraktur bei vasculärem oder metabolischem Vorschaden 231
Eröffnung des Kongresses durch den Präsidenten 1
Eröffnungsansprache des Präsidenten 13
Extremitätenischämie, trockene Kühlung und Perfusion mit cardioplegischer Lösung 401

Fehlheilungen im Kindesalter, Korrektur nach Trauma der unteren Extremität 155
— —, metaphysäre Osteotomie bei Kindern und Jugendlichen 152
— — nach supra- und percondylärer Humerusfraktur 145
Femoropatellargelenk, Veränderungen nach Epiphysenfugenverletzungen 169
Femur, coxal, Biomechanik und Verfahrenswahl 87
—, —, DCS bei Trümmer- und Etagenfrakturen 124
—, —, Indikation, Komplikationen, Ergebnis bei operativer Frakturenbehandlung 130
—, —, pathologische Frakturen 118

Femur, proximal, belastungsstabile Osteosynthese bei instabilen pertrochanteren Frakturen 117
–, –, Condylenplattenosteosynthese 115
–, –, Y-Nagel bei per- bis subtrochanteren Frakturen 116
Femurepiphyse, posttraumatisches Fehlwachstum 149
Femurfrakturen 121, 122
–, distal, Behandlungsprobleme bei Vorschaden 250
–, hüftgelenknah, Behandlung mit intermediären Prothesen 137
– im Kindesalter, Indikation zur Korrekturosteotomie 171
Femurkopfluxationsfrakturen, Therapiekonzept 121
Femurkopfnekrose nach Spannungshämarthros 120
Femurschaftfraktur mit ipsilateraler coxaler Fraktur 131
Fibula, Sperrwirkung bei Defekt der Tibia (exp.) 317
Filmforum, arthroskopische vordere Kreuzbandersatzplastik 438
–, Lokalbehandlung der Osteomyelitis mit Gentamicinkollagen 435
–, Osteosynthese der Densfraktur mit Doppelgewindeschrauben 437
–, Sicherung der vorderen Kreuzbandnaht durch PDS-Kordel 439
–, Unfallforschung bei Daimler Benz 436
Finite-Elementemethode, Mängelprüfung bei Verriegelungsnagelung 306
Fixateur externe, axiale Belastung: laserholographische Analyse (exp.) 319
–, Knochenheilung unter Cyclosporin (exp.) 320
–, quantitative Bestimmung der Knochenheilung 405
Fraktur, pathologische Fraktur 232
Frakturcallus, Absorptionsmessung (SPR) der Mineralisation (exp.) 299
Frakturprobleme beim chronischen Alkoholiker 219
Fremdbluteinsparung, autologe Transfusion bei elektiven Eingriffen am Stütz- und Bewegungsapparat 380

Gelenkknorpel, Einfluß von Somatomedin C und Fibroblastenwachstumsfaktor (exp.) 302
Gesicht, Verletzungen des Gesichtes (Vorlesung) 211
Grußworte 3

Halswirbelsäule, Trauma bei angeborenem oder erworbenem Vorschaden 236
Haut- und Hautmuskellappen, Untersuchung unter mechanischer und bakterieller Belastung (exp.) 193
Hautersatzmaterial, temporäre Wunddeckung mit unterschiedlichen Materialien 332
Hemialloarthroplastik bei der Versorgung von Schenkelhalsfrakturen 138
Herzkontusion bei Thoraxtrauma 76
Herzverletzungen bei stumpfem Thoraxtrauma 77
Hubschrauberrettung, Diagnostik und Therapie bei Thoraxtrauma 65
Hüftprothese, zementfrei, Indikation in der Unfallchirurgie 136
Hüfttotalendoprothesenwechsel, seltene Komplikationen 385
Humerusfraktur, supra- und percondyläre Frakturen im Kindesalter 145
Humerusfrakturen, Fehlheilungen des Condylus ulnaris oder radialis im Kindesalter 159
–, pathologische Bündelnagelung 244
–, supracondylär, Rotationsfehlstellungen (Nachuntersuchungsergebnisse aus den Jahren 1965–1985) 159
HWS-Frakturen bei Morbus Bechterew 244
HWS-Schleudertrauma, die Bedeutung des degenerativen Vorschadens 235

Ilizarov, Modifikation der Verschiebekortikotomie 297
Immundefekt, posttraumatische Immunsuppression 383
Immunsuppression, posttraumatische und postoperative Veränderungen der Arachidonsäurederivate 384
–, posttraumatischer Immundefekt 383
Implantatmaterialien, Einbauverhalten im Knochen (exp.) 296
–, Knochen als Werkstoff für Schrauben (exp.) 326
–, Metallimplantat für das Schultereckgelenk 334
–, neue Knochenplatte mit hoher Ermüdungsfestigkeit 317
–, NI-TI-Memory-Rippenklammern 330
–, Polytetraflourethylen soft tissue patch (PTFE-Matte) 395
–, Polytetraflourethylen soft tissue patch (PTFE): histologische Untersuchungen (exp.) 405

Implantatmaterialien, resorbierbares Material Biofix C 329
–, Schraubdübel am spongiösen Knochen 327
–, Überbrückung größerer Knochendefekte (exp.) 256
Intercostalblockade, Analgesie in der Thoraxchirurgie 81

Kahnbeinpseudarthrose (s. Scaphoidpseudarthrose) 249
Keramikteilprothesen bei Schenkelhalsfrakturen 135
Keratinocyten, allogene Wunddeckung: Methode, Ergebnisse 270
Keratinocyten, autologe, plastische Versorgung großer Hautdefekte 269
Kniegelenktransplantation, vascularisiert, histologische Studie im isogenen Rattenmodell (exp.) 259
Knietrauma, Behandlungstaktik und Ergebnisse bei Verletzungen mit Gefäßbeteiligung 404
Knochen, Spongiosa, Krafteinleitung über Schraubdübel (exp.) 327
Knochenbank, Organisation und Anforderungen 375
Knochendefekte, mikrochirurgischer Transfer (myocutanes composite graft) mit allogenem Knochen 258
–, Überbrückung größerer Defekte mit verschiedenen Implantatmaterialien (exp.) 256
Knochenersatzmaterial, Erfahrungen mit bovinen anorganischem Material (exp.) 260
–, Hydroxylapatitkeramikbeschichtung bei Titanendoprothesen 386
–, poröse Kunststoffe (exp.) 261
–, resorbierbares Rohrimplantat bei Röhrenknochendefekten (exp.) 319
Knochengelatine, osteoinduktive und osteostimulative Kapazität (exp.) 265
Knochenmarkembolien, tierexperimentelle Untersuchungen 257
Knochentransplantate, celluläre Abwehr (exp.) 267
Knochentransplantation, AIDS Gefährdung bei allogener Transplantation 373
–, Gefahr der AIDS Übertragung 374
–, Knochenbank und HIV-Infektion 373
Knochenzement, Reaktion des Knochenlagers auf Methotrexat (exp.) 268
Kollagenfaserarchitektur, funktionelle Aspekte der Epiphysenfuge 143

Kollisionstrauma, Dynamik der Nierenverletzung (exp.) 332
Kompartmentsydrom nach Calcaneusfraktur 300
–, untere Extremität: Fehlheilung bei Kindern 170
Kompressionsgleitlasche nach Seidel bei Schenkelhalsfrakturen und pertrochanteren Frakturen 128
Kompressionsosteosynthese, Biomechanik des neuen AO Universal-Marknagels 304
Kompressions-Verriegelungsnagel, Untersuchung der interfragmentären Kompressionskräfte (exp.) 305
Kontrakturen des Ellenbogengelenkes bei Kindern 161
Korrektur bei posttraumatischen Fehlheilungen der unteren Extremität im Kindesalter 155
Korrekturosteotomie bei vorzeitigem posttraumatischem Schluß der distalen Femurepiphyse 153
–, Indikation, Technik, Ergebnisse bei posttraumatischen Fehlstellungen am kindlichen Skelett 172
Krankenhausunfall, gesetzliche Haftung und gutachterliche Aspekte bei unfallunabhängigem Vorschaden 252
Kreuzbandersatz, Revascularisierung bei Patellarsehnentransplantat (exp.) 271
–, Stabilitätsverbesserung durch Augmentation (exp.) 275
Kreuzbandrekonstruktion, Stabilität und Nachbehandlung bei Patellarsehnentransplantat (exp.) 289
–, verbesserte Heilung durch Hoffa-Ummantelung (exp.) 279
Kreuzbandruptur, vordere, Argumente zur operativen Versorgung (exp.) 277
–, –, musculäre Gelenkstabilisation nach operativer Versorgung 396
–, –, Rekonstruktion durch Patellarsehnentransplantat und PDS Augmentation (exp.) 272
Kunststoff, Oberflächenaktivität im lebenden Organismus 294
Kyphosen, Entstehung und Korrektur im Kindesalter 144

Lappenplastiken, musculocutane bei außergewöhnlich großen bzw. entarteten Druckgeschwüren 206

Lappenplastik, musculocutane, Lokalisation der Hautinsel bei vasculär gestielter Plastik 187
Lappenplastiken: fasciocutan und myocutan, Defektdeckung beim präsacralen Druckulcus 191
Leukocytenszintigraphie in der Osteomyelitisdiagnostik 393
Liegegeschwüre, konservative und operative Versorgungsmöglichkeiten 203
Lungenkontusion, bronchoskopische Befunde (exp.) 48
—, chirurgische Konsequenzen 52
—, frühe alveoläre Reaktionen 49
Lungenödem, frühes alveoläres Lungenödem nach Trauma 50

Marknageleinschlagkraft, Markraumform und Einschlagkraft (exp.) 305
Mehrfachverletzung, Letalität bei Thoraxtrauma 51
Mitgliederversammlung, Bericht über die Mitgliederversammlung 1988 467
Monteggia-Verletzung im Kindesalter, sekundäre Rekonstruktion 167
Morbus Bechterew (Spondylitis ankylosans) und HWS Frakturen 244
—, Wirbelsäulenfrakturen bei der Bechterew-Spondylitis 237
Morbus Paget, konservative und operative Knochenbruchbehandlung 242

Nervennähte bei vasculär gestielter und freier Nerventransplantation 302
Nerventransplantation, vasculär gestielt und frei, mikroangiographische und histologische Befunde 302
Nervenverletzungen im Kindesalter, Spätergebnisse nach mikrochirurgischer Naht 173
Nierenverletzung, Dynamik des Kollisionstraumas (exp.) 332
NMR Tomographie nach Schenkelhalsfraktur 113
Notfallindikation bei pertrochanteren Oberschenkelfrakturen 108
Notfalltherapie bei Thoraxtrauma 66

Oberschenkelfraktur, Erfahrungen bei 1698 coxalen Frakturen 107
—, Federnägel und DHS 102
—, Notfallindikation 108

Oberschenkelfraktur, distal, dynamische Condylenschraube (DCS) und Condylenplatte (exp.) 315
Oberschenkelfraktur, pertrochanter, bei gleichseitiger Femurschaftfraktur 131
—, —, Ender-Nagelung 99
Oberschenkelfrakturen im Kindesalter (Ergebnisse) 169
Oberschenkelschaftbruch, Hyperextension und stimulative Wachstumsstörungen im Kindesalter 148
—, taktisches Vorgehen bei gleichzeitiger Schenkelhalsfraktur 133
—, Verriegelung bei gleichzeitigem Schenkelhalsbruch 132
Oberschenkelschaftfraktur im Kindesalter, Spontankorrektur der Achsendeformität 171
Organverletzungen, mediastinale 57
Osteogenesis imperfecta, operative Therapie 241
Osteoinduktion bei HIV-inaktiver allogener Spongiosa (exp.) 264
Osteomyelitis, chronische, posttraumatische, Einfluß von Durchblutungsstörungen 233
Osteomyelitisdiagnostik, Leukocytenszintigraphie 393
Osteoporose, Fraktur im osteoporotischen Knochen 228
Osteosynthese mit Winkelplatte und Zuggurtungsplatte 117
Osteosynthese, intramedullär, dreidimensionale Rekonstruktion des Tibiamarkraumes 322
Osteosynthesetechnik, dorsale Platte an der Tibia 387
—, interne und externe Fixation bei proximalen intra- und extraartikulären Tibiatrümmerfrakturen 388
—, Schenkelhalsnagel zur Druck- und Gleitosteosynthese 387

Patellaluxation, Vorschaden und Trauma: Begutachtung bei Kindern und Jugendlichen 252
Patellarsehne, Schwächung bei Jones-Plastik (exp.) 278
—, Stabilität nach Transplantatentnahme (exp.) 287
Patellarsehnentransplantat, PDS-Augmentation: Rekonstruktion des vorderen Kreuzbandes (exp.) 272
—, Revascularisierung (exp.) 271

PDS-Augmentation bei Rekonstruktion
des vorderen Kreuzbandes (exp.) 272,
274
Periduralanästhesie bei Thoraxtrauma 83
Periostschädigung, Ursache der Porose
im Plattenlager (exp.) 255
Plattenosteosynthese, Stressprotection
(exp.) 324
Pohlsche Laschenschraube, 25 Jahre
klinische Erfahrung 129
Polytrauma, Bedeutung des Thoraxtraumas
54
–, Zwerchfellrupturen 79
Prothesenwechsel mit RM Rekonstruktionsprothese 139
Pseudarthrose, Pathogenese im Kindesalter
156
Querschnittlähmung, Decubitusincidenz
bei frischer Lähmung 184

Radiusköpfchen, Fehlheilung nach Fraktur
im Kindesalter 166
Radiusköpfchenresektion, Komplikationen
und funktionelle Ergebnisse 391
Rectus-Femoris-Lappen, der myocutane
Rectus-Femoris-Lappen bei ausgedehnten prätrochanteren Gewebs-
defekten 205
Rekonstruktion, dreidimensional, intra-
medulläre Osteosynthese des Tibiamark-
raumes (exp.) 322
Rippenosteosynthese 59, 61, 62
Rippenserienfrakturen, thorakale und
extrathorakale Begleitverletzungen 71
RM Rekonstruktionsprothese bei Wieder-
herstellung des coxalen Femurendes
139
Röntgendiagnostik, konventionelle Diagno-
stik des Schädels nach Bagatellver-
letzungen 392
Rotatorenmanschette, Rekonstruktion bei
Vorschaden 248
–, Schulterprellung bei degenerativem
Vorschaden 247
Rückhaltesysteme, Art- und Entstehung
von Thoraxverletzungen 52

Schenkelhalsfraktur bei gleichseitiger
Femurschaftfraktur 131
–, mediale, konservative Behandlung
110
– im Kindesalter (Früh- und Spätkomplikationen) 109

Schenkelhalsfraktur, NMR Tomographie
nach Dreifachverschraubung 113
–, Osteosynthese mit Kompressionsgleitlasche nach Seidel 128
–, pathologische Frakturen bei Dialyse-
patienten 119
–, Versorgung mit Keramikteilprothesen
135
Schenkelhalsfraktur, medial, DHS versus
Zugschraubenosteosynthese 126
–, –, endoprothetischer Gelenkersatz bei
alten Menschen 134
–, –, Schraubenosteosynthese 111
–, Stabilität bei DHS, Zugschraube bzw.
alleiniger Zugschraubenosteosynthese
314
–, valgisierende Osteotomie und Winkel-
plattenosteosynthese 112
–, Zugschraubenosteosynthese 124
Schenkelhalsfrakturen, Osteosynthese mit
Spongiosalochschrauben 125
Schultereckgelenkluxation, Stabilität bei
PDS-Montage (exp.) 312
–, Überprüfung der Operationsverfahren
313
Schulterluxation, Untersuchungen durch
Arthroskopie und intraoperative
Sonographie 311
Schulterprellung bei degenerativem Vor-
schaden der Rotatorenmanschette 247
Schwenklappenplastik, cutane und fascio-
cutane Lappenplastik bei typischen
Decubitalulcera 198
–, präoperatives Behandlungskonzept 198
Sitzbeinulcera, rezidiverende Behandlung
durch Biceps femoris-Muskelschwenk-
lappen 204
Scaphoidpseudarthrose, Trauma und Vor-
schaden im Handgelenk 249
Somatomedin C, Matrixsynthese des ver-
letzten Gelenkknorpels (exp.) 302
Sonographie, Abdominal- und Thorax-
trauma 413
–, Bauchtrauma: 10-Jahresergebnisse 414
–, Befunde bei Sportverletzungen und
Sportschäden 432
–, Diagnostik der Außenbandruptur am
oberen Sprunggelenk 418
–, Fehlermöglichkeiten der Meniscus-
untersuchung 418
–, Frakturheilung nach Spongiosatrans-
plantation 393
–, normale und pathologische Befunde an
der Schulter 411
–, postoperative Hämatome 433
–, Stellenwert in der Traumatologie 409

Sonographie, topographische Anatomie der Schulter 410
– Untersuchung des Ellenbogengelenkes 417
–, – des Kniegelenkes 415
–, – des Meniscus 416
–, Untersuchungen der Achillessehnenruptur 431
Spannungshämarthros des Hüftgelenkes 120
Speichenbrüche, dynamische Behandlung mit Bewegungsfixateur 407
Spondylitis ankylosans (Morbus Bechterew), HWS Frakturen bei Morbus Bechterew 244
–, Wirbelsäulenfrakturen bei Morbus Bechterew 237
Spongiosa, osteoinduktive Eigenschaften 264
Spongiosaentnahme, Regenerationsfähigkeit des Beckenkammes 321
Spongiosalochschrauben bei Schenkelhalsfrakturen 125
Sternoclaviculargelenk, Behandlung bei frischer und veralteter Luxation 394
Sternumfraktur bei Thoraxverletzung 77
Stoffwechselerkrankungen, Knochenverletzungen bei Systemerkrankungen 230
Stressprotection bei Plattenosteosynthese (exp.) 324
–, Ursache der Porose im Plattenlager (exp.) 255
Subtraktionsangiographie, digitale, traumatische Gefäßläsionen bei Thoraxtrauma 73
Synoviaabtragung mit gepulstem Argonlaser (exp.) 295

Talus, Ursache der Talushalsfraktur (exp.) 331
Thoraxstichverletzungen, Diagnose, Beurteilung und Behandlung bei penetrierenden Verletzungen 70
Thoraxtrauma 25
– Aortenruptur 74
–, bronchoplastische Eingriffe 84
–, Bronchoskopie 75
–, differenzierte Therapie 80
–, Ergebnisse (retrospektive Studie) 53
–, Herzkontusion 65
–, Hubschrauberrettung in Nordbayern 65
–, Intercostalblockade 81

–, Letalität bei Mehrfachverletzungen 51
–, mediastinale Organverletzungen 57
–, Notfalltherapie am Unfallort 66
–, parietale Osteosynthese 59
–, pathologische Anatomie 25
–, pathophysiologische Gesichtspunkte 32
–, Periduralanästhesie 83
– bei Polytraumatisierten 54
–, prognostische Beurteilung 68, 69
–, stumpfe Herzverletzungen 77
–, traumatische Gefäßläsionen der Aorta 73
–, Ultraschall (Sensitivität, Spezifität, Aussagerisiko) 72
Thoraxverletzungen, Diagnostik und operative Therapie 40
–, Einfluß von Rückhaltesystemen 52
–, perforierende (Erfahrungsbericht) 55
–, retrospektive Analyse 67
–, Sternumfraktur 77
Thoraxwandinstabilität, funktionsadaptiertes Osteosynthesesystem 73
–, Rippenverplattung (Ergebnisse) 62
–, – (Indikation und Technik) 61
Thoraxwandstabilisierung, Indikation, Technik und Ergebnisse 58
Tibiakopffraktur, Behandlungsprobleme beim alten Menschen 251
–, Langzeitverlauf bei Kniegelenkarthrose 238
Tibiakopfosteotomie, extraligamentäre, valgisierende, additive (eva) 389
Tibiatrümmerfrakturen, intra- und extraarticulär, kombinierte interne und externe Fixation 388
Torsion, Kräftemessung nach Hüftprothesenimplantation (exp.) 327
Trachea, Resektion nach Thoraxtrauma 84
Trochanter major-Frakturen, Osteosynthesetechniken 123

Ultraschall bei posttraumatisch rezidivierender Schulterluxation 311
Umstellungsosteotomie, valgisierende Osteotomie bei instabilen Oberschenkelfrakturen 105
Unterarmbrüche, posttraumatische Fehlheilungen 148
Unterarmbrüche im Kindesalter, Fehlheilung und Spontankorrektur 147
– –, tolerierbare Fehlstellungen 168

Unterschenkelfrakturen, Fehlstellung bei Kindern und Jugendlichen 150
Unterschenkelschaftfraktur im Kindesalter, Spontankorrektur der Achsendeformität 171

Verletzungen des Gesichtes (Vorlesung) 211
Verriegelungsnagel bei Schenkelhalsbruch mit Oberschenkelschaftbruch 132
Verschiebekortikotomie, Modifikation des Verfahrens nach Ilizarov 297
Volkmannsche Kontraktur, Ergebnisse der operativen Behandlung 157

Weichteildefekt, Defektdeckung an der Hand mit gestieltem Insellappen der Arteria radialis 400
—, myoplastische Deckung an der distalen Fibula 399
Wirbelsäulenverletzung im Kindesalter, Fehlhaltung nach konservativer Frakturenbehandlung 158
Wissenschaftliche Ausstellung, Anwendungsprinzip und Behandlungsresultate des allogenen Knochenblocks 447
— —, ein neuer Y-Nagel mit computeroptimierter Ermüdungsfestigkeit zur Behandlung per- bis subtrochanteren Femurfrakturen 462
— —, Einbauverhalten von Hydroxylapatitkeramik — polarisationsoptische Untersuchung 444
— —, elektronische Chirurgie am Beispiel Hüftkopf-Acetabulum 456
— —, Entwicklung einer Knochentransporttechnik zur Durchführung der Ilizarov-Methode 464

— —, fluorescenzmikroskopische Befunde nach CO2-Laserosteotomie an der Schaftibia 459
— —, Histomorphologie der Condylusradialis-Fraktur im Kindesalter 459
— —, zur Indikation der Computer-Tomographie beim schweren Thoraxtrauma 456
— —, Indikationen zur patello-tibialen-Transfixation 448
— —, Kaskadenruptur der Kreuzbänder 451
— —, Kompartmentdruckmessung mit einer Mikrotip-Sonde 457
— —, mykromorphologische Beeinflussung der Wundheilung durch TCDO (Oxoferin) 445
— —, osteochondrale Frakturen am Kniegelenk — Refixation mit Polydioxanon 441
— —, posttraumatische Pneumato- und Haematocelen der Lunge 450
— —, Ratinger Lagerungsschiene zur rotationssicheren Lagerung des Beines 461
— —, Rückhaltesysteme für Fahrzeuginsassen — Gurtstraffer und Airbag 458
— —, zur Problematik der Schulterluxation beim alten Menschen 463

Zugschraubenosteosynthese bei medialer Schenkelhalsfraktur 126, 314
Zwerchfellrupturen beim Polytrauma 79
Zwerchfellverletzungen, Incidenz und Problematik 78
—, traumatische 63

Hefte zur Unfallheilkunde

Beihefte zur Zeitschrift „Der Unfallchirurg". Herausgeber: J. Rehn, L. Schweiberer, H. Tscherne

---

Heft 206: **H. Resch, G. Sperner, E. Beck** (Hrsg.)

Verletzungen und Erkrankungen des Schultergelenkes

1989. Etwa 180 S. 114 Abb. 42 tabs. Brosch. DM 98,-
ISBN 3-540-51534-8

Heft 205: **E. Orthner**

Die Peronaeussehnenluxation

1989. Etwa 192 S. 117 Abb. Brosch. DM 128,-
ISBN 3-540-51648-4

Heft 204: **L. Gotzen, F. Baumgaertel** (Hrsg.)

Bandverletzungen am Sprunggelenk

Grundlagen. Diagnostik. Therapie

Symposium der Arbeitsgemeinschaft für Sportverletzungen der Deutschen Gesellschaft für Chirurgie (CASV)
1989. X, 119 S. 55 Abb. Brosch. DM 78,-
ISBN 3-540-51318-3

Heft 203: **R. Wolff** (Hrsg.)

Zentrale Themen aus der Sportorthopädie und –traumatologie

Symposion anläßlich der Verabschiedung von Herrn. Prof. Dr. G. Friedebold, Berlin, 25.–26. März 1988
1989. Etwa 220 S. 136 Abb. 16 Tab. Brosch.
DM 124,- ISBN 3-540-51325-6

Heft 202: **P. Habermeyer, H. Resch**

Isokinetische Kräfte am Glenohumeralgelenk / Die vordere Instabilität des Schultergelenks

1989. XIV, 166 S. 65 Abb. 57 Tab. Brosch. DM 86,-
ISBN 3-540-51122-9

Heft 201: **W. Hager** (Hrsg.)

Brüche und Verrenkungsbrüche des Unterarmschaftes

22. Jahrestagung der Österreichischen Gesellschaft für Unfallchirurgie, 2.–4. Oktober 1986, Salzburg

Kongreßbericht im Auftrag des Vorstandes zusammengestellt von W. Hager
1989. XIX, 431 S. 191 Abb. 240 Tab. Brosch.
DM 198,- ISBN 3-540-50741-8

Heft 200: **A. Pannike** (Hrsg.)

5. Deutsch-Österreichisch-Schweizerische Unfalltagung in Berlin 18.–21. November 1987

1988. LV, 716 S. 179 Abb. Brosch. DM 178,-
ISBN 3-540-50085-5

Heft 199: **V. Bühren, H. Seiler** (Hrsg.)

Aktuelle Aspekte in der arthroskopischen Chirurgie

Grundlagen, Techniken, Alternativen

1988. X, 203 S. 120 Abb. 55 Tab. Brosch. DM 124,-
ISBN 3-540-50073-1

Heft 198: **R. Wolff**

Knochenstabilität nach Kontakt- und Spaltheilung

Eine tierexperimentelle Studie

1989. XIV, 104 S. 46 Abb. Brosch. DM 75,-
ISBN 3-540-50107-X

Preisänderungen vorbehalten

Springer-Verlag Berlin
Heidelberg New York London
Paris Tokyo Hong Kong

Hefte zur Unfallheilkunde

Beihefte zur Zeitschrift „Der Unfallchirurg". Herausgeber: J. Rehn, L. Schweiberer, H. Tscherne

---

Heft 196: **A. Biewener, D. Wolter**

Komplikationen in der Unfallchirurgie

Computergestützte Datenanalyse über einen Fünfjahreszeitraum

1989. VIII, 192 S. 23 Abb. 165 Tab. Brosch. DM 89,–
ISBN 3-540-50004-9

Heft 195: **P. Habermeyer, P. Krueger, L. Schweiberer** (Hrsg.)

Verletzungen der Schulterregion

VI. Münchener Innenstadt-Symposium, 16. und 17. September 1987

1988. XIV, 300 S. 162 Abb. 46 Tab. Brosch. DM 156,– ISBN 3-540-19316-2

Heft 194: **S. B. Kessler, L. Schweiberer**

Refrakturen nach operativer Frakturenbehandlung

1988. XI, 73 S. 75 Abb. Brosch. DM 68,–
ISBN 3-540-19018-X

Heft 193: **I. Scheuer, G. Muhr**

Die Meniskusnaht

Eine sinnvolle Therapie

1988. VIII, 102 S. 40 Abb. Brosch. DM 78,–
ISBN 3-540-18957-2

Heft 192: **C. Eggers**

Einbauverhalten autologer Knochentransplantate

Bedeutung der Transplantatverdichtung und der Lagerstabilität

1989. VIII, 114 S. 87 Abb. 17 Tab. Brosch. DM 69,–
ISBN 3-540-50514-8

Heft 191: **L. Faupel**

Durchblutungsdynamik autologer Rippen- und Beckenspantransplantate

1988. VIII, 72 S. 38 Abb. 13 Tab. Brosch. DM 53,–
ISBN 3-540-18456-2

Heft 190: **J. Hanke**

Luxationsfrakturen des oberen Sprunggelenkes

Operative Behandlung und Spätergebnisse

1989. XI, 131 S. 76 Abb. 16 Tab. Brosch. DM 78,–
ISBN 3-540-18225-X

Heft 189: **A. Pannike** (Hrsg.)

50. Jahrestagung der Deutschen Gesellschaft für Unfallheilkunde e. V., 19.–22. November 1986, Berlin

Präsident: H. Cotta
Redigiert von A. Pannike

1987. LXXV, 1243 S. (in zwei Bänden, die nur zusammen abgegeben werden). 486 Abb. Brosch. DM 348,– ISBN 3-540-17434-6

Preisänderungen vorbehalten

Springer-Verlag Berlin
Heidelberg New York London
Paris Tokyo Hong Kong

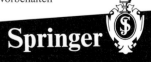